GANZHEITLICH HEILEN

Alice D. Domar leitet das Frauengesundheitsprogramm an der welt-
bekannten Abteilung für Verhaltensmedizin in Harvard. Sie ist As-
sistenzprofessorin an der Harvard Medical School und gehört als
Psychologin dem New England Deaconess Hospital an. In Harvard
arbeitet sie seit 1985 mit Herbert Benson zusammen, 1987 begrün-
dete sie am Deaconess Hospital das Geist-Körper-Programm bei
Fruchtbarkeitsproblemen. Sie ist leitende Wissenschaftlerin am
Geist-/Körperinstitut für Medizin.
Sie wohnt mit ihrem Ehemann und einer Tochter in der Nähe von
Boston.

Henry Dreher studierte Sozialpsychologie an der Columbia University und arbeitete für das Krebs-Forschungsinstitut in New York
City, einer Einrichtung, die sich der Forschung auf dem Gebiet der
Krebsimmunologie widmete. Heute ist er Wissenschaftsautor, der
sich auf ganzheitliche Heilweisen und Geist-Körper-Medizin spezialisiert hat.
Er lebt mit seiner Frau in New York.

ALICE DOMAR

GESUNDER GEIST – GESUNDER KÖRPER

Neue Wege ganzheitlicher Heilung

Ein Gesundheitsbuch für Frauen

Aus dem Amerikanischen
von Christine Bender

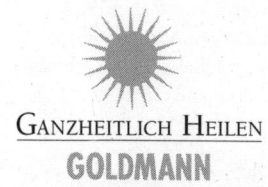

GANZHEITLICH HEILEN

GOLDMANN

Die Originalausgabe erschien
unter dem Titel »Healing Mind, Healthy Woman«
bei Henry Holt and Company, New York.

Deutsche Erstausgabe

Umwelthinweis:
Alle bedruckten Materialien
dieses Taschenbuches sind chlorfrei
und umweltschonend.

Deutsche Erstausgabe September 1998
© 1998 der deutschsprachigen Ausgabe
Wilhelm Goldmann Verlag, München
in der Verlagsgruppe Bertelsmann GmbH
© 1996 der Originalausgabe
Alice D. Domar und Henry Dreher
Umschlaggestaltung: Design Team München
Umschlagfoto: Mauritius/SST
Satz: Uhl + Massopust, Aalen
Druck: Graphischer Großbetrieb Pößneck GmbH
Verlagsnummer: 13962
Redaktion: Annette Gillich
WL · Herstellung: Stefan Hansen
Made in Germany
ISBN 3-442-13962-7

1 3 5 7 9 10 8 6 4 2

Inhalt

Hinweis der Autoren

Obwohl dieses Buch eine Gemeinschaftsproduktion von Alice Domar, Ph. D., und Henry Dreher ist, haben wir uns der Klarheit und Einfachheit halber dafür entschieden, durchgängig das Pronomen »Ich« für Dr. Domar zu benutzen – nicht zuletzt auch deshalb, weil die in diesem Buch präsentierten Forschungsergebnisse und Fallbeispiele ein Produkt ihrer wissenschaftlichen und klinischen Arbeit sind. Die Namen und bestimmte Details der persönlichen Berichte wurden geändert, um die Anonymität der Patientinnen zu wahren.

Die in diesem Buch vorgestellten Geist-Körper-Techniken werden als Hilfen im Rahmen der Gesundheitspflege empfohlen und sollen im Krankheitsfall keineswegs eine konventionelle Therapie ersetzen. Wir empfehlen die Anwendung dieser Techniken nur in Verbindung mit – nicht anstatt – der herkömmlichen Schulmedizin. Konsultieren Sie Ihren Arzt oder Ihre Ärztin bei allen Symptomen oder Erkrankungen und informieren Sie ihn oder sie über alle Behandlungsmethoden, die Sie in Erwägung ziehen.

Einleitung
Das Aufblühen der Rose

Während meiner Universitätsausbildung hatte ich ein Erlebnis, das meinen späteren beruflichen Weg vorherbestimmte. Ich war Teilnehmerin des Ausbildungsprogramms für Doktoranden im Fachbereich klinische Psychologie am *Albert Einstein College of Medicine* in New York. Im dritten Ausbildungsjahr mußten wir ein medizinisches Fachgebiet wählen, auf das wir uns konzentrieren wollten. Da ich mich für die Frauenheilkunde interessierte, wählte ich Geburtshilfe und Gynäkologie. Ich war die erste Studentin, die seit der Einführung des Ausbildungsprogramms diesen Fachbereich wählte, was nur zeigte, wie wenig Aufmerksamkeit man damals dem Einfluß der Psyche auf die körperliche Gesundheit von Frauen schenkte. Der Leiter der Abteilung willigte ein, mich an den Kursen in Geburtshilfe und Gynäkologie teilnehmen zu lassen, solange ich niemandem erzählte, daß ich aus dem Fachbereich klinische Psychologie kam. Er wollte nicht, daß das medizinische Team Vorurteile gegen mich hegte. Am dritten Tag des Kurses mußten wir uns um eine Frau kümmern, die eine schwere Geburt durchmachte. Bei dieser Frau wurde eine Episiotomie vorgenommen, ein Dammschnitt, der häufig angewendet wird, um ein Einreißen oder Überdehnen des Dammes zu vermeiden. Alle Medizinstudenten beugten sich über das Becken der Patientin, um die Ausführung des Dammschnitts und seine Auswirkungen zu beobachten. Ich war die einzige, die am Kopfende stand und mit der Frau redete: Wie geht es Ihnen? Haben Sie Schmerzen? Ich tröstete sie, bis das Baby geboren war, und ich merkte, daß die Frau deutlich erleichtert war, daß zumindest einer der Gesundheitsexperten ihren emotionalen Zustand genauso wichtig nahm wie ihren körperlichen.

Ich fragte mich, ob mein Verhalten gegenüber dieser werdenden Mutter zu meiner Enttarnung geführt hatte. Als ich weiterhin darauf bestand, mich mehr um die Psyche als um den Unterleib der Frauen zu kümmern, war es unvermeidbar, daß man mir auf die Schliche kommen würde. Aber anstatt mich dafür abzulehnen, daß ich meinen ursprünglichen Fachbereich geheimgehalten hatte, erkannten die anderen Studenten meine besonderen Fähigkeiten und machten sie sich zunutze. Immer wenn eine Patientin vor einem operativen Eingriff, einem Test oder einer Untersuchung ängstlich oder aufgeregt war, war es von nun an meine Aufgabe, mich um ihren psychischen Zustand zu kümmern. Nach und nach wurde mir klar, daß die Rolle, die sich für mich herauskristallisierte, im Theater der High-Tech-Medizin keine Nebenrolle war. Ich erkannte, in welch großem Maße die Patientinnen von der psychologischen Unterstützung profitierten, ganz gleich, ob sie im Krankenhaus waren, um ein Kind zur Welt zu bringen, sich einer Hysterektomie, einer Krebstherapie oder einer Behandlung gegen Endometriose zu unterziehen. Mir wurde bewußt, daß man neben den Fortpflanzungsorganen der Frauen auch ihre Psyche behandeln mußte. Fast jedes frauenspezifische Krankheitsbild ist mit emotionalem Aufruhr verbunden. Eine Menge gesicherter wissenschaftlicher Daten sowie meine eigenen Beobachtungen ließen mich folgende Schlußfolgerung ziehen: Psychisches Leiden kann den körperlichen Heilungsprozeß verzögern. Ich war absolut davon überzeugt, daß es notwendig war, einen ganzheitlichen, einen Geist-Körper-Ansatz zur Behandlung von Frauenkrankheiten zu entwickeln. Diesen Beitrag wollte ich leisten.

Ich hatte das Glück, im Laufe der vergangenen zehn Jahre meinen Traum verwirklichen zu können: Ich entwickelte Geist-Körper-Methoden, die Frauen bei der Bewältigung der meisten

Frauenleiden eine große Hilfe sein können. Heute leite ich die Frauengesundheitsprogramme in der Abteilung für Verhaltensmedizin am *Deaconess Hospital* in Boston, einem der bedeutendsten Lehrkrankenhäuser der *Harvard Medical School.* Unsere Abteilung wird von Herbert Benson, M. D., geleitet, einem Pionier auf dem Gebiet, das allgemein als »Geist-Körper-Medizin« bekannt ist. Soweit ich weiß, existieren im ganzen Land keine weiteren vergleichbaren Programme. Außerdem arbeite ich als Wissenschaftlerin an dem der Harvard Universität angegliederten Geist-Körper-Institut, das von Dr. Benson gegründet wurde und noch heute geleitet wird. Es ist ein Forschungs- und Ausbildungszentrum für Geist-Körper-Medizin.

Meine Patientinnen teilen miteinander eine Form des Leidens, das nur allzuoft mit typischen Frauenkrankheiten einhergeht: Sie haben Angst, fühlen sich angespannt und isoliert und haben das Gefühl, keine Kontrolle mehr über ihr Leben oder ihren Körper zu haben. Ihre Ärzte, die Medikamente und operative Eingriffe zur Linderung der Beschwerden anbieten, behandeln zwar die physischen Symptome, sind aber kaum je in der Lage, etwas anzubieten, das das emotionale Leid lindern könnte. Im Rahmen unserer Programme erhalten die Frauen die notwendige Medizin für ihre Psyche: äußerst wirkungsvolle Techniken, die ihnen helfen, sich zu entspannen, negative Gedankenmuster zu verändern, Gefühle auszudrücken und tragfähige Netze sozialer Unterstützung zu knüpfen. Ich habe herausgefunden, daß diese Methoden auch gesunden Frauen helfen können, gesund zu bleiben, indem sie den den Körper schädigenden Streß abpuffern.

Wenn unsere Patientinnen diese Techniken und Methoden übernehmen, fühlen sie sich nicht nur besser, sondern können damit oft auch ihren körperlichen Heilungsprozeß beschleunigen. Für sich genommen, stellen unsere Geist-Körper-Methoden keine Heilmittel für körperliche Krankheiten dar; sie müssen mit herkömmlicher Medizin kombiniert werden. Sie sind jedoch wesentliche Elemente einer Medizin, die Frauen als ganze Wesen betrachtet und behandelt und nicht als Maschinen, deren Teile repariert werden müssen.

Im Rahmen meiner Frauengesundheitsprogramme habe ich erlebt, wie Patientinnen die schweren Symptome des prämenstruellen Syndroms, die durch die Menopause ausgelösten Hitzewallungen und die Verzweiflung über ihre Unfruchtbarkeit bewältigten. In einer Reihe veröffentlichter Studien haben meine Kollegen und ich diese positiven Wirkungen dokumentiert. Unsere Daten wurden in medizinischen Fachzeitschriften publiziert, und wir erhalten Forschungsgelder, damit wir unsere Forschung über Geist-Körper-Medizin für Frauen ausweiten können. Zwei der von mir durchgeführten Studien zeigten, daß eine überraschend hohe Anzahl von Frauen, die am Geist-Körper-Programm für Unfruchtbarkeitspatientinnen teilnehmen, schwanger werden. Mit Hilfe einer auf fünf Jahre garantierten Förderung vom *National Institute of Mental Health* führen meine Kollegen und ich die erste kontrollierte klinische Studie über Geist-Körper-Therapie bei Unfruchtbarkeit durch, wobei wir unseren Ansatz mit zwei Kontrollgruppen vergleichen. Diese Studie wird eine definitive Antwort auf die Frage liefern: Können Geist-Körper-Methoden unfruchtbaren Frauen helfen, Kinder zu bekommen? In der Abteilung für Verhaltensmedizin der *Harvard Medical School* haben wir Geist-Körper-Techniken auch erfolgreich bei Patientinnen mit Unterleibsschmerzen, Brustkrebs, Unterleibskrebs und Eßstörungen – die überproportional häufig bei Frauen auftreten – eingesetzt. Geist-Körper-Methoden haben sich darüber hinaus als wirksam zur Linderung von Angstzuständen und Depressionen erwiesen, die oft mit Frauenkrankheiten einhergehen. Die von uns an der *Harvard Medical School* praktizierte Geist-Körper-Medizin beruht nicht auf magischem Denken, Wunschdenken oder unbewiesenen Behauptungen, sondern auf harten Fakten der biologischen und verhaltensmedizinischen Wissenschaft. *Wir haben die Wirksamkeit und Effektivität unserer Methoden im Rahmen unserer Forschungsarbeit nachgewiesen.*

Ich behandle meine Patientinnen sowohl in Einzel- als auch

in Gruppensitzungen. In diesen Sitzungen und in Seminaren, die ich überall im Land durchführe, bringe ich Frauen bei, daß sie ihr Herz und ihre Psyche in ihre Bemühungen um Heilung einbeziehen können – und sollten. Meine Patientinnen begreifen instinktiv, daß Hoffnung, Kontrollvermögen und tragfähige zwischenmenschliche Beziehungen starke Medizin für Geist und Körper sind.

In unseren Gruppen entstehen Verbindungen mit anderen Frauen, die das gleiche durchmachen. Diese Verbindungen wirken so stärkend und ermutigend, daß viele Frauen bei Abschluß des Programms Freude und Lebenssinn wiedergefunden haben, so als hätten sie eine »emotionale Transfusion« erhalten. Eine Patientin namens Marion, die an einer meiner Gruppen für unfruchtbare Frauen teilnahm, wurde einige Wochen nach Beginn des Programms schwanger. Doch bald darauf erlitt sie eine Fehlgeburt. Das war ein niederschmetternder Verlust für sie. Sie hatte bereits so lange und so verzweifelt versucht, Mutter zu werden. Sie erhielt viele Anrufe und Briefe, in denen die anderen fünfzehn Teilnehmerinnen des Programms ihr Mitgefühl ausdrückten und sie trösteten. Marion sagte später, dies sei für sie die überwältigendste Erfahrung von Mitgefühl und Liebe gewesen, die sie je erlebt hatte.

Wir alle kennen Frauen, deren Lebensmut durch Krebs, Unfruchtbarkeit, wiederholte Fehlgeburten, schwere chronische Unterleibsschmerzen, Eßstörungen oder Wechseljahressymptome gebrochen wurde. Aber ich bin auch Frauen begegnet, denen es während solcher Krisen nicht nur gelang, ihren Lebensmut aufrechtzuerhalten, sondern die darüber hinaus sogar Wege fanden, ihr Leben noch sinnvoller und mit mehr Freude zu gestalten als zuvor. Sie wurden tatsächlich kraftvoller, bewußter und fähiger, gut für sich selbst zu sorgen. Ihr Sinn für Humor schien aus der Versenkung aufzutauchen, und sie erlebten wieder Spaß in ihren Ehen, Partnerschaften und Freundschaften. Vielen Frauen, die an meinen Programmen teilnahmen, habe ich bei diesem Prozeß als eine Art Hebamme zur Seite gestanden.

Mit Hilfe dieses Buches möchte ich Ihnen zeigen, wie Sie aus einer medizinischen Krise einen positiven Wendepunkt in Ihrem Leben machen können. Ich habe dieses Buch geschrieben, um Ihnen Erfahrungen zu ermöglichen, die einer Teilnahme an einer meiner Gruppen- oder Einzelsitzungen nahekommen. Ich berichte Ihnen von Patientinnen, deren Kampf sich wahrscheinlich nicht sehr von dem Ihren unterscheidet. Es sind Frauen, die ihre Symptome und ihr Leiden lindern konnten, indem sie das von mir in diesem Buch beschriebene Programm von Entspannungstechniken, emotionalen Heilmethoden und medizinischer Selbstfürsorge anwandten. Ich hoffe, daß die Veränderungen und Triumphe dieser Frauen Sie inspirieren werden. Ungeachtet der Schwere ihrer Erkrankung, erkennen meine Patientinnen, daß sie fähig sind, ihren Zustand zu bewältigen und weiterzuleben.

Ich biete meinen Patientinnen eine ganze Reihe von neuen Methoden an, die sie ergänzend zur herkömmlichen Schulmedizin zur Behandlung und Verhütung frauenspezifischer Leiden anwenden können. Diese Methoden und Strategien möchte ich auch Ihnen anbieten. Jede einzelne gibt Ihnen Gelegenheit, Ihr geistiges Potential einzusetzen, um Ihr Wohlergehen in die eigenen Hände zu nehmen. Es handelt sich um Bewältigungsstrategien im Rahmen einer ganzheitlichen Gesundheitspflege, die sowohl zur Gesunderhaltung als auch zur Linderung von Symptomen und Beschwerden geeignet sind. Ich lehre eine große Vielfalt von Geist-Körper-Techniken. Dabei nimmt die »Entspannungsreaktion«, unsere angeborene Fähigkeit, inneren Streß zu reduzieren, bei unserer Arbeit mit Frauen eine zentrale Stellung ein. Doch wir können diese Entspannungsreaktion auf viele verschiedene Weisen auslösen, beispielsweise durch Meditation, Achtsamkeit, Yoga, *Body Scan*, progressive Muskelentspannung und autogenes Training. Vielleicht sind Ihnen diese Begriffe nicht alle vertraut, doch jede Methode ist ein Instrument, das Ihnen helfen kann, inneren Frieden zu finden und körperlich gesund zu bleiben oder zu werden. Die positiven physiologischen Auswirkungen von Entspannung wurden von Dr. Benson nachgewiesen, und jetzt scheint es auch nachweisbar zu sein, daß Entspannung und innere Ruhe sich positiv auf die Fortpflanzungsorgane auswirken können. Ich passe die Entspannungstechniken den spezifischen Symptomen und Beschwerden an, mit denen Sie als Frau vielleicht konfrontiert sind oder die Sie zu verhüten suchen.

Außerdem lehre ich »kognitive Restrukturierung«, eine Technik aus der kognitiven Therapie, die es Ihnen ermöglicht, angesichts einer negativen Erfahrung das Positive hervorzuheben, ohne die leidvollen Aspekte der Erfahrung zu verleugnen. Sie fangen an, wieder die Kontrolle über Ihr Leben zu übernehmen, wenn Sie die negativen Gedankenmuster ersetzen, die normalerweise Kontrolle über *Sie* haben. Die kognitive Restrukturierung ermöglicht es Ihnen, sich der Tyrannei negativer (und gewöhnlich grundloser) Gedanken zu entziehen, wie beispielsweise: »Ich werde mich nie in meinem Körper wohl fühlen.« »Ich bin eine schreckliche Mutter.« »Ich werde es im Beruf nie zu etwas bringen.« »Ich werde nie mehr gesund.«

Wir erkennen inzwischen an, daß Gefühle unsere körperliche Gesundheit beeinflussen, aber Gefühle – ganz gleich, ob negative oder positive – sollten nie im Namen einer »positiven Einstellung« oder sogar im Namen der »Gesundheit« verdrängt oder unterdrückt werden. Insbesondere Wut ist für viele Frauen, die von klein auf dazu abgerichtet wurden, um jeden Preis nett zu sein, eine Art »Phantomgefühl«. Im Hinblick auf emotionales und körperliches Wohlergehen profitieren Frauen am meisten, wenn sie die ganze Palette ihrer Emotionen anerkennen und zulassen – von Wut und Trauer bis hin zu Vergnügen und Freude. Im Rahmen dieses Buches möchte ich Ihnen zeigen, wie Sie Ihre Gefühle auf sichere, konstruktive Art und Weise erforschen und ausdrücken können. Sie müssen nicht an einer Gruppe teilnehmen, um Quellen liebevoller Unterstützung zu mobilisieren. Ich zeige Ihnen Wege und Möglichkeiten, sich ein Netz aus nährenden Beziehungen zu knüpfen, das alte Freunde, neue Bekanntschaften und Familienmitglieder miteinbezieht. Für diejenigen unter Ihnen, die eine Krankheit in Einsamkeit durchmachen mußten oder ihre Schmerzen vor geliebten Menschen geheimgehalten haben, ist die Unterstützung durch andere eine sehr wirksame Medizin.

Ich weise in diesem Buch immer wieder auf wissenschaftliche Forschungsergebnisse hin, die belegen, daß alle beschriebenen Geist-Körper-Methoden – Entspannung, kognitive Therapie, emotionaler Ausdruck und unterstützende soziale Kontakte – meßbare positive psychische und körperliche Auswirkungen haben. In der Abteilung für Verhaltensmedizin an der *Harvard Medical School* haben wir nachgewiesen, daß eine Kombination dieser Geist-Körper-Methoden mit schulmedizinischen Methoden zu weit besseren Behandlungsergebnissen führt als der Einsatz einer dieser Richtungen allein.

Die von mir gelehrten Geist-Körper-Techniken sind nicht schwer zu erlernen. Sie erfordern zwar eine gewisse Disziplin, aber Sie müssen keine geheime Heilslehre übernehmen, um von ihnen profitieren zu können. Ich biete Ihnen Methoden an, die Sie an Ihren persönlichen Lebensstil, Ihre persönlichen Vorlieben, Überzeugungen und spirituellen Vorstellungen anpassen können. Wie ist das möglich? Unser Programm zielt im großen und ganzen darauf ab, inneren Frieden, Selbstachtung, Lebensfreude, unterstützende Beziehungen und ein Gefühl persönlicher Kontrolle zu fördern. Meine Patientinnen, die sich in bezug auf ihren familiären Hintergrund und ihre Persönlichkeit oft sehr voneinander unterscheiden, können diese Ziele ausnahmslos übernehmen, weil jedes einzelne ein wesentliches Element auf unserer Suche nach Ganzheit darstellt, eine Suche, die ein nahezu universales Phänomen ist. Keines dieser Ziele preßt uns in eine einengende Schablone des Denkens oder Fühlens. Wenn wir inneren Frieden, Selbstachtung, die Fähigkeit, Freude zu empfinden und unterstützende Beziehungen aufrechtzuerhalten sowie ein Gefühl persönlicher Kontrolle entwickeln, erlauben wir unserem absolut einzigartigen Selbst, in dieser Welt aufzublühen.

Sie werden in diesem Buch keine Zusammenstellung alternativer Heilweisen für Frauen wie Homöopathie, Akupunktur, Aromatherapie und Massage finden. Solche Informationen stehen bereits ausreichend zur Verfügung. Aber Sie werden auch keine ausführlichen Informationen über jede schulmedizinische Behandlungsmöglichkeit für ein bestimmtes Krankheitsbild finden. Auch dazu gibt es bereits jede Menge Literatur. Was Sie finden werden, sind Geist-Körper-Methoden, die auf Ihren Alltagsstreß oder Ihre medizinischen Probleme zugeschnitten sind, – Techniken, die Sie mit schulmedizinischen Behandlungen und alternativen Ansätzen kombinieren können, um das bestmögliche Ergebnis zu erzielen. Obwohl Geist-Körper-Methoden die Grundlage dieses Buches bilden, wird es von Prinzipien getragen, die über bloße Techniken hinausgehen. Es handelt von Frauen, die höhere Ebenen psychischen und physischen Wohlbefindens erreichen. Neue Forschungsgebiete weisen uns darauf hin, daß Geist und Körper untrennbar miteinander verbunden sind. Deshalb bedeutet medizinische Selbstverantwortung, sich in jedem Bereich auch um die eigenen emotionalen Bedürfnisse zu kümmern. Die Geist-Körper-Verbindung hat für Frauen eine besondere Bedeutung, weil unsere Physiologie, unsere emotionale Struktur und die auf uns einwirkenden kulturellen Einflüsse spezifisch sind. Ich habe beispielsweise festgestellt, daß viele von uns die Bedürfnisse uns nahestehender (und manchmal auch weniger nahestehender Menschen) erfüllen, bevor sie sich ihren eigenen Bedürfnissen zuwenden. Ich lehre meine Patientinnen, sich selbst mit der gleichen liebevollen Anteilnahme zu behandeln, die sie so bereitwillig ihren Ehemännern, Partnern, Kindern, Eltern und Kollegen oder Kolleginnen schenken.

Wieviel Zeit nehmen Sie sich pro Woche für Aktivitäten, die ausschließlich Ihrem eigenen Vergnügen und Ihrer eigenen Erfüllung gewidmet sind? Viele meiner Patientinnen, ganz gleich, an welchem Krankheitsbild sie leiden, zählen diese Zeit in Minuten anstatt in Stunden. Sie sind zunächst immer erstaunt, wenn ich ihnen erkläre, daß dieser Mangel an Zeit für sich selbst

17

ein potentielles Krankheitsrisiko darstellt. Wenn sie sich dann aber ihren Lebensstil genauer betrachten, wird ihnen das Risiko bewußt. Vielleicht sollte die Frage nach der Zeit für vergnügliche Aktivitäten ein ebenso wichtiges Kriterium werden wie das Ermitteln des Cholesterinspiegels.

Warum ist es für unsere Gesundheit und unser Wohlbefinden so wichtig, Zeit für uns selbst zu haben? In der heutigen modernen Welt werden wir oft von beruflichen und familiären Verpflichtungen überwältigt. Viele von uns sind in einer Generationsfalle gefangen, in der halbwüchsige Kinder und betagte Eltern unser mütterliches Potential bis zur äußersten Grenze beanspruchen. Von den Medien und manchmal auch von unseren Familien mit Botschaften indoktriniert, die uns weismachen wollen, daß unser Wert von unseren Fähigkeiten als »Superfrau« abhängt, verausgaben wir uns bis zum Exzeß. Das Ergebnis ist Erschöpfung, Hilflosigkeit oder eine unterschwellige Wut, die jederzeit hervorzubrechen droht. Manche von uns nehmen gar nicht mehr wahr, wie schlecht sie sich eigentlich fühlen. Wir brauchen keine wissenschaftlichen Studien – auch wenn diese im Überfluß vorhanden sind –, um uns klarzumachen, daß chronische Müdigkeit, Depressionen und schwelende Wut unsere körperliche Gesundheit untergraben. Wir verstehen diese Zusammenhänge instinktiv.

Deshalb lehre ich Frauen, daß Selbstfürsorge mehr bedeutet als regelmäßige Selbstuntersuchungen der Brust und ärztliche Untersuchungen zur Krebsvorsorge, wie wichtig diese auch sein mögen. Selbstfürsorge bedeutet auch, sich jeden Tag Zeit für Aktivitäten zu nehmen, die nur einem Zweck dienen: Körper und Seele zu nähren.

Wenn wir unsere Bedürfnisse vernachlässigen, geschieht das oft aus dem Gefühl heraus, daß wir es nicht verdienen, sie uns zu erfüllen. Wir müssen deshalb akzeptieren lernen, daß wir das Recht haben, ja sogar dafür verantwortlich sind, gut zu uns selbst zu sein. Deshalb habe ich ein ganzes Kapitel der Heilkunst der Selbstfürsorge gewidmet. Ich beschreibe einen kombinierten

Geist-Körper-Ansatz, der Frauen hilft, dieses innere Gefühl der Berechtigung zu entdecken, das bei vielen so lange im verborgenen schlummerte. Wir müssen in Kontakt mit unseren körperlichen Bedürfnissen kommen, bestrafende, negative Gedanken zurückweisen und Kommunikationstechniken einsetzen, um unsere Beziehungswünsche zu verwirklichen. Wir können lernen, für uns selbst so liebevoll zu sorgen, wie wir für andere sorgen. Das Entwickeln von Selbstachtung ist in der Tat ein Aspekt der Gesundheitspflege – genauso wichtig wie gesunde Ernährung und körperliche Bewegung. In ihrem Buch »Was heißt schon emanzipiert« weist Gloria Steinem darauf hin, daß eine niedrige Selbstachtung Frauen daran gehindert hat, ihr persönliches und politisches Potential zu verwirklichen. Forschungsdaten aus dem Bereich der ganzheitlichen Medizin belegen, daß ein geringes Selbstwertgefühl auch ein Hindernis auf dem Weg zu einem optimalen Gesundheitszustand darstellt. Jede in diesem Buch beschriebene Methode soll Frauen auf die eine oder andere Weise helfen, ein gesundes Selbstwertgefühl zu entwickeln. In seiner Gesamtheit ermöglicht Ihnen dieses Programm, sich selbstsicherer und berechtigter zu fühlen und fähiger zu werden, Ihre eigenen Bedürfnisse zu erfüllen.

Wie machen sich diese Veränderungen im realen Leben bemerkbar? Jil war eine meiner Patientinnen, deren Geschichte ein Beispiel für die Wandlung ist, die Frauen in unseren Geist-Körper-Gruppen häufig erleben. Als sie sich für unser zehnwöchiges Geist-Körper-Programm für Unfruchtbarkeitspatientinnen anmeldete, hatte sie eine jahrelange Achterbahnfahrt zwischen hohen Erwartungen und enttäuschten Hoffnungen hinter sich. Jil und ihr Mann hatten alle hochtechnisierten Methoden der Reproduktionsmedizin ausprobiert, die ihr Spezialist ihnen angeboten hatte. Ohne Erfolg. Beim Vorgespräch für die Gruppenteilnahme weinte Jil die ganze Zeit. Und sie weinte auch die ganze erste Gruppensitzung hindurch.

Jil bewegte sich am Rande einer klinischen Depression. Aber sie hielt durch und kam regelmäßig zu den Sitzungen. Doch weder sie selbst noch die anderen Gruppenteilnehmerinnen hätten den Ausgang vorhersagen können. Jil war von Anfang an darüber erstaunt, daß die anderen Frauen von ihrem ununterbrochenen Weinen nicht irritiert waren. Anstatt sie zu verurteilen, umarmten sie sie. Sie wußten genau, was sie durchmachte, und sagten ihr das auch. Soviel Mitgefühl tat Jil gut.

Während der zweiten Sitzung weinte Jil nicht mehr soviel. Die Bewältigungsstrategien und -techniken, die sie in unserer Gruppe erlernte, halfen ihr, innerlich zur Ruhe zu kommen und ihre selbstverleugnenden Glaubensmuster zu ändern. In der dritten Sitzung erzählte sie einen Witz. Mit jeder wöchentlichen Sitzung kam nach und nach mehr von der wahren Jil zum Vorschein, eine Frau mit köstlichem Witz, die die Gruppe mit ihren kleinen Geschichten und lustigen Bemerkungen erheiterte. Ihre strahlende Persönlichkeit, die sich jahrelang unter dem mit der Unfruchtbarkeit verbundenen Streß verborgen hatte, kam allmählich an die Oberfläche. Bei der neunten Sitzung, dem Ganztagesseminar, an dem auch die Partner der Frauen teilnahmen, stand Jils Mann auf und dankte der ganzen Gruppe dafür, »daß ihr mir meine Frau zurückgegeben habt«. Am Ende dieser denkwürdigen Sitzung sagte ich Jil, daß ihre Erscheinung mich an eine aufblühende Rose erinnere, deren festanliegende Blütenblätter sich nach und nach öffnen, um dem Betrachter schließlich ihre ganze Schönheit zu enthüllen. Jils Aufblühen hatte auch die anderen Gruppenteilnehmerinnen erfreut, so wie es ihren Mann und sie selbst mit Freude erfüllte. Bei der zehnten und letzten Sitzung schenkte Jil jedem Gruppenmitglied eine Rose. Zwei Monate später teilte sie mir telefonisch eine Neuigkeit mit: sie war schwanger. Heute ist Jils Tochter Susan eine gesunde, energiegeladene Sechsjährige.

Jil mußte ihren Mut zusammennehmen, um sich für unsere Gruppe anzumelden, und sie mußte einige Disziplin aufbringen, um unsere Methoden regelmäßig anzuwenden, doch die Ergebnisse überstiegen ihre höchsten Erwartungen. Wir können nicht sicher sein, daß sie aufgrund der Teilnahme an unserem Programm schwanger wurde, aber wir können sicher sein, daß sie nach Jahren der Verzweiflung zu ihrem optimistischen, lebensfrohen Wesen zurückfand.

Jils Geschichte demonstriert die Ziele und Prozesse der Geist-Körper-Medizin für Frauen. Leidende Frauen können inneren Frieden finden. Sie können von ihren Männern und anderen Frauen Unterstützung erhalten. Sie können wieder inneren Halt finden und ihre Fähigkeit, sich an den kleinen Dingen des Lebens zu erfreuen, wiedergewinnen.

Wenn Sie sich an das in diesem Buch beschriebene Übungsprogramm halten, können Sie ähnliche Erfahrungen machen, auch wenn Sie nicht an einer Gruppe teilnehmen. Wie Jil können Sie Ihr wahres Wesen wiederentdecken, das oft im Chaos von Krankheit, tragischen Ereignissen oder einfach im Alltagsstreß untergeht. Wenn Sie die Herausforderung, die dieses Buch Ihnen präsentiert, annehmen, werden Sie mit Sicherheit auf der psychischen Ebene davon profitieren. Und unsere Forschungsergebnisse weisen darauf hin, daß Sie wahrscheinlich auch auf der körperlichen Ebene profitieren werden – daß die Symptome streßbedingter Erkrankungen zurückgehen. Sie haben eine ausgezeichnete Chance, bei den Symptomen des prämenstruellen Syndroms, wechseljahresbedingten Hitzewallungen und chronischen Schmerzzuständen Linderung zu finden. Sogar Symptome von Krebserkrankungen können gelindert werden, wie die neuesten Forschungsarbeiten von Dr. David Spiegel (Stanford University) und Dr. I. Fawzy (University of California) belegen.

Doch abgesehen von all diesen positiven körperlichen Auswirkungen liegt der Schwerpunkt des Programms auf dem emotionalen Wohlergehen. Wenn Sie sich ausschließlich auf eine körperliche Heilung fixieren, können Sie leicht in die Falle unrealistischer Erwartungen tappen. Dann steigt und fällt Ihr Stimmungsbarometer mit der gestrigen Diagnose, den heutigen Symptomen oder den morgen zu erwartenden Testergebnissen. Wenn das geschieht, entspannen Sie sich nicht mehr einfach um der Entspannung willen und bemühen sich nicht um Selbstachtung um innerer Harmonie willen. Ihre Bemühungen verlieren ihre Authentizität und ihren Schwerpunkt, wenn der einzige Grund für Ihre Bereitschaft zur Veränderung darin besteht, daß Sie ein Gesundheitsproblem loswerden wollen.

Geist-Körper-Medizin ist hervorragend als Ergänzung zu Medikamenten und anderen schulmedizinischen Behandlungen geeignet, aber sie kann nicht wie diese angewendet werden. Kein Geist-Körper-Kliniker wird je zu Ihnen sagen: »Machen Sie Ihre Entspannungsübung, und rufen Sie mich morgen früh an.«

Am meisten profitieren Sie von der Geist-Körper-Medizin, wenn Sie Ihr Augenmerk auf die emotionale Gesundheit lenken. Auf diese Weise sind Ihre Bemühungen nicht ausschließlich auf medizinische Ergebnisse ausgerichtet. Wenn Sie auf der körperlichen Ebene von der Geist-Körper-Medizin profitieren – was meistens der Fall ist –, akzeptieren Sie das als wunderbares Nebenprodukt Ihres Versuchs, Ihr Leben mit Begeisterung und Freude zu erfüllen.

Wir haben dieses Buch für diejenigen unter Ihnen geschrieben, die Krankheiten verhüten und ihren Gesundheitszustand optimieren möchten. Wir haben es aber auch für Frauen geschrieben, die unter spezifischen Gesundheitsproblemen oder Krankheiten leiden. Im ersten Teil dieses Buches stellen wir in jedem Kapitel eine bestimmte Geist-Körper-Methode vor. Die einzelnen Techniken und ihre Anwendungsmöglichkeiten werden detailliert beschrieben. Diese Kapitel sind für alle Leserinnen gedacht: für Frauen, die ihren Gesundheitszustand optimieren und Krankheiten verhüten wollen, ebenso wie für Frauen, die die Geist-Körper-Techniken gezielt gegen ihre Beschwerden einsetzen möchten.

Im zweiten Teil des Buches ist jeweils ein Kapitel einem von sieben Krankheitsbildern gewidmet, von denen Frauen häufig betroffen sind. In diesen Kapiteln erfahren Sie, wie Sie Geist-Körper-Techniken in ein umfassendes Programm zur Behandlung Ihrer spezifischen Erkrankung integrieren können. Sie lesen persönliche Berichte von Frauen, die unter den gleichen Symptomen und Ängsten leiden oder litten wie Sie selbst, die Ihre Hoffnungen teilen und lernten, sich einen umfassenden Geist-Körper-Ansatz zur Heilung zunutze zu machen.

Wenn Sie Geist-Körper-Medizin anwenden, um Verantwortung für Ihr Wohlergehen zu übernehmen, werden Sie nie mehr »Opfer« einer Krankheit sein. Ich möchte an dieser Stelle die Geist-Körper-Klinikerin Naomi Remen, M. D., zitieren: »Jedes Opfer ist ein Überlebenskünstler, der das nur noch nicht weiß.«

Sie können vermeiden, zum Opfer zu werden, indem Sie die bemerkenswerten Heil- und Regenerationskräfte in Ihrem Innern erkennen und nutzen. Im Falle einer schweren Erkrankung sind Sie natürlich auf die Hilfe der herkömmlichen Schulmedizin angewiesen, und Sie müssen sich gesund ernähren und ausreichend bewegen, um fit und vital zu bleiben. Aber unsere Botschaft, eine Botschaft, die erst noch in ihrer ganzen Tragweite verstanden werden muß, kann in wenigen Worten zusammengefaßt werden: Der Geist spielt für die Gesundheit von Frauen eine Schlüsselrolle.

Teil I
Geist-Körper-Medizin für Frauen

1

Frauen, Streß und Geist-Körper-Medizin

Am Ende des Klassikers »Der Zauberer von Oz«, als die junge Heldin Dorothy von ihrem Wunsch, nach Hause zurückzukehren, getrieben wird, offenbart ihr die gute Hexe, daß sie jederzeit die Macht besäße, nach Kansas zurückzukehren. Die Macht läge nicht in den Händen von Zauberern oder Hexen. Sie selbst müsse nichts anderes tun, als die Augen zu schließen und mit den Absätzen zu klackern. Diese Szene spiegelt eine tiefe Wahrheit über die Geist-Körper-Medizin für Frauen wider: Ein Großteil unseres emotionalen und physischen Leidens kann durch eigene, innere Kräfte gelindert werden.

Vielleicht müssen wir etwas mehr tun, als mit den Absätzen zu klackern, aber wenn wir beginnen, aus unserer inneren Quelle zu schöpfen und die uns geschenkten Möglichkeiten zur Erlangung emotionalen Wohlbefindens und inneren Friedens zu nutzen, können wir nach Hause – an einen Ort des Wohlbefindens – zurückkehren. Anders als die Ankündigung der guten Hexe ist die Behauptung, daß Geist-Körper-Medizin uns »nach Hause bringen« kann, mehr als Wunschdenken.

Vor etwa zehn Jahren begann ich, im Rahmen der Geist-Körper-Medizin für Frauen Studien durchzuführen und praktische klinische Erfahrungen zu sammeln, während Forscher und Forscherinnen anderer Institute in anderen Teilen des Landes sich mit dem gleichen Thema befaßten. Inzwischen haben wir nachgewiesen, daß Geist-Körper-Medizin das durch Unfruchtbarkeit verursachte Leid lindert, die Symptome des prämenstruellen

Syndroms sowie der Menopause deutlich mildert, das Wohlbefinden von Brustkrebspatientinnen steigert und für sie in vielen Fällen sogar lebensverlängernd wirkt. Darüber hinaus ist dieser Ansatz geeignet, die chronischen Schmerzen von Patientinnen, die an Endometriose leiden, zu reduzieren und andere Unterleibserkrankungen positiv zu beeinflussen. Er hilft Frauen, die an Eßstörungen leiden, und befreit andere von den lähmenden emotionalen und physischen Folgen chronischer Angstzustände.

Diese ganzheitlich orientierten Geist-Körper-Techniken können in der Tat fast jedes Leiden lindern, das Frauen heimsuchen kann. Darüber hinaus können sie eingesetzt werden, um der Entstehung von Beschwerden und Erkrankungen, die hauptsächlich oder ausschließlich Frauen befallen, vorzubeugen.

Was erklärt dieses ungeheure Potential eines geistigen Ansatzes zur Bekämpfung körperlicher Krankheiten? Eines ist klar: Der in unserem Leben vorherrschende Streß und die dadurch verursachte permanente innere Anspannung können unsere körperliche Gesundheit zerrütten. Unser Herz wird zu sehr strapaziert, unsere Hormone geraten aus dem Gleichgewicht, und unser Immunsystem – jenes innere Netzwerk der Heilung und Krankheitsabwehr – wird geschwächt. Wir haben inzwischen den Nachweis erbracht, daß Streß und lang andauernde emotionale Konflikte die Fortpflanzungsorgane von Frauen schädigen können.

Wenn wir lernen, den Streß unter Kontrolle zu bringen und uns von dem chronischen Gefühl des Unglücklichseins zu befreien, verändern wir unsere Physiologie zugunsten unserer Gesundheit. Die ganzheitlich orientierten Geist-Körper-Techniken können alle unsere biologischen Systeme, einschließlich unserer Fortpflanzungsorgane, von dem kräftezehrenden Streß befreien. Für Frauen kann das bedeuten, seltener und weniger stark unter den Symptomen jener Beschwerden zu leiden, die als typische Frauenkrankheiten gelten. Es bedeutet allerdings nicht, daß die Geist-Körper-Medizin ein Allheilmittel ist. Mit ihr allein wird

man Krankheiten kaum heilen können. Doch verantwortungs-
voll in Verbindung mit traditionellen medizinischen Methoden
eingesetzt, stellt sie einen bedeutenden Aspekt der Gesundheit
und des Wohlbefindens von Frauen dar. Dahinter steht eine ganz
einfache Logik: Wenn äußerer Streß und innere Anspannung
Krankheiten verschlimmern können, müssen wir lernen, diesen
Streß unter Kontrolle zu bringen und unsere psychischen Wunden zu heilen. Andernfalls wird unseren medizinischen Behand-
lungsprogrammen, wie wissenschaftlich und klug erdacht sie
auch sein mögen, stets ein wesentliches Element fehlen.

Was genau ist nun Geist-Körper-Medizin? Praktisch jede
Methode, bei der wir unseren Geist nutzen, um unser Verhalten
oder unsere physiologischen Prozesse auf eine Weise zu verändern, die unserer Gesundheit oder unserer Genesung dient.
Dazu gehören:

- Alle Techniken, die einen Zustand der Entspannung auslösen,
wie beispielsweise Meditation, Yoga, Achtsamkeit und Tiefenatmung.
- »Kognitive Therapien« in Einzel- oder Gruppensitzungen.
Dieser Ansatz hilft, Gedankenmuster, die Depressionen und
Angstzustände verursachen, zu hinterfragen und zu ersetzen.
Dies führt erwiesenermaßen zu einer Verbesserung sowohl
des physischen als auch des psychischen Gesundheitszustandes.
- Bewältigungsstrategien, wie beispielsweise die Fähigkeit, sich
selbst zu bemuttern, sich Unterstützung zu holen, Probleme
zu lösen, sich emotional auszudrücken und die eigenen Er-
lebnisse regelmäßig aufzuzeichnen. All das sind effektive Formen der Streßbewältigung.
- Selbstbehauptungstraining und Kommunikationstechniken,
die uns befähigen, ein nährendes Beziehungsnetzwerk aufzubauen und aufrechtzuerhalten.
- Biofeedback und Hypnose. Methoden, bei denen geistige
Ressourcen angezapft werden, um gesundheitliche Störun-

gen, wie beispielsweise Reizdarm, Migräne und viele andere zu behandeln. (Biofeedback und Hypnose nehmen in diesem Buch allerdings keinen großen Raum ein, vor allem, weil man diese Techniken nicht allein durchführen kann.)

Die hinter der Geist-Körper-Medizin steckende Logik ist recht einfach: Da Geist und Körper miteinander verbunden sind, müssen sich unsere Bemühungen, unseren Geist und unsere Psyche zu heilen, zwangsläufig positiv auf unseren Körper auswirken. Manche Leute mögen einwenden, das sei alles Glaubenssache, doch dieser Glaube entspringt vielen handfesten wissenschaftlichen Studien.

Die ganzheitlich orientierte Geist-Körper-Medizin ist für Frauen heute wichtiger denn je. Streß ist inzwischen zu einem festen Bestandteil unseres Lebens geworden, der immer größere Schatten über uns wirft, weil unsere Gesellschaft immer komplexer wird und unsere Rollen und Verantwortlichkeiten sich ständig ausdehnen. Ich rate niemandem, Streß zu *vermeiden*, denn wer könnte das in unserer heutigen Welt tun, ohne ein Eremitendasein zu wählen? In der Welt zu leben bedeutet, mit Streß zu leben. Und schließlich haben wir inzwischen auch erkannt, daß bestimmte Formen von Streß durchaus positiv sind – nämlich die, die uns herausfordern, kreative Lösungen zu finden, unsere Fähigkeiten zu erweitern und Kräfte in uns wachzurufen, von denen wir nicht einmal wußten, daß wir sie besitzen. Doch wenn die an uns gestellten Anforderungen uns zu überwältigen drohen, brauchen wir alle Bewältigungsstrategien, derer wir habhaft werden können.

Deshalb lehre ich Streß*bewältigung*, das heißt die Fähigkeit, angemessen mit Streß umzugehen. Wie meinen Patientinnen möchte ich auch Ihnen eine Vielfalt von Methoden anbieten – ich nenne sie einen »Instrumentenkoffer« –, die Sie befähigen, unvermeidliche Streßsituationen in Ihrem Leben mit größerer Gelassenheit, Eleganz, Selbstannahme und größerem Selbstvertrauen zu bewältigen. Diese Werkzeuge können Ihnen helfen, ein gewisses Maß an Kontrolle über Ihr Leben und Ihre Gesundheit zu erlangen. Das Gefühl, die Dinge unter Kontrolle zu haben, wirkt sich schnell im täglichen Leben aus: Ihre Lebensqualität und Ihr Gesundheitszustand verbessern sich zusehends, während Sie das Zepter wieder in die Hand nehmen.

In der praktischen Umsetzung ist Geist-Körper-Medizin ein dynamischer Prozeß. Ich lehre die verschiedenen Techniken sowohl in Einzel- als auch in Gruppensitzungen. Solche Geist-Körper-Gruppen, die in Krankenhäusern und anderen Gesundheitseinrichtungen überall im Land wie Pilze aus dem Boden schießen, zeichnen sich durch ganz bestimmte, typische Strukturen aus. Sie werden normalerweise von Ärztinnen, Psychologinnen, Krankenschwestern und Sozialarbeiterinnen geleitet, die sich auf die Zusammenhänge und Wechselwirkungen zwischen Körper und Geist spezialisiert haben. Häufig (wenn auch nicht immer) setzen sich diese Gruppen aus Frauen zusammen, die die gleichen Symptome, Krankheiten oder Gesundheitsstörungen aufweisen. So habe ich beispielsweise Gruppen speziell für Frauen in den Wechseljahren, für an Unfruchtbarkeit leidende Frauen und für Frauen, die sich hochtechnisierten Prozeduren gegen Unfruchtbarkeit wie In-Vitro-Fertilisation (künstliche Befruchtung) unterziehen, geleitet. Aber ich habe auch Gruppen angeboten, in denen Frauen mit den verschiedensten Symptomen und Problemen, von PMS (prämenstruelles Syndrom) über Unterleibsschmerzen bis hin zum Reizdarm, zusammenkamen.

Diese Gruppen vermitteln den Teilnehmerinnen ein Gefühl der Unterstützung und ermutigen sie dazu, ihre Gedanken und Gefühle offenzulegen und mit anderen zu teilen. Doch anders als in den üblichen Selbsthilfegruppen konzentrieren wir uns hier darauf, Techniken kennenzulernen, die uns befähigen, selbst die Kontrolle zu übernehmen. Manchmal bilden sich aus einer größeren Gruppe mehrere Kleingruppen, in denen die Teilnehmerinnen ihre Erfahrungen besser austauschen oder bestimmte Methoden gemeinsam einüben können. Ich habe dieses

Buch so strukturiert, daß es die Essenz der von mir sowohl auf der individuellen als auch auf der Gruppenebene gelehrten Methoden widerspiegelt.

Ich bin fest davon überzeugt, daß das tägliche Praktizieren von Geist-Körper-Techniken – von Entspannungsübungen über emotionalen Ausdruck bis hin zu fürsorglichem Verhalten gegenüber sich selbst – den gleichen Stellenwert hat wie gesunde Ernährung und regelmäßige Bewegung. Diese Techniken sind echte Formen der Gesundheitspflege, die sowohl der Behandlung von Krankheiten als auch ihrer Vorbeugung dienen. Kann Geist-Körper-Medizin jedoch auch in die offizielle Schulmedizin integriert werden?

Mein Kollege und Mentor Herbert Benson, M. D., ist nicht nur ein Pionier auf dem Gebiet der Verhaltensmedizin (also Geist-Körper-Medizin), sondern auch ein leidenschaftlicher Verfechter ihrer Integration in die Schulmedizin. Um diese Integration zu erläutern, benutzt Dr. Benson stets die Metapher eines dreibeinigen Hockers, der das in der Medizin notwendige Gleichgewicht repräsentiert. Ein Bein sind die Medikamente und ihre Anwendung zur Vorbeugung und Behandlung von Krankheiten. Das zweite Bein ist der Einsatz chirurgischer Maßnahmen, und das dritte Bein ist die psychologische und verhaltenstherapeutische Hilfe – die Geist-Körper-Medizin.

Dr. Benson vertritt die Ansicht, daß die herkömmliche Schulmedizin aus den verschiedensten Gründen das dritte Bein vernachlässigt hat. Das hat dazu geführt, daß der »Hocker« der Medizin bedrohlich wackelt. Dieses Ungleichgewicht zeigt sich in der Praxis besonders deutlich an jenen Patienten, die unter chronischen streßbedingten Symptomen leiden und deren Zustand sich nie verbessert, weil sie keine psychologische Unterstützung erhalten und niemand ihnen Selbsthilfestrategien vermittelt. Da Streß ein Faktor ist, der zu einem schlechten Gesundheitszustand beiträgt, können natürlich Medikamente oder Operationen ebenfalls notwendig sein, doch sie allein reichen nicht aus. Das Resultat können wir am desolaten Zustand unseres Gesundheitswesens ablesen: Zahllose Patienten leiden an hartnäckigen Symptomen, und die Kosten steigen ins Uferlose. Effektive Behandlungsmethoden für streßbedingte Krankheiten würden unserem Gesundheitssystem helfen, jährlich viele Milliarden einzusparen. In den letzten Jahren hat sich gezeigt, daß sich eine große Anzahl schwer behandelbarer chronischer Gesundheitsstörungen mit Hilfe der Geist-Körper-Medizin positiv beeinflussen lassen.

Außerdem zeigte sich, daß die verschiedenen Methoden der Geist-Körper-Medizin dazu beitragen, den Medizinbetrieb allgemein menschlicher zu gestalten. Heutzutage werden wir viel zu oft mit einer Diagnose allein gelassen. Wir erhalten von unserem Arzt oder unserer Ärztin meist zu wenige Informationen und noch weniger emotionale Unterstützung. Natürlich gibt es wunderbare Ausnahmen, aber im allgemeinen ist unser Gesundheitswesen nicht so beschaffen, daß wir bei einer Krankheit psychologische oder emotionale Unterstützung oder auch nur die Erläuterung der psychischen Aspekte erwarten können. Die Patientinnen, die zu mir kommen, fühlen sich oft allein gelassen, doch ihr Gefühl der Einsamkeit schwindet, wenn sie entdecken, wie viele andere die gleiche Verwirrung, Angst oder Scham empfinden. Geist-Körper-Gruppen und die in ihnen vermittelten Methoden können die Erfahrung des Krankseins grundlegend verändern.

Stellen Sie sich vor, daß die in diesem Buch wiedergegebenen Fallbeispiele Geschichten von Frauen sind, die Sie überall treffen, die Sie persönlich kennen könnten. Diese Frauen sollen Sie daran erinnern, daß Sie mit Ihrer Krankheit oder Ihren Beschwerden nicht allein dastehen. Und Sie stehen auch mit Ihrer Verwirrung, Ihrer Angst oder Ihrer Scham nicht allein da. Falls irgend möglich, sollten Sie versuchen, eine Gruppe von Frauen zu finden, die an den gleichen Beschwerden oder Symptomen leiden wie Sie selbst. Sollte Ihnen das nicht möglich sein, dann öffnen Sie sich zumindest den Stimmen der in diesem Buch zu Wort gekommenen Frauen. Machen Sie sich bewußt, daß es sich hier um reale Frauen handelt, die bereit waren, ihre Geschichte mit anderen zu teilen, in der Hoffnung, daß auch andere das heilende Gefühl der Verbundenheit erfahren könnten.

In einer Zeit, in der Frauen größerem Streß ausgesetzt zu sein scheinen als je zuvor, könnte das Bedürfnis nach den heilsamen Methoden der Geist-Körper-Medizin nicht größer sein.

Das Hauptproblem im Leben vieler Frauen ist Streß

Als Tanja vor einigen Jahren in eine meiner Geist-Körper-Gruppen kam, befand sie sich in einem dramatischen Überlastungszustand. Ihre rheumatische Arthritis war wieder aufgeflammt und verursachte starke Schmerzen in ihren Knien und Händen. Sie hatte alle verfügbaren Arthritis-Medikamente ausprobiert und doch keine ausreichende Linderung erfahren. Erst in unserer Gruppe erkannte sie, auf welche Weise Streß ihren Zustand verschlimmerte und wie die Geist-Körper-Techniken ihr helfen konnten, ihre Symptome unter Kontrolle zu bringen.

Kein Bereich in Tanjas Leben war frei von Streß. Sie hatte dreißig Jahre lang an der gleichen Arbeitsstelle bei einem fordernden Chef ausgeharrt, der ihr keinerlei Achtung entgegenbrachte. Ihr Mann war gestorben, als das älteste ihrer drei Kinder neun Jahre alt war, und so war sie die meiste Zeit alleinerziehende Mutter gewesen. Jetzt, im Alter von 57 Jahren, mußte sie die Probleme zweier ihrer Kinder mit durchleiden: Eine Tochter lebte in Scheidung, ein Sohn war suchtkrank. Beide waren nach Hause zurückgekehrt, um die Unterstützung und bedingungslose Liebe ihrer Mutter zu erhalten, doch für Tanja war das eher belastend. Sie genoß die Zeit mit den Kindern ihrer Tochter, fühlte sich jedoch von den Problemen der Tochter und des Sohnes, die nun um den Platz in ihrer Wohnung und in ihrem Herzen konkurrierten, überrollt.

Das erste, was Tanja in unserer Gruppe lernte, war, auf ihren Atem zu achten und natürlich zu atmen. Durch den ständig zunehmenden Streß hatte sie diese Kunst schon lange verlernt. Sie praktizierte die Entspannungstechniken, die ich im nächsten Kapitel genauer beschreiben werde, und ein Gefühl der Ruhe und Kraft kehrte in ihr Leben zurück. Dann packte Tanja ein Problem nach dem anderen an – jedes innerhalb eines neuen Bezugsrahmens. Die kognitive Restrukturierung (siehe Kapitel 5) veränderte ihre Perspektive. »Eines Morgens ging ich aus dem Haus und entdeckte, daß mein Auto einen platten Reifen hatte«, erinnerte sie sich. »Früher hätte ich mir gesagt: Das ist der Anfang eines weiteren schrecklichen Tages. Jetzt sagte ich statt dessen: ›Das war eine schreckliche Viertelstunde!‹« Es mag unerheblich erscheinen, doch diese Veränderung machte einen großen Unterschied.

Sie blieb bei ihrer neuen Perspektive, als sie sich mit Lebensumständen konfrontierte, die sehr viel herausfordernder waren als ein platter Reifen. Mit Hilfe der Selbstbehauptungstechniken, die sie in unserem Programm gelernt hatte, gelang es ihr zum erstenmal, ihrem Chef klar und deutlich die Meinung zu sagen. Sie ließ ihn wissen, daß sie eine bessere Behandlung erwartete, und forderte einen Pensionsplan, der dem anderer Arbeitnehmer entsprach. Er reagierte kooperativer, als sie erwartet hatte.

Tanjas nächste Herausforderung bestand darin, sich von ihren erwachsenen Kindern nicht länger durch Schuldgefühle in die starre Rolle der Versorgerin drängen zu lassen. »Ich bin zu alt dafür«, bemerkte sie. Sie weigerte sich, ihren Sohn weiterhin in seiner Sucht zu »unterstützen«, und führte ihn auf den Weg der Genesung. Mit großem Schmerz, aber auch Mut bat sie ihn, ihr Haus zu verlassen. Gleichzeitig nahm sie mit ihm an einem einwöchigen Trainingsprogramm für Familien teil. Dabei lernten beide eine Menge über ihre Familiendynamik und übereinander. Nach Beendigung des Programms erhielt Tanja eine Medaille. »Diese Medaille trage ich immer bei mir«, sagte sie. Tanja setzte auch ihrer geschiedenen Tochter, die seit über einem Jahr bei ihr lebte, eine Frist zum Verlassen des Hauses. Ihr Handeln trug letztendlich dazu bei, die Beziehung zu ihren Kindern zu verbessern und einen guten Kontakt mit ihnen und ihren geliebten Enkelkindern aufrechtzuerhalten.

Bei all diesen Bemühungen konnte sich Tanja auf die uneingeschränkte Unterstützung der anderen Gruppenteilnehmerinnen verlassen. Sie sagt, daß unsere Unterstützung für sie wie ein »Leuchtfeuer« war, und sie steht bis heute mit den anderen Gruppenmitgliedern in Kontakt. Im Laufe der Zeit verschwanden die Symptome der rheumatischen Arthritis. Hin und wieder flammen sie noch einmal auf, doch die Schmerzen sind wesentlich weniger stark und einschränkend als zuvor. Tanja sieht einen direkten Zusammenhang zwischen der Anwendung der Geist-Körper-Techniken und der Verbesserung ihres körperlichen Gesundheitszustandes. »Die Geist-Körper-Gruppe war das beste Geschenk, das ich mir je selbst gemacht habe«, sagte sie.

Tanja erging es wie unzähligen anderen Frauen. Jahrelang ertrug sie die Doppelbelastung von Berufstätigkeit und Kindererziehung. Sie litt unter Streß am Arbeitsplatz, weil sie einen schwierigen Vorgesetzten hatte, der ihre Leistung nicht anerkannte. Von Kindesbeinen an hatte man ihr beigebracht, klaglos die Rolle der Versorgerin zu übernehmen, und ihre erwachsenen Kinder kehrten in ihr Heim zurück, um sich in ihrer Fürsorge zu sonnen. Darüber hinaus litt sie an einer Auto-Immun-Erkrankung (rheumatoider Arthritis), einer Krankheit, die Frauen dreimal so häufig befällt wie Männer. Obwohl Streß wahrscheinlich nicht die Ursache für rheumatoide Arthritis ist, hat sich gezeigt, daß er diese Krankheit verschlimmert.

Tanjas Fall zeigt beispielhaft, wie Streß das Leben und die Gesundheit von Frauen beeinträchtigt. Aber er zeigt auch, wie ein ganzheitlicher Geist-Körper-Ansatz Frauen in die Lage versetzen kann, sich konstruktiv mit den Streßfaktoren auseinanderzusetzen. Oft geht das mit einem wunderbaren Nebeneffekt einher: der Befreiung von körperlichem Leiden.

Im Jahre 1994 veröffentlichte Arbeitsminister Robert Reich die Ergebnisse einer Studie, die das Arbeitsministerium an 250 000 berufstätigen Frauen durchgeführt hatte. Sechzig Prozent dieser Frauen bezeichneten Streß als ihr Hauptproblem – Streß stand auf der Liste der Alltagsschwierigkeiten und -beschwerden an der Spitze.

Und das ist kein Wunder. Moderne Frauen haben viele Rollen übernommen, um sich an die Erfordernisse und den Druck einer sich verändernden Gesellschaft anzupassen. Wir ziehen weiterhin Kinder auf und versorgen den Haushalt, während wir außerdem berufstätig sind und künstlerischen Tätigkeiten nachgehen. Die starre Gesellschaftsstruktur der fünfziger Jahre, in der Männer arbeiteten und Frauen hauptsächlich zu Hause am Herd zu finden waren, ist nur noch eine ferne Erinnerung. Innerhalb der Familien sind Frauen oft diejenigen, die die Dinge in Bewegung und die sozialen Kontakte aufrechterhalten. Wir planen, pflegen Kontakte mit Verwandten, veranstalten Partys und gesellschaftliche Ereignisse. Natürlich haben viele von uns männliche Partner, die Gleichberechtigung als etwas Selbstverständliches betrachten und sich entsprechend verhalten: Sie kochen, räumen auf, pflegen Kontakte und sorgen genausogut für die Kinder, wie wir es immer taten. Und doch gibt es noch häufig eine Kluft zwischen den Geschlechtern, weil noch immer viele Männer unfähig oder unwillig sind, uns auf halbem Wege zu treffen. Es geht hier nicht um Schuldzuweisungen. Arbeit und finanzieller Druck rauben Männern wertvolle Zeit, und auch sie sind von der Gesellschaft konditioniert. Auf jeden Fall aber wird Frauen weiterhin mehr aufgeladen, als sie verkraften können.

Obwohl viele Frauen zu Opfern gemacht wurden, sollten wir versuchen, uns selbst nicht als Opfer zu sehen. Wir können unsere neu erworbenen Rollen nicht einfach abstreifen. Mit anderen Worten, wir können die Uhr nicht zurückdrehen und in eine ferne Vergangenheit zurückkehren. Wir können nur versuchen, unsere Gegenwart und Zukunft besser zu gestalten. Ein ganzheitlicher Geist-Körper-Ansatz fordert uns auf, unsere

Wahrnehmung harter Realitäten zu ändern und unsere neugefundenen Rollen eher als Herausforderung denn als Bedrohung unseres Wohlbefindens zu betrachten.

Deshalb rate ich meinen Patientinnen, Streß zu bewältigen, indem sie sich jeden Tag Zeit für Entspannungsübungen, aber auch für reines Vergnügen nehmen. Ich lehre sie auch, sich ihrer eigenen Kraft bewußt zu werden: Ich bringe ihnen Selbstbehauptungstechniken bei, die sie in die Lage versetzen, mit fordernden Menschen im Beruf und zu Hause umzugehen, und lehre sie Kommunikationstechniken, die ihnen helfen, die Erfüllung ihrer eigenen Bedürfnisse sicherzustellen. Ich zeige ihnen, wie sie von Kollegen und Familienmitgliedern Hilfe bekommen können – Hilfe, die es ihnen ermöglicht, mit vielen Bällen zu jonglieren, ohne unnötig psychisch oder körperlich leiden zu müssen. Dieses Buch wird Ihnen zeigen, wie Sie alltäglichem Druck mit Selbstbewußtsein, Gleichmut und Kraft begegnen können.

Kämpfen oder flüchten, das ist hier die Frage

Sie führen eine Selbstuntersuchung der Brust durch, so wie man es Ihnen gezeigt hat. Sie entdecken einen Knoten, den Sie nie zuvor gefühlt haben, und Sie können nicht verhindern, daß Sie eine gewisse Sorge beschleicht. Der Knoten kommt Ihnen größer vor als die, die Sie früher hin und wieder entdeckten und die sich als verschiedene Arten von Zysten entpuppten. Dieser hier scheint anders zu sein.

Sie rufen Ihre Frauenärztin an und vereinbaren einen Termin. In den drei Tagen, die bis dahin vergehen, wird Ihre Angst stärker, wie das Dum-Dum einer immer lauter werdenden Trommel. Zum vereinbarten Zeitpunkt begeben Sie sich in die Praxis und müssen eine Dreiviertelstunde warten, bis Sie mit der Ärztin sprechen können. Inzwischen ist die Trommel so laut geworden, daß Sie sie in Ihrem ganzen Körper schlagen spüren. Ihr Herz rast, Ihre Schläfen pulsieren. Ihr Magen dreht sich um. Auf Ihrer Stirn, unter den Armen und am Oberkörper bildet sich Schweiß. Endlich dürfen Sie ins Sprechzimmer. Die Ärztin untersucht Sie und macht eine Mammographie. Das Dum-Dum der Trommel wird noch lauter, während Sie dasitzen und auf das Ergebnis warten. Endlich werden Sie wieder ins Sprechzimmer gerufen. »Sie haben wieder eine Zyste«, sagt die Ärztin. »Sie brauchen sich keine Sorgen zu machen.« Sie rät Ihnen noch, weniger Kaffee zu trinken, nicht soviel Schokolade zu essen und eventuell ein Vitamin-E-Präparat einzunehmen.

Sie verlassen die Praxis und treten auf die sonnenbeschienene Straße hinaus. Das Dum-Dum der Trommel ist verebbt. Ihr Magen fühlt sich besser an, so als hätten Sie ein paar Säurehemmer geschluckt. Auch Ihr Kopf fühlt sich jetzt gut an, obwohl Sie kein Aspirin eingenommen haben, und von den Schweißausbrüchen sind nur noch ein paar Flecken auf Ihrer Bluse zurückgeblieben. Sie stoßen einen tiefen Seufzer der Erleichterung aus.

Was Sie gerade durchgemacht haben, ist bei Streßforschern als »Kampf-oder-Flucht-Syndrom« bekannt. Bedrohliche Situationen werden im Gehirn registriert, das daraufhin eine beachtliche Menge an Botenstoffen ausschüttet, die nun von einer Drüse zur nächsten reisen. Die Botschaften führen zur Synthese und – über die Nebennieren – zur Ausschüttung von Streßhormonen wie Adrenalin und Noradrenalin. In Extremsituationen ist der »Kampf-oder-Flucht-Reflex« mit dem Anzünden einer langen Lunte an einem Dynamitbündel vergleichbar: Die Flamme zischt mit großer Geschwindigkeit auf ihr Ziel zu, und das Endergebnis ist eine kleine Hormonexplosion in unserem Blutstrom. Diese Hormone – insbesondere Adrenalin – wirken sich deutlich auf den körperlichen Zustand aus: Das Herz beginnt zu rasen, der Blutdruck steigt, der Atem geht schneller, und die Muskeln verspannen sich.

Die Reaktion wird Kampf-oder-Flucht-Reflex genannt, weil unser Gehirn diese ganze Sequenz nur auf eine Weise interpre-

tiert: »Gefahr! Kämpfe oder fliehe!« Die Streßhormone versetzen unseren Körper in die Lage, schnell und kraftvoll zu reagieren, ganz gleich, ob wir uns entscheiden zu kämpfen oder eiligst
von der Bildfläche zu verschwinden. Unsere prähistorischen
Vorfahren mußten auf ihren Jagdzügen mit gefährlichen Tieren
kämpfen oder vor ihnen fliehen. In unserer modernen Welt werden wir kaum je mit solch nackter physischer Gefahr konfrontiert, doch die alltäglichen psychischen Gefahren – wie das Warten in der Praxis der Gynäkologin – können viele physische
Reaktionen der gleichen Art auslösen.

Wie stark ist die Kampf-oder-Flucht-Reaktion? Stark genug,
um uns zu helfen, furchtbare Bedrohungen zu überleben. Der
Adrenalinstoß im Blutstrom des von einem säbelzahnigen Tiger
verfolgten Höhlenmenschen ermöglichte diesem, weitaus
schneller zu rennen als gewöhnlich. Vergessen wir auch nicht die
Höhlenfrau, die wahrscheinlich Tiere und Eindringlinge anderer Stämme, die sie und ihre Kinder bedrohten, in die Flucht
jagte. Und auch heute noch sind jene Regionen unseres sympa-
thischen Nervensystems, die für die Kampf-oder-Flucht-Reaktion verantwortlich sind, mit den gleichen Funktionen ausgestattet wie damals. Ich habe Geschichten von Patienten gehört,
die das bestätigen – insbesondere wenn es um eine unmittelbare
Krisensituation geht.

Maryann erinnerte sich an jenen Tag, an dem sie mit ihrer
zweijährigen Tochter und der neuen Babysitterin im Schwimmbecken hinter dem Haus spielte. Sie ging zurück ins Haus, und
als sie sich umdrehte, sah sie, daß die Babysitterin ihr folgte. Im
Bruchteil einer Sekunde realisierte sie, daß ihre Tochter allein im
Schwimmbecken zurückgelassen worden war. »Ich *rannte* nicht
zum Becken zurück«, erinnerte sich Maryann, »ich *flog.*« Maryann war nie eine schnelle Läuferin gewesen, und dieser plötzliche Geschwindigkeitsrekord überraschte sie selbst völlig.

Der Kampf-oder-Flucht-Reflex kann uns bei den verschiedensten gefährlichen Begegnungen schützen. Eine junge Frau,
die einen meiner Workshops besuchte, erinnerte sich an ein

schreckliches Erlebnis in der New Yorker Untergrundbahn. Als sie an ihrer Station ausstieg, folgte ihr ein Mann und faßte ihr ans Hinterteil. »Ich erinnere mich nur noch daran«, erzählte sie, »daß der Typ buchstäblich durch die Luft segelte und mein Fuß höllisch weh tat.« Dank des Adrenalinstoßes hatte sie einen großen Mann mit solch kontrollierter Wucht getreten, daß er auf dem Bahnsteig einer New Yorker U-Bahn zu fliegen anfing.

Dieser Reflex ist also ein Selbstschutzmechanismus, der Frauen das Leben retten kann. Zwar benötigen wir selten so intensive Adrenalinstöße, weil wir in der modernen Welt nicht vielen tödlichen Gefahren ausgesetzt sind, doch oft reagieren wir auch auf alltägliche Unannehmlichkeiten mit der gleichen ursprünglichen Intensität.

Wir kommen zu spät zur Arbeit. Eines unserer Kinder verpatzt eine Klassenarbeit. Wir sind wütend auf unseren Partner, weil er vergessen hat, das Bett zu machen. Unser Chef kritisiert unseren Beitrag zu einem wichtigen Projekt. Wir verlieren eine Arbeitsstelle und fragen uns, woher wir das Geld für die nächste Miete nehmen sollen. Wie oft reagieren wir auf solche Situationen mit schweißnassen Händen, übersäuertem Magen, angespannten Schläfenmuskeln oder weichen Knien? All diese physischen Manifestationen der Angst sind Beispiele für den Kampf-oder-Flucht-Reflex. Einer Schätzung zufolge erlebt der Durchschnitts-Amerikaner fünfzig kurze solcher Episoden pro Tag. Für viele von uns beginnt die erste bereits in dem Augenblick, wenn morgens der Wecker klingelt. Dieses schreckliche, eindringliche Schnarren oder plötzliche Einsetzen von Radiomusik führt zur Ausschüttung von Streßhormonen und löst einen Dominoeffekt angstvoller Gedanken über den vor uns liegenden Tag aus.

Warum reagieren wir auf unerfreuliche Situationen, als seien sie lebensbedrohlich? Warum erscheint uns ein reizbarer Ehemann oder ein unausstehlicher Chef so bedrohlich wie ein säbelzahniger Tiger? Diese Frage können wir noch nicht bis in alle Einzelheiten beantworten, doch es ist klar, daß unser Nervensystem nicht gerade sehr versiert darin ist, zwischen physischen Bedrohungen, die *wirklich* Kampf oder Flucht erfordern, und psychischen Bedrohungen, die eher Denken und klare Worte verlangen, zu unterscheiden.

Ein Grund für das häufige Auftreten der Kampf-oder-Flucht-Reaktion hat mit der Informationsflut in unserer Gesellschaft zu tun. Unser hochentwickeltes Gehirn ermöglicht es uns, komplexe Informationen so zu verarbeiten, daß wir daraus auch Schlüsse für zukünftige – möglicherweise gefährliche – Ereignisse ziehen können. Die Frau, die während einer Selbstuntersuchung ihrer Brust einen Knoten entdeckt, wird nur deshalb mit dem Kampf-oder-Flucht-Reflex reagieren, weil sie durch Berichte in den Medien etwas über die mögliche Bedeutung eines solchen Knotens erfahren hat. Die Angst, die diese Frau in dem Augenblick, in dem sie den Knoten ertastet, verspürt, ist hier eine nützliche Reaktion: Sie wird sie veranlassen, bald einen Arzt aufzusuchen. Andere durch unser Informationszeitalter ausgelöste Ängste sind weniger nützlich. Menschen, die allzuoft die unablässig in den Medien erscheinenden Kriminalberichte lesen und übermäßig empfänglich dafür sind, fangen vielleicht an, in der Vorstellung zu leben, daß hinter jeder Ecke Räuber und Mörder lauern. Solche Menschen werden nur noch wenige ruhige Augenblicke haben, selbst wenn sie in den sichersten Straßen ihrer Heimatstädte unterwegs sind.

Außer den Ängsten, die mit der Informationsflut in Verbindung stehen, trägt auch die ständige Erweiterung der Rolle der Frau in unserer modernen Gesellschaft zu unseren fünfzig täglichen Streßanfällen bei. Streß am Arbeitsplatz ist einer der Hauptfaktoren, denn er löst Wut und Angst aus, Gefühle, die der Kampf-oder-Flucht-Reaktion vorausgehen. Dafür gibt es unzählige Beispiele: Die Urteilsfähigkeit einer berufstätigen Frau wird bei einer Konferenz kritisiert, weil man ihr nicht die gleiche Achtung entgegenbringt wie den männlichen Kollegen. Eine Mutter, die gezwungen war, im Büro Überstunden zu machen, und es deshalb sehr eilig hat, zur Kindertagesstätte ihres Sohnes zu kommen, wird vom Stop-and-go-Verkehr begrüßt. Eine Bankangestellte ist Tag für Tag mit den sexuellen Anzüglichkeiten und Offerten eines Mitarbeiters konfrontiert. Eine Kellnerin wird von mehreren Kunden gleichzeitig bedrängt, bis sie völlig die Fassung verliert.

»Stressoren« oder streßauslösende Ereignisse können in zwei große Kategorien eingeteilt werden: Situationen wie die oben beschriebenen, die nicht direkt mit Gesundheitsproblemen in Zusammenhang stehen, und solche, die unmittelbar unsere Gesundheit betreffen. Die Angst vor Brustkrebs ist ein Streßfaktor, der sich klar auf unsere Gesundheit bezieht. In der Tat wird jede informierte Frau, in deren Familiengeschichte es Fälle von Brustkrebs gibt, mit ziemlicher Sicherheit eine Kampf-oder-Flucht-Reaktion erleben, wenn sie sich einer Mammographie unterzieht. Das gleiche gilt für eine schwangere Frau, die schon Fehlgeburten erlebt hat: Jedesmal, wenn sie eine Toilette betritt, wird sie mit dem Kampf-oder-Flucht-Reflex konfrontiert, weil sie Angst hat, in ihrer Wäsche Blutflecken zu finden, die das Ende ihrer Schwangerschaft ankündigen könnten. Auch eine Frau, die mit Unfruchtbarkeit ringt, wird diesen Reflex verspüren, während sie auf das Ergebnis eines Schwangerschaftstests wartet. Selbst eine ganz normal verlaufende Schwangerschaft konfrontiert Frauen mit einer Unmenge von Streßfaktoren: medizinische Untersuchungen, tiefgreifende körperliche Veränderungen, eine schmerzhafte Geburt, Schlafmangel und all die anderen radikalen Veränderungen, die durch das Leben mit einem Neugeborenen unweigerlich eintreten.

Individuelle psychische Faktoren können ebenfalls unnötige Kampf-oder-Flucht-Reaktionen auslösen. Diejenigen unter uns, die schwere Kindheitstraumata mit sich herumtragen oder an Angststörungen leiden, interpretieren vielleicht gegenwärtige Situationen leicht falsch und empfinden sie viel bedrohlicher, als sie in Wirklichkeit sind. Eine Frau, die als Kind von ihrem Vater gedemütigt wurde, reagiert vielleicht auf kleine Unachtsamkeiten ihres Chefs mit der gleichen Flut von Streßhormonen wie in der Kindheit. Unser Nervensystem neigt bei alltäglichen Ereignissen zu Überreaktionen, wenn wir die Erfahrungen einer traumatischen Vergangenheit auf eine relativ gutartige Gegenwart projizieren.

Unsere täglichen Streßreaktionen fordern jedoch – unabhängig von den Auslösern – ihren Tribut von Geist und Körper. Wir sind sicherlich auf den Kampf-oder-Flucht Reflex angewiesen, um uns mit einem Hechtsprung vor einem vorbeirasenden Auto in Sicherheit zu bringen oder um ein kleines Kind einzufangen, das blindlings über die Straße rennt. Doch unser Geist und unser Körper werden durch allzu häufige Überflutungen mit Streßhormonen ausgelaugt und erschöpft. Eine permanente Bereitschaft zu Kampf oder Flucht führt zu einer Überstimulierung des Herzens und schwächt das Immunsystem. Forschungsergebnisse auf dem relativ neuen Gebiet der Geist-Körper-Wissenschaft – auch Psychoneuroimmunologie genannt – zeigen, daß Streßhormone unsere Immunzellen, die krankheitsbekämpfenden Wachposten unseres Körpers, schwächen können.

Und wir entdecken gerade, daß übermäßige Kampf-oder-Flucht-Reaktionen nicht nur unser Herz und unser Immunsystem schädigen, sondern auch das hormonelle Gleichgewicht durcheinanderbringen und Störungen in den Fortpflanzungsorganen verursachen, was letztendlich zu vielen unserer typischen Gesundheitsprobleme beiträgt.

Die Auswirkungen von Streß auf den weiblichen Körper

Im Jahre 1986 lud mich Dr. Benson, mit dem ich damals an der *Harvard Medical School* zusammenarbeitete, ein, seinen Vortrag vor Gynäkologen und Gynäkologinnen am *Beth Israel Hospital* in Boston anzuhören. Er erklärte, daß die Kampf-oder-Flucht-Reaktion in jenem walnußgroßen Bereich unseres Gehirns beginnt, den wir Hypothalamus nennen. Das Gegenteil davon, die »Entspannungsreaktion«, wird ebenfalls im Hypothalamus ausgelöst.

Der damalige Leiter des Programms zur Behandlung von Unfruchtbarkeit am *Beth Israel*, Machelle Seibel, M. D., war bei Dr. Bensons Vortrag ebenfalls anwesend. Er stand auf und sagte: »Sie wissen, daß jeder Aspekt der Fortpflanzung ebenfalls vom Hypothalamus beeinflußt wird. Könnte das auf einen Zusammenhang zwischen Streß und Fortpflanzungsfähigkeit hinweisen? Und was ist mit der potentiellen Wirkung von Entspannung?« In meinem Kopf begannen sämtliche Alarmglocken zu läuten. Ich sprach mit Dr. Benson und Dr. Seibel. Gemeinsam planten wir eine Studie über den Einfluß von Entspannung und Streßbewältigung auf die Behandlung von Unfruchtbarkeit. Diese Forschungsarbeit werde ich später noch genauer beschreiben.

Geht man davon aus, daß Streß die Fortpflanzungsorgane beeinflußt, würden die Auswirkungen weit über das Thema »Fruchtbarkeit« hinausreichen. Besonders interessant war in diesem Zusammenhang die Tatsache, daß der Hypothalamus sowohl unsere Streßreaktionen wie auch unsere Sexualhormone steuert. Streß – und sein Gegenpol Entspannung – könnte daher eine signifikante Rolle bei einer Vielzahl von Frauenkrankheiten spielen. Warum? Weil unsere Fortpflanzungsorgane außerordentlich sensibel auf die Ebbe und Flut von Östrogen, Progesteron, Prolaktin und anderen Sexualhormonen reagieren. Die Verteilung dieser Hormone in unserem Körper kann daher ein Faktor bei der Entstehung von PMS, Wechseljahressymptomen, Menstruationsstörungen, Brustkrebs und Gebärmutterkrebs sein. Falls Streß das Gleichgewicht dieser Hormone beeinflußt, beeinflußt er vielleicht auch all diese Zustände.

Die vor und seit 1986 verifizierten Forschungsergebnisse erhärten diese Theorie. Streß und unverarbeitete Gefühle greifen nachgewiesenermaßen störend in das hormonelle Gleichgewicht und den Menstruationszyklus ein. Streß kann zu Verkrampfungen der Eierstöcke führen, ein Zustand, der in manchen Fällen Unfruchtbarkeit nach sich zieht. In einer Studie wurde ein Überschuß an Adrenalin mit Unregelmäßigkeiten im Menstruationszyklus in Zusammenhang gebracht. Darüber hinaus wurde Streß als einer der Faktoren identifiziert, die zum vollständigen Ausbleiben des Eisprungs (anovulare Amenorrhö) führen.

Wir fangen gerade an zu verstehen, auf welche Weise Streß, Angstzustände und andere negative Gefühle die Funktionen der Fortpflanzungsorgane beeinträchtigen können. Betrachten wir beispielsweise, welche Rolle eine bestimmte Art von Streßhormonen, die Kortikosteroide, dabei spielen. Unsere Fortpflanzungszyklen werden von einem symphonischen Tanz der Sexualhormone orchestriert, von denen einige gewöhnlich mit Abkürzungen (LHRH, LH, FSH) bezeichnet werden. Andere, wie Östrogen und Prolaktin, lassen sich leichter aussprechen. Die Kortikosteroide, die bei Streß von unseren Nebennieren ausgeschüttet werden, können die Wirkung all dieser Sexualhormone, einschließlich des Östrogens, hemmen. In der Tat nimmt die Wahrscheinlichkeit, daß wir einen normalen Ovulationszyklus haben, ab, wenn aufgrund von Streßfaktoren ständig Kortikosteroide in unserem Blutstrom kreisen.

Das Hormon Prolaktin wird von der Hypophyse oder Hirnanhangdrüse ausgeschüttet, wenn wir unter extremem emotionalem oder physischem Streß stehen. Der Streßexperte Robert M. Sapolsky, Ph. D., sagte folgendes über das Prolaktin: »Es ist extrem wirksam und vielseitig. Wenn Sie keinen Eisprung wollen, sollten Sie dafür sorgen, daß dieses Hormon in großer Menge in Ihrem Blutstrom kreist.« Prolaktin könnte der entscheidende Faktor beim Zusammenhang zwischen anstrengender körperlicher Betätigung und dem Ausbleiben des Eisprungs sein, was oft bei weiblichen Athletinnen beobachtet wurde.

Mit Hilfe von Tierversuchen wurde auch ein Zusammenhang zwischen chronischem Streß und dem Rückgang an Östrogen nachgewiesen. Jay Kaplan, Ph. D., und seine Kollegen von der

Bowman-Grey Medical School entdeckten, daß der Östrogen-spiegel bei weiblichen Affen, die streßerzeugenden sozialen Bedingungen ausgesetzt wurden, auf ein Niveau sank, das mit dem von Affenweibchen vergleichbar war, denen die Eierstöcke operativ entfernt worden waren.

Ein Östrogenmangel hat auf jeden Fall Auswirkungen auf die normale Ovulation, er kann beispielsweise zu einer vorzeitigen Menopause führen. Das wurde bei Frauen beobachtet, die extremem Streß ausgesetzt waren oder emotionale Traumata erlebten. Doch nicht nur das – der Verlust an Östrogen trägt dazu bei, daß unzählige Frauen nach den Wechseljahren an Hitzewallungen, Osteoporose und Herzkrankheiten leiden. Verschiedene Studien haben gezeigt, daß Hitzewallungen bereits durch Streß verstärkt werden. Neue Studien werden zeigen, ob der streßbedingte Rückgang an Östrogen eine signifikante Rolle bei der Entstehung von Osteoporose und Herzkrankheiten nach der Menopause spielt.

Streß kann auch andere, häufig bei Frauen auftretende Krankheitsbilder beeinflussen – Krankheiten, die oberflächlich betrachtet nichts mit unseren Fortpflanzungsorganen zu tun haben. Dazu gehören die Autoimmunkrankheiten, bei denen das Immunsystem unseres Körpers irrtümlicherweise unsere eigenen Körpergewebe angreift. Die meisten Autoimmunerkrankungen werden viel häufiger bei Frauen diagnostiziert als bei Männern. Wie bereits in Tanjas Geschichte erwähnt, befällt rheumatoide Arthritis, eine oftmals verkrüppelnde Gelenkerkrankung, Frauen dreimal häufiger als Männer. An der Multiplen Sklerose, die heute als Autoimmunkrankheit betrachtet wird, leiden doppelt so viele Frauen wie Männer, und an Lupus, einer Krankheit mit vielen wechselhaften Symptomen, die lebensbedrohlich sein können, leiden sogar neunmal mehr Frauen als Männer.

Obwohl wir kaum stichhaltige Beweise dafür haben, daß Streß Autoimmunerkrankungen direkt *verursacht*, können traumatische Ereignisse und starke negative Gefühle diese Zustände verschlimmern. Im Fall der rheumatoiden Arthritis weisen einige Forschungsdaten darauf hin, daß bestimmte Persönlichkeitstypen – Menschen, die nicht in der Lage sind, ihre Gefühle auszudrücken und sich zu behaupten – anfälliger für diese Krankheit sind.

Warum sind Frauen so viel häufiger von Autoimmunerkrankungen betroffen als Männer? Eine Theorie macht Schwankungen im Östrogenspiegel dafür verantwortlich, obwohl es dafür noch keine ausreichenden Beweise gibt. Wir wissen jedoch, daß Streß sowohl das Gleichgewicht unserer Sexualhormone als auch unser Immunsystem durcheinanderbringen kann. Streß beeinflußt ganz offensichtlich die Ausschüttung von Sexualhormonen, welche daraufhin falsche »Botschaften« an unsere Immunzellen senden. Mit diesen Botschaften erhalten die Immunzellen den Befehl, unsere eigenen Körpergewebe anzugreifen, was natürlich schreckliche Folgen hat. Zweifellos spielen auch genetische Faktoren eine Rolle, doch bei vielen Patienten trägt vor allem Streß zum Ausbruch dieser Erkrankungen bei.

Ich finde es bemerkenswert, daß die Liste der bei Frauen häufig auftretenden Erkrankungen gleichzeitig die Liste jener Krankheiten ist, die erwiesenermaßen durch Streß beeinflußt werden. Nehmen wir beispielsweise die Migräne, jene quälenden Schmerzattacken, die einen Menschen völlig lahmlegen können. An diesem Leiden erkranken dreimal mehr Frauen als Männer (auch hier kann der Östrogenspiegel eine Rolle spielen). Etwa jede fünfte Frau leidet an Migräne-Kopfschmerzen, und es hat sich gezeigt, daß solche Attacken durch Streß ausgelöst werden. Weitere streßbedingte und hauptsächlich bei Frauen anzutreffende Krankheiten sind folgende:

• Reizdarm (IBS – Irritable Bowel Syndrome). Ein allgemeiner Oberbegriff, hinter dem sich chronische gastro-intestinale Symptome wie Magenschmerzen, Blähungen und Durchfall verbergen. Auch dieses Syndrom wird durch Streß verschlimmert. Reizdarm scheint häufiger bei Frauen aufzutreten, die in der frühen Kindheit sexuellem Mißbrauch oder körperlichen Mißhandlungen ausgesetzt waren. Es leiden doppelt so viele Frauen wie Männer an Reizdarm.

- Mitralklappenvorfall (MVP – Mitral Valve Prolapse). Eine relativ gutartige Störung des Herzens, die zu unangenehmen Symptomen wie Brustschmerz und Extrasystolen (Herzstolpern) führen kann. MVP tritt doppelt so häufig bei Frauen wie bei Männern auf und hängt sehr stark von der emotionalen Befindlichkeit ab: Die Symptome treten häufiger auf, wenn die betreffende Person sehr aufgewühlt oder aufgeregt ist.
- Temporomandibular-Syndrom (TMJ – Temporomandibular Joint Syndrome). Eine Störung des Gelenks zwischen Kieferknochen und Schädel, die erhebliche Schmerzen verursacht. Von den zehn Millionen an TMJ leidenden Amerikanern sind sechzig bis achtzig Prozent Frauen. In wissenschaftlichen Kreisen wird der Zusammenhang zwischen TMJ und Streß inzwischen allgemein anerkannt.

IBS, MVP und TMJ sind chronische Krankheitsbilder, deren häufigeres Auftreten bei Frauen nicht ohne weiteres erklärbar ist. Doch es gibt viele Theorien. Es könnte sein, daß Frauen aufgrund der feinen anatomischen Unterschiede der Mitralklappen bei Männern und Frauen anfälliger für MVP sind. Vielleicht bekommen wir häufiger TMJ, weil das Hormon Östrogen bestimmte Auswirkungen auf die Knochen hat, nämlich zu einer gewissen Erweichung der Knochen führt, die uns für Beschwerden im temporomandibularen Gelenk prädestinieren können. Auf jeden Fall ist bei IBS, MVP und TMJ stets auch eine Streßkomponente vorhanden – und deshalb können Frauen von der Geist-Körper-Medizin profitieren.

Was wissen wir über den Einfluß psychischer Faktoren auf lebensbedrohliche Krankheiten wie Brustkrebs? In Kapitel 15 werde ich mich diesem Thema ausführlicher widmen. Sandra Levy, Ph. D., frühere Mitarbeiterin des *National Cancer Insti-*

tute (Nationales Institut zur Krebsbekämpfung), entdeckte, daß Brustkrebspatientinnen, die sich kaum beklagten, lustlos und apathisch waren und wenig Unterstützung durch Freunde und Familie hatten, mehr bösartige Lymphknoten aufwiesen als andere Patientinnen. Sie hatten auch schwächere »natürliche Killerzellen«, Immunzellen, die die Ausbreitung des Krebses in unserem Körper vielleicht stoppen können. Obwohl diese Zusammenhänge noch nicht ausreichend geklärt sind, spricht vieles dafür, daß die emotionalen Reaktionen einer Frau – oder ein Mangel an ihnen – die Fähigkeit ihres Immunsystems, Brustkrebs zu bekämpfen, beeinflussen können.

Noch vor drei Jahrzehnten traten Magengeschwüre, ein Krankheitsbild, das stets in Zusammenhang mit Streß steht, zweimal so häufig bei Männern wie bei Frauen auf.* Doch in diesen dreißig Jahren ist die Anzahl der berufstätigen Frauen stetig gestiegen, und jetzt bekommen wir genauso häufig Magengeschwüre wie die Männer. Ich bezweifle, daß wir dieses Ziel vor Augen hatten, als wir versuchten, unsere männlichen Partner in der Welt der Werktätigen einzuholen!

Wir wissen, daß Herzkrankheiten – die nationale Todesursache Nummer eins – teilweise durch genetische, umweltbedingte und ernährungsbedingte Risikofaktoren verursacht werden. Doch drei Jahrzehnte intensiver Forschungsarbeit führten zu dem Ergebnis, daß Streß, zu wenige unterstützende soziale Kontakte und chronische Feindseligkeit ebenfalls das Risiko erhöhen, an einem Herzleiden zu erkranken. Die Erkrankung des Herzens wurde stets als Männerkrankheit betrachtet, doch in Wirklichkeit tötet diese Krankheit jährlich mehr Frauen als Männer. Das hängt teilweise damit zusammen, daß Frauen durchschnittlich etwa zehn Jahre später an einem Herzleiden er-

---

* Obwohl inzwischen ein Bakterium, *helicobacter pyloraia*, mit der Entstehung von Magengeschwüren in Verbindung gebracht wird, gilt Streß weiterhin als Co-Faktor, und zwar insbesondere aufgrund der Tatsache, daß die meisten der mit diesem Erreger infizierten Menschen *nicht* an Magengeschwüren erkranken.

kranken (bedingt durch den Rückgang an herzschützendem Östrogen nach der Menopause) und daß ältere Frauen in der Regel von Ärzten wesentlich schneller aufgegeben werden als Männer.

Herz-Kreislauf-Erkrankungen fordern unter amerikanischen Frauen jährlich 240 000 Opfer – das sind sechsmal mehr Frauen, als an Brustkrebs sterben. Insgesamt ist die Zahl der Menschen, die Herzkrankheiten erliegen, innerhalb der vergangenen vierzig Jahre zurückgegangen, doch die Sterblichkeitsrate sank wesentlich deutlicher bei Männern als bei Frauen. Es besteht also kein Zweifel, daß massive gesellschaftliche Veränderungen und zunehmender Druck ihren Tribut von den Herzen der Frauen gefordert haben.

Obwohl wir wissen, daß Streß und unsere Reaktionen darauf in gewissem Maße zur Entstehung aller der von mir erwähnten Krankheiten beitragen, wissen wir nicht genau, wie groß ihr Beitrag ist. Wir fangen gerade an zu verstehen, wie Streß und Emotionen unseren Körper beeinflussen, und je mehr wir darüber lernen, desto offensichtlicher wird es, daß Wechselwirkungen zwischen Körper und Geist eine bedeutsame Rolle bei vielen dieser weitverbreiteten Krankheiten spielen.

Ein Schlüssel zum Verständnis dieser Zusammenhänge ist die Unterscheidung zwischen akutem und chronischem Streß, etwas, das wir alle sehr gut kennen. Wenn wir akutem Streß ausgesetzt sind, wie beispielsweise während eines Überfalls oder eines Autounfalls, zeigt sich der Kampf-oder-Flucht-Reflex in voller Ausprägung. Chronischer Streß ist jedoch anders. Er entwickelt sich im täglichen Lebenskampf: Druck am Arbeitsplatz, eine langsam fortschreitende Krankheit, lang andauernde Eheprobleme oder die anstrengende Pflege eines kranken Elternteils. Solche Umstände sind um so schwieriger in den Griff zu bekommen, je mehr sich ein Problem auf das andere türmt. Vielleicht nehmen wir gar nicht wahr, wie unser Herz jagt oder unser Blutdruck steigt, doch langfristig fordert chronischer Streß seinen Tribut. Er führt zu einer Überreizung unseres Nervensystems und hält uns so in einem konstanten Zustand geistiger und physischer Übererregbarkeit. Unsere permanente Anspannung entlädt sich entweder in wütenden Ausbrüchen oder richtet sich nach innen und verursacht Erschöpfung, Depressionen oder körperliche Symptome. Wenn chronischer Streß zur Entstehung einer Krankheit beiträgt, geraten wir in eine Negativspirale. Ein Geist-Körper-Experte drückte es so aus: »Streß verursacht Krankheit, verursacht mehr Streß, verursacht mehr Krankheit.« Dieser Teufelskreis ist sowohl eine psychische als auch eine physische Realität und kann bei vielen Beschwerden und Krankheiten eine Rolle spielen.

Vielleicht scheint es keinen Ausweg aus einem solchen Teufelskreis zu geben, keine Möglichkeit, die Knoten der Anspannung zu lösen, die sich im Laufe der Jahre durch ständige Kampf-oder-Flucht-Reaktionen gebildet haben. Aber es gibt einen Weg. Wir verfügen über einen Mechanismus, mit dem wir dem Kampf-oder-Flucht-Reflex begegnen können, und er befindet sich in Reichweite: In unserem Inneren existiert die angeborene Fähigkeit, die wir »Entspannungsreaktion« nennen. Diese angeborene Reaktion und die Methoden, die wir einsetzen, um sie zu aktivieren, bilden gemeinsam das Herzstück der Geist-Körper-Medizin für Frauen.

2
Die Entspannungsreaktion und andere Bewältigungsstrategien

Die Entspannungsreaktion ist die ausgleichende Maßnahme der Natur gegen überschießende Kampf-oder-Flucht-Bereitschaft. Während der Streßreaktion setzt das Auftauchen einer Gefahr eine Reihe psychischer und physischer Alarmmechanismen in Gang. Die Entspannungsreaktion ermöglicht es uns, diese Warnsysteme auszuschalten, wenn sie nicht mehr gebraucht werden. Durch eine bewußte Bemühung können wir unseren jagenden Verstand beruhigen und die Anspannung unserer Muskeln lösen.

Ich habe bereits das Kampf-oder-Flucht-Szenario beschrieben, bei welchem der Hypothalamus einen schnellen Durchfluß von Streßhormonen durch den ganzen Körper bewirkt, was zu einer unmittelbaren Beschleunigung des Herzschlags und der Atmung, dem Ansteigen des Blutdrucks und der Anspannung von Muskeln führt. Das Szenario der Entspannungsreaktion läßt den Film rückwärts ablaufen: Atmung und Herzschlag verlangsamen sich, der Blutdruck sinkt, die Muskeln entspannen sich. Indem sie unser überhitztes Nervensystem abkühlt, bringt uns die Entspannungsreaktion zu einem Ausgangspunkt echter physiologischer Entspannung zurück.

In den späten sechziger Jahren kamen einige Praktizierende der Transzendentalen Meditation (TM), die davon überzeugt waren, daß sie durch Meditieren ihren Blutdruck senken könnten, auf den Kardiologen Herbert Benson, M. D., in Harvard zu. Dr. Benson willigte schließlich ein, eine Reihe physiologischer

Tests mit ihnen durchzuführen. Zu seiner Überraschung zeigten die Tests, daß sich die physiologischen Prozesse der Meditierenden durch einfaches achtsames Stillsitzen beträchtlich veränderten. Ihre Stoffwechselrate sank, Atmung und Herzschlag verlangsamten sich, und ihre Gehirnwellen wiesen ein unverwechselbares Muster auf.

Benson führte noch weitere Studien mit anderen Meditierenden durch, bis er erkannte, daß dieses Phänomen real war und bei Menschen auftrat, die die verschiedensten Arten von Entspannungsmethoden praktizierten. Diesem einzigartigen Zusammenspiel psychischer und physiologischer Veränderungen gab Dr. Benson den Namen »Entspannungsreaktion«. Er betrachtete sie als angeborenen Mechanismus, der jedem Menschen zum Ausgleichen des Kampf-oder-Flucht-Reflexes zur Verfügung steht.

Bei der Entspannungsreaktion handelt es sich nicht um eine Technik, sondern um eine koordinierte Abfolge innerer Veränderungen, die auftreten, wenn Geist und Körper still werden. Es gibt jedoch eine große Anzahl von Techniken, die man einsetzen kann, um diesen angeborenen Mechanismus auszulösen: tiefes Atmen, Meditation, Achtsamkeit, Yoga, das Wiederholen von Gebeten, *Body Scan*, progressive Muskelentspannung, autogenes Training, Phantasiereisen, Qi Gong und andere. Auf ganz verschiedene Weise führen all diese Methoden zum gleichen Ziel: Sie kühlen unser Nervensystem ab und helfen uns, körperlich und geistig in einen Zustand der Ruhe zu gelangen.

Obwohl sich die Entspannungsmethoden voneinander unterscheiden, zeigen die damit einhergehenden physiologischen Veränderungen stets das gleiche Muster. Ganz gleich, welche Methode angewandt wird – wenn eine Person die Entspannungsreaktion mit Hilfe einer bestimmten Technik auslöst, sind die körperlichen Veränderungen im großen und ganzen identisch: Herzschlag, Atmung, Muskelspannung und Sauerstoffverbrauch fallen unter das Ruheniveau. Normale, im Wachzustand präsente Gehirnwellenmuster verändern sich und machen überwiegend langsameren Mustern Platz. Bei manchen Menschen sinkt auch der Blutdruck.

Die Entspannungsreaktion unterscheidet sich deutlich vom Schlafzustand. Nach dem Einschlafen sinkt unser Grundumsatz ganz allmählich im Verlauf von einer bis fünf Stunden, was wir am Sauerstoffverbrauch ablesen können. Während der Meditation treten auch völlig andere Hirnwellenmuster auf als während des Schlafes. Darüber hinaus unterscheidet sich die Physiologie der Entspannungsreaktion deutlich vom einfachen »Ausruhen«. Es genügt also nicht, nur vor dem Fernseher herumzuhängen.

Auf welche Weise wir zu innerer Ruhe finden, welche Technik wir anwenden ist weniger wichtig als das Erreichen dieses Zustandes. So haben wir einen großen Spielraum bei der Auswahl einer oder mehrerer Methoden zur Entspannung, die uns am besten entsprechen. Befreit vom Dogma, daß es nur einen Weg zu innerem Frieden gibt, können wir verschiedene Wege wählen, die unseren Bedürfnissen und unserer Persönlichkeit angemessen sind und unsere innersten Überzeugungen widerspiegeln. Im nächsten Kapitel biete ich mehrere solcher Entspannungsmethoden an.

In einer Reihe wissenschaftlicher Studien wiesen Dr. Benson und seine Kollegen an der *Harvard Medical School* nach, wie außerordentlich segensreich sich das Auslösen der Entspannungsreaktion auswirkt. Durch ihren beruhigenden Effekt auf das kardiovaskuläre System kann eine regelmäßig praktizierte Entspannungsmethode Menschen mit Angina pectoris, Arteriosklerose und anderen Herzkrankheiten große Erleichterung verschaffen. Entspannungsmethoden können aber auch eingesetzt werden, um eine ganze Reihe von streßbedingten Beschwerden zu behandeln.

Meine Kollegen am *New England Deaconess Hospital* demonstrierten die große Wirksamkeit und das breite Spektrum der Möglichkeiten, die Entspannungsreaktionen anzuwenden.

- Der Psychologe Gregg Jacobs, Ph. D., konnte nachweisen, daß unter Schlaflosigkeit leidende Patienten, die die Entspannungsreaktion auslösen, viermal schneller einschlafen und daß ihre Hirnwellenmuster sich verlangsamen. Viele Patienten erreichen wieder ein völlig normales Schlafverhalten.
- Die Ärztin Margaret A. Caudill, M. D., Ph. D., demonstrierte, daß chronische Schmerzpatienten, die die Entspannungsreaktion auslösten und andere verhaltenstherapeutische Methoden anwandten, die Häufigkeit ihrer Arztbesuche durchschnittlich um 36 Prozent senken konnten.
- Dr. Benson und Eileen Stuart, R. N., M. S., zeigten, daß das Auslösen der Entspannungsreaktion bei Bluthochdruckpatienten den Blutdruck um fünf bis zehn Millimeter auf der Quecksilbersäule senken kann. Die besten Erfolge wurden bei Patienten erzielt, deren hoher Blutdruck in klarem Zusammenhang mit Streß stand.
- Die Psychologin Ann Webster, Ph. D., lehrt das Auslösen der Entspannungsreaktion und andere Geist-Körper-Techniken in Gruppen von Krebs- und Aids-Patienten. Sie wies nach, daß diese Techniken bei Patienten, die sich einer Chemotherapie unterzogen, die Neigung zu vorweggenommener Übelkeit und Erbrechen reduzierten.

All diese positiven Ergebnisse sind für Frauen von Bedeutung. Hitzewallungen und andere Symptome der Wechseljahre führen oft zu Schlaflosigkeit, die wiederum zu Erschöpfung oder Streß und einer weiteren Zunahme von Symptomen führt. Chronischer Schmerz stellt ein enormes Problem für Frauen dar, die an Endometriose, Menstruationskrämpfen, Kopfschmerzen, rheumatischer Arthritis, TMJ, Fibromalgie und unklaren Unterleibsbeschwerden leiden. Bluthochdruck und die damit in Zusammenhang stehenden Herz-Kreislauf-Erkrankungen nehmen bei Frauen kontinuierlich zu. Frauen mit Brust- oder Unterleibskrebs müssen sich oft einer Chemotherapie und ihren unangenehmen Nebenwirkungen aussetzen.

Wissenschaftler anderer Institute bestätigten die Nützlichkeit der Entspannungsreaktion bei all diesen und vielen anderen Erkrankungen und Beschwerden, einschließlich des Raynaud-Syndroms (eine Gefäßkrankheit, bei der Finger- und Fußspitzen kalt werden und schmerzen), des Reizdarms, der Migränekopfschmerzen und verschiedener Angststörungen. All diese gesundheitlichen Probleme treten weit häufiger bei Frauen als bei Männern auf. Betrachten Sie sich nun einmal die folgenden wissenschaftlichen Ergebnisse unserer Forschungsarbeit, die die Nützlichkeit der Anwendung von Entspannungstechniken bei der Behandlung frauenspezifischer Krankheiten bestätigen:

• Gemeinsam mit Judith Irvin, Ph. D., führte ich eine Studie an 33 Frauen in den Wechseljahren durch, die unter hartnäckigen Hitzewallungen litten. Durch den Einsatz von Techniken zur Auslösung der Entspannungsreaktion konnte die Häufigkeit und Intensität der Hitzewallungen um fünfzig Prozent reduziert werden. Die Mitglieder einer Kontrollgruppe, die in der gleichen Zeit entweder lasen oder einfach ihre Symptome beobachteten, erzielten nicht solche positiven Ergebnisse. Zwei weitere, von anderen Wissenschaftlern durchgeführte Studien führten zu ähnlichen Ergebnissen.

• In Zusammenarbeit mit Dr. Benson (und mir) demonstrierte die inzwischen verstorbene Wissenschaftlerin Irene L. Goodale, Ph. D., daß das Auslösen der Entspannungsreaktion die Symptome von Frauen, die an schweren Formen des PMS (prämenstruelles Syndrom) litten, um 58 Prozent reduzieren konnte. Die Entspannungstechniken waren deutlich effektiver als einfaches Lesen oder das Niederschreiben der Symptome. Die neueste, von der pharmazeutischen Industrie stark unterstützte Studie über die Verabreichung von Prozac bei PMS ergab bei Patientinnen, die dieses Antidepressivum einnahmen, eine Reduzierung der Symptome um 52 Prozent.

• Zwei andere Studien zeigten, daß mit Hilfe des Geist-Körper-Programms für Unfruchtbarkeitspatientinnen, bei dem das

Entspannungstraining ein ganz wesentliches Element ist, die Häufigkeit von Depressionen und Angstzuständen bei unfruchtbaren Frauen signifikant reduziert werden konnte. Sechs Monate nach Beendigung des Programms war ein Drittel der Teilnehmerinnen, die im Durchschnitt seit etwa dreieinhalb Jahren unter ihrer Unfruchtbarkeit litten, schwanger geworden.

• Ich führte eine Studie an Brustkrebspatientinnen durch, die Tamoxifen einnahmen, ein Medikament, das die Östrogenproduktion blockiert und möglicherweise Rückfällen vorbeugt. Das Medikament kann außerdem Hitzewallungen auslösen, ähnlich den in der Menopause üblichen. Unsere vorläufigen Ergebnisse zeigen, daß die Häufigkeit dieser medikamenteninduzierten Hitzewallungen durch die Entspannungsreaktion um 37 Prozent gesenkt werden kann – ein signifikant besseres Ergebnis als in der Kontrollgruppe.

Einer der Gründe für das breite Anwendungsspektrum der Entspannungsreaktion bei Frauenkrankheiten ist wahrscheinlich darin zu suchen, daß Streß sich praktisch auf den gesamten weiblichen Organismus auswirkt. Wir wissen heute viel mehr darüber, auf welche Weise Streß unsere Physiologie beeinflußt. In einer bedeutenden Studie wiesen Dr. Benson und der verstorbene Dr. Hoffman nach, daß die Entspannungsreaktion die Sensibilität der Zielorgane für die Streßhormone Adrenalin und Noradrenalin reduziert. Mit anderen Worten: Wenn wir regelmäßig Entspannungstechniken praktizieren, schütten unsere Drüsen unter Streß zwar weiterhin Adrenalin und Noradrenalin aus, doch diese Hormone haben dann nicht mehr den gleichen überstimulierenden Effekt auf unsere Gewebe, Muskeln und Organe, einschließlich – wie wir heute glauben – der Fortpflanzungsorgane.

Was bedeutet das für die klinische Behandlung von Frauenkrankheiten? Die oben aufgeführten Studien zeigen uns: Das Auslösen der Entspannungsreaktion mit Hilfe von Entspannungstechniken reduziert die Häufigkeit der Hitzewallungen in der Menopause ohne die Gabe von Hormonpräparaten, die für manche Frauen möglicherweise ein Brustkrebsrisiko darstellen. Es lindert die Symptome des Prämenstruellen Syndroms mindestens so effektiv wie Prozac, ein Antidepressivum, das Nebenwirkungen hervorrufen kann. Entspannungstechniken helfen den Frauen, besser mit den physischen Begleiterscheinungen ihrer Unfruchtbarkeit fertig zu werden – Begleiterscheinungen, die wiederum zu einer Verschlimmerung von hormonellen Schwankungen, Eileiterspasmen und Störungen der Eierstockfunktionen führen können. Das Auslösen der Entspannungsreaktion lindert Schmerz, medizinische Nebenwirkungen und Angstzustände bei Frauen mit Brustkrebs, Eierstockkrebs und anderen gynäkologischen Tumoren. Im Rahmen einer umfassenden verhaltenstherapeutischen Begleitung kann sie Frauen helfen, Eßstörungen zu überwinden.

Wir verstehen auch heute noch nicht völlig alle Zusammenhänge und Mechanismen, die diese wunderbaren Wirkungen für Frauen möglich machen. Doch wir wissen, daß sie eintreten. Und die bisher gesammelten Forschungsdaten weisen deutlich darauf hin, daß Entspannung die negativen Auswirkungen überschießender Kampf-oder-Flucht-Reaktionen auf unser endokrines System und unsere Fortpflanzungsorgane aufheben kann.

Gesundes Kontrollvermögen als Schlüssel zur Gesundheit von Frauen

Seit der Geburt ihres Sohnes hatte Karen mit einer Vielzahl von Symptomen zu kämpfen. Ihr Leiden begann mit dem Ausbruch einer schweren Wochenbettdepression und setzte sich dann in Form verschiedener körperlicher Beschwerden fort: Vaginalinfektionen, Hautausschläge und Nackenkrämpfe. Doch am schlimmsten waren die ständigen Panikattacken, die sie zwangen, einen Psychiater aufzusuchen. Obwohl ihre Angstzustände durch Medikamente etwas gelindert werden konnten, litt Karen weiterhin an Geist und Körper.

Wie so viele andere Mittvierzigerinnen führte sie ein Leben, in dem es eine Unzahl von Verpflichtungen zu erfüllen gibt. Sie arbeitete als Erzieherin in einer Vorschule, war professionelle Künstlerin und Mutter eines sechsjährigen Sohnes sowie einer vierzehnjährigen Tochter. Sie genoß diese verschiedenen Facetten ihres Lebens, aber gleichzeitig verspürte sie den Druck, immer mehr erreichen zu müssen, denn sie stammte aus einer stark leistungsorientierten Familie. Sie spielte die Rolle der Familienversorgerin und hatte auch jederzeit ein offenes Ohr für die Sorgen ihrer Geschwister, ganz gleich, wie erschöpft und überarbeitet sie selbst war. Auch hatte sie schon schwere persönliche Schicksalsschläge hinter sich: Vor Jahren waren ein jüngerer Bruder und eine Schwester unter tragischen Umständen ums Leben gekommen.

Karens Symptome verursachten weiteren Streß, was schließlich zu dem klassischen Teufelskreis führte. Je angespannter und ängstlicher sie wurde, desto mehr verschlimmerten sich ihre Vaginalinfektionen, Hautausschläge und Nackenverspannungen. In dieser Phase erzählte ihr eine Freundin von unserer Geist-Körper-Ambulanz im *Deaconess Hospital*. »Ich war damals wirklich an einem Tiefpunkt angelangt«, erinnert sich Karen. »Es war reiner Zufall, daß ich mit einer Frau zum Essen ausging, die in der Geist-Körper-Ambulanz gewesen war.« Als Karen sich zu meinem Programm anmeldete, hatte sie das Gefühl, keinerlei Kontrolle mehr über ihre Gesundheit oder ihr Leben zu haben. Doch sie nahm die Entspannungstechniken sofort an und praktizierte täglich die Tiefenatmung und die Achtsamkeitsmeditation. Bald entdeckte sie, daß sie sich durch das Auslösen der Entspannungsreaktion selbst von Depressionen und Angstzuständen befreien konnte.

»Ich erkannte, daß ich die Panikattacken selbst abwenden

konnte«, sagte sie. »Ich hatte jetzt wirkungsvolle Waffen zu ihrer Bekämpfung, während sie mich früher stets überwältigen konnten und schnell außer Kontrolle gerieten. Das Praktizieren einer Entspannungstechnik rief im Kreislauf einer Angstattacke einen Kurzschluß hervor – der Kreislauf wurde unterbrochen.«

In Karens Fall konnten die physiologischen Auswirkungen der Entspannung den Teufelskreis durchbrechen und sie von Verspannungen und Ängsten befreien. Doch Karens psychische Befreiung war genauso bedeutsam: Sie hatte einen »Kontrollhebel« gefunden. »Es erschien mir wie ein Wunder, daß ich meine Ängste durch Atmung und Entspannung plötzlich selbst steuern konnte«, sagte sie. Nicht nur ihre Panikattacken verschwanden fast vollständig, auch ihr Hautbild verbesserte sich deutlich. Sie litt viel seltener an Vaginalinfektionen, und die Nackenverspannungen verschwanden ganz.

Es ist für unser Wohlbefinden sehr wichtig, daß wir ein Gefühl der Kontrolle haben. Wenn wir glauben, die Kontrolle über unser Leben und unsere Gesundheit verloren zu haben, werden wir anfällig für alle Arten psychischer und körperlicher Krankheiten. Das heißt nicht, daß wir die Dinge tatsächlich immer unter Kontrolle haben müssen, wir müssen hauptsächlich *glauben*, daß es so ist. Robert M. Sapolsky nennt hierzu ein gutes Beispiel aus dem Alltagsleben: »Flugzeuge sind sicherere Verkehrsmittel als Autos, und doch haben die meisten von uns viel mehr Angst vor dem Fliegen als vor dem Autofahren. Warum? Weil die meisten von uns trotz der Tatsache, daß wir im Auto ein größeres Risiko eingehen, glauben, daß sie überdurchschnittliche Fahrer sind und deshalb die Dinge unter Kontrolle haben. In einem Flugzeug haben wir überhaupt nichts unter Kontrolle. Meine Frau und ich – wir fliegen beide nicht gerne – necken uns häufig auf Flügen und übernehmen abwechselnd die Kontrolle: ›O.k., du kannst dich jetzt eine Weile ausruhen, ich werde es jetzt übernehmen, mich darauf zu konzentrieren, daß der Pilot keinen Schlaganfall bekommt.‹«

Auf der Reise durchs Leben fühlen sich manche von uns wie

Flugzeugpassagiere. Es ist eine potentiell gefährliche Reise, wir könnten jeden Augenblick abstürzen. Doch das Schlimmste daran ist, daß wir die Dinge überhaupt nicht beeinflussen können, weil wir nicht im Cockpit sitzen. Damit wir aufhören können, uns hilflos und ängstlich zu fühlen, brauchen wir ein anderes Transportmittel – ein Leben, in dem wir ein größeres Maß an Kontrolle tatsächlich haben oder auch nur empfinden. Bei der Arbeit, in Beziehungen und bei kreativen Tätigkeiten können wir auf den Fahrersitz klettern, wo wir, ganz gleich, wie fähig wir wirklich sind, zumindest das Gefühl haben, die Dinge zu steuern.

Verschiedene Studien haben gezeigt, daß Menschen, die sich hilflos fühlen und nicht glauben, daß sie streßerzeugende Lebensbedingungen ändern können, möglicherweise ein größeres Risiko haben, an Herzkrankheiten und Störungen des Immunsystems zu erkranken. In zahlreichen Tierversuchen wurde nachgewiesen, daß bei Nagetieren, die hilflos Streßsituationen ausgesetzt waren (indem sie beispielsweise am Schwanz einen elektrischen Schlag erhielten), die Abwehrfunktionen des Immunsystems deutlich herabgesetzt waren. Sie waren sogar anfälliger für das Wachstum von Tumoren.

Das Gefühl, die Dinge unter Kontrolle zu haben, hilft uns, die Streßsituationen des Alltags zu bewältigen, ohne physisch gleich zusammenzubrechen. Wenn wir aber zusammenbrechen, erfordert es der Streß unserer physischen Erkrankung – die chronisch oder lebensbedrohlich sein kann –, daß wir ein Gefühl der Kontrolle wiedererlangen. Im Rahmen meiner klinischen Arbeit habe ich herausgefunden, daß insbesondere Frauen, die an Erkrankungen der Fortpflanzungsorgane leiden, sich hilflos ausgeliefert fühlen. Aus einer psychologischen Perspektive betrachtet, ist es ein Unterschied, ob ich an einer Verletzung am Arm oder Bein leide oder an der Erkrankung eines Organs (beispielsweise der Leber), das normalerweise in der stillen Anonymität meines Körperinnern seine Aufgabe erfüllt. Und es ist noch einmal etwas ganz anderes, wenn die Krankheit die Fortpflanzungsorgane einer Frau betrifft. Eine Frau hat nicht nur eine enge Beziehung zu diesen Organfunktionen, sie sind auch untrennbar mit ihrer sexuellen Identität verbunden. Schmerzen oder Störungen in diesen Organen oder Schwankungen im Gleichgewicht der Sexualhormone, die physische Beschwerden hervorrufen, können dazu führen, daß Frauen sich hilflos, unsicher, ja sogar beschämt fühlen.

Eine Frau, die an einem schweren Prämenstruellen Syndrom leidet, hat jeden Monat eine Zeitlang das Gefühl, daß ihr Körper und ihre Gefühle nicht länger ihr eigenes Hoheitsgebiet sind. Die unfruchtbare Frau, deren Hoffnungen auf eine erfolgreiche Schwangerschaft mit jeder weiteren hochtechnisierten Unfruchtbarkeitsbehandlung steigen und fallen, verliert ebenfalls ihr Gefühl der Kontrolle. Die Frau in den Wechseljahren, die ohne Vorwarnung von Stimmungsschwankungen und Hitzewallungen überwältigt wird, fühlt sich wie ein Kapitän, der nicht mehr in der Lage ist, sein Schiff durch die stürmische See zu steuern. Die Patientin mit Brust- oder Eierstockkrebs, die mit dem Verlust jener Organe konfrontiert ist, die sie mit ihrer Sexualität assoziiert (ganz zu schweigen von der lebensbedrohlichen Invasion unberechenbarer Krebszellen), fühlt sich hilflos ausgeliefert.

Wenn meine Patientinnen – unabhängig von ihrem Krankheitsbild – feststellen, wie Entspannung ihre Physiologie verändert und ihnen Wohlbefinden schenkt, bekommen sie unmittelbar das Gefühl, die Dinge wieder unter Kontrolle zu haben. Selbst wenn es ihnen nicht gelingt, eine Krankheit zum Verschwinden zu bringen, können sie Gefühle von Angst oder Panik überwinden, die ihre Lebensqualität zunichte machen.

Woher wissen wir, daß bereits das Gefühl, die Dinge selbst zu steuern, gut für unsere Gesundheit und unser körperliches Wohlbefinden ist? Das beste Beispiel hierfür ist das Prinzip der »patientengesteuerten Analgesie«. In den späten siebziger Jahren entwickelte eine Gruppe von Forschern ein neues Konzept, das von vielen als etwas Unerhörtes betrachtet wurde: Warum sollte man Patienten nicht erlauben, die Schmerzmedikation selbst zu bestimmen? Skeptische Betrachter waren überzeugt, daß die Patienten entweder zu Drogensüchtigen oder Opfern von Überdosierungen würden. Mehrere an Krebspatienten und postoperativen Patienten durchgeführte Studien belehrten die Skeptiker allerdings eines Besseren. Man hatte den Patienten die Schmerzmittel buchstäblich in die Hand gedrückt und sie aufgefordert, die Dosis selbst zu bestimmen. Es zeigte sich, daß dieses Konzept weder zu Überdosierungen noch zu Suchtverhalten führte – im Gegenteil, die Gesamtmenge der tatsächlich verbrauchten Schmerzmittel *sank*.

Wenn Sie jemals an starken Schmerzen litten oder sich auch nur vorstellen können, in einem Krankenhausbett zu liegen und nicht zu wissen, ob man Ihnen genug Medikamente verabreichen wird, um Ihre Qual zu lindern, wird Ihnen schnell klar, wieviel Leid durch den Verlust an Kontrolle verursacht wird. Als man den Patienten die Macht gab, die Medikamentendosis selbst zu bestimmen, verschwand ihre Unsicherheit schlagartig; von nun an mußten sie nicht mehr befürchten, mit ihren Schmerzen vielleicht allein gelassen zu werden. Von ihrer Hilflosigkeit befreit, stellten die Patienten fest, daß sie ihren körperlichen Schmerz ab sofort besser bewältigen konnten.

Kann ein Gefühl der Kontrolle Menschen helfen, unter Streß gesund zu bleiben? Die Psychologin Suzanne Oullette, Ph. D., ist davon überzeugt und setzte für diese Behauptung sogar ihre 25jährige Karriere aufs Spiel. In den späten siebziger Jahren arbeitete Dr. Oullette (damals Kobasa) an der *University of Chicago*. Dort führte sie Studien an Hunderten von Angestellten der Illinois-Bell-Telefongesellschaft durch, die zum damaligen Zeitpunkt gerade die radikalste Neustrukturierung der Firmengeschichte erlebte. Es versteht sich von selbst, daß diese Angestellten extremem Streß ausgesetzt waren: Tätigkeitsprofile und Verantwortlichkeiten änderten sich von heute auf morgen, und es gab sehr viele Entlassungen.

Gemeinsam mit ihrem Kollegen Salvadore R. Maddi, Ph. D.,

beobachtete Dr. Oullette 259 Angestellte der Telefongesellschaft zwei Jahre lang. Sie stellte fest, daß eine Gruppe von Angestellten unter Streß gesund blieb, während andere die verschiedensten Krankheitssymptome und Leiden entwickelten. Die gesunden Angestellten unterschieden sich von den anderen dadurch, daß sie in hohem Maß ein Persönlichkeitsmerkmal aufwiesen, das wir *Widerstandsfähigkeit* nennen. Wenn die widerstandsfähigen Angestellten mit extremem Streß konfrontiert wurden, war die Wahrscheinlichkeit, daß sie erkranken würden, tatsächlich nur halb so groß.

Was aber ist Widerstandsfähigkeit? Laut Dr. Oullette, die das Konzept und einen Fragebogen zur Messung dieser Eigenschaft entwickelt hatte, setzt sich Widerstandsfähigkeit aus drei Komponenten zusammen: Engagement, Kontrolle und Herausforderung. Die gesunden Angestellten waren in ihrer Arbeit und ihren Beziehungen engagiert, sie hatten das Gefühl, die streßerzeugenden Bedingungen, denen sie ausgesetzt waren, unter Kontrolle zu haben, und empfanden die Veränderungen als Herausforderung. Sie waren aktive Menschen, die Probleme anpackten, kreative Lösungen erarbeiteten und Aktionspläne durchführten. Trotz des Wirbels, den die Veränderungen um sie herum auslösten, hielten diese Mitarbeiter den Glauben an ihre eigene persönliche Macht aufrecht.

Weitere Forschungen von Dr. Oullette und anderen Wissenschaftlern haben seither bestätigt, daß Menschen, bei denen die drei Komponenten Engagement, Kontrolle und Herausforderung zusammentreffen, ungeachtet ihrer beruflichen Tätigkeit, gesellschaftlichen Schicht oder Nationalität unter Streß gesünder bleiben. Viele dieser Studien, einschließlich der ursprünglichen Illinois-Bell-Studie, wurden ausschließlich mit männlichen Probanden durchgeführt. Und wie stand es um widerstandsfähige Frauen? Blieben sie ebenfalls gesünder? Dr. Oullette verteilte ihren Fragebogen an Hunderte von Frauen in gynäkologischen Arztpraxen.»Wir stellten fest, daß Frauen, die eher hilflos als widerstandsfähig waren, sowohl mehr psychische als auch körperliche Krankheitssymptome entwickelten«, schreibt Dr. Oullette.

Das Gefühl, die Dinge unter Kontrolle zu haben, ist zwar nur ein Aspekt der Widerstandsfähigkeit – aber ein entscheidender. Viele Experten glauben – und ich schließe mich dem an –, daß der Erfolg jeder Geist-Körper-Technik zumindest teilweise davon abhängt, in welchem Maße sie das Gefühl der persönlichen Kontrolle verstärkt. Die Biofeedback-Methode ist ein perfektes Beispiel dafür. Bei dieser Therapie werden die Patienten an Monitore angeschlossen, die ihre physiologischen Funktionen – Herzschlag, Blutdruck, Hautwiderstand, Muskelspannung oder Hirnwellenaktivität – in leicht zu interpretierende Klänge oder Videobilder übersetzen. Der Biofeedback-Trainer lehrt den Patienten, geistige Kräfte einzusetzen, um seine physiologischen Prozesse zu steuern. Ganz gleich, ob die Patienten eine Entspannungstechnik praktizieren oder sich einfach konzentrieren – die »biologische Rückmeldung« leitet sie bei ihrem Versuch, ihre körperlichen Funktionen in ein harmonisches Gleichgewicht zu bringen. Biofeedback wurde bereits erfolgreich bei der Behandlung von Patienten mit Wirbelsäulenverletzungen, Bluthochdruck, Reizkolon und Migräne eingesetzt, um nur ein paar Anwendungsmöglichkeiten zu nennen.

Die Lektion, die Patienten beim Biofeedback lernen, heißt »Kontrolle«. Eine Patientin, der es gelingt, ihre physiologischen Prozesse zu beeinflussen und ihre Symptome zum Verschwinden zu bringen, entdeckt, daß sie am Schalthebel sitzt, wenn es um ihren Körper geht. Wie bei den Patienten mit chronischen Schmerzen, wirkt sich dieses hohe Maß an Kontrolle emotional und körperlich positiv aus.

Biofeedback ist ein wunderbares Werkzeug, doch wir können – wie Dr. Benson betonte – unsere physiologischen Prozesse auch ohne technische Apparaturen regulieren. Die Entspannungsreaktion ist eine grundlegende Fähigkeit, die uns ein bestimmtes Maß an Kontrolle über unsere biologischen Funktionen gibt. Das gilt auch für die anderen Geist-Körper-Techniken, die ich lehre, denn alle lösen Angstspannungen und beruhigen unser überreiztes Nervensystem. Obwohl noch weitere Forschungen notwendig sind, könnte es sein, daß wir eines Tages erkennen, daß dies der Hauptgrund für das Funktionieren der Geist-Körper-Techniken ist: Sie verstärken das Gefühl der Eigenkontrolle. Vorläufige Forschungsergebnisse zeigen, daß Menschen, die regelmäßig meditieren, einen »inneren Bezugspunkt der Kontrolle« haben, wie ein Sozialwissenschaftler das Gefühl des Kontrollvermögens nannte.

Für Frauen kann das auf Kontrolle beruhende Konzept jedoch doppelbödig sein. Vielen von uns bringt man schon als jungen Mädchen bei, möglichst danach zu streben, alles unter Kontrolle zu haben – unseren Körper, unsere Arbeit, unsere Ehemänner, unsere Kinder, gesellschaftliche Ereignisse und vieles mehr. Das ist nicht die gesunde Form von Kontrolle, zu der ich Frauen ermutigen möchte.

Eine Frau, die glaubt, alles absolut unter Kontrolle haben zu müssen, wird sich für alles, was schiefgeht, schuldig fühlen. Wenn sie eine Arbeitsstelle verliert – nicht aufgrund mangelnder Leistung, sondern beispielsweise durch Umstrukturierungen im Betrieb –, wird sie denken: »Ich wurde entlassen, weil ich nicht gut genug war.« Wenn sie das schmerzliche Zerbrechen einer Beziehung erlebt, wird sie überzeugt sein, daß sie »ihn hätte halten müssen«.

Zu den vielleicht destruktivsten Selbstvorwürfen kommt es, wenn eine Frau sich selbst die Schuld für den Ausbruch oder das Fortschreiten einer Krankheit gibt. Sie fühlt sich verantwortlich für ihren Brustkrebs: »Ich hätte nicht so viel fette Nahrungsmittel essen sollen.« »Ich hätte nicht so viele Gefühle unterdrücken sollen.« Oder sie quält sich wegen ihrer Unfruchtbarkeit: »Hätte ich nur versucht, schwanger zu werden, als ich jünger war.« Solche Sätze sind tückische Fallen, weil sie auch einen kleinen Kern Wahrheit enthalten können. Aber es sind selbstverleugnende Glaubenssätze, die auf einer Vorstellung von Kontrolle beruhen, die keinen Raum für menschliche Irrtümer läßt. Dieses »Ich sollte ...« und »Hätte ich nur ...« suggeriert, daß totale Kontrolle nicht nur möglich – eine Illusion! –, sondern auch zwingend notwendig ist. Selbst wenn unsere Verhaltensweise eine Rolle bei der Entstehung unserer Beschwerden oder Krankheiten spielt, ist die Vorstellung, daß wir schuldig sind, unrealistisch und absolut unfair.

Können wir mehr Verantwortung für unsere Gesundheit und unser Wohlergehen übernehmen? Natürlich. Ist es sinnvoll, sich selbst für vergangenes Fehlverhalten, Suchtverhalten oder für Unwissenheit zu beschuldigen? Natürlich nicht.

Die Grenze zwischen gesunder und ungesunder Kontrolle ist gefährlich schmal, und diese Gratwanderung ist eine Kunst, die Übung erfordert. Sie können damit beginnen, indem Sie zunächst einmal lernen, zwischen den beiden Verhaltensweisen zu unterscheiden. Eine Frau, die zu ungesundem Kontrollverhalten neigt, wird oft als kontrollwütig bezeichnet, was zutreffend, wenngleich ein wenig herabsetzend ist. Sie glaubt implizit oder explizit an die Möglichkeit totaler Kontrolle und muß unter den Konsequenzen leiden. Wenn sie gerade ihren »Kontrollzwang« hat, kämpft sie gegen ein quälendes Gefühl der Hilflosigkeit an, das sie mit sich herumträgt. Weil ihr die Basis eines gesunden Selbstvertrauens fehlt, hat sie das Gefühl, jede Handlung und jeden Handelnden in ihrer Welt kontrollieren zu müssen, weil sonst keine ihrer Hoffnungen und Wünsche je Wirklichkeit würden. Wenn sie erkennen könnte, warum sie sich so anstrengt, ihre Umgebung und andere Menschen zu manipulieren, würde sie vielleicht mehr Mitgefühl für sich selbst und andere entwickeln. Sie würde vielleicht von unvorhergesehenen Ereignissen wie dem Tod eines Angehörigen, dem Zerbrechen einer Beziehung oder der Diagnose einer Krankheit nicht mehr so total umgeworfen. Sie würde konstruktivere Möglichkeiten finden, ihre Gefühle der Hilflosigkeit zu überwinden.

Im Gegensatz dazu hat eine Frau mit einem gesunden Kontrollverhalten einen tiefsitzenden Glauben an ihre eigene Fähigkeit, streßerzeugende Umstände – oder zumindest ihre Reaktionen darauf – zu ändern. Sie vertraut darauf, daß sie ihre Lebensbedingungen und ihren Gesundheitszustand verbessern kann. Sie glaubt nicht, daß sie für die Probleme aller anderen verantwortlich ist, für das Verhalten ihrer Angehörigen oder für den Ausbruch einer furchtbaren Krankheit bei sich selbst. Sie glaubt nicht, daß sie absolute Kontrolle über die meisten Entwicklungen hat, weil sie akzeptiert, daß bestimmte Faktoren – leider – außerhalb ihres Kontrollbereichs liegen.

Vor allem aber schätzt eine Frau mit einem gesunden Kontrollverhalten ihre eigene Macht realistisch ein. Sie sucht in jeder Situation gewissenhaft nach Kontrollmöglichkeiten und handelt, wenn es angemessen ist. Gleichzeitig erkennt sie aber, auf welche Situationen sie nur minimalen Einfluß hat (beispielsweise die Sucht eines Familienmitglieds) oder wo eine Einflußnahme nicht angemessen wäre (beispielsweise der Versuch, jeden Schritt ihres Ehemannes zu kontrollieren). Hier nimmt sie sich entsprechend zurück und vermeidet die Fallen der Co-Abhängigkeit und Frustration. Ihr harmonisches Empfinden für das rechte Maß an Kontrolle bezieht sich auf innere Prozesse (sie weiß, daß sie ihre Körperfunktionen beeinflussen, aber nicht befehligen kann) und auf äußere (sie weiß, daß sie viele stressige Situationen verändern, aber nicht das Leben anderer Menschen für diese führen kann).

Wir können uns den Unterschied zwischen gesunder und ungesunder Kontrolle jederzeit leicht ins Gedächtnis rufen. Er wird zusammengefaßt in dem bekannten Gebet des Theologen Reinhold Niebuhr: » Gott gebe mir die Gelassenheit, die Dinge zu akzeptieren, die ich nicht ändern kann, den Mut, die Dinge zu ändern, die ich ändern kann, und die Weisheit, das eine vom anderen zu unterscheiden.«

Ganz gleich, welchem religiösen oder spirituellen Weg Sie folgen, die Gelassenheit, der Mut und die Weisheit, von denen in diesem Gebet die Rede ist, sind erreichbar. Sie müssen sich allerdings bewußt entscheiden: für das aktive Streben nach innerer Gelassenheit, dafür, in Ihren Beziehungen, bei Ihrer Arbeit und

Ihren kreativen Tätigkeiten mutig zu sein, und dafür, weise Unterscheidungen zu treffen, so daß Sie wissen, wann Sie handeln und wann Sie loslassen müssen. Geist-Körper-Techniken unterstützen Sie dabei, diese Gelassenheit, diesen Mut und diese Weisheit zu entwickeln.

Bewältigungsstrategien – ein Instrumentenkoffer der Geist-Körper-Medizin

Den folgenden Satz habe ich von meinen Patientinnen, ganz gleich, an welcher Krankheit sie litten, immer wieder gehört: »Jetzt habe ich, wenn ich gestreßt bin und anfange, mich hilflos zu fühlen, immer die Techniken zur Verfügung, die ich hier gelernt habe. Sie sind wie ein Satz Werkzeuge, den ich benutzen kann, um mich besser zu fühlen – souveräner, gelassener –, wenn mein Leben und meine Gesundheit mir aus der Hand zu gleiten scheinen.«

Wenn wir den Streß in unserem Leben nicht mehr bewältigen können, entwickeln wir schließlich Gefühle der Angst, des Horrors, der Wut, der Hilflosigkeit oder werden depressiv. Wie wir bereits gesehen haben, korrelieren diese emotionalen Zustände mit physischen Krankheitsbildern. Ein dauerhaftes Gefühl der Hilflosigkeit oder eine chronische Depression werden mit Erkrankungen des Immunsystems, einschließlich Krebs, in Verbindung gebracht. Natürlich können wir uns nicht einfach durch einen Willensakt dazu bringen, mit dem Fühlen solch negativer Emotionen aufzuhören. Wir können jedoch Bewältigungsstrategien entwickeln, die uns helfen, besser mit Streß umzugehen – Strategien, die unser Leiden lindern.

In jedem der folgenden Kapitel dieses ersten Teils finden Sie die detaillierte Beschreibung einer bestimmten Bewältigungsstrategie, die Sie erlernen und sich zu eigen machen können. Es handelt sich bei allen um psycho-physische Strategien, die sich aus einer geistigen und einer körperlichen Komponente zusammensetzen. Manche Techniken sind allerdings mehr körperorientiert, andere stärker mental orientiert. Zu den körperorientierten Bewältigungsstrategien zählen Entspannungstechniken, Ernährungsweise und körperliche Bewegung. Wenn der Streß seinen Tribut von unserem Körper fordert und wir physisch angespannt, erschöpft oder überreizt werden, sind Entspannung, eine gesunde Ernährung und Körperübungen praktische und effektive Methoden, um uns von Anspannung und Erschöpfung zu befreien. Die mentalen Bewältigungsstrategien (siehe Kapitel 5 bis 8) helfen Ihnen, Ihre gnadenlos negativen Glaubenssätze zu verändern, gesunde und die Gesundheit fördernde Beziehungen aufzubauen, Wut, Traurigkeit und Freude auszudrücken und sich selbst mit äußerster Fürsorge und Freundlichkeit zu behandeln. Doch die verschiedenen Werkzeuge, die die Geist-Körper-Medizin zur Bewältigung schwieriger Lebensphasen anbietet, sind nicht für ein paar schnelle und leichte Reparaturen geeignet. Das Entwickeln jeder dieser Fähigkeiten erfordert eine gewisse Hingabe und den Mut, sich mit seinen schmerzhaftesten Problemen zu konfrontieren.

Die neu entwickelten Bewältigungsstrategien können einer Patientin auf wunderbare Weise helfen. Ein gutes Beispiel hierfür ist der Fall einer Patientin namens Georgia, die unter ihrer Unfruchtbarkeit litt, deren Geschichte in vielen Aspekten aber denen meiner Patientinnen mit anderen Krankheitsbildern ähnelt. Sie und ihr Mann Bill suchten einen Spezialisten auf, nachdem sie zwei Jahre lang vergeblich versucht hatten, ein Kind zu bekommen. Die Untersuchungsergebnisse wiesen auf den wahrscheinlich Schuldigen hin: Georgia litt an ausgeprägter Endometriose, einem Krankheitsbild, bei dem Gebärmutterschleimhaut (Endometriumgewebe) außerhalb der Gebärmutter wächst. Nachdem siebzig Prozent des Gewebes operativ entfernt worden war, teilte der Arzt Georgia mit, daß sie innerhalb der nächsten Monate schwanger werden könne.

Aber sie wurde nicht schwanger, auch nicht, nachdem sich

das Paar mehreren Unfruchtbarkeitsbehandlungen unterzogen hatte. Ein Jahr später begann sich bei ihr und Bill ein Gefühl der Hoffnungslosigkeit breitzumachen. Georgia nahm die Schuld auf sich, weil Bills Spermientests gute Ergebnisse gebracht hatten. Sie schienen bereit zu sein, ein Kind zu adoptieren, wurden aber unablässig von der Frage verfolgt: Warum können wir kein Kind bekommen? Bills Mutter las schließlich in einer Zeitschrift über unser Geist-Körper-Programm für Unfruchtbarkeitspatientinnen und überzeugte Georgia, einen Versuch zu machen.

Nach wenigen Sitzungen änderte sich Georgias innere Einstellung völlig. Sie hörte regelmäßig unsere Entspannungskassetten, von denen eine Anleitungen für eine Phantasiereise enthält – eine Form mentaler Visualisierung zum Erreichen innerer Ruhe. Georgia visualisierte sich fast täglich an einen einsamen Strand. Sie nahm auch Kontakt zu den anderen Gruppenmitgliedern auf und teilte mit ihnen ihre Traurigkeit und Enttäuschung. Sie begann, täglich die Yoga-Übungen, die sie in unserem Programm gelernt hatte, zu praktizieren, was ihren erschöpften Körper neu belebte. Später fügte sie der gelenkten Phantasiereise eine selbsterfundene Komponente hinzu: Sie sah sich selbst mit ihrem neugeborenen Baby im Arm, spürte seine Haut und roch seinen Baby-Geruch.

All diese Maßnahmen halfen Georgia außerordentlich, doch noch immer wurde sie von dem Gedanken verfolgt, daß sie an der Kinderlosigkeit des Paares schuld sei. Einen Tag, nachdem der Chirurg ihr Problem diagnostiziert hatte, hatte sie angefangen, sich selbst zu beschuldigen. Bill hatte sie im Krankenhaus abgeholt und ihr die Neuigkeit überbracht, die der Arzt ihm telefonisch mitgeteilt hatte: Sie litt an Endometriose. Bill interpretierte diese Nachricht positiv: Wir wissen, was das Problem ist, und die Lösung heißt Operation. Doch Georgia sah nur eine Realität: *Das ist alles mein Problem.* Bill wandte ein: »Nein, es wird nie dein Problem sein. Es wird immer unser Problem sein.« Aber seine Worte drangen nicht bis zu ihr vor.

In unserem Programm erlernte Georgia kognitive Restrukturierung, eine Technik, die ihre Perspektive völlig veränderte. Sie erkannte, wie schuldig sie sich an ihrer Unfruchtbarkeit fühlte. Das war der Grund dafür, daß sie inzwischen jegliche Hoffnung auf ein eigenes Baby aufgegeben hatte. Sie hätte ein nochmaliges Versagen nicht ertragen können, weil es wieder ihr Versagen gewesen wäre. Georgia lernte, ihre selbstzerstörerischen Glaubenssätze zu restrukturieren, und war in der Lage, sich von ihren Schuldgefühlen zu befreien, indem sie sie zu Papier brachte. Das führte dazu, daß sie begann, Bills einfache Wahrheit anzunehmen: *Wir* haben ein Problem, und *wir* werden gemeinsam versuchen, es zu lösen.

Georgia wurde nicht nur ihre Schuldgefühle los, sie sah auch, daß andere Frauen der Gruppe bereits viel mehr dieser hochtechnisierten Unfruchtbarkeitsbehandlungen hinter sich hatten. Mit neuer Kraft, Selbstachtung und Hoffnung beschlossen sie und Bill, es noch einmal zu versuchen. Als sie nach dem dritten intrauterinen Inseminationszyklus ihren Anrufbeantworter abhörte, vernahm sie die Stimme der Krankenschwester des Behandlungszentrums: Ihr letzter Schwangerschaftstest war positiv. »Ich ließ die Nachricht fünfmal hintereinander ablaufen«, erzählte sie. Georgias Sohn, Marty, ist jetzt fast ein Jahr alt.

Georgias neu erworbene Bewältigungsstrategien hatten ihr eine völlig neue Perspektive auf ihre Situation eröffnet, ihr Leid gelindert und sie auf einen schwierigen, aber lohnenden Kampf vorbereitet. Wir wissen nicht, ob die Geist-Körper-Techniken ihr halfen, schwanger zu werden, indem sie physiologische Prozesse in ihrem Körper veränderten, doch wir können diese Möglichkeit nicht ausschließen. In Kapitel 11 werde ich mich eingehender mit dieser kontroversen Frage beschäftigen.

Der Instrumentenkoffer der Geist-Körper-Medizin enthält ausschließlich Instrumente, die der persönlichen Weiterentwicklung dienen. Wählen Sie sich eines davon aus, und Sie verbessern damit die Kommunikation zwischen Geist, Körper und Emotionen. Wählen Sie ein anderes, und Sie finden den Mut, ehrlicher in Ihren Beziehungen zu sein. Wählen Sie noch ein anderes, und Sie verspüren stärker das Gefühl, daß Sie Ihr Leben, Ihre Gesundheit, Ihr Schicksal meistern können. Nehmen Sie sich mehrere auf einmal heraus, und Ihre Lebensqualität wird sich auf fast allen Ebenen verbessern.

Im breiten Strom der Schulmedizin schwimmen

Ihre Gynäkologin teilt Ihnen mit, daß Ihr Pap-Test positiv ist. Sie fordert Sie auf, in die Praxis zu kommen, um sich einer Gebärmutterhalsbiopsie zu unterziehen. Könnte es Krebs sein?

Aufgrund Ihrer Endometriose leiden Sie an furchtbaren Schmerzen, obwohl Sie bereits eine laparoskopische Operation und eine Hormonbehandlung hinter sich haben. Ihr Arzt eröffnet Ihnen, daß die Entfernung der Gebärmutter die einzige Möglichkeit sei, Sie dauerhaft von diesen Schmerzen zu befreien. Aber Sie sind erst 35 und möchten eine Familie gründen.

Ihr Chirurg teilt Ihnen mit, daß der bei Ihnen im Frühstadium entdeckte Brustkrebs durch eine Brustamputation geheilt werden könne. Der Gedanke, eine Brust zu verlieren, ist schwer zu ertragen.

Ihr Hausarzt empfiehlt Ihnen eine Östrogenbehandlung, weil Hitzewallungen Ihnen den Schlaf rauben und Sie zu einem Nervenbündel machen. Aber in Ihrer Familie gab es mehrere Fälle von Brustkrebs, und Sie wissen, daß Östrogen Ihr Risiko, an Brustkrebs zu erkranken, erhöhen kann. Sollen Sie der Behandlung zustimmen, um Ihr Nervenkostüm wieder in Ordnung zu bringen, dabei aber riskieren, an Brustkrebs zu erkranken?

Können Sie sich beim Lesen dieser Szenarien vorstellen, wie Ihre Kampf-oder-Flucht-Reaktion voll aktiviert wird?

So kann es uns ergehen, wenn wir im breiten Strom der schulmedizinischen Massenversorgung schwimmen. Wir werden mit beängstigenden Diagnosen, gegensätzlichen Meinungen, quälenden Entscheidungen konfrontiert. Nur selten erhalten wir alle Informationen, die wir brauchen, und die Bühnen, auf denen diese Dramen inszeniert werden, sind unwirtliche Orte – sterile Büroräume, Institutskorridore, kahle Untersuchungszimmer. Wenn eine Theaterautorin in ihrem Publikum das Gefühl des Kontrollverlusts auslösen wollte, müßte sie ihr Theaterstück nur in einem Krankenhaus spielen lassen und einen guten Bühnenbildner engagieren.

An einer Krankheit zu leiden verursacht wahrhaftig bereits genug Streß, doch die medizinische Welt tendiert unabsichtlich dazu, die Dinge noch schlimmer zu machen. Selbst die engagiertesten Ärzte und fürsorglichsten Krankenschwestern können gewisse institutionelle Gefühllosigkeiten nicht ganz vermeiden. Sie können kaum die Zeit aufbringen, jede wichtige Entscheidung in allen Einzelheiten zu erklären oder der Patientin ausreichende Informationen aus der medizinischen Literatur zugänglich zu machen. Ärzte werden auch nicht ausreichend darin geschult, wie sie psychologische Unterstützung geben oder die Patienten mit Selbsthilfetechniken vertraut machen können. Zwar gibt es in vielen Krankenhäusern eigens zu diesem Zweck angestellte Psychiater und Psychologen, doch diese werden nicht oft genug zu Rate gezogen.

So werden Sie in den breiten Fluß der Schulmedizin geworfen, um zu schwimmen oder darin unterzugehen. Hier kann die Geist-Körper-Medizin Ihnen nicht nur helfen, sich über Wasser zu halten, sondern sich auch gegen eine ziemlich starke Strömung zu behaupten.

Wenn wir mit einer schmerzlichen Diagnose und schwierigen Entscheidungen konfrontiert werden, empfinden die meisten von uns drei Gefühle: Angst, Verlassenheit und Verwirrung. Wenn wir Angst haben, können wir nicht klar denken. Diese einfache Wahrheit unterstreicht noch einmal, wie notwendig gerade für ängstliche und angespannte Patientinnen eine regelmäßige Anwendung von Entspannungstechniken ist. Angesichts einer schmerzhaften Diagnose und einer schwierigen Entscheidung *müssen* wir in der Lage sein, klar zu denken.

Nehmen wir einmal den Fall einer Patientin mit Brustkrebs im Frühstadium, die vom Chirurg eine Brustamputation empfohlen bekommt. Sie ist so von Angst überwältigt, daß sie keine Fragen stellt und sich die Brust abnehmen läßt. Hätte sie Entspannungstechniken praktiziert, könnte es sein, daß das übermächtige Gefühl der Angst ihr Handeln nicht vollständig bestimmt hätte – sie hätte auch ihren Kopf benutzt. Sie hätte knallharte Fragen gestellt und herausgefunden, daß das einfache Entfernen des Knotens in Verbindung mit nachfolgender Bestrahlung ihren Krebs mit höchster Wahrscheinlichkeit ebenso wirkungsvoll bekämpfen würde wie die Amputation. Nun könnte sie ihre Wahl als informierte Patientin treffen. Vielleicht würde sie sich trotzdem für die Amputation entscheiden, aber sie hätte zumindest die Möglichkeit gehabt, eine Alternative in Erwägung zu ziehen.

Es gibt Schätzungen, denen zufolge siebzig Prozent aller Gebärmutterentfernungen unnötig sind. Das ist eine tragisch hohe Zahl. Dieser Prozentsatz würde schlagartig sinken, wenn die meisten Frauen über Bewältigungsstrategien verfügten. In der Tat würde die Anzahl der falschen oder unangebrachten medizinischen Maßnahmen bei *jeder* Erkrankung deutlich zurückgehen, wenn Frauen ihre medizinische Versorgung in größerem Maße mitbestimmen würden. Frauen die über Bewältigungsstrategien – insbesondere die Fähigkeit zur Selbstbehauptung – verfügen, stellen unbequeme Fragen und bestehen darauf, von den Experten Antworten zu bekommen. Sie bauen ein partnerschaftliches Verhältnis zu ihren Ärzten auf. Sie holen sich Unterstützung bei Freunden und Familienmitgliedern. Sie spielen mit jedem, der gewillt ist, ihnen zuzuhören, jede sinnvolle Möglichkeit durch.

Im Rahmen einer Studie, die an Patienten mit Magengeschwüren, Diabetes und Bluthochdruck durchgeführt wurde, machten der Internist Sheldon Greenfield, M. D., und die Psychologin Sherrie Kaplan die Patienten mit Selbstbehauptungstechniken vertraut, die sie in der Interaktion mit ihren Ärzten einsetzen sollten. Ausgebildete Helfer setzten sich mit jedem Patienten zusammen, gingen mit ihm seine medizinischen Unterlagen durch, halfen ihm, Fragen zusammenzustellen, die er seinen Ärzten stellen wollte, und übten mit ihm Methoden, sich selbst zu behaupten, ohne sich dabei ängstlich oder peinlich berührt zu fühlen.

Diese Patienten und die Mitglieder einer Kontrollgruppe, die dieses Training nicht erhalten hatten, wurden über einen längeren Zeitraum hinweg in ihren Interaktionen mit Ärzten beobachtet. Diejenigen, die am Selbstbehauptungstraining teilgenommen hatten, waren tatsächlich in der Lage, die Gespräche mit ihren Ärzten zu steuern. Sie unterbrachen den Arzt, wenn es nötig war, und erhielten viel mehr Informationen als die untrainierten Kontrollpatienten. Vier Monate später hatten die trainierten Patienten weniger Symptome, fehlten seltener an Ihrem Arbeitsplatz und stuften ihren Gesundheitszustand deutlich besser ein als jene, die einfach den Anweisungen ihres Arztes gefolgt waren.

In unserem Kulturkreis kann es für Frauen sehr schwierig sein, sich bei den überwiegend männlichen Ärzten zu behaupten. Unsere Angst, von dem mächtigen Arzt mißachtet oder zurückgewiesen zu werden, sitzt tief. Es erfordert großen Mut, selbstbewußt aufzutreten, wenn wir das Ordinationszimmer unseres Arztes betreten, denn wir fühlen uns doppelt verletzlich – erstens aufgrund des ehrfurchtgebietenden Status des Mediziners und zweitens aufgrund unserer medizinischen Probleme, die so quälend sein können. Mein Rat geht über die Empfehlung, mutig zu sein, hinaus. In Kapitel 8 biete ich Ihnen neben ermutigenden Worten eine Reihe von Strategien an, die Sie bei jedem Gespräch mit jedem Arzt, jeder Krankenschwester, jedem Therapeuten anwenden können. Diese Strategien befähigen Sie, für sich selbst einzustehen, sich klar zu artikulieren, selbstbewußt, aber nicht aggressiv aufzutreten. So ist die Wahrscheinlichkeit geringer, daß Sie sich von Ihrem Arzt entfremden, und folglich haben Sie weniger zu befürchten. Ebenso wichtig ist es, sich Unterstützung von Freunden und Familienangehörigen zu holen. Wenn die Menschen, die Ihnen vertraut und wichtig sind, auf Ihrer Seite stehen, wächst Ihre Fähigkeit, Ihre Bedürfnisse und Rechte durchzusetzen, beträchtlich. Das Erlernen und Anwenden dieser Strategien bringt Ihren natürlichen, ursprünglichen Mut an die Oberfläche.

Immer wenn wir mit einer schweren Krankheit und der Einweisung ins Krankenhaus konfrontiert sind, wird es Zeiten geben, in denen wir uns unsicher und allein fühlen. Bei meinen Patientinnen mit Brustkrebs, Eierstockkrebs oder Gebärmutterhalskrebs verursachen Ängste und Einsamkeitsgefühle die größte Not. Eine Frau, die sich der operativen Entfernung der Gebärmutter unterzieht, kann, unabhängig von ihrem Alter, Trauer über den Verlust ihrer Fortpflanzungsorgane empfinden und natürlich außerdem noch Angst vor der Operation haben. Unter Unfruchtbarkeit leidende Frauen haben oft das Gefühl, daß mit ihnen irgend etwas schrecklich verkehrt ist, wenn sie sehen, wie Freundinnen und Verwandte munter schwanger werden und Kinder bekommen. Für all diese Frauen gibt es keine wirkungsvollere Medizin als ein Gefühl der Verbundenheit – vorzugsweise mit anderen, die das gleiche durchgemacht haben.

Wenn wir vor einer schwierigen medizinischen Entscheidung stehen, ist manchmal das ganze Wissen der Welt nicht ausreichend. Das ist dann der Fall, wenn die Schulmedizin in irgendeinem Bereich noch nicht zu einem abschließenden Konsens gelangt ist, und dafür gibt es unzählige Beispiele. Sollte bei einer Patientin mit Brustkrebs im Frühstadium nur der Knoten oder die ganze Brust entfernt werden? Sollte sich eine Frau mit Unterleibsblutungen einer Hysterektomie (Entfernung der Gebärmutter) unterziehen, wenn ein Experte ja sagt und ein anderer nein? Sollte eine Frau, die aufgrund ihrer Endometriose an starken Schmerzen leidet, Nebenwirkungen verursachende Medikamente einnehmen oder sich operieren lassen?

Da die Erforschung und Behandlung von Frauenkrankheiten immer differenzierter wird, werden wir mit vielen dieser schwierigen Fragen konfrontiert. Ich rate meinen Patientinnen unter solchen Umständen, sich alle verfügbaren Informationen zu beschaffen, den Rat verschiedener Experten einzuholen und alle Möglichkeiten in Betracht zu ziehen. Falls all das nicht zu einer definitiven Antwort führt, rate ich den Frauen, sich nach innen zu wenden. Sie können Entspannungsmethoden anwenden, um einerseits ruhiger zu werden und andererseits Zugang zu ihrer Intuition zu bekommen: Was glaube *ich*? Was fühlt sich für *mich* richtig an? In der Aufregung, die mit medizinischen Entscheidungen meistens verbunden ist, versäumen wir es oft, uns diese grundlegenden Fragen zu stellen. Aber sie dringen zum Kern der Angelegenheit vor. Habe ich teil an der medizinischen Lösung, die für meine Krankheit gefunden wird? Bin ich ein gleichberechtigtes Mitglied eines Teams? Stehen nicht *mein* Körper, *meine* Gesundheit und *mein* Leben auf dem Spiel? Wenn ja, muß mein tiefstes intuitives Wissen über mich selbst in den Entscheidungsprozeß einfließen – ganz besonders, wenn es um schwerwiegende medizinische Entscheidungen geht. Wir müssen gewissenhaft auf unseren Verstand hören, aber wir müssen auch auf unseren Bauch hören. Die Entspannungsreaktion hilft uns, beides zu tun.

Frauen, die mit dem Rücken zur Wand stehen, kann die Geist-Körper-Medizin praktische Alternativen bieten. Eine meiner Endometriose-Patientinnen, Marcy, sah sich mit der Aussicht auf eine Hysterektomie konfrontiert, weil alle anderen Behandlungsmethoden versagt hatten und sie noch immer unter furchtbaren Schmerzen litt. Bevor sie diesem radikalen Schritt zustimmte, begann sie jedoch, täglich Entspannungstechniken und gelenkte Phantasiereisen zu praktizieren. Im Verlauf einiger Wochen gingen ihre Schmerzen so beträchtlich zurück, daß sie die Operation vermeiden konnte. Bei chronischen Schmerzzuständen, bei denen eine Operation nicht eine Frage von Leben und Tod ist, kann man sich die Zeit nehmen, mit Geist-Körper-Techniken zu experimentieren. Marcy ist nicht die einzige meiner Patientinnen, der dadurch eine große, den Körper unwiderruflich verändernde Operation erspart blieb.

Die Techniken zur Auslösung der Entspannungsreaktion können auch bei Operationen oder schwierigen Untersuchungen erfolgreich eingesetzt werden. Als ich anfing, in Harvard mit Dr. Benson zusammenzuarbeiten, führte ich einige Studien durch, die den klaren Nachweis erbrachten, daß Entspannungstechniken bei Patienten, die sich einer Operation unterziehen müssen, Angst und Schmerz effektiv lindern.

Gemeinsam mit Carol Lynn Mandle, Ph. D., und einigen anderen Kollegen vom *Deaconess and Brigham & Women's Hospital* in Boston führte ich eine Studie an Patientinnen durch, die sich einer Femoralangiographie unterziehen mußten, einer diagnostischen Prozedur, bei der ein Katheter in die Oberschenkelarterie nahe der Leiste eingeführt wird. Die Injektion des Kontrastmittels verursacht einen grauenvoll brennenden Schmerz, doch die Dosis, die man verabreichen müßte, um diesen Schmerz völlig zu unterdrücken, würde auch die Atmung der Patientin lahmlegen. Man verabreicht bei dieser Untersuchung zwar maximale Dosen von angstlösenden Medikamenten und narkotisierenden Schmerzmitteln, aber diese können den Schmerz nicht ausreichend lindern.

Meine Kollegen und ich nahmen 45 Patientinnen, die vor einer solchen Untersuchung standen, in unsere Studie auf. Wir gaben jeder von ihnen einen tragbaren Kassettenrecorder, in den wir bereits eine Kassette eingelegt hatten, und setzten ihnen die Kopfhörer auf, als sie auf der Bahre in das Untersuchungszimmer gerollt wurden. Die Patientinnen waren nach dem Zufallsprinzip in drei Gruppen eingeteilt worden. Bei der ersten Gruppe befand sich im Kassettenrecorder eine Entspannungskassette, bei der zweiten eine Kassette mit langsamer instrumentaler Musik, und bei der dritten hatten wir eine leere Kassette eingelegt.

Die Patientinnen, denen wir die Kassette mit Anleitungen zum Auslösen der Entspannungsreaktion gegeben hatten, machten signifikant weniger Angst und Schmerz durch. Die sie betreuenden Radiologen und Krankenschwestern, die keine

Ahnung hatten, wem wir welche Kassette gegeben hatten, bestätigten, daß diese Patientengruppe wesentlich weniger Anzeichen von Angst und Schmerz gezeigt hatte. Darüber hinaus benötigten die Patientinnen dieser Gruppe nur ein Drittel der angstlösenden und narkotisierenden Medikamente, die die anderen brauchten. Überraschenderweise erlebten die Patientinnen, die der Musik gelauscht hatten, genausoviel Schmerz und Angst wie diejenigen, denen wir leere Kassetten gegeben hatten. Zumindest in diesem Fall bestätigte sich also die allgemein propagierte physisch entspannende Wirkung von Musik nicht.

Entspannungstechniken können angewendet werden, um vor, während oder nach jeder Art von Untersuchung oder medizinischem Eingriff sowohl Erwartungsängste als auch tatsächlich auftretende körperliche Schmerzen zu lindern. Dazu gehören:

• Mammographie
• Unterleibsuntersuchungen
• Pap-Test
• Gebärmutterhalsbiopsie
• Brustbiopsie
• Laparoskopie zu Diagnose- oder Behandlungszwecken
• Operation einer Eierstockzyste oder eines Fibroms
• Hysterektomie (Entfernung der Gebärmutter)
• Mastektomie (Amputation der Brust)

In den nächsten beiden Kapiteln finden Sie einige vernünftige Richtlinien für die Anwendung von Entspannungstechniken bei medizinischen Prozeduren.

Wenn Sie sich mitten in einer medizinischen Krise befinden, sollten Sie sich daran erinnern, daß Geist-Körper-Techniken Ihnen drei Dinge erleichtern können: die Konfrontation mit schwierigen Entscheidungen, den Umgang mit Ärzten und Spezialisten und das Ertragen von medizinischen Untersuchungen und Eingriffen. So können Sie schwierige Überfahrten durch stürmischste Gewässer meistern und stellen vielleicht überrascht fest, daß Sie den breiten Strom der Schulmedizin recht elegant durchsegeln.

Die chinesische Reistafel

Haben Sie schon einmal chinesische Reistafel gegessen? Wenn ja, haben Sie vielleicht das gleiche Ritual zelebriert, wie ich es bei solchen Gelegenheiten zu tun pflege. Zuerst wähle ich von vielen verschiedenen Gerichten winzige Portionen aus. Nachdem ich von allem gekostet habe, nehme ich mir großzügige Portionen von den Gerichten, die am köstlichsten waren. Ich möchte Ihnen an dieser Stelle empfehlen, es mit diesem Buch ebenso zu halten.

Im nächsten Kapitel finden Sie eine Vielzahl von Methoden zur Auslösung der Entspannungsreaktion, und die nachfolgenden Kapitel bieten eine komplette Ausrüstung an Geist-Körper-Techniken an. Probieren Sie die verschiedenen Methoden aus, die in jedem Kapitel detailliert beschrieben werden, und schauen Sie, welche Ihnen am meisten zusagen. Beginnen Sie dann, diejenigen regelmäßig zu praktizieren, die sich für Sie am effektivsten erwiesen haben und am besten helfen, Ihr Leiden zu lindern, Ihre Lebensqualität zu verbessern und Ihre körperlichen Symptome zu reduzieren. Lassen Sie sich beim Entwickeln der täglichen Rituale Ihrer Geist-Körper-Übungspraxis von Ihren eigenen Erfahrungen leiten, und hören Sie auf die Stimme Ihrer Intuition.

Im Hinblick auf psychologische Selbsthilfe ist unser Geschmack genauso individuell wie unsere kulinarischen Vorlieben. Könnte irgend jemand genau voraussagen, welche Gerichte einer Reistafel Sie mögen oder nicht mögen? Selbst Ihre engsten Familienangehörigen könnten vielleicht nicht sagen, welche Spezialitäten Sie sich auswählen würden. Weshalb sollte also irgend jemand Ihnen vorschreiben, welche Methoden Sie anwenden sollen, um Geist und Körper zu heilen?

Die Geist-Körper-Medizin behandelt Frauen als ganzheitliche Wesen und nimmt Rücksicht auf ihre physiologische und psychische Einzigartigkeit. Sie kann daher niemals ein Ansatz sein, der »für alle Größen passend« ist. Als Geist-Körper-Kliniker beziehen wir gleichermaßen Ihre Gedanken und Gefühle, die Beziehungsstrukturen innerhalb Ihrer Familie, Ihre Ernährungsgewohnheiten, körperlichen Aktivitäten und Ihre spirituellen Bedürfnisse mit ein. Unsere Behandlungsmethoden unterstützen Ihr persönliches Wachstum und Wohlergehen, welches nur von Ihnen selbst definiert werden kann. Alle Techniken, die nicht mit Ihrer individuellen Geschichte, Ihren innersten Überzeugungen und Ihrer Persönlichkeitsstruktur in Einklang sind, werden nicht funktionieren.

Fühlen Sie sich beim Zusammenstellen Ihres eigenen Geist-Körper-Programms frei und autonom. Lassen Sie dabei Ihr Gefühl für Ihre körperlichen, emotionalen und spirituellen Bedürfnisse einfließen. Respektieren Sie Ihre Abneigungen, berücksichtigen Sie Ihre persönliche Geschichte. Spielen Sie unbefangen mit verschiedenen Ansätzen, bis Sie für sich eine befriedigende Übungsroutine gefunden haben. Genießen Sie es, unter vielen verschiedenen Möglichkeiten wählen zu können. Hören Sie auf die Stimme Ihres Geistes und Ihres Herzens, und Ihre Bemühungen werden Früchte tragen.

Eine Parabel zum inneren Frieden

Einer meiner Kollegen an der *Harvard Medical School* (Abteilung für Verhaltensmedizin) Steve Maurer, M. A., erzählte mir einst eine mythische Geschichte, die ich seither nie mehr vergessen habe.

Irgendwann in längst vergangener Zeit lebte einmal ein zutiefst religiöser Mann, der jeden Tag betete und einen direkten Draht zum Allmächtigen zu haben schien: Alle Gebete des Mannes wurden erhört. Doch als die Jahre ins Land gingen und die Bevölkerung wuchs, bekam Gott immer mehr zu tun. Eines Tages erschien dem Mann ein überarbeiteter Gott und sagte: »Du bist ein sehr treuer Jünger, aber ich habe einfach nicht mehr genügend Zeit, deine Gebete täglich zu erhören. Doch ich möchte dir zum Ausgleich etwas anbieten: Ich gewähre dir drei Wünsche.«

Der Mann ging nach Hause und erzählte seiner Frau von diesen drei Wünschen. Sie geriet völlig außer sich und forderte sofort ein neues Haus, ein neues Boot und neue Kleider. Sie quälte den Mann Tag und Nacht mit ihren Wünschen, bis er eines Tages voller Verzweiflung ausrief: »Ich wünschte, du würdest verschwinden.« Sein erster Wunsch wurde ihm gewährt: Die Frau starb plötzlich. Während des Begräbnisses verspürte der Mann tiefes Bedauern. Seine Frau war ihm zwar hin und wieder auf die Nerven gegangen, aber er hatte sie wirklich geliebt. Als der Sarg nun ins Grab hinabgelassen wurde, sagte er: »Ich wünschte, meine liebe Frau wäre wieder bei mir.« Im Bruchteil einer Sekunde stand sie wieder lebendig neben ihm. Jetzt hatte er zwei seiner drei Wünsche schon verbraucht.

Da er nur noch einen Wunsch übrig hatte, versammelte der Mann alle seine Freunde um sich, damit sie ihm helfen sollten, seine Frage zu beantworten. Was soll ich mit einem Wunsch anfangen? Ein Freund riet ihm, sich Geld zu wünschen. Mit Geld, so sagte der Freund, kann man alles kaufen. Unser Mann war anderer Ansicht. Mit Geld kann man sich weder Gesundheit noch eine glückliche Ehe oder ein gutes Familienleben kaufen. Es kann für nichts garantieren, das das Auge nicht sehen kann. Dies veranlaßte einen anderen Freund, dem Mann zu raten, sich eine gute Gesundheit zu wünschen. Gute Gesundheit ist etwas Wunderbares, erwiderte der Mann, aber sie bringt noch kein Essen auf den Tisch. Gute Gesundheit ist keine Garantie für irgend etwas außer guter Gesundheit. Andere Freunde machten andere Vorschläge, aber der Mann wies alle mit der gleichen Art von Logik zurück. Schließlich ging er zu Gott und fragte ihn geradeheraus: »Ich habe nur noch einen Wunsch frei. Was soll ich mir wünschen?« Und Gott erwiderte ganz einfach: »Wünsche. dir inneren Frieden. Du kannst reich oder arm, gesund oder krank sein, aber wenn du inneren Frieden hast, hast du alles.« Klugerweise nahm der Mann Gottes Rat an.

Steves Geschichte ist eine schöne Parabel für Geist-Körper-Gesundheit. Meine Patientinnen lieben diese Geschichte, weil sie darauf hinweist, daß innerer Frieden selbst dann möglich ist, wenn man gegen quälende körperliche Beschwerden ankämpfen muß. (Sie wissen auch, daß die Parabel sowohl auf kluge Frauen als auch auf Männer mit losem Mundwerk zutrifft, die ihren ständig nörgelnden Ehefrauen den Tod wünschen!)

Jede Geist-Körper-Technik weist uns einen Weg, auf dem wir zu innerem Frieden gelangen können. Jede öffnet die Pforte zu einem weiten inneren Feld, auf dem die Samen des Wohlbefindens gesät werden können, wo sie keimen und wachsen. Wenn wir diesen inneren Raum erst einmal in Besitz genommen haben, können wir zwar immer noch verletzt werden, aber auf der spirituellen Ebene können uns Krankheit oder Schwäche nichts mehr anhaben. Ganz gleich, ob Sie dieses Buch mit dem Wunsch nach Heilung oder mit dem Wunsch nach Erhaltung Ihrer Gesundheit zur Hand nehmen – ich hoffe, es wird Sie auch zu innerem Frieden führen.

3
Wege zur
Entspannung

In Vivians neuem Leben schien alles am rechten Platz zu sein.
Sie war mit ihrem Mann, Peter, von Arizona nach Boston gezogen, wo sie die Universität besuchen und eine Familie gründen
wollte. Sie wollte ihren Abschluß als Sozialarbeiterin machen
und hoffte, noch während des Studiums schwanger zu werden.
Nach der Geburt des Babys würde sie dann sechs Monate pau-
sieren. Der Umzug war stressig, aber ihr Lebenstraum gab ihr
Auftrieb und Kraft.
   Einige Jahre zuvor war Vivian ungeplant schwanger geworden und hatte eine Fehlgeburt gehabt. Ihre Ärztin meinte, sie
müsse sich keine Sorgen machen. Körperlich war mit ihr alles in
Ordnung, und sie sollte jederzeit in der Lage sein, ein Kind zu
bekommen, wenn sie dazu bereit war. Ihre Ärztin hatte sich ge-
irrt. Als Vivian und Peter tatsächlich versuchten, ein Kind zu bekommen, hatte sie eine Fehlgeburt nach der anderen. Vivian war
am Boden zerstört, und mit jeder unerklärlichen Fehlgeburt
wuchs ihre Verzweiflung. Die dritte warf sie aus der Bahn. »Als
ich diese Fehlgeburt hatte, war ich gerade mitten in einem Seminar«, erinnerte sie sich. »Ich war so verstört, daß ich nicht
mehr normal funktionieren konnte. Wir waren neu in Boston,
ich hatte keine vertrauten Freundinnen in der Nähe, und auch
meine Familie war weit weg. Ich wurde depressiv und bekam
Angstzustände, und niemand schien sich darum zu kümmern.«
   Vivians Lebenstraum wurde zu einem Alptraum. Sie waren in
eine Gegend gezogen, in der sie sich isoliert fühlte, und ihre

quälenden Probleme machten es ihr schwer, sich auf ihr Studium zu konzentrieren. Nach Vivians vierter Fehlgeburt rief ihre Schwägerin aus England an, um ihr mitzuteilen, daß sie schwanger war. Es fiel Vivian natürlich sehr schwer, Begeisterung über diese Nachricht vorzutäuschen. Ihr Herz wurde schwer. Warum hatte sie all diese Fehlgeburten? Vivian hatte nicht das Gefühl, daß ihre Ärzte diese Frage wirklich beantworten konnten. »Ich fühlte mich total hilflos«, sagte sie, »und hatte das Gefühl, daß alle Kontrolle in den Händen der Mediziner lag.«

Doch es sollte noch schlimmer kommen. Als Vivian wieder schwanger wurde, suchte sie mit ihrem Mann einen Spezialisten auf. Als die Ergebnisse einiger Blutuntersuchungen vorlagen, teilte er dem Ehepaar mit, daß Vivians Immunsystem den heranwachsenden Fetus abstieß – eine häufige biologische Ursache für mehrfache Fehlgeburten. Es gab zwar Behandlungsmöglichkeiten im Hinblick auf zukünftige Schwangerschaften, doch keine Garantie dafür, daß diese Behandlungen auch den gewünschten Erfolg bringen würden. Eines war jedoch sicher – ihre gegenwärtige Schwangerschaft würde nicht bestehen bleiben. Vivian und Peter hatten bereits eine Reise nach Maine geplant, um dort ihren Hochzeitstag zu feiern. Sie hielten an ihren Plänen fest, wenn auch mit dem Gefühl, daß das Unvermeidliche sie einholen würde. Vivian hatte die Fehlgeburt im Auto auf der Fahrt nach Maine.

Nach dieser Erfahrung wurden Vivians Depressionen immer schlimmer. »Ich konnte nicht Mutter werden. Ich konnte keine Sozialarbeiterin werden. Ich konnte überhaupt nichts werden. Es war grauenvoll. Ich begann um vier Uhr nachmittags Martinis zu trinken.«

Eine Freundin hatte Vivian von unserem Geist-Körper-Programm für Unfruchtbarkeitspatientinnen erzählt, und sie überlegte sich, daran teilzunehmen. Als Peter erkannte, was mit seiner Frau los war, drängte er sie, sich anzumelden. Sie tat es, aber ihr erster Tag in der Gruppe verlief katastrophal. »Am ersten Tag war ich betrunken«, erinnerte sich Vivian. »Als ich nach Hause kam, trank ich weiter. Ich wollte einfach nur schlafen und erst wieder aufwachen, wenn ich anfangen könnte, mein Leben zu leben. Mein Mann kam nach Hause und stellte mich unter die kalte Dusche. Danach gab er mir Kaffee zu trinken und beschwor mich, wieder zum Seminar zu gehen.«

Vivian kam tatsächlich wieder in unser Seminar. Eine Zeitlang schmollte sie während der Sitzungen still vor sich hin. Sie gab zu, daß sie weiterhin trank. Sie zweifelte an der Wirksamkeit unseres Programms und glaubte nicht, daß sie angesichts ihrer großen Trauer und Unsicherheit ihr seelisches Gleichgewicht je wiederfinden könnte. Doch nach ein paar Sitzungen machte es bei Vivian plötzlich »klick«. Sie begann, mit den Kassetten zu arbeiten, die unter anderem meine Anleitungen zum Auslösen der Entspannungsreaktion enthalten. Eines Nachmittags kam die Wende.

»Einen Tag, nachdem ich an einer der Sitzungen teilgenommen hatte, kehrte ich von der Universität nach Hause zurück«, erinnerte sich Vivian. »Es war vier Uhr nachmittags, und ich schenkte mir meinen gewohnten Martini ein. Ich saß in meinem Sessel und nahm die Entspannungskassette, die ich im Seminar erhalten hatte, in die Hand. Plötzlich erkannte ich, daß ich die Wahl hatte. Ich zahlte gutes Geld für dieses Programm, und dann saß ich einfach hier herum und trank Martini. Ich hörte eine Stimme in meinem Innern, die etwas über die Verantwortung sagte, die ich mir selbst gegenüber hätte. Also begann ich, die Kassette anzuhören.

Die Kassette führte mich sehr sanft durch den Entspannungsprozeß. Beim Zuhören mußte ich plötzlich anfangen zu weinen. Ich saß die ganze Zeit da und schluchzte. Dann machte die Traurigkeit einem Gefühl der Befreiung Platz. Ich spürte, daß diese Kassette einen Teil meines Gehirns ansprach, der mit Unfruchtbarkeit und Fehlgeburten nichts zu tun hatte. Ich hatte einen Zufluchtsort in meinem Innern gefunden.

Als das Band abgelaufen war, stand ich auf und schüttete den Martini in den Ausguß. Eine Stunde später rief Peter an. Ich meldete mich. Er fragte mich: ›Was hast du gemacht?‹ Er hörte an meiner Stimme, daß irgend etwas anders war. Ich sagte: ›Komm nach Hause, und ich werde es dir erklären.‹ Als Peter nach Hause kam, fragte er noch einmal. ›Was ist geschehen?‹ Ich hielt ihm die Kassette hin und sagte: ›Das ist geschehen. Die Kassette und das Programm haben mein Leben verändert.‹«

In diesem Punkt stimme ich Vivian nicht zu. Die Kassette und das Seminar hatten ihr Leben nicht verändert. Die Kassette und das Programm hatten lediglich einen Teil ihres eigenen Wesens, der fähig zur Veränderung war, hell erleuchtet. Als das geschehen war, gab es kein Zurück. Vivian nahm von nun an aktiv an jeder Phase unseres Geist-Körper-Programms teil – mit erstaunlichen Ergebnissen. Der Martini, den Vivian in den Ausguß geschüttet hatte, war ihr letzter gewesen. Als sie zu unserer Gruppe gestoßen war, hatte ich sie anfangs sorgfältig beobachtet, weil sie so schwer depressiv war. Ich war bereit gewesen, sie an einen Psychiater zu überweisen und ihr die Teilnahme an einem Programm für Alkoholiker nahezulegen. Doch es zeigte sich, daß weder das eine noch das andere notwendig war. Durch ihre aktive Teilnahme überwand Vivian ihre chronischen Angstzustände, ihre Depressionen und ihren Alkoholmißbrauch.

Weil sie immer noch Mutter werden wollte, versuchte sie weiterhin, schwanger zu werden. Sie hatte insgesamt zehn Fehlgeburten. Heute hat Vivian diesen Versuch aufgegeben, doch sie und Peter sind mit ihrer Entscheidung wirklich im reinen. Sie planen gegenwärtig auch nicht, ein Kind zu adoptieren, haben sich diese Möglichkeit aber für später offengelassen. Vivians Lebensqualität hat sich, trotz ihrer traumatischen Serie von Fehlgeburten, in den vergangenen zwei Jahren zunehmend verbessert. Sie kommt mit ihrem Universitätsstudium gut voran und hat sich ein stabiles Hilfsnetzwerk aus Freunden und Familienangehörigen aufgebaut. Mit ihrem Mann Peter bezog sie ein wunderschönes neues Heim, und ihre Ehe, die auf Messers Schneide stand, ist heute besser denn je.

Vivian ist eine der vielen mutigen Frauen, denen ich in meiner Praxis begegnet bin. Die Tatsache, daß ihr Leben eine Wende nahm, als sie anfing, die Techniken zur Auslösung der Entspannungsreaktion zu praktizieren, überrascht mich nicht. Es ist möglich – wie sie es so eloquent ausdrückte –, selbst vor den traumatischsten Ereignissen im Innern Zuflucht zu finden. Die Entspannungsreaktion ist dieser sichere Hafen, den wir während eines Sturmes anlaufen können. Das hat jedoch nichts mit Flucht zu tun. Und diese Technik ist auch kein Allheilmittel, sondern lediglich eine Erinnerungshilfe, die uns ins Gedächtnis ruft, daß wir die Kraft und innere Gelassenheit haben, selbst den schmerzhaftesten und herausforderndsten Umständen zu begegnen. »Meditation ist keine Flucht«, sagt Zen-Meister Thich Nhat Hana, »sie ist eine gelassene Konfrontation mit der Realität.«

Vivians Übungspraxis gab ihr diese Kraft und Gelassenheit, besänftigte ihre Ängste und ließ einen Großteil ihrer körperlichen Spannungen dahinschmelzen. Sie half ihr, klar zu denken und ihre Gefühle wahrzunehmen, anstatt sie in Alkohol zu ertränken.

Wie bereits im vorangegangenen Kapitel erwähnt, entdeckte und definierte Dr. Herbert Benson die Entspannungsreaktion als einen angeborenen Mechanismus, der die negativen Auswirkungen unserer durch Streß ausgelösten Kampf-oder-Flucht-Reaktion aufhebt. Dr. Bensons Entdeckung eröffnete viele Möglichkeiten zur Vorbeugung und Behandlung streßbedingter Erkrankungen. In gewissem Sinne ist die Entspannungsreaktion für streßbedingte Krankheiten das gleiche, was Aspirin für unsere alltäglichen Unpäßlichkeiten ist – ein zuverlässiges Mittel der Linderung. Aus diesem Grund sind die Entspannungstechniken so vielseitig einsetzbar, denn Streß spielt bei sehr vielen schwer behandelbaren chronischen Krankheiten – einschließlich vieler Frauenkrankheiten – eine Rolle.

Manchmal wurde ich gefragt, ob die Techniken zur Auslösung der Entspannungsreaktion für Männer und Frauen unterschiedlich sind. Das ist wahrscheinlich nicht der Fall, doch es gibt tatsächlich gewisse Unterschiede in der Auswahl und Anwendung der Techniken. Bestimmte Methoden scheinen besonders für Frauenkrankheiten geeignet zu sein, was ich in Kürze noch näher erläutern werde. Ich habe auch herausgefunden, daß Männer sich überwiegend zu direktiven Techniken mit klaren Anweisungen hingezogen fühlen, wie beispielsweise der progressiven Muskelentspannung. Frauen fühlen sich mehr zu Visualisierung hingezogen, bei der man die eigene Phantasie schweifen läßt. Aber es gibt hier keine scharfe Trennung, wie es auch in unserem Innern keine scharfe Trennung zwischen unseren sogenannten männlichen und weiblichen Eigenschaften gibt. Beide Geschlechter haben das Bedürfnis und die Fähigkeit, sowohl ihre logische als auch ihre intuitive Seite auszudrücken.

Einer der Hauptunterschiede zwischen Männern und Frauen ist durch die alltäglichen Situationen bedingt, die das Bedürfnis nach Entspannung wecken. Während die meisten Männer arbeitsbedingte Zwänge als Hauptquelle von Streß angeben, nennen Frauen häufiger Beziehungen als Streßquelle. Im Bereich der Gesundheit haben Frauen ihre eigenen, absolut geschlechtsspezifischen Streßfaktoren. Denken Sie an die Risikoschwangere, die sich dabei ertappt, wie sie eine Rolle weißes Toilettenpapier in ihre Handtasche packt. Wozu in Gottes Namen braucht sie weißes Toilettenpapier? Das fragt sie sich selbst, weil sie kaum glauben kann, daß sie das wirklich tut. Doch sie befürchtet insgeheim, daß sie in irgend jemandes Wohnung oder Büro nur rosafarbenes Toilettenpapier vorfindet, eine Farbe, die den hellen Blutfleck vertuschen könnte, der möglicherweise auf ein frühes Ende ihrer Schwangerschaft hinweist. Ich habe öfter als einmal mit Frauen gearbeitet, die Rollen von weißem Toilettenpapier mit sich herumtrugen, und jede von ihnen lebte in einem Zustand verschämter Angst.

Oder denken Sie an die fünfzigjährige Frau in den Wechseljahren, die permanent Angst vor gesellschaftlichen Ereignissen in zu warmen oder überfüllten Räumen hat. Was ist, wenn sie eine Hitzewallung bekommt? Wird ihr der Schweiß übers Gesicht laufen? Wird man die Flecken auf ihrer Bluse sehen? Wird das Hitzegefühl so stark werden, daß sie keine normale Unterhaltung mehr führen kann? Wird ihre physische Erscheinung während einer Hitzewallung wie ein Leuchtschild sein, das für alle sichtbar blinkt: Wechseljahre! Wechseljahre!

Und was ist mit der ansonsten gesunden, berufstätigen Frau, deren neuestes Projekt – eine umfangreiche schriftliche Arbeit – einen Tag nach dem Konzertauftritt ihrer Tochter fertig sein muß? Wie wird sie ihre Zeitplanung bewältigen, damit es ihr gelingt, einerseits bei der Aufführung ihrer Tochter anwesend zu sein, andererseits ihren Projekttermin einzuhalten, ohne erschöpft oder krank zusammenzubrechen?

Das sind die Frauen, die – vielleicht wie Sie selbst – jegliche streßreduzierende Unterstützung gebrauchen können, die zur Verfügung steht. Wenn Sie in harten Zeiten Entspannungstechniken praktizieren, werden die kurzfristigen positiven Auswirkungen dieser Methoden Ihnen über diese Zeiten hinweghelfen. Darüber hinaus werden Sie noch von positiven Langzeitwirkungen profitieren, die sowohl Ihren körperlichen Zustand als auch Ihre Perspektive ändern werden.

Ich empfehle Ihnen, täglich etwa zwanzig Minuten lang irgendeine Form von Entspannungsübung zu praktizieren. Darüber hinaus möchte ich keine Regeln oder Richtlinien aufstellen, außer der, daß Sie Ihren eigenen Instinkten folgen sollten. Der Motor für Ihre Übungspraxis sollte Ihr tiefes Gefühl für Ihre eigenen Bedürfnisse sein und nicht ein Gefühl der Schuld oder Verpflichtung. Experimentieren Sie mit verschiedenen Ansätzen. Verbinden Sie einige miteinander, wenn Sie das möchten. Entwickeln Sie ein Ritual, das für Sie persönlich sowohl sinnvoll als auch effektiv ist.

Die Segnungen der Entspannung – heute und morgen

Bei der Betrachtung der folgenden Möglichkeiten zur Auslösung der Entspannungsreaktion sollten Sie sich daran erinnern, daß Ihre Übungspraxis tatsächlich sowohl kurzfristige als auch langfristige Segnungen mit sich bringen wird. Nach Ihren zwanzigminütigen Übungen werden Sie sich im allgemeinen erfrischt und innerlich ruhig fühlen. Sie werden mit stressigen Situationen zu Hause oder bei der Arbeit besser umgehen können.

Nehmen wir an, Ihre Schwiegereltern, zu denen Sie ein gespanntes Verhältnis haben, haben sich für den Abend zum Essen angesagt. Sie haben das Haus geputzt und das Essen lange vor 19 Uhr, dem verabredeten Zeitpunkt ihres Eintreffens, vorbereitet. Bisher brachten Sie die letzte Stunde vor dem Eintreffen der Schwiegereltern normalerweise damit zu, über Kleinigkeiten in Panik zu geraten, selbst wenn alles wunderbar in Ordnung war. Heute ziehen Sie sich statt dessen um Viertel nach sechs in ein stilles Zimmer zurück, um mit der Entspannungsreaktion zu arbeiten. So sind Sie bei der Begrüßung Ihrer Schwiegereltern nicht nur gelassen, Sie freuen sich tatsächlich, sie zu sehen. Vielleicht stellen Sie fest, daß Sie den Besuch sogar genießen.

Ein perfektes Beispiel für die kurzfristigen positiven Auswirkungen erhalten Sie, wenn Sie die Entspannungstechniken kurz vor einer medizinischen Untersuchung, einem Besuch bei Ihrem Arzt oder Zahnarzt oder vor einem chirurgischen Eingriff praktizieren. Sie werden wahrscheinlich weniger Schmerz und Angst empfinden, und diese Sofortwirkungen können stundenlang anhalten. Unzählige Frauen, die bei mir die Entspannungstechniken erlernt haben, berichten mir, daß ihre Brustbiopsien, Fruchtbarkeitsbehandlungen, Unterleibsuntersuchungen oder laparoskopischen Eingriffe – um nur ein paar zu nennen – viel weniger beängstigend und unangenehm waren. Für solche Gelegenheiten gibt es spezielle »Mini-Entspannungen«, die auch in weniger als zwanzig Minuten den gewünschten Effekt haben.

Doch Sie können nicht nur kurzfristig von der Entspannungsreaktion profitieren – die langfristigen Auswirkungen sind ebenso bedeutsam. In der Abteilung für Verhaltensmedizin haben wir nachgewiesen, daß es bei Menschen, die die Entspannungsreaktion regelmäßig auslösen, einen »Übertragungseffekt« gibt. Anstatt sich nach ihren Übungen nur für Minuten oder Stunden besser zu fühlen, beginnen diese Patienten, sich 24 Stunden am Tag besser zu fühlen. Frauen berichteten, daß ihre PMS-Beschwerden oder Hitzewallungen deutlich zurückgegangen waren, und unsere Studien bestätigen diese Wirkungen.

Außerdem fand ich – außerhalb des Rahmens formaler Studien – heraus, daß die Entspannungsreaktion auch Menstruationskrämpfe deutlich abschwächt. Die Frauen sind weniger angespannt und haben weniger Angst. Patientinnen, die wegen eines bestimmten Problems zu mir kommen, entdecken, daß sich plötzlich auch andere Probleme auflösen. Ich weiß inzwischen gar nicht mehr, wie viele Patientinnen wegen ihrer Unfruchtbarkeit zu mir kamen und mir, nachdem sie einige Wochen lang die Entspannungstechniken geübt hatten, berichteten, daß ihre Rückenschmerzen vollkommen verschwunden seien. Diese positiven Langzeitwirkungen treten gewöhnlich nach einer Übungszeit von zwei bis sechs Wochen auf, wobei die Übungen allerdings regelmäßig durchgeführt werden müssen. Fast jede Patientin, die ihre Übungspraxis aufrechterhält, stellt fest, daß ihre Stimmungslage sich allgemein verbessert hat und ihre Symptome zurückgegangen sind. Eine meiner an PMS leidenden Patientinnen, Martha, war ständig gereizt. Die Wirkungen ihrer PMS-Phase, die stets eine Woche andauerte, machten sich auch in den restlichen Wochen des Monats bemerkbar. Nach nur drei Wochen Meditationspraxis begannen Marthas Freundinnen im Büro Bemerkungen zu machen, wie: »Was ist mit dir los? Du wirkst so ausgeglichen.« Nachdem Martha das wiederholt gehört hatte, bemerkte sie, daß sie *wirklich* ausgeglichener war. Im Laufe der Zeit hatte sich ihre gesamte Perspektive geändert und ihr psychischer Zustand verbessert.

In den folgenden Abschnitten stelle ich neun verschiedene Methoden zur Auslösung der Entspannungreaktion vor. Es gibt noch viele andere Techniken, die ich einfach deshalb nicht in dieses Buch aufgenommen habe, weil ich keine Erfahrung darin habe, sie andere zu lehren. Doch die neun beschriebenen sind erprobte und wirksame Wege zu innerer Ruhe und körperlicher Entspannung, die uns ermöglichen, in den Genuß der positiven Kurz- und Langzeiteffekte der Entspannungreaktion zu kommen. In jedem Abschnitt beschreibe ich eine Methode, erkläre, wie sie praktiziert wird und für welche Personen und Beschwerden sie am besten geeignet ist. Nutzen Sie die in jedem Abschnitt gegebenen Anweisungen, um die Technik zu erlernen. Sie können Ihre Übungspraxis aber auch mit Kassetten unterstützen, die Sie im Buchhandel kaufen können.

Bevor Sie beginnen, möchte ich Ihnen ein paar grundsätzliche Ratschläge mit auf den Weg geben:

- Suchen Sie sich einen stillen Ort in Ihrer Wohnung oder Ihrem Haus, um Ihre Entspannungstechniken zu üben. Am besten ist es natürlich, einen besonderen Raum mit einem Sessel, einem Bett oder ein paar Kissen am Boden zur Verfügung zu haben. Manche Frauen statten diesen Platz gerne mit schönen Bildern, Pflanzen oder spirituellen Objekten aus, die für sie eine bestimmte Bedeutung haben oder eine friedliche Atmosphäre schaffen. Andere brauchen nichts weiter als einen einigermaßen bequemen Sessel.
- Stellen Sie sicher, daß Sie während des Übens nicht von Familienmitgliedern, vom Telefon oder von Haustieren gestört werden. (Tiere fühlen sich zu entspannten Menschen hingezogen. Auch wenn Sie Ihre Katze oder Ihren Hund wirklich lieben, sollte beim Üben kein Haustier in Ihrem Schoß sitzen, weil das Ihre Konzentration stören würde.) Dies ist die Zeit,

die Sie Ihrem inneren Frieden widmen, Zeit, die Sie brauchen und verdient haben.

• Wenn Sie kleine Kinder haben, sollten Sie sie zuvor in die Obhut einer anderen Person geben oder dafür sorgen, daß sie eine Zeitlang beschäftigt sind. Vielleicht können Sie Ihre Entspannungspraxis in eine Zeit legen, in der Ihr Partner oder eine andere Person sich um die Kinder kümmern kann. Sind die Kinder etwas älter, können Sie sie bitten, sich während dieser zwanzig Minuten allein zu beschäftigen, eventuell fernzusehen oder zu lesen und Sie nur im Notfall zu stören.

• Wählen Sie eine Tageszeit, zu der Sie die Entspannungsreaktion regelmäßig praktizieren. Viele Frauen bevorzugen den frühen Morgen. So kann die Entspannungsreaktion Ihnen helfen, sich auf den Tag einzustimmen und Ihnen Kraft und Gelassenheit für die Ereignisse des Tages zu geben. Andere bevorzugen die Zeit vor dem Mittagessen, vor dem Abendessen oder vor dem Schlafengehen. Worauf es ankommt, ist, daß Sie einen geeigneten Zeitpunkt finden und dann möglichst regelmäßig zur gleichen Zeit üben. Der rituelle Charakter dieser Praxis ist von großer Bedeutung, weil Rituale unsere Bereitschaft zum regelmäßigen Üben fördern. Lassen Sie jedoch nicht zu, daß diese Bereitschaft zur Regelmäßigkeit von Schuldgefühlen in falsche Bahnen gelenkt wird. Wenn Sie Ihr Morgenritual an einem hektischen Tag auslassen, versuchen Sie einfach, später Zeit für Ihre Entspannungsübungen zu finden – und wenn es vor dem Schlafengehen ist.

• Sie können die Entspannungsreaktion in jeder für Sie bequemen Position auslösen. Im allgemeinen wird jedoch die sitzende Position bevorzugt, weil hierbei die Wahrscheinlichkeit, daß man während der Übung einschläft, geringer ist als beim Liegen. Viele Patientinnen wählen einen Stuhl mit gerader Rückenlehne und benutzen ein Kissen zur Unterstützung. Andere setzen oder knien sich auf den Boden. Wenn Sie am liebsten auf einer Matratze oder Matte liegen möchten, können Sie das tun, sollten aber aufpassen, daß Sie nicht einschlafen. (Nickerchen sind keine Entspannungstechniken!) Die meisten Menschen lösen die Entspannungsreaktion mit geschlossenen Augen aus, doch Sie können Ihre Augen auch offenlassen, wenn Ihnen das lieber ist.

• Eine einzelne Entspannungssitzung dauert gewöhnlich zwischen 15 und 25 Minuten. Ich hatte jedoch auch Patientinnen, die die wesentlichen mentalen und physischen Veränderungen bereits nach 10 Minuten verspürten, und andere, die 45 Minuten dazu brauchten. Doch die meisten Patientinnen praktizieren durchschnittlich 20 Minuten täglich. Wenn Sie gerade besonders gestreßt sind oder einfach Ihre Übungspraxis vertiefen möchten, wird es sich sicherlich positiv auswirken, wenn Sie zweimal täglich üben.

Die Konzentration auf den Atem

Was geschieht, wenn wir während einer Konfrontation mit einem Familienmitglied unseren Ärger oder unsere Wut unterdrücken? Wir halten den Atem an, auch wenn wir es vielleicht gar nicht merken. Was geschieht, wenn wir vor einer Autoritätsperson, sei es ein Elternteil, ein Chef oder ein Arzt, unsere Tränen zurückhalten? Wir halten unseren Atem an. Was geschieht, wenn wir die Nummer unserer Ärztin wählen, um uns nach dem Ergebnis eines Pap-Tests, einer Mammographie oder eines Schwangerschaftstests zu erkundigen? Wir halten unseren Atem an. Was geschieht, wenn wir plötzlich merken, daß bei unserem schicken, engen neuen Kleid der Bauch hervorsteht? Wir halten unseren Atem an.

In unserem Kulturkreis lernen wir schon in jungen Jahren, starke Gefühle und Impulse zu unterdrücken. Und biologisch betrachtet gibt es eine zuverlässige Methode, das zu erreichen: den Atem anhalten. Wir können Gefühle zwischen denWänden unseres Brustkorbs »einschließen«. Frauen werden darüber hinaus dazu erzogen zu glauben, daß ein runder Bauch unattraktiv ist und daß man, um schön zu sein, einen Bauch so flach wie ein Bügelbrett haben muß. Was tun wir also? Wir ziehen angestrengt den Bauch ein, was dazu führt, daß unsere Atmung eingeschränkt ist. Nach einiger Zeit wird das Einziehen des Bauches und das Anhalten des Atems zu unserer zweiten Natur, und wir vergessen vollkommen, daß wir es tun. Dadurch wird die normale Atmung stark beeinträchtigt, und wir werden zu flachen »Brustatmern« anstatt tiefen »Bauchatmern«.

Welcher Unterschied besteht zwischen der Brustatmung und der Bauchatmung, und warum spielt dieser Unterschied eine Rolle? Das hat mit dem Zwerchfell zu tun, jenem Muskel, welcher die Brusthöhle, die Herz und Lunge beherbergt, von der Bauchhöhle trennt. Beim Einatmen zieht sich dieser Muskel zusammen und sinkt nach unten, wobei er sanft gegen die Bauchorgane drückt und so Raum für die volle Ausdehnung der Lungenflügel schafft. Beim Ausatmen entspannt sich das Zwerchfell und bewegt sich nach oben, während die Lunge die Luft durch Nase und Mund ausstößt. Wenn wir uns eine flache Brustatmung angewöhnen, bleibt das Zwerchfell praktisch unbeweglich an seinem Platz. Es sinkt nicht nach unten, und unsere Lunge dehnt sich nicht genügend aus, was zur Folge hat, daß wir nicht genug Sauerstoff aufnehmen. Der untere Teil unserer Lungenflügel, in dem sich die meisten der Sauerstoff transportierenden kleinen Blutgefäße befinden, gerät in einen Mangelzustand. Das kann dazu führen, daß unsere Herzfrequenz und unser Blutdruck steigen, als wollten sie die ungenügende Sauerstoffzufuhr kompensieren.

Die gesunde, tiefe Bauchatmung gewährleistet dagegen einen hervorragenden Sauerstoffaustausch – wir nehmen beim Einatmen große Mengen an Sauerstoff auf, und beim Ausatmen befördern wir das Kohlendioxid vollständig hinaus. Unser Herz muß keine Extraarbeit leisten, und unser Blutdruck bleibt stabil. Im Hinblick auf diese physiologischen Veränderungen besteht eine Methode, die Entspannungsreaktion auszulösen, darin, für eine Zeitspanne von mindestens fünfzehn Minuten bewußt von der flachen Brustatmung auf die tiefe Bauchatmung umzuschalten. Diese Entspannungstechnik wird »Atemfokus« genannt und bietet dem oder der Übenden gleichzeitig eine Möglichkeit, mentale und physische Spannungen loszulassen. Diese Übung ist vielleicht der einfachste Weg zur Entspannung. Allerdings könnte die Atemfokus-Übung bei Personen, die an Asthma leiden oder litten oder ständig erkältet sind, ängstliche Anspannungen auslösen. In diesem Fall sollten Sie sich für eine andere Entspannungstechnik entscheiden.

Anleitung zur Atemfokus-Übung

Holen Sie ganz normal Atem. Atmen Sie einfach, wie Sie es gewohnt sind, doch tun Sie es jetzt bewußt.

Atmen Sie danach tief und langsam ein. Lassen die Luft durch die Nase in den Unterbauch einströmen. Nehmen Sie wahr, wie Ihr Bauch sich ausdehnt, wenn Sie einen so tiefen Atemzug nehmen. Tun Sie nichts, um diese Ausdehnung zu begrenzen. Atmen Sie dann durch den Mund aus. (Das Einatmen durch die Nase und das Ausatmen durch den Mund ist keine starre Regel, sondern nur eine Empfehlung. Gestatten Sie sich, so zu atmen, wie es am angenehmsten für Sie ist.)

Atmen Sie jetzt einmal normal ein und dann langsam und tief bis in den Bauch hinein. Wiederholen Sie diesen Wechsel zwischen normalen und tiefen Atemzügen mehrmals. Beobachten Sie dabei, wie Sie sich bei jedem Einatmen und Ausatmen fühlen. Vergleichen Sie die mit der normalen Atmung und die mit der bewußten, tiefen Atmung einhergehenden körperlichen Empfindungen. Beginnen Sie zu bemerken, daß Ihre normale Atmung eingeschränkt ist`? Löst die tiefe Atmung ein Gefühl der Entspannung aus?

Nachdem Sie diese Unterschiede wahrgenommen haben, sollten Sie sich Zeit nehmen, das tiefe Atmen zu üben. Lassen Sie zu, daß sich Ihr Bauch beim Einatmen wölbt, und erlauben Sie sich jetzt, beim langen, langsamen Ausatmen zu seufzen. Wiederholen Sie das ein paar Minuten lang.

Während der letzten zehn Minuten der Übung fügen Sie noch ein weiteres Element hinzu: Stellen Sie sich beim Einatmen vor, daß die durch Ihre Nase einströmende Luft mit der Energiequalität von Ruhe und Frieden aufgeladen ist. Beim Ausatmen stellen Sie sich vor, daß die aus Ihren Lungenflügeln und Ihrem Mund ausströmende Luft alle Spannungen und Ängste mit sich nimmt. Vielleicht möchten Sie beim Einatmen sogar folgende Worte sprechen:»Ich atme Ruhe und Frieden ein.« Beim Ausatmen können Sie sagen:»Ich atme Spannung und Angst aus.«

Fahren Sie fort, sich auf die tiefe Atmung zu konzentrieren, nehmen Sie Ruhe und Frieden in sich auf, und lassen Sie Spannungen und Ängste los. Für die gesamte Übung benötigen Sie etwa zwanzig Minuten Zeit.

Anwendungsbereiche der Atemfokus-Technik

Die Atemfokus-Technik ist vielleicht die gebräuchlichste Methode zur Auslösung der Entspannungsreaktion. Ungeachtet Ihres kulturellen Hintergrundes, Ihrer religiösen Überzeugungen oder Ihres gegenwärtigen Gesundheitszustandes werden Sie wahrscheinlich keine Probleme damit haben, diese Entspannungsübung zu praktizieren und ihre positiven Auswirkungen zu genießen.

In vielen weltlichen und spirituellen Traditionen wird der Atem als»Anker« benutzt, um geistige und körperliche Entspannung zu erreichen. Wie die Ebbe und Flut der Meere ist die Atmung die Grundlage unserer natürlichen biologischen Rhythmen. Wenn unsere Atmung eingeschränkt ist, ist unser gesamtes Wesen eingeschränkt. Zahllose Patientinnen sagten zu mir nach Beendigung eines Geist-Körper-Seminars:»Endlich habe ich gelernt, richtig zu atmen.«

Die Atemfokus-Technik ist besonders hilfreich für Frauen mit Eßstörungen. Wie Sie noch sehen werden, steht bei einigen Entspannungsmethoden wie *Body Scan* und progressiver Muskelentspannung die bewußte Wahrnehmung des Körpers deutlich im Vordergrund. Frauen mit Eßstörungen, ganz gleich, ob sie zuviel essen oder an Anorexie oder Bulimie leiden, könnten Angstgefühle entwickeln, wenn sie sich direkt auf die Quelle ihres Leidens – ihren Körper – konzentrieren.

Außerdem sind Frauen mit Eßstörungen normalerweise so auf ihr körperliches Erscheinungsbild fixiert, daß sie ihre Atmung einschränken, um den Bauch einziehen zu können. Diese oft unbewußte Strategie verstärkt Angst- und Spannungszustände und macht sie noch anfälliger für streßbedingte Erkrankungen. Die Atemfokus-Übung kann diesen Frauen helfen, eine Ursache ihres Leids zu beseitigen: ihre Unfähigkeit, tief durchzuatmen. So kann diese Entspannungstechnik bei manchen Frauen zur Befreiung von Gefühlsblockaden beitragen und einen Prozeß emotionaler Heilung in Gang setzen. Ursula, die sich ihre Angstzustände nicht erklären konnte, war eine solche Patientin. Sobald sie anfing, die Atemfokus-Technik zu praktizieren, »begann alles, sich zu verlangsamen, so als würde man eine Schallplatte plötzlich langsamer abspielen«. Wenn ihr Gefühl der Entspannung sich vertiefte, quoll sie sozusagen über. »Ich hatte beim Üben fast immer Tränen in den Augen«, sagte Ursula, »obwohl ich die Tränen nicht immer mit einem bestimmten Gefühl in Verbindung bringen konnte.« Im Laufe der Zeit lernte Ursula, ihre Gefühle von Trauer, Angst und Freude bewußter wahrzunehmen. Sie nahm auch Spannungen im Gesicht wahr, die sie mit Hilfe anderer Techniken, wie beispielsweise dem *Body Scan*, löste. In dem Maße, in dem Ursula sich ihrer unterschwelligen Gefühle bewußt wurde, gingen ihre Angst- und Spannungszustände zurück.

Body Scan

Wir können in allen nur denkbaren Körperteilen Spannungen aufrechterhalten. Weshalb wir aber unsere Ängste in ganz bestimmten Muskelgruppen speichern, bleibt ein Mysterium, doch jede von uns hat ihre eigenen, speziellen Speicherplätze. Spüren Sie nach einem harten Arbeitstag ihre Schultern? Spüren Sie, wie verkrampfte, verhärtete Muskeln Ihren Rücken und Nacken im Griff haben? Haben Sie das Gefühl, daß Ihre Stirn von einem engen Band zusammengedrückt wird? Halten Sie Wut in Ihrem Kiefergelenk zurück? Angst in kontrahierten Magenmuskeln? Trauer in einem festen, kleinen Kloß in Ihrem Hals? Spüren Sie ein straffes Band um ihre Taille, so als trügen Sie einen unsichtbaren Gürtel? Haben Sie ständig Unterleibsschmerzen?

Auch wenn jede von uns ihre Spannungen in anderen Körperteilen festhält, ist es doch eine Tatsache, daß die meisten von uns *irgendwo* in ihrem Körper angespannt sind. Oft laufen wir schon so lange mit diesen Spannungen herum, daß wir uns ihrer gar nicht mehr bewußt sind. Pauline, Teilnehmerin einer meiner Geist-Körper-Gruppen, begann ihre körperlichen Spannungen erst wahrzunehmen, nachdem sie eine Zeitlang die *Body Scan*-Entspannungsübung praktiziert hatte. »Nachdem ich die Übung ein paarmal durchgeführt hatte, fühlte ich mich bereits viel entspannter«, sagte Pauline. »Die Übung fiel mir ziemlich leicht, und die Ergebnisse waren offensichtlich. Es überraschte mich allerdings völlig, zu erkennen, wie verspannt ich war. Es gab so viele verspannte Bereiche in meinem Körper, die ich früher gar nicht bewußt wahrgenommen hatte. Als ich die *Body Scan*-Technik übte, wurde ich mir dieser Spannungen voll bewußt und stellte fest, wieviel besser ich mich fühlen konnte, nachdem ich sie erst einmal losgelassen hatte.«

Beim *Body Scan* tastet man den gesamten Körper mit dem geistigen Auge ab und wird sich so körperlicher Spannungen bewußt. Man atmet in diese angespannten Bereiche hinein und kann so die Spannung allmählich und sanft auflösen.

Anleitung zur Body Scan-Technik

Achten Sie auf Ihren Atem. Erlauben Sie Ihrem Bauch, sich beim Einatmen zu wölben, und lassen Sie ihn beim Ausatmen langsam in die ursprüngliche Position zurückfallen. Atmen Sie ein paarmal tief ein und aus, bevor Sie mit dem *Body Scan* beginnen. Konzentrieren Sie sich jetzt auf Ihre Stirn. Spüren Sie beim Einatmen Ihre Stirnmuskeln. Versuchen Sie, jegliche Muskelspannung in der Stirn wahrzunehmen. Lassen Sie dann beim Ausatmen alle Spannungen in der Stirn los.

Fahren Sie während einiger langsamer, tiefer Atemzüge fort, auf diese Weise zu üben: bewußtes Wahrnehmen der Spannung in der Stirn beim Einatmen – loslassen der Spannung beim Ausatmen. Wandern Sie mit Ihrer Aufmerksamkeit nun weiter zu Ihren Augen und wiederholen Sie diesen Vorgang. Nehmen Sie beim Einatmen bewußt jede Muskelspannung um die Augen herum wahr, und lassen Sie diese Spannungen beim Ausatmen los. Üben Sie das einige langsame, tiefe Atemzüge lang. Um sich die *Body Scan*-Technik einzuprägen, sollten Sie diesen Prozeß wiederholen: Konzentrieren Sie sich beim Einatmen auf alle Spannungen in einem bestimmten Körperbereich, und lassen Sie diese Spannungen beim Ausatmen los. Achten Sie darauf, langsam und tief zu atmen. Es ist gut, wenn Sie gleichzeitig wahrnehmen, wie sich Ihr Bauch beim Einatmen wölbt und beim Ausatmen zurückzieht.

Wandern Sie mit Ihrer Aufmerksamkeit nun allmählich nach unten, und wiederholen Sie den oben beschriebenen Vorgang in folgenden Körperbereichen:

• Nehmen Sie Ihren Mund und Ihre Kiefergelenke wahr. Vielleicht stellen Sie fest, daß Ihr Kiefer ein wenig heruntersackt,

wenn Sie beim Ausatmen Spannungen in diesem Bereich loslassen.

- Nehmen Sie Ihren Nacken wahr.
- Nehmen Sie Ihren Rücken vom oberen Ende der Wirbelsäule bis zum Steißbein wahr.
- Nehmen Sie Ihre Schultern wahr.
- Nehmen Sie Ihre Oberarme von den Schultern bis zu den Ellbogen wahr.
- Nehmen Sie Ihre Unterarme von den Ellbogen bis zu den Fingerspitzen wahr.
- Nehmen Sie Ihren Brustkorb wahr.
- Nehmen Sie Ihren Bauch wahr.
- Machen Sie eine kleine Pause, und überprüfen Sie kurz den Zustand Ihrer oberen Körperhälfte von der Stirn bis zur Taille. Falls Sie in irgendeinem Bereich noch Muskelspannungen wahrnehmen, konzentrieren Sie sich beim Einatmen auf diesen Bereich und lassen die Spannungen beim Ausatmen los.

Lassen Sie Ihre Aufmerksamkeit nun weiter nach unten wandern.

- Nehmen Sie Ihr Becken und Ihr Gesäß wahr.
- Nehmen Sie Ihre Oberschenkel wahr.
- Nehmen Sie Ihre Schienbeine und Waden, Fußknöchel und Füße wahr.
- Bevor Sie die Übung nun beenden, überprüfen Sie im Geiste noch einmal ihren ganzen Körper vom Kopf bis zu den Fußzehen. Falls in irgendeinem Bereich noch Spannungen vorhanden sind, nehmen Sie diese beim Einatmen bewußt wahr und lassen sie beim Ausatmen bewußt los.

Anwendungsbereiche der Body Scan-Technik

Wie Sie erkennen können, ist die oben beschriebene Übung eine jener Methoden zur Auslösung der Entspannungsreaktion, die auf ziemlich detaillierten Anweisungen beruht. Andere, wie beispielsweise die Meditation, geben nur eine Richtung vor. Wenn Sie unruhig oder unkonzentriert sind, braucht Ihr Geist jedoch eine klare Anleitung, da er sonst zu leicht abschweift. Welche Technik Sie wählen, hängt also von Ihrer jeweiligen Verfassung ab. Die *Body Scan*-Technik ist zwar nicht so stark strukturiert wie andere Methoden (insbesondere autogenes Training und progressive Muskelentspannung), aber sie gibt Ihrem Geist ein klares Ziel vor: das geistige Abtasten Ihres Körpers und Loslassen von Muskelspannungen mit Hilfe tiefer Atmung.

Daher eignet sich der *Body Scan* insbesondere für Menschen, die nach einem anstrengenden Arbeitstag physisch angespannt sind und gleichzeitig nicht zur Ruhe kommen können. Auch wenn Sie zu jenen Menschen gehören, die aufgrund ihrer Persönlichkeit oder Ihres Temperaments große Schwierigkeiten haben, ein gewisses Maß an Konzentration aufrechtzuerhalten, können Sie von dieser Übung profitieren.

Lorrie, eine vierzig Jahre alte Karriere-Beraterin, litt permanent unter Reizdarm, Angstzuständen und Depressionen. Sie war in einem gestörten Familiensystem aufgewachsen. Beide Eltern waren im medizinischen Bereich tätig. Ihr Vater, ein Psychiater, hatte sie als Kind wiederholt hypnotisiert. »Sie behandelten mich mehr wie eine Patientin als wie eine Tochter«, sagte sie. Lorries Magen-Darm-Beschwerden waren so stark, daß sie die Medikamente, die gegen ihre psychischen Störungen verschrieben wurden – einschließlich Prozac – nicht einnehmen konnte. Sie konsultierte mehrere Psychiater, fühlte sich aber nicht verstanden. Nachdem sie endlich einen einfühlsamen Arzt gefunden hatte, der ihr half, ihre psychischen Probleme zu lösen, zog dieser mit seiner Praxis in einen anderen Staat um. Ein

Medikament, das sie gegen ihren chronischen Reizdarm ein-
nahm, führte bei ihr zu einer toxischen Hepatitis und schließlich
zu einer Gallenoperation. Mehrere Jahre lang verbrachte Lorrie
mehr Zeit in Krankenhäusern als zu Hause. Schließlich hatte sie
sogar Selbstmordgedanken.

Da erzählte ihr Gastroenterologe ihr von unserer Geist-Körper-Gruppe. Sie erlernte verschiedene Entspannungsmethoden,
einschließlich der *Body Scan*-Technik, mit der es ihr gelang, die
Spannungen in ihrem Unterbauch zu lösen. »Nach ein paar
Wochen gingen die mit dem Reizdarm verbundenen Beschwerden deutlich zurück«, sagte Lorrie. »Eine Zeitlang hatte ich tatsächlich überhaupt keine Schmerzen, verspürte keine Übelkeit.
Mein Internist ist der Meinung, daß die Fortschritte, die ich
durch diese Gruppe gemacht habe, an ein Wunder grenzen.«

Ein Großteil von Lorries psychischen Problemen wurde
durch den »Verrat« ihres Körpers ausgelöst: die ständigen
Schmerzen, unkontrollierbaren Symptome und die Verweige-
rung von Medikamenten, die Aussicht auf Linderung verspra-
chen. Nachdem sie eine Methode erlernt hatte, mit der sie ihre
physischen Symptome unter Kontrolle bringen konnte, hatte
dies entsprechende Auswirkungen auf ihre Psyche. Ihre Angstzustände und depressiven Verstimmungen gingen zurück, sie fand
einen anderen Psychiater, der in der Lage war, ihr zu helfen, und
entdeckte ein Medikament gegen ihre Depressionen, das sie endlich bei sich behalten konnte. Ihre Stimmungslage verbesserte
sich allmählich. Auch ihre Beziehungen profitierten davon, sie
hatte wieder mehr Spaß am Leben, und ihr religiöser Glaube ist
stärker geworden.

Heute sagt Lorrie, die Anwendung der *Body Scan*-Technik
zur Linderung ihrer Magen-Darm-Beschwerden sei »wie das
Anknipsen eines Schalters« gewesen. In den vergangenen drei
Jahren mußte sie nicht ein einziges Mal ins Krankenhaus. Hin
und wieder erlebt sie noch einmal eine Schmerzattacke, die sie
aber jedesmal unter Kontrolle bringen kann.

Kürzlich sagte sie: »Am Mittwoch morgen wachte ich gegen

drei Uhr mit einem Gefühl auf, als säße ein Elefant auf meinem Bauch. Die Übelkeit und die Schmerzen waren wahrscheinlich darauf zurückzuführen, daß ich etwas gegessen hatte, das ich nicht vertrug. Ich ging nicht zur Arbeit und legte die Kassette mit der *Body Scan*-Übung ein. Bereits am nächsten Tag konnte ich wieder arbeiten, denn ich hatte nur noch ganz leichte Schmerzen. Das war wohl das beste Ergebnis, das ich je bei einer Schmerzattacke erzielte. Ich bekam sie völlig ohne Medikamente in den Griff.«

Für Frauen, bei denen die Konzentration auf den Körper Ängste auslöst, ist diese Übung allerdings nicht so gut geeignet. Dies sind Frauen, die an Anorexie, Bulimie und anderen Eßstörungen leiden. Oder eine Frau, die aufgrund von Brustkrebs vor kurzem eine Brust verloren hat, wird sich wahrscheinlich nicht auf ihren Brustkorb konzentrieren wollen, wenn dadurch ihre Bemühungen, Spannungen loszulassen, zunichte gemacht werden. Das gleiche kann für eine Frau nach einer Gebärmutterentfernung zutreffen. In diesen Fällen sollte man warten, bis die körperlichen und emotionalen Wunden genügend verheilt sind, bevor man sich daranwagt, den Körper mit freundlich forschendem Geist anstatt angstvoller Erwartung zu inspizieren.

Viele Frauen, die an unserem Geist-Körper-Programm für Unfruchtbarkeitspatientinnen teilnahmen, profitierten von der *Body Scan*-Entspannungsübung. Eine von ihnen, Katherine, ist überzeugt, daß diese Übung ihre medizinische Behandlung erleichterte. Katherine hatte drei Jahre lang versucht, schwanger zu werden. Sie hatte sich mehreren intrauterinen Inseminationen unterzogen, eine Methode, bei der das Sperma ihres Mannes chemisch »gereinigt« und dann mit einem dünnen Katheter während der Eisprungphase in die Gebärmutter eingeführt wird. Bei diesen Behandlungen hatte der durchführende Spezialist jedesmal Schwierigkeiten, den Katheter richtig einzuführen. »Mein Gebärmutterhals war wie eine geschlossene Faust«, sagte Katherine. »Er konnte den Katheter einfach nicht hineinbekommen.«

Seit Katherine an unserem Seminar teilnahm, praktizierte sie regelmäßig die *Body Scan*-Übung. Sie war sich sicher, daß das Entspannen aller Bereiche ihres Körpers, einschließlich ihres Unterleibs, auch zur Entspannung ihres Gebärmutterhalses beitragen würde. Als sie sich das nächste Mal einer intrauterinen Insemination unterzog, brachte sie ihre Entspannungskassette zur Behandlung mit. Dieses Mal konnte der Spezialist den Katheter ohne Schwierigkeiten einführen.»Ich bin davon überzeugt, daß ich das der Entspannungsübung zu verdanken habe«, sagte Katherine. Mit Hilfe einiger Hormonbehandlungen war sie schließlich in der Lage, schwanger zu werden. Die *Body Scan*-Übung kann jeder Frau helfen, die spürt, daß Muskelspannungen zu einem bestimmten gesundheitlichen Problem beitragen, ganz gleich, ob es sich bei diesem Problem um Migräne-Kopfschmerzen, TMJ, Fibromyalgie, Magen-Darm-Beschwerden, Hitzewallungen, Unterleibsschmerzen oder PMS handelt. Manche Frauen, die an akuten oder auch chronischen Schmerzen leiden, wollen sich vielleicht überhaupt nicht auf ihren Körper konzentrieren, andere wiederum stellen fest, daß die *Body Scan*-Methode ihre Schmerzen lindert. Für manche besteht die Lösung darin, diese Entspannungstechnik dann anzuwenden, wenn sie gerade eine relativ schmerzfreie Phase erleben.

Progressive Muskelentspannung

Die progressive Muskelentspannung hebt die *Body Scan*-Technik auf eine konkretere Ebene. Sie wird auf ähnliche Weise durchgeführt, aber anstatt die Spannungen in einem bestimmten Körperbereich einfach nur wahrzunehmen, *verstärkt* man den Grad der Muskelspannung bei dieser Technik zunächst, bevor man sie losläßt und sich entspannt. Diese Übung erhöht einerseits die Wahrnehmung von Spannungen und verstärkt andererseits das Gefühl des Loslassens.

Die progressive Muskelentspannung wurde von dem Forscher Edmund Jacobson an der *University of Chicago* entwickelt. Laut Jacobson weiß der typische gestreßte Mensch »nicht, welche Muskeln verspannt sind ... ist sich nicht im klaren darüber, daß er sich entspannen sollte und wüßte auch nicht, wie er das erreichen könnte. Diese Fähigkeiten müssen trainiert oder neu erworben werden.« Jacobson schrieb ein inzwischen weithin bekanntes Buch über seine Methode der progressiven Muskelentspannung, Titel *»Entspannung als Therapie«*.

Frauen mit akuten oder chronischen Schmerzen (beispielsweise Endometriose, Fibromyalgie, Migräne oder schweren Rückenschmerzen) möchten progressive Muskelentspannung vielleicht nicht praktizieren, weil man dabei Muskeln anspannt, was entweder mehr Unbehagen im betroffenen Bereich verursachen oder mehr Aufmerksamkeit auf die Quelle des Schmerzes lenken könnte. Falls Sie an akuten oder chronischen Schmerzen leiden und trotzdem gerne mit dieser Methode arbeiten würden, sollten Sie versuchen, die Muskeln in allen Körperbereichen außer der schmerzenden Region anzuspannen und zu entspannen. Wie bei der *Body Scan*-Technik möchten auch Frauen mit Eßstörungen diese stark körperorientierte Entspannungstechnik nicht anwenden.

Anleitung zur progressiven Muskelentspannung

Schließen Sie die Augen, und achten Sie auf Ihre Atmung. (Wenn Sie die Augen nicht schließen möchten, lassen Sie sie offen und richten den Blick auf den Boden oder ein bestimmtes Objekt.) Ihr Bauch soll sich beim Einatmen ausdehnen und beim Ausatmen zurücksinken. Atmen Sie ein paarmal tief ein und aus, bevor Sie mit der Übung beginnen. Konzentrieren Sie sich jetzt auf Ihre Stirn. Spannen Sie die Stirnmuskeln bewußt an, und zählen Sie dabei langsam bis fünf. Spannen Sie die Muskeln während des Zählens so stark an wie möglich. Nehmen Sie dann einen guten, langsamen, tiefen Atemzug, und lassen Sie die Spannung in Ihren Stirnmuskeln los. Nehmen Sie wahr, wie sich Ihr Bauch beim Einatmen wölbt und beim Ausatmen zurücksinkt. Wiederholen Sie jetzt diesen Vorgang: Spannen Sie die Stirnmuskeln an, während Sie bis fünf zählen, und entspannen Sie die Muskeln dann während eines langsamen, tiefen Atemzuges.

Wandern Sie mit Ihrer Aufmerksamkeit jetzt zu Ihren Augen weiter, und wiederholen Sie die Übung. Spannen Sie die Muskeln um die Augen herum an, zählen Sie langsam bis fünf, und lassen Sie die Muskelspannung dann mit einem langsamen, tiefen Atemzug los. Wiederholen Sie das noch einmal.

Prägen Sie sich die Technik ein, indem Sie den oben beschriebenen Vorgang für jeden Körperbereich zweimal durchführen: Spannen Sie die Muskeln in einer bestimmten Region an, während Sie auf fünf zählen, und lassen Sie die Spannung los, während Sie langsam und tief ausatmen.

Wandern Sie dann allmählich von einem Körperbereich zum nächsten:

- Spannen Sie Ihren Kiefer an, und entspannen Sie ihn dann, indem Sie jegliche Muskelspannung loslassen.
- Spannen Sie Ihren Nacken an, und entspannen Sie ihn wieder.
- Spannen Sie Ihren ganzen Rücken vom oberen Ende der Wirbelsäule bis zum Steißbein an, und entspannen Sie ihn wieder.
- Spannen Sie Ihre rechte Schulter an, und ziehen Sie sie so hoch wie möglich. Lassen Sie die Spannung wieder los.
- Spannen Sie Ihren rechten Arm von der Schulter bis zum Ellbogen an. Lassen Sie die Spannung wieder los.
- Spannen Sie Ihren rechten Unterarm an, und lassen Sie die Spannung wieder los.
- Ballen Sie die rechte Hand zur Faust, und lassen Sie die Spannung dann wieder los.
- Nehmen Sie sich einen Moment Zeit, um den Zustand Ihres rechten und Ihres linken Arms zu vergleichen. Fühlt sich Ihr rechter Arm entspannter an?

- Wiederholen Sie diesen Vorgang auf der linken Körperseite, indem Sie nacheinander die Schulter, den Oberarm, den Unterarm und die Hand anspannen und entspannen, wie für die rechte Körperhälfte beschrieben.
- Spannen Sie Ihren Brustkorb an, und entspannen Sie ihn wieder.
- Spannen Sie Ihren Bauch an, und lassen Sie die Spannung wieder los.
- Spannen Sie Ihr Becken und Gesäß an, und lassen Sie die Spannung wieder los.
- Spannen Sie die Muskeln in Ihrem rechten Oberschenkel an, und entspannen Sie sie wieder.
- Spannen Sie Ihren rechten Unterschenkel an, und entspannen Sie ihn wieder.
- Spannen Sie Ihren rechten Fuß an, indem Sie die Zehen nach oben stellen, und lassen Sie die Spannung dann wieder los.
- Nehmen Sie sich einen Augenblick Zeit, um den Zustand Ihres rechten und Ihres linken Beines zu vergleichen. Fühlen sich Ihr rechtes Bein und Ihr rechter Fuß entspannter an?
- Spannen Sie die Muskeln in Ihrem linken Oberschenkel an, und entspannen Sie sie wieder.
- Spannen Sie Ihren linken Unterschenkel an, und entspannen Sie ihn wieder.
- Spannen Sie Ihren linken Fuß an, indem Sie die Zehen nach oben stellen, und lassen Sie die Spannung dann wieder los.
- Bevor Sie die Übung beenden, sollten Sie Ihren gesamten Körper von Kopf bis zu den Fußzehen noch einmal geistig überprüfen. Falls Sie in irgendeinem Bereich noch Spannungen wahrnehmen, spannen Sie diese Muskeln noch einmal an, während Sie bis fünf zählen, und lassen dann die Spannung los, indem Sie langsam und tief atmen.

Anwendung der progressiven Muskelentspannung

Progressive Muskelentspannung ist eine der besten Entspannungsmethoden für Menschen mit hyperaktivem Geist. Besonders gut eignet sie sich für unter akutem Streß stehende Frauen, die durch ihre Berufstätigkeit, ihre Familie und ihre gesellschaftlichen Verpflichtungen ständig herumwirbeln müssen. Würden Sie sich die in diesen Frauen ablaufenden geistigen Prozesse einmal bildlich vorstellen, fühlten Sie sich vielleicht an einen Computer mit Windows-Programm erinnert, bei dem man auf dem Computerbildschirm kleine Fenster mit verschiedenen Wahlmöglichkeiten öffnen kann. In den Köpfen der oben beschriebenen Frauen blinken permanent solche Listen mit Wahlmöglichkeiten auf. Ihre Körper dagegen bleiben in der Staubwolke ihrer Gehirne zurück, die mit 160 Kilometern pro Stunde durch die Gegend rasen, ganz gleich, wie erschöpft ihre Glieder sind.

Solche Frauen haben oft Schwierigkeiten mit weniger direktiven Methoden zur Auslösung der Entspannungsreaktion, wie beispielsweise der Meditation. Bei der progressiven Muskelentspannung ist ihr Verstand mit konkreten Instruktionen beschäftigt, so daß sie wenig Gelegenheit haben, sich während des Übens in ihrer Gedankenmühle oder der geistigen Aufzählung unerledigter Dinge zu verlieren. Gleichzeitig bringt sie das aktive Anspannen und Entspannen der verkrampften Muskelgruppen auf sanfte Weise dazu, sich ihres vernachlässigten Körpers bewußt zu werden.

Ich kenne mich mit diesen hyperaktiven Köpfen bestens aus, denn ich habe selbst einen. Ich liebe es, still zu meditieren, doch nur allzuoft ist mein Geist so aktiv, daß er sich noch nicht einmal für die Dauer einer 25minütigen Übung auf einen einzigen Brennpunkt konzentrieren kann. In solchen Zeiten ist die progressive Muskelentspannung für mich am besten zur Auslösung der Entspannungsreaktion geeignet.

Jeanine kam wegen ihrer PMS-Symptome zu mir, die sie jeden

Monat quälten. Sie litt unter starken Stimmungsschwankungen sowie Kopfschmerzen, Brustschmerzen und Schlaflosigkeit. Sie war eine engagierte, erfolgreiche Rechtsanwältin, Mutter von drei Kindern, und ihre Gedanken jagten ständig zwischen den Einzelheiten ihrer aktuellen Fälle, den Stundenplänen ihrer Kinder, gesellschaftlichen Verabredungen und Haushaltspflichten hin und her. Der Versuch, sich selbst zur Ruhe zu bringen, war für sie ein wahrer Kraftakt. Doch nachdem Jeanine die progressive Muskelentspannung erlernt hatte, war sie in der Lage, eine wirkungsvolle Entspannungsübung zu Ende zu bringen, ohne sich in den endlosen Korridoren ihrer Alltagssorgen zu verlieren. Nach dem Üben fühlte sie sich jedesmal erfrischt und nahm immer häufiger wahr, daß ihr vielbeschäftigter Kopf auch noch mit einem Körper verbunden war. So lernte sie im Laufe der Zeit, ihre PMS-Symptome unter Kontrolle zu bringen.

Eine andere Patientin, Theresa, mußte sich verschiedenen gynäkologischen Untersuchungen unterziehen, mit denen die Ursache ihrer Unterleibsschmerzen abgeklärt werden sollte. Im Rahmen dieser Untersuchungen wurde an einem ihrer Eierstöcke eine große Gewebewucherung festgestellt. In der Zeit vor der Gewebeentnahme befand sich Theresa in einem Zustand stummer Panik. In ihrem Kopf entwickelten sich die schlimmsten Szenarien: »Ich habe Eierstockkrebs im Endstadium.« »Ich werde nie Kinder haben können.« Während dieser Wartezeit begann Theresa, die progressive Muskelentspannung anzuwenden. So war ihr Geist mit einer einfachen Aktivität beschäftigt, was ihr half, einen Teil der durch diese starken Ängste verursachten körperlichen Spannungen loszulassen. Glücklicherweise entpuppte sich die Gewebewucherung als gutartige Zyste.

Viele Frauen, die – aus welchen Gründen auch immer – mit anderen Entspannungstechniken Schwierigkeiten haben, sprechen gut auf die progressive Muskelentspannung an. Man muß nicht unbedingt an mentaler Hyperaktivität leiden, um von dieser Methode zu profitieren. Die meisten Frauen, mit Ausnahme der oben erwähnten, an Eßstörungen leidenden Patientinnen, können die progressive Muskelentspannung genießen. Ich empfehle Ihnen, es mit dieser außergewöhnlich hilfreichen Methode zu versuchen, wenn andere Ansätze Ihnen nicht effektiv genug erscheinen.

Meditation

Für manche Menschen ist der Begriff Meditation mit sonderbaren Vorstellungen verbunden: brennende Räucherstäbchen, Gurus mit strähnigem Haar, die auf riesigen Kissen sitzen, Haschisch rauchende Freaks. Diese Vorstellungen sind bedauerlich, denn die Geschichte der Meditation genannten spirituellen Praxis läßt sich mindestens 2500 Jahre zurückverfolgen und hat nicht das geringste mit Sex, Drogen und Rock 'n' Roll zu tun.

Viele östliche und westliche Religionen – vom Buddhismus über den Hinduismus bis zum Judaismus – beinhalten eine Form der Meditation. Obwohl jede dieser Religionen ihren ganz eigenen philosophischen und praktischen Ansatz hat, gibt es einige wesentliche Merkmale, die sie alle miteinander verbinden. Herbert Benson, M. D., fand heraus, daß Meditation die Entspannungsreaktion auslösen kann, wenn sie folgende Grundelemente umfaßt: Man wendet sich nach innen und konzentriert sich wiederholt auf den eigenen Atem sowie auf ein einfaches Wort, einen Satz oder ein Gebet. Außerdem nimmt man gegenüber allen Gedanken oder Gefühlen, die während des Meditierens durch das Bewußtsein ziehen, eine nicht wertende Haltung ein.

Regelmäßig praktiziert ist Meditation eine Übungsdisziplin, die zu einem tiefen Gefühl geistiger und körperlicher Entspannung führen kann. Sie kann den Geist von mentalem und emotionalem »Müll« befreien. Wer regelmäßig meditiert, erfährt ein zunehmendes Gefühl inneren Friedens und manchmal sogar eine spirituelle Verbundenheit. Spiritualität kann, muß aber nicht der Brennpunkt Ihrer Meditation sein. Sie können sowohl über weltliche Worte oder Sätze (z. B. »Frieden«, »Laß die

Dinge sein«) oder religiöse (z. B. »Gegrüßet seist du, Maria« für Christen, »Shalom« für Juden) meditieren. Die Wahl Ihres Meditationswortes oder -satzes ist von einiger Bedeutung: Es sollte Ihnen persönlich etwas bedeuten oder wenigstens ein Gefühl der Ruhe fördern.

Für die folgende einfache Meditationsanleitung habe ich das alte Sanskrit-Mantra *Ham Sah* gewählt (*Ham* bedeutet: »Ich bin«, *Sah* bedeutet: »das«). Viele Patientinnen meditieren mit diesen Silben, weil diese Klänge ihre mit dem Einatmen und dem Loslassen verbundenen Empfindungen ausdrücken. Sie können aber auch jederzeit andere Wörter oder Sätze benutzen.

Wie bereits erwähnt, könnte es Ihnen schwerfallen zu meditieren, wenn Ihr Geist dazu neigt, ständig abzuschweifen oder umherzujagen. Manchen Frauen, die zu geistiger Hyperaktivität neigen, gelingt es irgendwann, die Technik zu meistern und zu genießen. Es ist eine Disziplin, die ihnen erlaubt, für eine Weile aus ihrem hochtourigen geistigen Gedankenkarussell auszusteigen. Andere wiederum versuchen so angestrengt, störende Gedanken fernzuhalten, daß sie sich beim Meditieren niemals entspannen.

Falls Ihre Meditationsversuche immer in Frustration enden, sollten Sie nicht verzweifeln. Gehen Sie zu einer anderen Technik über, oder meditieren Sie, wenn Ihr Geist nicht allzu aktiv ist. Es soll nie so weit kommen, daß Sie Ihre Entspannungsübungen als geistiges Äquivalent zum Staubsaugen oder Enteisen des Kühlschranks betrachten. Versuchen Sie nicht, sich an eine regelmäßige Meditationspraxis zu halten, wenn es sich für Sie wie eine lästige Pflicht anfühlt.

Anleitung zur Meditation

Setzen Sie sich an einem bequemen Platz nieder, und schließen Sie die Augen. Sie können sie aber auch offenlassen, wenn Ihnen das lieber ist. Eine Meditationssitzung sollte etwa zwanzig

Minuten dauern. Zählen Sie nun langsam von zehn bis null, wobei jede Zahl einen Atemzug lang dauert. Es kann sein, daß Ihre Atmung sich beim Rückwärtszählen verlangsamt.

Beginnen Sie nun, sich beim Einatmen auf das Wort *Ham* (»Haam« gesprochen) zu konzentrieren. Lassen Sie den Klang nachschwingen, wie das Hmmm, das Ihnen entfährt, wenn Sie sich in einer Badewanne mit heißem Wasser niederlassen. Beim Ausatmen konzentrieren Sie sich auf das Wort *Sah* (»Saah« gesprochen). Es ist wie ein Seufzer. Tun Sie das für eine Weile. (Atmen Sie durch die Nase ein und durch den Mund aus, wenn Ihnen das angenehm ist.)

Sollten Sie innerlich abschweifen, bringen Sie Ihre Aufmerksamkeit beim Einatmen sanft zur Silbe *Ham* und beim Ausatmen zur Silbe *Sah* zurück.

Nehmen Sie weiterhin Ihre Atmung wahr. Machen Sie sowohl nach dem Einatmen als auch nach dem Ausatmen eine kleine Pause (ein paar Sekunden). Ihre Atmung sollte langsamer werden, während Sie beim Einatmen *Ham* und beim Ausatmen *Sah* denken. Versuchen Sie, die Konzentration auf Ihre Atmung und diese beiden Worte so gut wie möglich aufrechtzuerhalten.

Auf keinen Fall sollten Sie sich beim Meditieren beurteilen. Wenn störende Gedanken oder Gefühle auftauchen, sollten Sie ihnen weder nachhängen noch versuchen, sie zu unterdrücken. Kehren Sie einfach sanft zu Ihrem Atem und den Silben *Ham Sah* zurück. Gegen Ende Ihrer Meditationssitzung sollten Sie, während Sie Ihren Atem weiterhin bewußt wahrnehmen, anfangen, sich wieder auf Ihre Umgebung einzustellen und sich der Sie umgebenden Geräusche gewahr werden. Wenn Sie sich dazu bereit fühlen, öffnen Sie langsam die Augen, richten den Blick für einen Moment nach unten und stehen dann allmählich auf.

Formen und Anwendungsbereiche der Meditation

Es ist ganz normal, daß eine Meditation zyklisch verläuft, das heißt, daß Sie wiederholt in Gedanken »fortgehen« und dann wieder zu Ihrem Atem und Ihrem Wort oder Satz »nach Hause zurückkehren«. Im Laufe der Zeit werden Sie konzentrierter und entspannter werden. Vor allem wird es Ihnen nach einiger Zeit gelingen, die negativen Bandschleifen in Ihrem Kopf auszuschalten – die kritischen Stimmen, ängstlichen Befürchtungen und endlosen Listen voller unerledigter Dinge. Befreit von diesen Fallen des Verstands, gelingt es Ihnen vielleicht, einen Zustand echter geistiger und körperlicher Ruhe und Entspannung zu erreichen.

Nach welchen Kriterien wählt man ein Mediationswort oder einen Satz aus? Experimentieren Sie mit Worten und Sätzen, die sich gut anfühlen oder eine Bedeutung für Sie haben, und bleiben Sie dann bei denjenigen, die für Sie am besten funktionieren. Eine meiner an Unfruchtbarkeit leidenden Patientinnen, Yolanda, versuchte bereits seit vier Jahren, schwanger zu werden. Nachdem mehrere High-Tech-Unfruchtbarkeitsbehandlungen fehlgeschlagen waren, fühlte sich Yolanda völlig ausgelaugt. Sie verlor immer schnell ihre Hoffnung und Geduld. Für ihre Meditationspraxis wählte sie die Worte *Ruhige Beständigkeit*. Beim Einatmen sagte sie im Geiste das Wort *Ruhige* und beim Ausatmen das Wort *Beständigkeit*. Diese Praxis half ihr, ihre Behandlung mit neuer Energie und Hoffnung fortzusetzen.

Iris, eine Patientin, die mehrere Fehlgeburten erlitten hatte, benutzte für ihre Meditation die Worte *Wir werden es schaffen*. Francis, eine junge Frau mit Brustkrebs, wählte zwei Worte, die von vielen, an den verschiedensten Beschwerden und Krankheiten leidenden Patientinnen angewandt werden: *Ruhe* beim Einatmen und *Frieden* beim Ausatmen. Manche Patientinnen bevorzugen sowohl beim Einatmen als auch beim Ausatmen ein

117

einziges Wort oder einen sehr kurzen Satz, wie beispielsweise »eins sein«, »loslassen«, »Entspannung«, »Ozean«, »oh, gut«, »laß es sein«, »meine Zeit« und »Liebe«. Auch das wiederholte Sprechen von Gebeten ist im wesentlichen eine Meditation, bei der man Sätze von religiöser oder spiritueller Bedeutung benutzt. Auf die Bedeutung des Gebets werde ich im nächsten Abschnitt noch genauer eingehen.

Wie bereits erwähnt, sind körperorientierte Entspannungsübungen nicht unbedingt für Frauen mit Eßstörungen geeignet. Dagegen kann Meditation eine gute Alternative für diese Frauen sein. Betsy, eine schlanke, elegante Karrierefrau mit zwei Kindern, litt an Bulimie, der »Freß-und-Brech-Sucht«. Sie hatte eine kontrollierende Mutter, die darauf bestand, daß Betsy stets eine Mannequinfigur hatte. Bereits einige Jahre bevor Betsy zu mir kam, hatte der familiäre und berufsbedingte Druck in ihrem Leben überwältigende Ausmaße angenommen. In dieser Zeit begann Betsy, zwanghaft zu essen, aber sie konnte die Vorstellung zuzunehmen nicht akzeptieren. So geriet sie in den Kreislauf der Bulimie.

Betsys Sucht erwies sich als äußerst zäh, und ihre Behandlung machte nicht die erhofften Fortschritte. Deshalb schloß ich mit ihr einen Vertrag: Immer wenn sie den Zwang verspürte, sich vollzustopfen und zu erbrechen, mußte sie gemäß unseres Vertrags statt dessen eine Kassette anhören, die sie durch eine gelenkte Meditation führte. Falls sie nach der Meditation immer noch fressen und brechen wollte, konnte sie es tun. Ich schrieb diese Vereinbarung sogar nieder, und wir unterschrieben sie beide.

Obwohl es ihr nicht leichtfiel, hielt sich Betsy an unseren Vertrag. Dabei half ihr die Tatsache, daß unsere Vereinbarung nicht auf Zwang beruhte, sie sich also nicht einem weiteren Diktat unterwerfen mußte. Auch die Meditationspraxis erwies sich als sehr hilfreich. Sie befreite Betsy fast jedesmal von den Spannungen, die sie normalerweise dazu brachten, sich vollzustopfen und dann zu übergeben. Nach einigen Monaten war Betsy von ihrer Bulimie geheilt. Seither sind vier Jahre vergangen, in denen Betsy keine einzige Bulimie-Episode mehr durchgemacht hat.

Gebet

Wie der Arzt Larry Dossey in seinem Buch »Heilende Worte« belegte, ist die Vorstellung, daß Gebete die körperliche Heilung positiv beeinflussen können, weit mehr als eine spirituelle Einbildung. Eine ganze Reihe von Studien weisen darauf hin, daß Gebete und spirituelle Glaubensinhalte unsere Selbstheilungskräfte stärken können. Jeffrey S. Levin, Ph. D., außerordentlicher Professor für Familien- und Sozialmedizin an der *Eastern Virginia Medical School,* entdeckte in der medizinischen Literatur »über 250 publizierte empirische Studien«, die auf die statistischen Zusammenhänge zwischen spirituellen Praktiken und positiven Heilungsverläufen hinweisen.

Wirkt das Gebet dadurch, daß es unsere Ängste und psychischen Spannungen reduziert? Oder wirkt es, weil es uns tiefer mit unseren Familien und Gemeinden verbindet? Wirkt es, indem es seine Heilenergie freisetzt oder eine höhere Macht anruft? Als Wissenschaftler haben wir keine Antworten auf diese Fragen, und als Individuen können wir uns nur nach innen wenden, um unsere eigenen Antworten zu finden – solche, die unseren ureigensten Glaubensinhalten und Überzeugungen entsprechen.

Jede Frau mit jedem körperlichen oder psychischen Leiden kann vom Gebet profitieren, wenn ihre Gebetspraxis dem entspricht, was sie im Innersten glaubt. Menschen ohne religiöse oder spirituelle innere Ausrichtung entscheiden sich vielleicht gegen das Gebet, sie können aber auch damit experimentieren, um herauszufinden, ob sie diese Praxis als entspannend oder bedeutungsvoll empfinden, oder beides. Manche bringen dabei vielleicht das Feuer früher religiöser Erfahrungen oder spiritueller Gefühle wieder zum Glühen.

Gebete können natürlich die verschiedensten Formen annehmen. Auf der Grundlage Ihrer religiösen Vorgeschichte oder Ihrer spirituellen Neigungen können Sie auf jede erdenkliche Weise beten. Dr. Benson ist überzeugt, daß das Gebet sich insbesondere dann zur Auslösung der Entspannungsreaktion eignet, wenn man es in ähnlicher Form praktiziert wie die Meditation, das heißt, mit der Wiederholung bestimmter Worte oder Sätze. Der einzige praktische Unterschied besteht darin, daß Ihr Satz oder Wort eine persönliche spirituelle Bedeutung für Sie hat.

Anleitung zum Gebet

Sie können Ihre Gebetspraxis ganz genauso durchführen, wie Sie Ihre Meditationspraxis durchführen würden. (Siehe die Anleitungen auf Seite 115 f.). Wählen Sie nun jedoch ein Wort oder einen Satz aus, der für Sie persönlich eine religiöse oder spirituelle Bedeutung hat. Die folgende Liste enthält Gebetsworte oder Sätze aus den wichtigsten religiösen und spirituellen Traditionen. (Die Liste stammt aus dem Werk »*The Wellness Book*« von Herbert Benson, M. D., und Eileen M. Stuart, R. N., M. S.). Sie sollen sich durch diese Liste aber auf keinen Fall eingeschränkt fühlen. Finden Sie den zentralen Begriff oder den Satz, die Sie persönlich ansprechen.

Zentrale Begriffe oder Sätze für das Gebet
- Christlich: Komm, oh, Herr; Herr, erbarme dich; unser Vater; unser Vater, der du bist im Himmel; Herr Jesus, erbarme dich meiner; Gegrüßet seist du, Maria; der Herr ist mein Hirte.
- Jüdisch: Sh'ma yisroil (»Höre, oh, Israel«); echod (»eins sein«); shalom (»Frieden«); hashem (»der Name«).
- Östlich: Om (der kosmische Klang); shantih (»Frieden«).
- Aramäisch: Marantha (»Komm, oh, Herr«); abba (»Vater«).
- Islamisch: Allah.

Anwendungsbereiche des Gebets

Gebete sind besonders hilfreich für Patienten mit lebensbedrohlichen Erkrankungen, einschließlich Brust- und Unterleibskrebs. Auch Frauen in den Wechseljahren können von Gebeten profitieren, die ihnen vielleicht die Gelegenheit zur Entdeckung einer reifen Spiritualität geben. Vielen dieser Frauen bietet das Gebet die Möglichkeit, in einen Raum inneren Friedens zu gelangen, den sie auf andere Weise nicht erreichen können.

Wie beispielsweise Sofia, die sich im Alter von sechzig Jahren einigen schmerzhaften Veränderungen stellen mußte. Nachdem sie ihren ersten Ehemann durch Krankheit und den zweiten durch Scheidung verloren hatte, hatte sie zum drittenmal geheiratet – einen Mann, den sie liebte. Doch seit sie in seiner Rechtsanwaltskanzlei mitarbeitete, gab es Spannungen in der Beziehung. Ihre vier Töchter hatte sie überwiegend allein erzogen, und alle vier hatten inzwischen das elterliche Heim verlassen. Sofias Trennungsängste machten die Beziehung zwischen ihr und einigen ihrer Töchter sehr schwierig. Gleichzeitig litt Sofia unter zunehmend stärker werdenden Hitzewallungen, die nicht einmal durch die Einnahme von Östrogen gelindert werden konnten.

Sofia mußte viele psychische Probleme bearbeiten, um mit ihren Verlusten fertig zu werden, ihre Familienbande zu stärken und ihren eigenen Weg zu finden. Am meisten half ihr dabei das Gebet. Da sie in einer katholischen Familie aufgewachsen war, kehrte Sofia nun in kirchlichen Seminaren zu ihren Wurzeln zurück und fand für sich den perfekten Fokussatz: »Gegrüßet seist du, Maria, voll der Gnade.« »Ich stützte mich auf etwas, das Teil meiner Vorgeschichte war«, erklärte Sofia. »Ich wiederholte beim Meditieren den Satz ›Gegrüßet seist du, Maria, voll der Gnade‹. Dadurch fühlte ich mich selbst in den angstvollsten und einsamsten Momenten getragen.« Im Laufe der Zeit verschwanden nicht nur ihre Hitzewallungen, sondern auch ihr Gefühl der Isolation und Einsamkeit.

Achtsamkeit

Gemäß der uralten Prinzipien des tibetischen Buddhismus ist
»Achtsamkeit« sowohl eine Philosophie als auch eine Meditationspraxis, deren Bedeutung man in einem Satz zusammenfassen kann: im gegenwärtigen Moment sein.

Ohne es überhaupt zu bemerken, sind die meisten von uns
Tag für Tag so stark mit der Vergangenheit oder mit der Zukunft beschäftigt, daß sie buchstäblich den Kontakt zur Gegenwart verlieren. Unser Verstand klammert sich an Erinnerungen,
bedauert Vergangenes oder fiebert ängstlich oder hoffnungsvoll
zukünftigen Ereignissen entgegen. Das bedeutet aber, daß das
Hier und Jetzt uns entgleitet, bis wir einen Zustand erreichen,
in dem wir unsere tägliche Routine völlig unbewußt und achtlos abspulen. Wenn diese Form der »Achtlosigkeit« zur Gewohnheit wird, sind wir weder bei kleineren Vergnügungen
oder Ereignissen präsent – noch bei wirklich bedeutsamen.

Das Gegenmittel gegen Achtlosigkeit ist Achtsamkeit. Jon
Kabat-Zinn, Th. D., Begründer und Direktor der klinischen Abteilung für Streßreduzierung am *Medical Center* der Universität
von Massachusetts, bezeichnet in seinem wunderbaren Buch
»Stark aus eigener Kraft« Achtsamkeit als »das direkte Gegenteil einer Haltung, bei der man das Leben als selbstverständlich
betrachtet«. Achtsamkeit ist eine tägliche Praxis, die unsere
Fähigkeit stärkt, im gegenwärtigen Moment zu sein, was auf
ganz natürliche Weise zu einer größeren Würdigung der Geschenke des Lebens führt, die wir mit unseren Sinnen, unserem
Intellekt und unseren Gefühlen wahrnehmen.

Man kann Achtsamkeit durch eine bestimmte Form der Meditation entwickeln, die ich weiter unten erläutern werde. Achtsamkeit erwirbt man aber auch dadurch, daß man sich jeden
Tag die Zeit nimmt, voll und ganz in einer bestimmten Tätigkeit
aufzugehen, ganz gleich, ob es sich dabei um ein kreatives Projekt, um den täglichen Abwasch, um sexuelle Aktivität, das Es-

sen einer Mahlzeit, das Spiel mit den Kindern oder das Duschen handelt.

Ich empfehle meinen Patientinnen, täglich während einer bestimmten Tätigkeit »Achtsamkeit« zu üben, und eine Teilnehmerin aus einer meiner Gruppen, Zelda, wählte zu diesem Zweck eine Tätigkeit aus, die ihr ganz besonders lästig ist: das Zubereiten eines Salates. Für sie war die Zubereitung eines Salates genauso unangenehm wie Staubsaugen – eine langweilige Angelegenheit, bar jeglichen Vergnügens. Doch als Zelda anfing, sich Zeit zu nehmen, um diese Tätigkeit entsprechend würdigen zu können, wurde die Salatzubereitung, bei der sie nun Augenblick für Augenblick mit all ihren Sinnen voll präsent war, zu einer neuen Erfahrung. Zum erstenmal sah Zelda die leuchtenden Farben, das Orange der Karotten, das Rot der Paprikaschoten, und hörte bewußt die Geräusche beim Schneiden der verschiedenen Gemüsesorten. Sie nahm wahr, welch leuchtende Vielfalt der Salat den Augen bot, während sie jede neue Zutat untermischte: die Mischung von Grün-, Rot-, Gelb- und Orangetönen, die Form und Struktur von geschnittenen Gurken und die lange Rispe jedes einzelnen Blattes des römischen Salats. Von da an war das Zubereiten eines Salates für Zelda nicht länger eine lästige Pflicht, sondern eine Gelegenheit, im Moment zu sein und an einer ganz gewöhnlichen, alltäglichen Erfahrung Vergnügen zu finden.

Achtsamkeit kann uns als tägliche Praxis und als Meditation gleichermaßen helfen, Streß zu bewältigen. Wieso? Weil das Gefühl, völlig »gestreßt« zu sein, sich vollkommen auflösen kann, wenn wir uns im Hier und jetzt verankern, ein Objekt mit allen Sinnen wahrnehmen, uns bei einer Tätigkeit engagieren oder einfach ganz *präsent* sind, wenn wir still dasitzen.

Vor einigen Jahren kaufte ich mein erstes Haus und stand kurz vor meiner Heirat. Die Umzugs- und Hochzeitspläne überschnitten sich und bescherten mir eine außerordentlich stressige Zeit. Obwohl es sich eigentlich um erfreuliche Ereignisse handelte, brachten mich die massiven Veränderungen meines Le-

bensstils und die scheinbar endlosen Listen von Verantwortlichkeiten und Pflichten an meine Grenzen. In dieser Zeit fiel es
mir oft recht schwer, die Entspannungsreaktion auszulösen.

Ich meldete mich zu einem Töpferkurs an, den ich jeden Don-
nerstagabend besuchte, und jedesmal kam ich von Umzugs- und
Hochzeitsvorbereitungen völlig gestreßt in den Kurs. Ich lernte,
an der elektrischen Drehscheibe Gefäße herzustellen. Beim Formen von Gefäßen auf der Drehscheibe ist absolute Konzentration erforderlich – ein Patzer, und die Vase ist ruiniert. So saß
ich jedesmal zwei Stunden lang völlig konzentriert an der Drehscheibe und verließ den Kurs jeden Donnerstag in einem Zustand höchster Glückseligkeit. Das Haus, die Hochzeit und die
Menschen, die ich meiner Meinung nach glücklich machen
mußte – all das fiel am Altar der kreisenden Töpferscheibe von
mir ab.

Mit anderen Worten: Meine streßerzeugenden Gedanken
über die Zukunft lösten sich in Luft auf, sobald ich einen Anker
in der Gegenwart gefunden hatte. Sie können einen ähnlichen
Anker finden, und es spielt überhaupt keine Rolle, welche Aktivität sie hierfür wählen. Worauf es ankommt, ist die Qualität
der Aufmerksamkeit, die Sie dieser Aktivität widmen. Kabat-
Zinn schreibt: »Achtsamkeit bedeutet, auf eine bestimmte Weise
aufmerksam zu sein: zielgerichtet im gegenwärtigen Augenblick
und völlig, ohne zu werten. Diese Art der Aufmerksamkeit führt
zu einem größeren Gewahrsein, zu größerer Klarheit und zur
Akzeptanz der Realität des gegenwärtigen Augenblicks.« Durch
das sanfte Beiseiteschieben unserer mentalen Bindungen an die
Vergangenheit und Zukunft eröffnet uns diese Art der achtsamen Aufmerksamkeit das Hier und Jetzt, den einzigen Raum, in
dem wir Freude und Erfüllung finden können.

Achtsamkeit kann sowohl bei alltäglichen Aktivitäten praktiziert werden, wird von vielen Menschen aber auch mit Hilfe
einer besonderen Meditationspraxis kultiviert. (Eine ausführ-
liche Beschreibung von Achtsamkeitspraktiken finden Sie in
Kabat-Zinns erstem Buch »Heilsame Umwege«.) Im folgenden

biete ich Ihnen eine Übung in achtsamer Aktivität sowie eine Achtsamkeitsmeditation an, und ich empfehle Ihnen, beide auszuprobieren.

Anleitung zur Achtsamkeit

Nutzen Sie die folgende Übung, um sich selbst Gelegenheit zu geben, während der simpelsten aller Aktivitäten achtsam zu sein: dem Essen eines Schokoladenriegels.

ACHTSAME AKTIVITÄT: Kaufen Sie sich einen Schokoladenriegel und essen Sie ihn achtsam auf. Damit meine ich, daß Sie jeden Bissen und jede Empfindung, die er auslöst, in jedem Augenblick voll bewußt wahrnehmen sollen.

Entfernen Sie die Verpackung des Schokoladenriegels. Knüllen Sie sie zusammen, und nehmen Sie wahr, wie sich das anhört und anfühlt. Betrachten Sie den Schokoriegel, nehmen Sie seine Form und Beschaffenheit wahr. Achten Sie nun beim ersten Bissen aufmerksam auf jede Empfindung Ihrer Lippen, Ihrer Zunge, Ihres Gaumens. Essen Sie langsam, genießen Sie jeden Bissen, und nehmen Sie jede Geschmacksempfindung voll wahr.

Nehmen Sie sich für diese Übung soviel Zeit wie nötig. Sie können auch eine Orange schälen und essen oder eine Rosine kauen, wie Jon Kabat-Zinn empfiehlt. Denken Sie daran, daß der Zweck der Übung in der allmählichen Entwicklung von Bewußtheit im gegenwärtigen Augenblick besteht. Als Anker dienen Ihnen dabei Ihre Sinne und die Bereitschaft, jeden Augenblick, so wie er sich entfaltet, zu genießen. Im Zweifelsfall sollten Sie noch langsamer essen. Je langsamer Sie diese Übung durchführen, desto wahrscheinlicher ist es, daß Sie den Zustand, im gegenwärtigen Moment zu sein, wirklich erfahren.

ACHTSAMKEITSMEDITATION: Die Achtsamkeitsmeditation ist einfach eine weitere Möglichkeit, die Erfahrung der bewußten

125

Präsenz im gegenwärtigen Augenblick zu kultivieren. Dieser Ansatz erfordert allerdings etwas mehr Disziplin. Beginnen Sie wie bei jeder anderen Meditation auch: Konzentrieren Sie sich auf Ihren Atem oder werden Sie sich Ihres Atems bewußt. Vielleicht wollen Sie ein bestimmtes Wort oder einen Satz benutzen, was bei der Achtsamkeitsmeditation allerdings nicht nötig ist. Falls Sie kein Wort oder keinen Satz benutzen, konzentrieren Sie sich einfach auf Ihre Empfindungen während des Atmens, auf das Wölben und Sinken Ihres Bauches und auf die Luft, die durch Ihre Nasenlöcher einströmt und durch Ihren Mund ausströmt.

Vielleicht stellen Sie fest, daß ständig Gedanken auftauchen – Ängste, Sorgen, Hoffnungen oder Phantasien. Das sind ganz normale Prozesse, die in unserem Geist ablaufen. Wenn Sie nun still dasitzen und Ihr Körper einigermaßen entspannt ist, beobachten Sie jeden Gedanken, wie er kommt und geht. Nehmen Sie Ihre Denkprozesse ganz bewußt wahr. Beobachten Sie, wie die Gedanken sich ständig subtil verändern, wie sie sich bewegen und auflösen.

Wenn Sie bemerken, daß Sie von einem Fluß der Assoziationen, einem Gedankenstrom hinweggetragen wurden, beobachten Sie einfach auch das. Kehren Sie dann, ohne zu werten, ohne sich zu verurteilen, sanft zum Gewahrsein Ihres Atems zurück, nehmen Sie den Atem im Vordergrund wahr, während die Gedanken vielleicht im Hintergrund weiter kommen und gehen. Der Atem ist das natürlichste Instrument, mit dem wir uns zentrieren und im gegenwärtigen Moment verankern können.

Für die restliche Zeit der Meditation sollte Ihr Atem nun im Vordergrund Ihrer bewußten Aufmerksamkeit stehen. Versuchen Sie, alles andere – körperliche Empfindungen, Gedanken, Geräusche aus der Umgebung – so gut wie möglich im Hintergrund zu halten. Falls etwas in Ihre Stille eindringt, sollten Sie nicht dagegen ankämpfen. Nehmen Sie es einfach wahr, und kehren Sie mit Ihrer Aufmerksamkeit dann wieder zu Ihrem Atem zurück.

Machen Sie sich am Ende Ihrer Achtsamkeitsmeditation bewußt, daß sie in Ihrem Alltag weiterwirken und Ihnen helfen kann, alles, was Sie an diesem Tag noch tun, achtsam und bewußt zu tun. Nehmen Sie sich soviel Zeit, wie Sie brauchen, um Ihre Aufmerksamkeit wieder auf Ihre Umgebung zu richten.

Der Nutzen von Achtsamkeit

Jon Kabat-Zinn vermittelt uns eine grundlegende Wahrheit, an die wir uns erinnern sollten, wenn wir Achtsamkeit üben: »Wenn Sie einen Geist haben, wird er unweigerlich umherschweifen.« Ein Schlüssel zur Achtsamkeitsmeditation ist die Fähigkeit, diese Neigung zum Umherschweifen zu akzeptieren und nicht zu verurteilen.

Achten Sie nicht angespannt auf Ihre Fortschritte. Sie können nicht vermeiden, daß während der Meditation Gedanken oder Emotionen auftauchen. Das bedeutet nicht, daß Sie bei der Achtsamkeitsmeditation oder irgendeiner anderen Meditation versagen. Sie sollten weder an diesen Gedanken festhalten noch versuchen, sie mit Gewalt aus Ihrem Bewußtsein zu drängen. Nehmen Sie sie einfach wahr, wie Sie einen interessanten Traum wahrnehmen, der im Schlaf zu Ihnen kam und wieder ging. Beobachten Sie die Gedanken und Gefühle, erkennen Sie sie an, und bringen Sie Ihre Aufmerksamkeit dann sanft wieder zu Ihrem Atem zurück.

Wenn Sie mit der Achtsamkeitsmeditation experimentieren, sollten Sie versuchen, diese Erfahrung auch in Ihren Alltag hinüberzuretten. Bringen Sie Ihre neu erworbene Fähigkeit, im Moment zu sein, mit, wenn Sie Geschäfte tätigen, aufräumen, Ihre Umgebung genießen, Sport treiben, essen, Sex haben, sich mit Freunden und Familienmitgliedern treffen. Wie »gestreßt« Sie von bestimmten Ereignissen auch sein mögen, Sie werden dennoch in der Lage sein, kurze Momente zu genießen, wenn Sie achtsam bleiben. Sie können den Duft der Seife oder des Shampoos beim Duschen genießen, die Knusprigkeit Ihres Brötchens beim Frühstück, den Geruch der frischen Luft, wenn Sie an einem schönen Frühlingsmorgen aus dem Haus treten. Die Aussage, daß viele Menschen den Duft der Blumen nicht mehr wahrnehmen, hört sich vielleicht wie ein Klischee an, aber es trifft mit Sicherheit auf überlastete Frauen zu.

Viele meiner Patientinnen, die sich in emotionalen Schwierigkeiten oder Krisen befinden, wenden sich der Achtsamkeitsmeditation zu, um in ihrem Innern Ruhe und Frieden zu finden. Das Wiederentdecken der Fähigkeit, selbst die kleinsten Vergnügungen genießen zu können, wird zu einer echten Priorität. Manchmal kommt es jedoch vor, daß diese Patientinnen innerlich zu angespannt sind, um still sitzen und meditieren zu können, ganz gleich, um welche Meditation es sich handelt. Für solche Fälle empfehle ich Ihnen, einen »Achtsamkeitsspaziergang« zu machen.

Achtsames Gehen ist eine der hilfreichsten und vergnüglichsten Methoden, sich zu entspannen und wieder mit der Gegenwart zu verbinden. Wählen Sie den schönsten und angenehmsten Weg, den Sie kennen, und lassen Sie sich dann von Ihren Sinnen leiten. Gehen Sie langsam, und nehmen Sie bei jedem Schritt die mit dem Gehen verbundenen Empfindungen ganz bewußt wahr. Riechen Sie den Duft des Grases, der Bäume, nehmen Sie die Gerüche der Stadt oder andere Gerüche, die aus der Umgebung zu Ihnen dringen, wahr. Achten Sie auf alles, was Sie in Ihrer Umgebung sehen – Häuser, große Gebäude, Ihre Nachbarn und deren Aktivitäten. Lauschen Sie wirklich aufmerksam dem Zwitschern der Vögel, den bellenden Hunden, dem Summen der Fliegen, dem Hupen der Autos. Wenn angstvolle, negative oder sich ständig wiederholende Gedanken in Ihr Bewußtsein dringen, versuchen Sie, sanft zu Ihrer Konzentration auf die Empfindungen des Gehens, des Sehens, Hörens und Riechens zurückzukehren. Bewerten oder verurteilen Sie die auftauchenden Gedanken nicht. Schlüpfen Sie einfach elegant in den gegenwärtigen Moment zurück.

Andrea war 32 Jahre alt, als sie mit der Diagnose »Vaginal-krebs« konfrontiert wurde. Der Krebs wurde unmittelbar nach der Geburt ihres zweiten Kindes festgestellt. Andrea, eine vitale Frau mit enormer Energie und großem Herzen, wurde von der Prognose der Ärzte, die extrem schlecht war, überwältigt. Wie so viele andere Krebspatientinnen begann sie nach der Maxime *carpe diem* – nutze den Tag – zu leben. Im Einklang mit dieser Philosophie empfand sie es als äußerst hilfreich, häufig Achtsamkeitsspaziergänge zu unternehmen, insbesondere in jenen Zeiten, in denen sie nicht still sitzen und meditieren konnte. Die meiste Zeit ihres Lebens hatte Andrea in der Nähe eines wunderschönen Meeresstrandes gewohnt. In den schlimmsten Zeiten nach ihrer Diagnose unternahm sie häufig Achtsamkeitsspaziergänge an diesem Strand. »Ich war schon millionenmal diesen Strand entlangspaziert«, erzählte sie mir, »doch erst jetzt, als ich es wirklich achtsam tat, sah und spürte ich zum erstenmal seine Schönheit.«

Sie müssen keineswegs an einer lebensbedrohlichen Krankheit leiden, um im Moment zu leben. Achtsamkeit bereichert jeden Aspekt ihres Lebens und erhöht Ihre Lebensqualität auf allen Ebenen. Lydia, eine junge Frau, die seit drei Jahren gegen ihre Unfruchtbarkeit ankämpfte, hatte sich erfolglos unzähligen medizinischen Prozeduren und Hormonbehandlungen unterzogen. Als ihre ältere Schwester versuchte, schwanger zu werden, und ihr das nach ein paar Monaten auch gelang, war Lydia nicht in der Lage, ein anderes Gefühl als starken Neid zu empfinden. Ihre unglückliche Ausstrahlung hatte zwischen ihr und ihrer Familie eine starke Distanz geschaffen und beeinflußte jede ihrer Erfahrungen, ganz besonders aber die Geburt ihrer Nichte.

Doch in jener Woche bestand die Hausaufgabe, die ich den Teilnehmerinnen am Geist-Körper-Programm für Unfruchtbarkeitspatientinnen gegeben hatte, darin, irgend etwas achtsam zu tun. Lydia beschloß, ihre Schwester und das Neugeborene im Krankenhaus zu besuchen. Auf dem Weg dorthin fühlte sie sich elend, aber sie betrat das Zimmer ihrer Schwester mit der festen

Absicht, die Vergangenheit auszublenden. »Ich entschied mich dafür, im Moment zu sein«, erinnerte sich Lydia. »Als ich den Raum betrat, blickte ich auf meine neunzigjährige Großmutter, die meine Nichte im Arm hielt. Ich nahm dieses Bild wirklich in mich auf – meine Nichte, kaum einen Tag alt, in den Armen meiner neunzig Jahre alten Großmutter. Dann nahm ich das Baby in den Arm und erlaubte mir, diesen Moment total zu genießen. Während dieser Augenblicke schien alles, was mein Mann und ich durchgemacht hatten, von mir abzufallen.«

Lydia hatte sich die Erlaubnis gegeben, mit ihrer Schwester, ihrer Nichte und ihrer Großmutter im Moment zu sein, und das hat sich heilend auf sie selbst und die Beziehungen zu ihren Angehörigen ausgewirkt.

Gelenkte Phantasiereisen

Sie können die Entspannungsreaktion auch durch mentale Bilder von bestimmten Szenerien, Orten oder Erfahrungen, die ein Gefühl innerer Ruhe hervorrufen, auslösen. Dieser Prozeß, der als gelenkte Phantasie oder gelenkte Phantasiereise bezeichnet wird, ist eine ganzheitliche Geist-Körper-Entspannungsmethode, die ein sehr weites Spektrum an Spielarten und Anwendungsmöglichkeiten bietet.

Gelenkte Phantasiereisen wurden zunächst in der Behandlung von Krebspatienten in größerem Rahmen angewendet. In den späten siebziger Jahren entwickelten zwei Ärzteteams – Jeanne Achterberg, Ph. D., und Frank Lawliss, Ph. D., sowie O. Carl Simonton, M. D., und Stephanie Simonton, Ph. D. – eine Methode, bei der Krebspatienten visualisierten, wie ihre weißen Blutkörperchen und ihre chemotherapeutischen Medikamente die Krebszellen zerstörten. Die weißen Blutkörperchen oder Medikamente wurden dabei als Retter auf weißen Pferden, als heroische Soldaten oder zupackende Krieger gesehen – die

Patienten konnten jedes Bild benutzen, das die Qualität von positiver Kraft und extremer Effektivität vermittelte. Die Krebszellen wurden als verwirrte oder schwache Wesen visualisiert, beispielsweise Quallen oder ähnliches, rückgratloses Getier. In diesem geistigen Szenario sahen die Patienten und Patientinnen die heroischen Zellen oder Medikamente die schwächeren Krebszellen angreifen und überwältigen.

Die wissenschaftlichen Auswertungen dieser Forscherteams wiesen darauf hin, daß Krebspatienten, die gelenkte Phantasiereisen in Verbindung mit Psychotherapie und anderen unterstützenden Behandlungen anwandten, länger überleben konnten, als ihre Ärzte ihnen prophezeit hatten. Doch einige der angewandten wissenschaftlichen Methoden wurden in Frage gestellt, und die Ansicht, daß gelenkte Phantasiereisen direkt zur Bekämpfung von Krebserkrankungen eingesetzt werden können, bleibt weiterhin Gegenstand wissenschaftlicher Kontroversen.

Es besteht heute in wissenschaftlichen Kreisen jedoch nicht mehr der leiseste Zweifel daran, daß gelenkte Phantasie die Nebenwirkungen der Chemotherapie mildern und die Schmerzen von Krebspatienten lindern kann. Gelenkte Phantasiereisen erwiesen sich auch als effektive Methode zur Streßbewältigung, Entspannung und Erlangung psychischen Wohlbefindens.

Da ich bezüglich der Frage, ob gelenkte Phantasie Patienten helfen kann, Krebs oder andere Krankheiten zu überwinden, keine neuen Erkenntnisse beisteuern kann, empfehle ich meinen Patientinnen, diesen Ansatz vor allem als eine Methode zu nutzen, die ihnen zur Entspannung, Selbsterforschung, Schmerzlinderung und Reduzierung von Nebenwirkungen und Symptomen dienen kann. Sollten sich zusätzliche positive Wirkungen, beispielsweise eine Remission der Krankheit, einstellen – um so besser. Doch die effektivste psychologische Herangehensweise ist die Anwendung gelenkter Phantasie zur Verbesserung der persönlichen Lebensqualität.

Zu diesem Zweck eingesetzt, ist gelenkte Phantasie eine der

wirkungsvollsten Methoden überhaupt. Rachel Naomi Remen, M. D., beschrieb sie als die »Sprache des Unbewußten«, und in der Tat können wir verlorengegangene Teile von uns selbst – einschließlich jenes Teils, der zu tiefer Stille fähig ist – durch die Anwendung gelenkter Phantasie wiederfinden. Sie können die Entspannungsreaktion auslösen, indem Sie Bilder in sich wachrufen, die andere zu diesem Zweck entwickelt haben.

Ich arbeite mit einer ganzen Reihe spezieller Phantasieübungen, die meine Patientinnen als sehr hilfreich empfinden. Bei einer dieser Phantasiereisen sieht man sich selbst einen einsamen Strand entlanglaufen, bei einer anderen spaziert man einen Pfad zu einem Gebirgsbach hinauf, und bei einer dritten sinkt man langsam in ein duftendes, heißes Bad hinein. Der einfachste Weg, sich mit der Methode der gelenkten Phantasien vertraut zu machen, ist die Verwendung einer Audiokassette. Doch ich empfehle Frauen auch, ihre eigenen Phantasiereisen zu entwickeln, die ihren eigenen einzigartigen vergangenen und gegenwärtigen Erfahrungen, Erinnerungen und Träumen gerecht werden.

Anleitung für gelenkte Phantasiereisen

Suchen Sie sich einen ruhigen Platz, an dem Sie sich bequem hinsetzen können. Atmen Sie einige Male langsam und tief ein und wieder aus.

Gehen Sie nun im Geiste an einen Ort, den Sie lieben, einen Ort, an dem Sie sich entspannt fühlen oder an dem Sie sich entspannt fühlen würden. Das kann ein von Ihnen bevorzugtes Urlaubsdomizil sein, der Garten Ihrer Eltern oder Großeltern oder ein Ort, den Sie in irgendeinem Film gesehen haben. Es spielt keine Rolle, welche Umgebung Sie wählen, solange diese Umgebung Ihnen ein Gefühl inneren Friedens vermittelt.

Verbringen Sie nun etwas Zeit an diesem Ort, und sehen Sie sich dort still an einem bestimmten Platz sitzen oder stehen, so wie Sie sich am entspanntesten fühlen. Sie können auch umhergehen, wenn sich das besser anfühlt.

Nehmen Sie die Klänge, Gerüche und visuellen Eindrücke aus der Umgebung auf. Konzentrieren Sie sich auf Farben und Formen. Falls Sie sich im Freien befinden, nehmen Sie die Farbe des Himmels, die Formen der Wolken wahr. Sehen Sie die ganze Weite des Himmels, des Sandes, des Grases, des Waldes oder des Flusses.

Wenn Sie sich im Garten Ihrer Großmutter befinden, nehmen Sie die Szenerie als Ganzes in sich auf. Konzentrieren Sie sich auf die Gerüche, erinnern Sie sich an Gerüche von früher. Falls Sie sich an einem Strand befinden, riechen Sie den Geruch des Meeres oder der Sonnenmilch. Genießen Sie den Geruch von frischer Luft tief im Wald, bei Ihrem Lieblingsbach.

Konzentrieren Sie sich auf Klänge und Geräusche. Lauschen Sie dem Geräusch der sich brechenden Meereswellen, dem Klang der Stimme Ihrer Großmutter, dem Murmeln des Baches.

Konzentrieren Sie sich auf Bewegungen. Beobachten Sie die Bewegungen der Wolken, des Wassers, der Möwen oder der Autos. Wenn Sie wollen, können Sie auch Ihre eigenen Bewegungen beobachten – wie Sie über den Sand gehen und Muscheln betrachten, im Garten durch das hohe Gras stelzen oder im Bach von einem Felsbrocken zum nächsten springen.

Konzentrieren Sie sich auf Empfindungen. Spüren Sie die salzige Meeresluft auf Ihrer Haut, spüren Sie, wie das Gras Ihre nackten Füße kitzelt, nehmen Sie die glitschige Oberfläche der Felsbrocken im Bach wahr.

Erlauben Sie sich, völlig in die sinnlichen Aspekte der Bilder dieses Ortes, an dem Sie sich wohl, entspannt und zu Hause fühlen, einzutauchen.

Falls Ihr innerer Frieden durch angsterfüllte oder beunruhigende Gedanken oder Bilder gestört wird, beobachten Sie diese einfach und kehren dann zu den spezifischen, mit Ihrer imaginären Umgebung verbundenen Gerüchen, Empfindungen und visuellen Eindrücken zurück.

Anwendungsbereiche der gelenkten Phantasiereise

Der Vorteil und Nutzen, den das Entwickeln eigener innerer Bilder mit sich bringt, liegt hauptsächlich darin, daß Visualisierung eine zutiefst persönliche Angelegenheit ist. Einfach ausgedrückt könnte die Strandszene, die von einer Frau als wunderbar beglückend empfunden wird, für eine andere ein Alptraum sein. Manche Therapeuten, die mit gelenkter Phantasie arbeiten, schicken tatsächlich alle ihre Klienten zur Entspannung an einen imaginären Strand. Doch was ist mit der hellhäutigen, rothaarigen Frau, die als Kind am Strand jedesmal einen schrecklichen Sonnenbrand bekam? Für sie ist das Visualisieren eines Strandes vielleicht kein bißchen entspannend. Wie bei jeder anderen Entspannungsmethode gibt es auch bei dieser keinen Ansatz, der für alle passend ist, weil jede von uns ihre eigene Geschichte mitbringt.

Bei meiner ersten gelenkten Phantasiereise wurde ich angeleitet, eine Szene zu visualisieren, in der ich mitten im Sommer über eine weite Blumenwiese spazierte. Das klingt entspannend, nicht wahr? Für mich war es das allerdings nicht, und es dauerte nicht lange, bis ich herausgefunden hatte, warum. Ich leide an einer potentiell lebensgefährlichen Allergie gegen Bienengift, und eine große Wiese voller blühender Blumen ist nicht der Ort, an dem ich sein möchte!

Hanna, eine 35jährige Teilnehmerin einer meiner Geist-Körper-Gruppen, wurde bei einer Phantasiereise zum Ufer eines Flusses geführt. Plötzlich fing sie an zu schluchzen. Als kleines Kind war Hanna an einem Flußufer spazierengegangen und hatte dort eine Leiche entdeckt. Durch die Phantasieübung wurde diese Erinnerung, die Hanna völlig verdrängt hatte, wachgerufen.

Wenn Sie verdrängte Erinnerungen aus Ihrem Unbewußten an die Oberfläche holen möchten, kann es tatsächlich nützlich sein, beunruhigende Orte oder Szenerien zu visualisieren. Wollen Sie aber inneren Frieden erfahren, müssen Sie Bilder wachrufen, die für Sie persönlich entspannend sind. Diese können Sie manchmal nur in Ihrer eigenen Geschichte finden.

Eine meiner Brustkrebspatientinnen, Marla, litt unter den Nebenwirkungen der Chemotherapie. Nichts schien die schreckliche Übelkeit und das Erbrechen lindern zu können. Der Prozeß hatte sich inzwischen so weit verselbständigt, daß Marla bereits lange vor ihrer nächsten chemotherapeutischen Behandlung Übelkeit verspürte – ein Phänomen, das nicht selten und unter Onkologen als »antizipatorische Übelkeit« bekannt ist. Irgendwann stieß Marla schließlich auf die Entspannungstechnik, die diese Übelkeit effektiv linderte und ihre Brechanfälle reduzierte. Sie erinnerte sich daran, wie ruhig und glücklich sie sich als Kind stets gefühlt hatte, wenn sie im Garten ihrer Großeltern in der Hängematte lag. Vor, während und nach ihrer Chemotherapie machte Marla nun jedesmal ein paar tiefe Atemzüge und führte sich selbst im Geiste zurück zu dieser Hängematte, wo sie die gleichen Geräusche hörte und die gleichen Dinge sah wie damals als Kind, als sie sich so sicher, friedlich und geliebt gefühlt hatte.

Manchen Frauen fällt es schwer, sich an einen imaginären Ort zu versetzen. Verurteilen Sie sich nicht, wenn Sie Schwierigkeiten mit der Visualisierung haben. Nicht jede Frau sieht klare Bilder vor ihrem geistigen Auge. Ich bin allerdings auf eine Methode gestoßen, die solchen Frauen helfen kann. Diese Technik, die ich von Irene Goodale erlernte, ist relativ einfach: Man stellt sich vor, daß man sich auf einem Zauberteppich befindet, und läßt sich dann von diesem Teppich an jenen besonderen Ort der Schönheit und Stille tragen.

Der Flug auf dem Zauberteppich ist zwar auch nicht für jede Frau das geeignete Mittel, aber er kann bei vielen den Kindheitsglauben an grenzenlose Möglichkeiten wiedererwecken. Sie können diese Übung einfach ausprobieren, ganz gleich, ob Sie Schwierigkeiten mit dem Visualisieren haben oder nicht.

Renée, eine Frau, die sich durch ihren Alltagsstreß ständig gehetzt fühlte, liebte die Vorstellung vom fliegenden Teppich, weil sie ekstatische Empfindungen in ihr auslöste. »Der Zauberteppich vermittelte mir eher ein Gefühl des Schwebens und der Schwerelosigkeit als ein Gefühl des Fliegens«, erinnerte sich Renée. »Es war ein ganz wunderbares Gefühl und unglaublich entspannend.« Renée ließ sich zu Berggipfeln, Wiesen und herrlichen Stränden tragen, und der Flug auf dem Teppich war für sie oft der schönste Teil ihrer Phantasiereise. »Einmal überredete ich meinen Mann, mich auf einem dieser Flüge zu begleiten«, sagte sie, »und ich verhalf ihm zu einem wirklich guten Trip.«

Autogenes Training

Beim autogenen Training bedient man sich verbaler Suggestionen, um in einen Zustand tiefer Entspannung zu gelangen. Diese Methode wurde von dem deutschen Arzt Johannes Schultz als eine Art progressiver Entspannungstechnik für den Körper entwickelt. Die verbalen Suggestionen, auch Orientierungssätze genannt, stellen eine subtile Form der Selbsthypnose dar. Wenn Sie autogenes Training anwenden, umgehen Sie Ihren bewußten Verstand, um Ihrem Körper die Anweisung geben zu können, sich zu entspannen. Dieser Prozeß beruht auf einer vernünftigen Logik: Da unser Verstand die Bemühungen unseres Körpers, zur Ruhe zu kommen, so oft sabotiert, bauen wir eine direktere Kommunikation mit dem Körper auf. Und das tun wir während des autogenen Trainings.

Für Frauen, denen es schwerfällt, zu meditieren oder sich auf ihren Atem zu konzentrieren, kann autogenes Training eine gute Wahl sein, weil es dem Verstand ein klares Ziel vorgibt und die Wahrscheinlichkeit verringert, daß störende Gedanken sie vom Weg abbringen. Autogenes Training eignet sich auch gut für Frauen, die beim *Body Scan* unangenehme Überraschungen erleben oder nicht gut auf die progressive Muskelentspannung ansprechen.

Anleitung für das autogene Training

Setzen oder legen Sie sich bequem hin, und lassen Sie sich die folgenden Anweisungen von jemandem vorlesen (Sie können sie auch auf eine Tonbandkassette sprechen und abspielen), bis sie Ihnen in Fleisch und Blut übergegangen sind.

Konzentrieren Sie sich auf die Empfindungen des Atmens. Stellen Sie sich Ihren Atem als heranrollende und sich zurückziehende Meereswelle vor. Denken Sie still für sich: »Mein Atem fließt ruhig und mühelos ..., ruhig und mühelos ...« Wiederholen Sie still diesen Satz, während Sie sich vorstellen, wie Ihr Körper von Wellen der Entspannung durchflutet wird: zuerst Ihr Brustkorb und Ihre Schultern, als nächstes Ihre Arme und Ihr Rücken und dann Ihre Hüften und Beine. Nehmen Sie wahr, wie Ihr ganzer Körper zur Ruhe kommt. Fahren Sie damit einige Minuten fort.

Konzentrieren Sie sich dann auf Ihre Arme und Hände. Denken Sie: »Meine Arme sind schwer und warm. Wärme fließt durch meine Arme in meine Handgelenke, Hände und Finger. Meine Arme und Hände sind schwer und warm.« Verweilen Sie einige Minuten bei diesen Gedanken und den Gefühlen in Ihren Armen und Händen.

Konzentrieren Sie sich als nächstes ein paar Minuten lang auf Ihre Beine. Stellen Sie sich vor, wie die Wärme und das Gefühl der Schwere von Ihren Armen in Ihre Beine hinunterfließen. Denken Sie: »Meine Beine werden schwer und warm. Wärme fließt durch meine Füße ... bis in meine Zehen. Meine Beine und Füße sind schwer und warm.«

Überprüfen Sie nun, ob in irgendeinem Bereich Ihres Körpers Spannungen existieren. Wenn ja, entspannen Sie die Muskeln in diesem Körperteil, lassen ihn ganz weich werden.

Nehmen Sie wahr, wie schwer, warm und weich Ihr Körper jetzt geworden ist. Denken Sie:»Alle Muskeln meines Körpers lassen Spannungen los. Ich werde immer entspannter.«

Atmen Sie nun tief ein, spüren Sie, wie die Luft Ihre Lungenflügel füllt, und lenken Sie Ihre Aufmerksamkeit in Ihren Bauch. Denken Sie beim Ausatmen: »Ich bin ruhig ... ich bin ruhig ...« Tun Sie das ein paar Minuten lang, und spüren Sie die Ruhe und den Frieden in Ihrem ganzen Körper.

Um die Übung zu beenden, zählen Sie bis drei, indem Sie bei jeder Zahl tief ein- und ausatmen. Öffnen Sie die Augen, und stehen Sie langsam auf. Strecken und dehnen Sie sich ausgiebig, bevor Sie Ihre Alltagsaktivitäten wiederaufnehmen.

Anwendungsbereiche des autogenen Trainings

Frauen mit Brust- und Unterleibskrebs und Frauen, die mehrere Fehlgeburten hinter sich haben oder unter ihrer Unfruchtbarkeit leiden, sprechen oft gut auf autogenes Training an. Sie leiden unter so intensivem, chronischem Streß, daß sie eine direktive Technik brauchen, die sie in einen Zustand der Entspannung führt. Sie können sich den sanften Anweisungen anheimgeben, und ihr Körper folgt gehorsam.

Autogenes Training verschafft auch vielen Patientinnen Linderung, die an chronischen Schmerzzuständen leiden. Für Frauen, die von Schmerzen und Ängsten nachts wachgehalten werden, ist das autogene Training ein wunderbares Mittel gegen Schlaflosigkeit. Das Gefühl der Wärme und Schwere läßt sie oft innerhalb von wenigen Minuten in den Schlaf sinken.

Obwohl autogenes Training auch manchen Frauen gegen Wechseljahresbeschwerden hilft, machen andere, die unter Hitzewallungen leiden, nicht so gute Erfahrungen damit, weil durch einige Suggestionen das Gefühl von Wärme im Körper ausgelöst werden soll.

Frauen mit Eßstörungen möchten sich vielleicht nicht so stark

auf ihren Körper konzentrieren. Für Frauen, die an Übergewicht, Anorexie oder Bulimie leiden, kann es unangenehm sein,
bestimmte Bereiche Ihres Körpers als »schwer« zu empfinden.

Yoga

Yoga ist eine dreitausend Jahre alte, auf uralten indischen Weis-
heitslehren beruhende Technik, bei der Körperhaltungen, Meditation und Tiefenatmung eine Einheit bilden. Obwohl viele
Leute, wenn sie das Wort Yoga hören, nur an die berühmte Lo-
tosposition denken, beschränkt sich diese außergewöhnliche
Disziplin keineswegs darauf, daß der Übende mit brezelförmig
verrenkten Beinen dasitzt. Yoga ist zweifellos die älteste uns bekannte Körpertechnik der Welt, die entwickelt wurde, um Menschen zu höherem Bewußtsein zu führen und ihnen zu helfen,
Körper und Geist zu heilen.

Obwohl es viele verschiedene Yoga-Systeme gibt, existieren
einige allgemeine Grundelemente, zu denen die *Pranayamas*
(reinigende Atemübungen), die *Asanas* (Dehnübungen) und verschiedene Meditationspraktiken gehören. Die Pranayama-
Übungen dienen dazu, den Atem innerhalb des Körpers bewußt
zu lenken und so die Sauerstoffversorgung zu verbessern und
den Energiepegel im Körper zu erhöhen. Gemäß der Traditionen ist *Prana* unsere Vitalkraft oder Lebensenergie, und die
Pranayama-Praktiken ermöglichen uns, diese Vitalkraft verstärkt aufzunehmen. Die *Asanas*, bestimmte Körperhaltungen,
die ebenfalls mit rhythmischem Atmen verbunden sind, helfen
dem Übenden, Körperwahrnehmung und Flexibilität zu erhöhen und gleichzeitig muskuläre Spannungen zu lösen. Das Ziel
der Yoga-Meditation ist das Erreichen von Zentriertheit und innerem Frieden.

Hatha-Yoga ist eine Yoga-Richtung, die eine Vielfalt von
Asanas oder Körperhaltungen beinhaltet. Margaret Flood En-

nis, M. A., die Leiterin der Körper- und Entspannungstherapien in unserer Abteilung für Verhaltensmedizin, lehrt unsere Patientinnen die Kunst des Hatha-Yoga. Die von ihr gelehrten Hatha-Yoga-Übungen werden auf dem Stuhl oder am Boden sitzend oder stehend ausgeführt. Dabei wird die Atmung mit langsamen, sanften Stellungen und Bewegungen verbunden.

Viele meiner an den verschiedensten Frauenleiden erkrankten Patientinnen empfinden Yoga als ernorm wertvolle und effektive Hilfe zur Entspannung, zur Rückverbindung mit ihrem Körper und zur Linderung von Symptomen. Margaret Caudill, M. D., Ph. D., die die Geist-Körper-Gruppen für chronische Schmerzpatientinnen in unserer Abteilung leitet, weist darauf hin, daß Yoga allen an Schmerzen leidenden Menschen helfen kann, weil die Übungen langsam durchgeführt werden, nicht anstrengend sind und mit dem Atem verbunden werden.

Anleitung zum Yoga

Yoga-Übungen sind nicht mit Aerobic oder Callanetics zu vergleichen, sondern stellen ein sanftes, konkurrenzfreies System koordinierter Dehn-, Bewegungs- und Atemtechniken dar, welche zur Entspannung, Harmonisierung und Revitalisierung unseres Geist-Körper-Systems dienen. Allerdings sollten diese Übungen individuell auf jede Patientin abgestimmt werden, und deshalb möchte ich hier keine Auswahl an Yoga-Stellungen anfügen.

Margaret Ennis empfiehlt allen Frauen, die Yoga zur Gesundheitspflege, Streßbewältigung oder zur Linderung bestimmter Symptome anwenden wollen, sich zunächst unter Yoga-Lehrerinnen (oder -Lehrern) umzusehen, bis sie eine (oder einen) gefunden haben, deren Anleitungen und Techniken ihren persönlichen Bedürfnissen entsprechen. Da es so viele verschiedene Yoga-Schulen gibt, ist es sinnvoll, zunächst ein paar Lehrer »auszuprobieren«, bevor man sich auf einen einläßt, dessen Methode dazu ermutigt, »bei der Stange zu bleiben«. Ein guter Yoga-Lehrer oder eine gute Lehrerin werden Sie im Hinblick auf die für Sie persönlich geeigneten Stellungen und Einstimmungen beraten. Ennis ist der Meinung, daß man Yoga besser von einem Lehrer als aus Büchern lernen kann, doch Sie können durchaus einen Vorgeschmack sowie einige wertvolle Tips durch einige von ihr empfohlene Bücher erhalten, z. B. Maxine Tobias, »Stretching für Körper, Geist und Seele«. Nach Ennis' Meinung gibt es zwei wichtige Voraussetzungen, die jeder haben sollte, der mit Yoga beginnen möchte – und die in der Tat für jede Methode zur Auslösung der Entspannungsreaktion wichtig sind: zielgerichtete Aufmerksamkeit und eine wertfreie innere Haltung.

Bei ihrer klinischen Arbeit entdeckte sie, daß einige bestimmte Yoga-Stellungen besonders gut für Frauen geeignet sind, die in irgendeiner Form an Erkrankungen oder Beschwerden der Fortpflanzungsorgane leiden. »Ich bringe Frauen oft die Yoga-Stellungen bei, bei denen man den Körper nach vorne beugt, sowie Stellungen, bei denen die weiblichen Fortpflanzungsorgane massiert oder sanft bewegt werden.«

Laut Ennis dienen Übungen wie »Knie an die Brust«, bei der die Übende auf dem Rücken liegt und die Knie an den Bauch heranzieht, dazu, diese Organe zu massieren, was zu einer verbesserten Blutzirkulation und zur Lösung von Spannungen führt. Ähnliche Wirkungen erreicht man mit der »Kind-Stellung« und der »Katzen-Stellung«. Es wurde zum Beispiel wiederholt beobachtet, daß die Kind-Stellung Panikattacken lindert.

Beim Yoga geht es um inneren Frieden und die Einheit von Körper und Geist. Deshalb sollte diese Methode, wie die Achtsamkeitsmeditation, nicht zur fieberhaften Verfolgung eines bestimmten Ziels eingesetzt werden, ganz gleich, ob das Ziel Gewichtsabnahme, Muskelaufbau, Fruchtbarkeit oder Krebsheilung heißt. Der Zweck von Yoga besteht nicht darin, »bestimmte Verrenkungen ausführen zu können«, sondern eher darin, sanft, liebevoll und achtsam für unseren Körper zu sorgen.

Anwendungsbereiche von Yoga

Für Frauen mit hyperaktivem Geist kann Yoga ein Geschenk des Himmels sein. Frauen – ganz gleich, ob gesund oder krank –, die nicht still sitzen können, um die Entspannungsreaktion auszulösen, weil ihr Kopf mit endlosen Listen sorgenvoller Gedanken angefüllt ist, können sich mit Hilfe von Yoga direkt mit ihrem Körper verbinden. Margaret Ennis weist darauf hin, daß Yoga hilft, den Geist zu entspannen, indem es Muskelverspannungen löst. (Viele ganzheitlich orientierte Körpertherapeuten sind der Ansicht, daß wir mentale oder emotionale Spannungen in Muskelsträngen speichern und daß das Lösen dieser physischen Verspannungen – ganz gleich, ob durch Yoga, Tai Chi oder sportliche Aktivitäten – nicht nur zu körperlicher, sondern auch geistiger Entspannung führt.)

Gerade meine streßgeplagtesten Patientinnen lieben Yoga, das sich auf Dauer in einem verbesserten Allgemeinzustand und der Reduzierung spezifischer Symptome auswirkt. So können beispielsweise die von Margaret Ennis empfohlenen Stellungen, bei denen der Körper nach vorne gebeugt wird, zu einer deutlichen Linderung von PMS-Symptomen und Menstruationskrämpfen beitragen.

Susan Lark, M. D., empfiehlt in ihrem Buch »Die Menopause« bestimmte Yoga-Stellungen gegen Hitzewallungen, vaginale Veränderungen und Schlaflosigkeit – Symptome, unter denen sehr viele Frauen in den Wechseljahren leiden. Stellungen wie »die Heuschrecke«, »der weite Winkel« und »die Pumpe« werden für an diesen Symptomen leidende Frauen empfohlen.

Yoga kann auch Frauen, die emotional unter ihren körperlichen Erkrankungen oder Beschwerden leiden, auf der psychischen und spirituellen Ebene helfen. Nach einer Entfernung der

Brust oder der Gebärmutter, nach einer Fehlgeburt oder einem langen Kampf gegen die Unfruchtbarkeit fühlen sich viele Frauen nicht mehr vollständig. Margaret Ennis erläutert, welchen Wert Yoga für diese Frauen haben kann:

> Viele Frauen glauben, sie seien nun unvollständig, weil sie eine Brust verloren haben oder kein Kind bekommen können – aus welchem Grund auch immer. Die Entspannung, die sie mit Hilfe des Hatha-Yoga erreichen, führt gleichzeitig zu einem Gefühl der Ganzheit, Vollständigkeit, Fülle, zu dem Gefühl, zu genügen, in Ordnung zu sein. Und das ist tatsächlich ihr ursprünglicher Zustand. Vorher wurden sie belastet von den durch unsere Kultur aufgezwungenen Vorstellungen, die dazu führten, daß sie dachten: »Ich bin nicht gut genug«, »Ich habe nicht genug erreicht«, »Ich bin keine richtige Frau«. Yoga und Entspannung ermöglichen ihnen, sich selbst als heil und ganz wahrzunehmen. Yoga kann Gedankenmuster verändern, weil es diese Frauen zu einer erweiterten und doch fest geerdeten Erfahrung ihrer selbst hinführt. Dieses Erkennen kann ihnen helfen, ihr Leben neu zu gestalten.

Finden Sie Ihr eigenes Entspannungsritual

In anderen Kulturen nehmen sich die Menschen viel mehr Zeit zur Entspannung. In vielen europäischen Ländern wird der Arbeitstag in zwei Hälften aufgeteilt, so daß am Mittag genügend Zeit bleibt, sich zu entspannen. Ein gutes Beispiel hierfür ist die spanische Siesta: Die Menschen legen mittags die Arbeit nieder und kehren für eine üppige Mahlzeit und Stunden der Entspannung nach Hause zurück. Unsere »Non-stop-Kultur« hält uns dagegen vom frühen Morgen bis zum frühen Abend – manchmal auch länger – auf Trab und gewährt uns nur kurze Pausen zum Einnehmen des Frühstücks und des Mittagessens. Wir wirbeln durchs Leben und vergessen dabei oft unsere tiefsten Bedürfnisse nach geistiger Erneuerung und körperlicher Rast.

Frauen vergessen diese Bedürfnisse oft so total, daß sie irgendwann das Gefühl haben, geistige und körperliche Entspannung gar nicht *verdient* zu haben. Bevor Sie anfangen, Ihr eigenes Entspannungsritual zu kreieren, müssen Sie – tief in Ihrem Innern – akzeptieren, daß Sie es verdienen, sich zwanzig Minuten am Tag ausschließlich Ihrer geistigen und körperlichen Entspannung zu widmen. Es ist ein Bedürfnis, ein Recht, das Sie in Anspruch nehmen sollten, und ein Rezept zur Erhaltung Ihrer Gesundheit.

Es kann sein, daß andere Menschen (auch Ihr Ehemann oder Lebenspartner) versuchen, Ihr Entspannungsritual zu stören. Sicher haben viele von uns Partner, die unsere diesbezüglichen Bemühungen unterstützen und gutheißen, doch manche Partner tun dies nicht. Mir sind Fälle bekannt, bei denen Ehemänner bewußt oder unbewußt die Bemühungen ihrer Frauen sabotierten. Weshalb tun sie das? Dafür gibt es viele Gründe, aber manchmal habe ich beobachtet, daß Ehemänner sich durch die zunehmende Souveränität und Angstfreiheit ihrer Frauen bedroht fühlten. Diese Männer schienen von der Bedürftigkeit und Unsicherheit ihrer Frauen zu profitieren. Andere wiederum waren neidisch auf ihre Frauen, weil diese sich Zeit zum Entspannen nahmen, Zeit, die sie sich selbst nicht gönnten.

Es kann also sein, daß Sie Ihr Bedürfnis und Ihr Recht, zwanzig Minuten am Tag Ihrer Entspannungspraxis zu widmen, durchsetzen müssen. Eine Frau, die an chronischen Schmerzen litt, hielt Ihrer Familie folgende Predigt: »Ich nehme mir jetzt Zeit für meine Entspannungsübungen. Während dieser Zeit will ich in Ruhe gelassen werden. Ich will vom Telefon und anderen Störungen auch von außen abgeschirmt werden. Stört mich nur, wenn irgend jemand blutet.«

Lauren war eine erst kürzlich geschiedene, alleinerziehende Mutter. Sie hatte drei Kinder, eine schwierige Teilzeitarbeit und jeden Monat einen Berg von Rechnungen. In Anbetracht des enormen, durch ihre Arbeit und ihre finanzielle Situation verursachten Stresses fühlte Lauren sich oft den Forderungen ihrer energiegeladenen Kinder nicht mehr gewachsen. Wie könnte sie sich je ein wenig Zeit zur Entspannung stehlen? Irgendwann gewöhnte sie sich an, ihren Kassettenrecorder mit ins Badezimmer zu nehmen. Sie verriegelte die Tür, setzte sich auf den Toilettendeckel und stülpte sich die Kopfhörer über.

Wie ich bereits erwähnte, sollten Sie nur diejenigen Entspannungsmethoden anwenden, die sich für Sie persönlich als wirksam erwiesen haben. Das heißt aber nicht, daß Sie nun immer bei ein und derselben Methode bleiben müssen. Ihre Persönlichkeit verändert sich, Ihre Vorlieben und Stimmungen ändern sich – lassen Sie also zu, daß Ihre Entspannungspraxis sich mit Ihnen verändert. Praktizieren Sie das, was funktioniert, in der Zeit, in der es funktioniert, und gehen Sie zu etwas anderem über, wenn es nicht mehr funktioniert. Lassen Sie Ihre Entspannungspraxis für sich zu einer inneren Verpflichtung, aber niemals zu einer lästigen Pflicht werden. Wenn Sie an einem Tag nicht dazu gekommen sind, dann nehmen Sie Ihre Übungen eben am nächsten Tag wieder auf. Ich hoffe, daß Sie motiviert werden, die Entspannungsreaktion regelmäßig auszulösen, weil Sie so angenehm ist und weil die kurzfristigen Effekte und die Langzeitwirkungen so wohltuend sind.

Das Auslösen der Entspannungsreaktion ist der beste erste Schritt innerhalb jedes Programms, das auf eine Geist-Körper-Transformation zielt. Ich glaube, Dr. Benson trifft den Kern der Sache, wenn er in seinen Vorträgen und Büchern beschreibt, auf welche Weise Entspannung Geist und Herz öffnet. Unmittelbar nach dem Auslösen der Entspannungsreaktion »werden Sie ruhiger, angstfreier und lernen besser«, erklärt er. »Wenn Sie ängstlich oder angespannt sind, können Sie nicht lernen. Es ist, als würde man Samenkörner auf Betonboden streuen. Ein Mensch mit einem ruhigen, angstfreien Geist nimmt Dinge in sich auf.«

Unabhängig von Ihrem Gesundheitszustand, sind Frauen, die

die Entspannungsreaktion regelmäßig auslösen, eher in der Lage, »Dinge aufzunehmen«. Sie sind offener dafür, ihre negativen Gedankenmuster zu ändern, ihre Gefühle mitzuteilen, sich Hilfe zu holen, ihre Bedürfnisse auszudrücken und sich Zeit zu nehmen, um das Leben zu genießen. Sie sind, kurz gesagt, fähiger zu wachsen. Die Samenkörner der Bewußtheit bekommen Wurzeln und bringen nach einiger Zeit prächtige Blüten hervor.

4

Mini-Entspannungen

Die junge Mutter hat einen schlechten Tag. Ihr wenige Monate alter Sohn schreit seit zwanzig Minuten, und sie kann nicht herausfinden, was ihm fehlt. Er scheint nicht an der Brust interessiert zu sein, also ist er wahrscheinlich nicht hungrig. Ganz offensichtlich braucht er auch keine frische Windel. Hält sie ihn zuviel im Arm? Oder nicht genug? Sie ist unsicher. Er schreit weiter, und jetzt hat sich seine Frustration auf seine drei Jahre alte Schwester übertragen, die anfängt, überall im Wohnzimmer Puzzleteile umherzustreuen. Die Mutter hebt jedes Puzzleteil auf und legt es in die Schachtel zurück. Die Schreie ihres Babys werden lauter, also geht sie wieder hinüber zu ihm. Kaum dreht die Mutter den Rücken, wirft die Tochter wieder alle Puzzleteile auf den Boden und beginnt erneut, sie im ganzen Raum zu verteilen.

Die Mutter hat genug. »Wie soll ich das alles nur ganz alleine schaffen?« fragt sie sich und weiß keine Antwort. Sie will eigentlich nur ins Bett kriechen und die Decke über den Kopf ziehen. In ihrem Innern ist alles in Aufruhr. Dann erinnert sie sich an ihre Rückzugsstrategie. Mitten im Wohnzimmer, zwischen einem schreienden Säugling und einem wütenden Kleinkind stehend, hält sie inne und beginnt einfach zu atmen. Langsam nimmt sie einen tiefen Atemzug. Während sie die Luft in sich einsaugt, zählt sie im Kopf: »Eins, zwei, drei, vier.« Sie macht eine Pause. Beim Ausatmen sagt sie im Geist: »Vier, drei, zwei, eins.« Sie wiederholt das Ganze ein paarmal und wendet sich dann wieder dem Chaos im Wohnzimmer zu.

Die Mutter fühlt sich jetzt wieder besser. Ihr Körper ist jetzt nicht mehr so verspannt, und ihr Geist ist klarer. Ohne Ärger, aber mit fester Stimme weist sie ihre Tochter an, die Puzzlestücke selbst in die Schachtel zurückzulegen. Die Tochter ist überrascht und gehorcht. Inzwischen geht die Mutter hinüber zu ihrem Sohn, der immer noch in seiner Wiege liegt und schreit. Sie nimmt ihn hoch und schwenkt ihn durch die Luft. Sein Schreien verebbt allmählich. Die Mutter vermutet, daß ihr Sohn gerade diese Art von Stimulation brauchte. Dann fährt sie mit ihren alltäglichen Tätigkeiten fort – in einer Welt, die jetzt nicht mehr unkontrollierbar zu sein scheint.

Diese junge Mutter, eine meiner Patientinnen, kehrte die Situation mit Hilfe einer »Mini-Entspannungsübung« um. Mini-Entspannungen – oder kurz »Minis« – gehören zu den wirkungsvollsten Instrumenten der Geist-Körper-Medizin, die ich Frauen in die Hand gebe. Der Hauptzweck und das Ziel der Mini-Entspannungen besteht darin, von der oberflächlichen Brustatmung auf die tiefe Bauchatmung umzuschalten. Vielleicht fragen Sie sich: »Kann eine so kurze Atemübung wirklich meine Fähigkeit verbessern, bestimmte Situationen intelligent zu bewältigen?« Diese Frage kann ich auf der Grundlage meiner klinischen Erfahrungen uneingeschränkt mit »Ja« beantworten.

Unabhängig von ihrem gegenwärtigen Gesundheitszustand benutzen die meisten Frauen, mit denen ich arbeite, die Mini-Entspannungen, um das Chaos in ihrer Innen- und Außenwelt zu bewältigen. Ich hatte Patientinnen, die die Minis an einem einzigen Tag über hundertmal anwandten. Diese Frauen berichteten, daß die Minis zu den wichtigsten und wirksamsten Entspannungstechniken zählen, die sie je erlernt hatten, weil sie sich mit ihrer Hilfe überall, zu jeder Zeit und in allen Situationen physisch und psychisch regenerieren konnten. Diese Frauen sagen, daß die Minis innerhalb von Minuten ihre Angstspannungen lösen, ihre überreizten Körperfunktionen beruhigen und ihnen das Gefühl geben, die Dinge wieder unter Kontrolle zu halten.

Der Atem macht den Unterschied

Wie sind diese schnellen und heilsamen Wirkungen zu erklären? Wie kann eine kurze Tiefenatmungstechnik so starke Veränderungen bewirken? Die Antworten liegen in unserer üblichen Neigung zu eingeschränktem Atmen, die ernsthafte negative Folgen für unser geistiges und körperliches Wohlbefinden nach sich zieht.

Wie ich bereits im Abschnitt »Die Konzentration auf den Atem« im vorhergehenden Kapitel erläutert habe, schränken wir unsere Atmung ein, wenn wir ängstlich oder aufgeregt sind. Nur sehr wenige von uns sind gegen diesen Effekt immun. Wenn wir unter Spannung stehen, fangen wir automatisch an, flach zu atmen, das heißt, wir atmen nur bis in den Brustkorb und nicht tief in den Bauch hinein.

Wenn wir das nicht bewußt ändern, beginnt die Geist-Körper-Verbindung nun gegen uns zu arbeiten. Wieso? Bei ungenügendem Sauerstoffaustausch läuten die Alarmglocken in unserem Gehirn und unserem gesamten Organismus. Der Kampf-oder-Flucht-Reflex verstärkt sich, selbst wenn der Streß in unserer Umgebung gleich bleibt oder sogar abnimmt. Das setzt einen Teufelskreis in Gang: Die Kampf-oder-Flucht-Reaktion und die damit einhergehende Ausschüttung von Streßhormonen hält die Anspannung und die flache Atmung aufrecht. Unser Zwerchfell ist blockiert, und wir sind es ebenfalls. Oft können wir nicht klar denken und leiden unter den verschiedensten emotionalen und körperlichen Symptomen. Wir verlieren Sauerstoff, Energie und können uns nicht mehr daran erinnern, wie es sich anfühlt, innerlich ruhig zu sein.

Haben Sie schon einmal beobachtet, wie ein Baby atmet? Babys sind »Bauchatmer«. Es dauert Jahre, bis dieser Teufelskreis aus Angst, Anspannung und kultureller Konditionierung uns zu gewohnheitsmäßigen »Brustatmern« werden läßt.

Im Laufe der Zeit führt die flache Atmung natürlich zu emotionalen Störungen und körperlicher Erschöpfung. In medizinischen Forschungsberichten, von denen einige bereits aus den vierziger Jahren stammen, wird die flache Brustatmung mit Brustschmerzen und Herzerkrankungen in Verbindung gebracht. Auch bei unzähligen Menschen, die an Fibromyalgie, Reizdarm, TMJ, Schlaflosigkeit, chronischem Schwindelgefühl und Störungen des Immunsystems leiden, wurde ein Zusammenhang zwischen ihren Beschwerden und falscher Atmung entdeckt. Menschen, die häufig erschöpft sind oder am voll ausgeprägten chronischen Müdigkeitssyndrom leiden, atmen gewöhnlich flach. Dieser Zusammenhang ist nicht schwer zu verstehen, denn jede unserer Milliarden von Körperzellen benötigt Sauerstoff als Energiequelle.

»Wir sind zu einer Nation von ›Flachatmern‹ oder ›Brustatmern‹ geworden«, schreibt der Forscher und Kliniker Sheldon Saul Hendler, Ph. D. »Die meisten von uns benutzen das Zwerchfell nicht so, wie es ursprünglich vorgesehen war, und viele von uns benutzen es fast gar nicht mehr zum Atmen. Diese Epidemie von Sauerstoffmangel ist charakterisiert durch schnelles, flaches Atmen, das oft von Seufzern, Gähnen und unregelmäßigen Atemzügen unterbrochen wird. Falsches Atmen führt zu ernsthaften Störungen in der Blutzusammensetzung, indem es das Säure-Basen-Gleichgewicht verändert.«

Insbesondere Frauen fällt es schwer, tief zu atmen. Das ist allerdings weder auf genetische Unterschiede zwischen Männern und Frauen noch auf die Tatsache zurückzuführen, daß Männer einen größeren Brustkorb haben. Unsere diesbezüglichen Schwierigkeiten sind rein kulturell bedingt: Man hat uns beigebracht, unseren Bauch einzuziehen, weil in unserer Kultur dünn sein als Schönheitsideal gilt. In ihrem Buch »Der Mythos Schönheit« weist die Autorin Naomi Wolf darauf hin, daß nur wenige Frauen immun gegen die emotionalen Auswirkungen unserer rigiden kulturellen Definitionen von Schönheit sind. Sie hat recht – aber die Auswirkungen sind auch physischer Art: Das Einziehen des Bauches hindert uns daran, auch nur einen einzigen tiefen, gesunden Atemzug zu tun. Frauen mit Eßstörungen sind durch die Unfähigkeit, tief und natürlich zu atmen, oft noch stärker beeinträchtigt als andere, weil dadurch der Teufelskreis aus Streß und Anspannung, der sie ja dazu brachte, zuviel zu essen, zuwenig zu essen oder zu essen und zu brechen, noch verstärkt wird.

Um wirklich zu verstehen, welche Auswirkungen die flache Brustatmung hat, sollten Sie einmal folgende Übung ausprobieren. Setzen oder legen Sie sich hin, und ziehen Sie Ihren Bauch ein. Achten Sie dabei auf Ihre Atmung. Beim Einatmen wird sich nur der Brustkorb heben. Nehmen Sie wahr, daß Ihr Zwerchfell sich nicht rührt und die Luft nur den obersten Teil Ihrer Lunge füllt. Entspannen Sie Ihre Bauchmuskeln jetzt, und atmen Sie in den Bauch hinein. Nehmen Sie wahr, wie Ihr Zwerchfell sich nach unten bewegt und wie sich die unteren Abschnitte Ihrer Lunge füllen. Achten Sie dabei auch einmal auf die emotionalen, geistigen und körperlichen Veränderungen, die entweder bei der flachen Brustatmung oder der tiefen Bauchatmung auftreten.

Nach dieser Übung wird Ihnen vielleicht klar, daß die Atmung mit eingezogenem Bauch nur eine leichte Übertreibung Ihrer normalen Atmung darstellt. Die mit der flachen Atmung verbundenen Empfindungen – das Engegefühl, der Schwindel, die Angstgefühle – sind im Vergleich zu Ihrem »normalen« Befinden (besonders wenn Sie gestreßt sind) nur leicht verstärkt. Das geschieht also, wenn wir permanent unseren Bauch einziehen. Wir bringen uns um die Sauerstoffversorgung, die wir brauchen, damit jede Zelle unseres Körpers gut funktionieren kann.

Wenn wir jahrelang ständig den Bauch einziehen, wird dieser Vorgang unbewußt, läuft automatisch ab. Oft wissen wir gar nicht, daß wir unseren Bauch anspannen, und die Muskelverspannungen werden chronisch. Deshalb müssen wir eine bewußte Anstrengung machen, um diese Spannungen zu lösen, die normale Funktion unseres Zwerchfells wiederherzustellen und tiefe, natürliche, bis in den Bauch reichende Atemzüge zu tun. Hier kommen die Minis ins Spiel. Regelmäßig ausgeübt kann die Mini-Entspannung dazu beitragen, unsere schlechten Atemgewohnheiten zu verändern. Minis können uns helfen, den Teufelskreis von Anspannung und Angst zu durchbrechen.

Minis wirken ähnlich wie die länger dauernde Atemfokus-Übung, weil sie wie diese unser Atemmuster verändern. Doch sie dauern nicht lange genug, um die Entspannungsreaktion auszulösen, und bringen daher nicht die gleichen positiven Langzeitwirkungen mit sich. Doch sie bewirken tatsächlich innerhalb von Minuten oder Sekunden die heilsamen physischen und psychischen Veränderungen, die ich beschrieben habe. Deshalb können Sie die Minis in jeder Situation oder bei jedem Ereignis anwenden, das Ihnen Energie raubt oder Ihre Geduld und Handlungsfähigkeit auf die Probe stellt. Ich empfehle Ihnen, die Minis zu praktizieren, aber auch regelmäßig solche Methoden anzuwenden, mit denen Sie die Entspannungsreaktion auslösen können, weil erstere Ihnen durch unangenehme Situationen hindurchhelfen können und letztere langfristig zu einer tieferen Geist-Körper-Harmonie führen.

Wie man die Minis ausführt

Im vorhergehenden Kapitel habe ich Techniken zur Auslösung der Entspannungsreaktion beschrieben. Für jede von ihnen benötigen Sie mindestens fünfzehn oder zwanzig Minuten, in denen Sie sich allein an einen stillen Ort zurückziehen sollten, um allmählich in einen Zustand emotionaler und körperlicher Ruhe zu gelangen. Die Mini-Entspannungen können Sie im Gegensatz dazu jederzeit und überall anwenden. Sie können sie mit offenen oder geschlossenen Augen durchführen. Immer wenn Sie sich angespannt und ängstlich fühlen oder bereits Angst vor der Angst haben, können Sie auf die Minis zurückgreifen. Sie können sie ohne weiteres in Gegenwart anderer durchführen, und meistens merken diese nicht einmal etwas davon.

Ich lehre vier verschiedene Arten von Mini-Entspannungen, aber Sie können durchaus auch andere Methoden anwenden. Meine eigenen Erfahrungen und die Berichte meiner Patientinnen haben jedoch gezeigt, daß diese vier die unkompliziertesten und verläßlichsten Techniken sind. Bei der ersten Version lernen Sie eine Grundtechnik zur Umschaltung von der Brustatmung auf die Bauchatmung. Diese Version kann in jeder Position praktiziert werden, doch es ist ratsam, sie anfangs im Liegen durchzuführen, weil man so das eigene Atemmuster bewußter wahrnehmen kann. Ansonsten können Sie die Minis im Sitzen, Stehen, Liegen oder kopfüber an einem Kronleuchter hängend ausführen, kurz, in jeder beliebigen Position, in der Sie sich gerade befinden, wenn Sie sich gestreßt fühlen!

Mini-Version 1

Setzen oder legen Sie sich bequem hin. Holen Sie tief und langsam Atem. Nehmen Sie jede Bewegung in Ihrem Brustkorb und Ihrem Bauch wahr. Legen Sie eine Hand direkt über dem Nabel auf den Bauch. Lassen Sie zu, daß Ihr Bauch sich beim Einatmen etwa zwei bis drei Zentimeter anhebt. Beobachten Sie, wie Ihr Bauch beim Ausatmen etwa zwei bis drei Zentimeter tiefer sinkt. Nehmen Sie auch wahr, daß Ihr Brustkorb sich beim Heben des Bauches ebenfalls leicht anhebt. (Bauchatmung bedeutet nicht, daß Sie keine Luft im Brustraum aufnehmen, doch jetzt bringen Sie zusätzlich Luft in die unteren Abschnitte Ihrer Lunge hinunter, indem Sie Ihr Zwerchfell benutzen, um die gesamte Brusthöhle auszudehnen.)

Nehmen Sie wahr, wie sich Ihr Zwerchfell beim Einatmen nach unten und beim Ausatmen wieder nach oben bewegt. Denken Sie daran, daß es unmöglich ist, in den Bauch zu atmen, wenn Ihr Zwerchfell sich nicht nach unten bewegt. Und das Zwerchfell kann sich nicht nach unten bewegen, wenn Ihre Bauchmuskeln angespannt sind. Entspannen Sie also Ihre Bauchmuskeln.

153

Falls Ihnen das schwerfällt, sollten Sie versuchen, durch die Nase ein- und durch den Mund auszuatmen. Genießen Sie einige Atemzüge lang – oder solange Sie möchten – die mit der Bauchatmung einhergehenden Empfindungen.

Mini-Version 2

Schalten Sie von der Brustatmung auf die tiefe Bauchatmung um. Zählen Sie von zehn auf null, und machen Sie bei jeder Zahl einen vollständigen Atemzug (einmal einatmen, einmal ausatmen). Sie sagen also im Geiste »zehn«, wenn Sie das erstemal in den Bauch hinunteratmen, und beim nächsten Atemzug »neun«, und so weiter. Wenn Sie einen leichten Schwindel verspüren, zählen Sie langsamer. Registrieren Sie, wie Sie sich fühlen, wenn Sie bei »null« angekommen sind. Wenn Sie sich besser fühlen – wunderbar! Wenn nicht, versuchen Sie es noch einmal.

Mini-Version 3

Schalten Sie von der Brustatmung auf die tiefe Bauchatmung um. Zählen Sie beim Einatmen ganz langsam von eins bis vier. Beim Ausatmen zählen Sie rückwärts von vier bis eins. Sie sagen also während des Einatmens im Geiste: »Eins, zwei, drei, vier.« Während des Ausatmens sagen Sie still zu sich selbst: »Vier, drei, zwei, eins.« Tun Sie das einige Atemzüge lang oder solange Sie möchten.

Mini-Version 4

Schalten Sie von der Brustatmung auf die tiefe Bauchatmung um. Wenden Sie die Methode zwei oder drei an. Doch diesmal machen Sie – egal wie Sie zählen – nach jedem Einatmen eine kurze Pause (einige Sekunden). Das gleiche tun Sie nach jedem Ausatmen. Üben Sie das einige Atemzüge lang oder solange Sie möchten.

Minis im Alltag

Was haben Rosenkränze, Valiumpillen, Amulette, Teddybären und Talismane gemeinsam? Es sind Dinge, die Menschen mit sich herumtragen, um ihre Ängste in Situationen, die sie als bedrohlich oder überwältigend empfinden, im Zaum zu halten. Doch diese Dinge haben noch etwas anderes gemeinsam: Es sind Objekte, die man versehentlich vergessen kann. Unsere Lunge können wir dagegen niemals irgendwo vergessen, ganz gleich, wo wir hingehen. Und unsere Lunge kann für uns eine unmittelbare Quelle der Entspannung, des Trostes und des Kontrollvermögens sein – wenn wir sie richtig nutzen. Indem wir Minis praktizieren, benutzen wir unsere Lunge zur Wiederherstellung eines harmonischen Atemmusters und dazu, unsere Perspektive in bezug auf die um uns herum geschehenden Ereignisse zu relativieren.

Sie können, wie es viele meiner Patientinnen tun, Minis anwenden, während Sie im dicksten Verkehrsstau stecken. Sie können Sie auch während eines Streits mit Familienangehörigen und in jeder stressigen Arbeitssituation anwenden. Minis können Ihnen helfen, akute oder chronische Schmerzen zu lindern, nervenaufreibende medizinische Eingriffe durchzustehen und vorangehende Erwartungsängste zu reduzieren. Sie können die Minis immer dann anwenden, wenn Sie aufgeregt, angespannt oder ängstlich sind oder wenn Sie Schmerzen haben. Hier ein paar Alltagssituationen, in denen Sie eine Mini-Entspannung gebrauchen können:

- Sie sind in Eile, um zu einer wichtigen Verabredung nicht zu spät zu kommen, und geraten in einen Verkehrsstau.

- Sie sind Mutter mehrerer kleiner Kinder, Ihr Mann ist im Büro. Sie versuchen, das Abendessen zuzubereiten und gleichzeitig ein Auge auf die Kinder zu haben, die im Haus herumtoben und Geräusche machen, die vermuten lassen, daß Haushaltsgegenstände zu Bruch gehen.
- Sie fühlen sich unwohl auf einer Party, wo Sie von den vielen interessanten, attraktiven Menschen fast keinen kennen.
- Ihr Mann hat ein paar Freunde eingeladen, um mit ihnen ein Sportereignis im Fernsehen anzuschauen, und die Männer beseitigen nicht ihre eigene Unordnung, sondern erwarten von Ihnen, daß Sie den Müll wegräumen.
- Ihre halbwüchsige Tochter ist zu einer Samstagabend-Verabredung gegangen und schon seit zwei Stunden überfällig.
- Eine Freundin, die gerade eine depressive Phase durchmacht, ruft Sie zum hundertstenmal an, und Sie wissen nicht, ob Sie in der Lage sind, ihr wieder zuzuhören.
- Sie haben die Kreditkartenauszüge Ihres letzten Einkaufsbummels erhalten. Sie wissen, daß Sie sich heute abend mit Ihrem Partner zusammensetzen müssen, um gemeinsam zu überlegen, wie sie diese Rechnungen bezahlen können.

Die physiologischen Wirkungen der Minis habe ich bereits erwähnt: verbesserter Sauerstoffaustausch, verlangsamter Herzschlag, niedrigerer Blutdruck. Minis stellen zunächst einmal eine Ablenkung dar. Sie ziehen Ihre Aufmerksamkeit vorübergehend – insbesondere während nervenaufreibender oder unangenehmer medizinischer Eingriffe – von Angst oder Schmerz ab. Zweitens verstärken Minis das Gefühl, die Dinge mehr unter Kontrolle zu haben. Sie erlangen Ihr Kontrollvermögen zurück, weil Sie wissen, daß Sie auf die Minis zurückgreifen können, um sich physisch und emotional zu stabilisieren. Drittens können Minis als Gedächtnisstützen dienen, als kleine Erinnerungshilfen, die Sie daran erinnern, daß Sie zu Ihrer Mitte finden können, selbst wenn die Ereignisse oder andere Menschen anscheinend völlig außer Kontrolle geraten sind.

Sena verlor die Fassung stets aufgrund alltäglicher Irritationen: die Verkehrsstaus, die ständig zu erwartenden Fehltritte ihres halbwüchsigen Sohnes, die dummen Fragen der Kunden in dem Bekleidungsgeschäft, in dem sie als Verkäuferin arbeitete. Mit Hilfe der Minis gelang es Sena, sich und ihren Körper wieder wahrzunehmen und in bestimmten Situationen augenblicklich klarzusehen.

»Ich wende die Minis fünf- oder sechsmal am Tag an«, sagte sie. »Das ist schon zu einer konditionierten Reaktion geworden, die fast unbewußt abläuft. Wenn mich jetzt im Straßenverkehr ein anderer Autofahrer schneidet, mache ich eine Mini-Entspannung und winke den Leuten zu, die mir die Vorfahrt nahmen. Einmal wäre ich fast von einem Typ erschossen worden, der mein Winken mit dem Schwenken einer Waffe verwechselt hatte. Die Minis helfen mir, lange genug innezuhalten, um mich zu fragen: ›Wie wichtig ist diese Wut?‹ Die Antwort lautet fast immer: ›Nicht besonders‹. Die Minis helfen mir, mich nicht über Kleinigkeiten aufzuregen. Und eigentlich sind es immer Kleinigkeiten.«

Minis können uns aber auch helfen, manche schwerwiegenderen Ereignisse durchzustehen. Harriet, eine Frau mittleren Alters, kam eines Abends in unsere Geist-Körper-Gruppe und erzählte eine haarsträubende Geschichte über einen Autounfall. Ein Wagen hatte sie seitlich gerammt, als sie über eine Kreuzung fuhr. Ihr Auto hatte fast einen Totalschaden. Wäre der andere Fahrer nur ein wenig schneller gefahren, hätte Harriet wahrscheinlich lebensgefährliche Verletzungen davongetragen. So hatte sie nur ein Schleudertrauma erlitten. Doch der Zusammenstoß war für sie natürlich unbeschreiblich beängstigend gewesen. Während des Aufpralls spulte sich in Harriets Kopf allerdings nicht ihr bisheriges Leben mit seinen besten und schlimmsten Momenten ab. »Noch bevor ich aus dem Auto stieg, sagte ich mir: Du mußt jetzt ein Mini machen«, erzählte sie der Gruppe. »Meine Panik schwand, und ich war in der Lage, mit der traumatischen Situation umzugehen.«

Die Tatsache, daß eine so simple Methode so segensreiche Wirkungen haben kann, ist einer der Gründe dafür, daß Frauen sie im Gedächtnis behalten. Kürzlich rief mich eine Patientin an, die ich seit sechs Jahren nicht mehr gesehen hatte, und bat mich um bestimmtes Informationsmaterial. Ich mußte zu meinem Schreibtisch gehen, um es aus der Schublade zu holen. Ich beeilte mich, um schnell zum Telefon zurückzukehren, und klemmte mir in der Hast die Hand in der Schublade ein. Offensichtlich hatte die am Telefon wartende Patientin meinen kurzen Aufschrei gehört, denn sie sagte sofort: »Mach ein Mini.« Sie erinnerte sich auch nach sechs Jahren noch an diese Entspannungstechnik, weil sie sie selbst noch regelmäßig anwandte.

Minis sind besonders hilfreich in Situationen, die Panik auslösen, ein Gefühl, das sich sowohl auf unser emotionales als auch unser körperliches Wohlbefinden verheerend auswirken kann. Der Harvard-Kardiologe Bernard Lown, M. D., hat die negativen Auswirkungen von Panik auf das kardiovaskuläre System über einen langen Zeitraum erforscht und ein klinisches kardiologisches Konzept entwickelt, bei dem der Schwerpunkt auf der psychischen Unterstützung liegt. Diese soll helfen, die schweren Angstsymptome seiner Herzpatienten zu lindern. Lown ist überzeugt, daß diese Panik ihren Zustand verschlimmern und vielleicht sogar das, was sie am meisten befürchten, schneller herbeiführen kann. Über einen längeren Zeitraum kann sich Panik auch zerstörerisch auf andere biologische Systeme auswirken, einschließlich des endokrinen und des Immunsystems. Menschen, die öfter unter Panikattacken leiden, ganz gleich, ob sie Herzpatienten sind oder nicht, können auf eine Vielfalt psychologischer Techniken zurückgreifen, um sich selbst zu beruhigen, und die Minis gehören zu den am leichtesten anwendbaren.

Vor einigen Jahren kehrten mein Mann und ich mit dem Flugzeug von einer Urlaubsreise zurück. Mit an Bord war eine Gruppe von Leuten, die wir in unserem Hotel kennengelernt hatten. Kurz vor der Landung auf dem Logan-Airport in Boston schoß das Flugzeug, das sich bis dahin in stetigem Sinkflug befunden hatte, plötzlich wieder in den Himmel. Als wir uns wieder draußen über dem Meer befanden, erklärte der Pilot über die Bordlautsprecher, daß er uns nicht beunruhigen wolle (ha, ha!), daß aber ein Warnlämpchen Probleme mit dem Fahrwerk anzeigt.

Als das Flugzeug über dem Meer zu kreisen begann, konnten die Passagiere ihre Panik nicht mehr unterdrücken. Manche murmelten ängstlich vor sich hin, andere beteten laut. Ich wandte mich meinem Mann zu und sagte: »Wahrscheinlich kreisen wir hier draußen herum, weil sie sich auf dem Flughafen auf eine Bruchlandung vorbereiten.« Das war nun wirklich der falsche Kommentar zur falschen Zeit.

Ich sollte hier vielleicht erwähnen, daß mein Mann nie Interesse daran gezeigt hatte, eine der vielen Entspannungsmethoden zu erlernen, die ich meinen Patientinnen beibringe. Er hatte mich zwar stets in jedem Aspekt meiner Arbeit unterstützt, doch sein angeborener Skeptizismus ließ ihn jedesmal höflich dankend ablehnen, wenn ich ihm Gelegenheit geben wollte, Geist-Körper-Techniken einschließlich der Minis zu praktizieren. Nun aber, nach meiner unpassenden Bemerkung, überraschte mich die Reaktion meines Mannes. Von allen Bemerkungen, die er unter diesen schrecklichen Umständen hätte machen können, entschied er sich für folgenden Kommentar: »Vielleicht ist das ein guter Zeitpunkt für mich, die Minis zu erlernen.«

Als die anderen Passagiere, die uns kannten und etwas über meine Arbeit wußten, hörten, wie ich meinem Mann die Mini-Entspannungstechnik beibrachte, scharten sie sich um uns und baten mich, sie auch ihnen zu zeigen. Und so hielt ich schließlich ein etwas gehetztes Seminar über Mini-Entspannungstechniken ab, während wir über dem Atlantik kreisten, ohne zu wissen, ob wir je sicher landen würden. In einigen Sitzreihen begannen die Passagiere (einschließlich meines Mannes und mir), die Bauchatmung zu praktizieren, während sie »zehn, neun, acht« etc. zählten.

Unsere gemeinsame Übung schien eine Ewigkeit zu dauern, aber wahrscheinlich waren es eher 45 Minuten. Als wir uns schließlich der Landebahn näherten, war es stockfinster, und wir sahen die Scheinwerfer von Feuerwehrfahrzeugen und Krankenwagen, die sich auf dem Flugfeld eingefunden hatten. Als wir noch näher kamen, konnten wir Rettungsleute in silbernen Feuerschutzanzügen erkennen. Wir wußten nichts über den Zustand des Fahrwerks, bis wir tatsächlich sicher landeten. Später erfuhren wir, daß das Problem nicht am Fahrwerk, sondern an einem Defekt im Warnsystem gelegen hatte. Ich muß wohl nicht besonders betonen, daß die Panik bei allen von uns nachließ – zumindest in gewissem Maße –, als wir begannen, die Minis zu praktizieren. Sie dienten uns als Ablenkung, gaben uns ein Gefühl der Kontrolle, als unsere Welt völlig außer Kontrolle geraten zu sein schien, und sie wirkten auch als Gedächtnisstütze, indem sie uns daran erinnerten, daß wir angesichts einer möglicherweise tödlichen Bedrohung ein paar Augenblicke lang inneren Frieden finden konnten.

Die Erfahrung dieses Fluges war lehrreich, aber im allgemeinen sind die Minis im normalen Alltagsstreß am hilfreichsten, und zwar ganz besonders für Frauen, die zu viele Dinge auf einmal tun. Tanja, die Frau, die ich in Kapitel 1 beschrieben habe, versuchte, mit dem destruktiven Verhalten ihres Chefs, zwei problembeladenen erwachsenen Kindern, die hilfesuchend nach Hause zurückgekehrt waren, sowie immer wiederkehrenden Attacken rheumatischer Arthritis fertig zu werden. Als die Dinge sich zuspitzten, begann Tanja außerdem, an Schlaflosigkeit zu leiden. Sie konnte die Minis den ganzen Tag über anwenden, inmitten einer Auseinandersetzung mit ihrem Chef oder ihren Kindern, während eines arthritischen Schmerzanfalls oder wenn sie einfach nur an einer Ampel warten mußte. Sie praktizierte diese Technik auch vor dem Schlafengehen und immer, wenn sie nachts voller Angst aufwachte. Durch das Umschalten auf die Bauchatmung gelang es Tanja schließlich, ihre häufigen Schlafstörungen zu überwinden.

Der Zeitpunkt, eine Mini-Entspannung durchzuführen, ist immer dann gekommen, wenn Sie sich auf Ihren Geist und Ihren Körper einstimmen und dabei feststellen, daß Sie angespannt, ängstlich oder aufgeregt sind. Aber Sie können emotionale und sogar körperliche Symptome auch verhindern, indem Sie die Minis *vor* einem streßauslösenden Ereignis anwenden, vor einer Situation, in der Sie Spannungen, Ängste oder Aufregungen erwarten. Ein Beispiel: Sie sind im Büro und finden auf Ihrem Schreibtisch eine Notiz vor, in der ein Vorgesetzter, mit dem Sie einen Dauerkonflikt haben, Sie um einen Rückruf bittet. Sie wissen, daß es ein schwieriges Gespräch sein wird, also führen Sie schnell eine Mini-Entspannung durch, bevor Sie den Telefonhörer zur Hand nehmen. Oder Sie gehen zu einem Abendessen im Familienkreis, an dem auch ein Onkel teilnimmt, der Sie immer furchtbar auf die Palme bringt. Also machen Sie schon ein Mini, bevor Sie das Haus betreten. Oder eine Meinungsverschiedenheit mit Ihrem Ehemann oder Partner droht in einen destruktiven Schlagabtausch auszuarten. Also machen Sie ein Mini, um zu verhindern, daß Sie völlig die Fassung verlieren. Sie können die Minis auch vor jeder nervenaufreibenden medizinischen Untersuchung, jedem Eingriff und jeder Konsultation durchführen, ein Thema, auf das ich in Kürze noch zurückkommen werde.

Frauen, die an körperlichen Beschwerden leiden, können die Minis anwenden, um ihre Ängste zu lindern und manchmal sogar ihre Symptome zu überwinden. Minis sind besonders hilfreich und wirkungsvoll für Frauen, die am prämenstruellen Syndrom oder an Hitzewallungen in der Menopause leiden. Diese Symptome überfallen sie oft ohne Vorwarnung, treffen sie inmitten ihrer täglichen oder nächtlichen Aktivitäten, ohne Rücksicht auf ihr soziales Umfeld. Eine Frau, die aufgrund ihres PMS so reizbar wird, daß sie das Gefühl hat, jederzeit explodieren zu müssen, kann nicht einfach ihre Arbeitsstelle verlassen und nach Hause gehen, um hinter verschlossenen Türen mit ihren Stimmungsschwankungen fertig zu werden. Das gleiche gilt für eine Frau, deren Hitzewallungen ihr so viel Peinlichkeit und Unbehagen bescheren. Für solche Frauen sind Minis oft eine gute Lösung, einerseits, weil man sie in jeder Situation leicht durchführen kann, und andererseits, weil sie emotionales und körperliches Unbehagen häufig innerhalb weniger Minuten lindern oder beseitigen.

Minis können auch als Angstlöser für Frauen dienen, die an Brust- oder Unterleibskrebs leiden und sich oft von den medizinischen Behandlungen, deren Nebenwirkungen und dem durch die Diagnose ausgelösten emotionalen Einbruch überwältigt fühlen. Das gilt auch für Frauen, die an Unfruchtbarkeit leiden oder mehrere Fehlgeburten hinter sich haben und die täglich schmerzhaft an ihr Leid erinnert werden. Einerseits durch schwangere Freundinnen oder Verwandte oder solche, die bereits ein Baby haben, aber auch durch Freunde und Verwandte, die unbewußt unsensible Bemerkungen machen wie: »Oh, natürlich wirst du irgendwann schwanger werden.« Oder: »Vielleicht ist es Zeit für dich, das Ganze loszulassen.« Meine Patientinnen praktizieren die Minis im gleichen Augenblick, in dem diese unangenehmen Dinge passieren, und ersparen sich so viel unnötigen Streß.

Miriam war eine 56 Jahre alte Krankenschwester, deren Hitzewallungen keinerlei Rücksicht auf ihren Dienstplan nahmen. Sie überraschten sie, wenn sie gerade Patienten behandelte, mit Ärzten plauderte oder des Nachts versuchte, erholsamen Schlaf zu finden. Sie stellte fest, daß die Minis die Intensität ihrer Hitzewallungen innerhalb kürzester Zeit reduzierten. »Ich habe die Mini-Entspannungstechnik schon vor langer Zeit in unserer Gruppe gelernt«, sagte Miriam. »Aber ich wende sie immer noch an. Sie erinnert mich daran, daß ich bis zu einem gewissen Grad Kontrolle über meinen Körper habe und nicht mein Körper die absolute Kontrolle über mich hat.«

Die Minis in der Schulmedizin

Im Jahre 1987 wurde ich beim Überqueren einer Straße von einem Auto angefahren. Durch den Aufprall und den Sturz zog ich mir beträchtliche Verletzungen am Knie und am Ellbogen zu. Ich wurde in dem Krankenhaus behandelt, in dem ich arbeite. Ich mußte mich einer Arthrographie unterziehen, einer radiologischen Untersuchung, bei der Luft in die Gelenke injiziert wird, damit die Ärzte das Ausmaß der Verletzung auf den Röntgenbildern sehen können. Mir war nicht klar, wie schmerzhaft diese Prozedur sein würde, bis der Radiologe mir unumwunden sagte:»Sie dürfen schreien.«

Ich dachte bei mir:»Ich kann entweder schreien, was an meinem Arbeitsplatz für mich ziemlich peinlich wäre, oder ich kann tun, was ich meinen Patientinnen unter solchen Umständen rate.« Ich entschied mich für die zweite Möglichkeit, das heißt dafür, die Minis anzuwenden. Während der gesamten Prozedur praktizierte ich jede Mini-Version, die ich lehre. Als mir die Versionen ausgingen, erfand ich neue. Ich führte die Minis vom Anfang bis zum Ende der Untersuchung durch und verspürte kaum Schmerzen.

Ich war überrascht zu erleben, wie effektiv die Minis meine Schmerzen linderten. Ja, ich war tatsächlich so überrascht, daß ich daran zu zweifeln begann, daß es die Minis gewesen waren, die mich vor solch grauenhaften Schmerzen bewahrt hatten. Wahrscheinlich habe ich einfach eine viel höhere Schmerzschwelle als die meisten anderen Leute, dachte ich.

Einen Monat später wurde eine Arthrographie des Knies durchgeführt. Weil ich inzwischen überzeugt war, daß meine vorangegangene Erfahrung mit meiner hohen Schmerzschwelle zusammenhing, wendete ich die Minis diesmal gar nicht an. Als der Radiologe anfing, Luft in das Gelenk zu injizieren, verspürte ich einen furchtbaren, durchdringenden Schmerz. Ich schrie zwar nicht, aber die Schmerzen waren so stark, daß sie mich an meine Grenzen brachten.

Seither habe ich nie mehr an der potentiellen Wirksamkeit der Minis als effektives Mittel zur Schmerzbekämpfung gezweifelt. Ich mußte mich schließlich zwei Knieoperationen unterziehen und wendete die Mini-Entspannungstechniken von Anfang bis Ende an – während der Blutuntersuchungen, dem Einstechen der Injektionsnadeln in die Vene, während der Injektionen und der Operationsvorbereitungen.

Die Minis verringern Erwartungsängste, die wir vor schmerzhaften medizinischen Eingriffen haben können, und sie lenken uns während der eigentlichen Prozedur vom Schmerz ab. Für Frauen sind bestimmte Eingriffe und Untersuchungen mit bestimmten Ängsten verbunden. Unterleibsuntersuchungen sind vielleicht nicht schmerzhaft, können aber emotional schwierig oder streßbeladen sein. Mit Sicherheit wird jede Frau, die Grund zur Sorge über eine bestimmte Störung oder Erkrankung hat, während der Untersuchung besonders angespannt sein. Ich habe mit jungen Mädchen gearbeitet, die ihre erste Unterleibsuntersuchung häufig als besonders peinlich empfinden und vorher oft befürchten, daß sie schrecklich schmerzhaft sein könnte. Die Minis bringen sie dazu, sich so stark auf sich selbst und ihre Atmung zu konzentrieren, daß das, was der Gynäkologe tut, in ihrem Bewußtsein in den Hintergrund tritt. Sie sollten die Mini-Entspannungstechniken auch in folgenden Situationen anwenden:

- Vor und während allen Blutuntersuchungen.
- Vor und während jeder Injektion.
- Vor und während der Einführung einer Braunüle zur Operationsvorbereitung.
- Während jeder streßauslösenden Phase der Operationsvorbereitung.
- Während einer Mammographie.
- Vor und während jeder Phase der Chemotherapie bei der Krebsbehandlung: Wenn Sie auf die Behandlung warten, beim Einführen der Kanülen, unmittelbar nach der Prozedur und später, wenn Ihnen vielleicht schlecht ist.

- Vor und während der Strahlentherapie bei der Krebsbehandlung.
- Während Ultraschalluntersuchungen, einschließlich solcher, die in verschiedenen Phasen der Unfruchtbarkeitsbehandlung oder während der Schwangerschaft durchgeführt werden.
- Bevor Sie in der Arztpraxis anrufen, um Ihre Untersuchungsergebnisse zu erfahren.
- Wenn Sie einen Anruf Ihres Arztes erwarten.
- Wenn man Sie bei Ihrem Anruf in der Arztpraxis bittet, einen Augenblick zu warten.

Wie ich in Teil II dieses Buches noch genauer ausführen werde, ist jede körperliche Störung oder Erkrankung mit ganz spezifischen Streßfaktoren verbunden. Frauen, die sich einer Unfruchtbarkeitsbehandlung unterziehen, sind permanent mit dem medizinischen System konfrontiert, weil sie die Arztpraxen regelmäßig zu Blutuntersuchungen, Ultraschalluntersuchungen und Hormoninjektionen aufsuchen müssen. Während sie auf die Ergebnisse der Untersuchungen warten, mit denen festgestellt werden soll, ob sie schwanger werden können oder schwanger sind, machen diese Frauen enorme emotionale Schwankungen durch. Risikoschwangere halten ununterbrochen ängstlich Ausschau nach den Anzeichen einer Fehlgeburt, und oft verordnen die Ärzte ihnen lange Phasen der Bettruhe. Krebspatientinnen sind normalerweise mit unangenehmen Untersuchungen, Tests, Operationen und Behandlungsprotokollen konfrontiert. In all diesen Situationen sollten die Minis angewendet werden.

Wieso sind Minis die perfekte tragbare Anti-Streß-Ausrüstung? Weil sie uns im täglichen Leben, beim Auftreten von Symptomen oder bei streßauslösenden Konfrontationen mit Ärzten oder Krankenhauspersonal helfen können, innerlich zur Ruhe und in unsere Mitte zu kommen. Aber was macht ihren großen Nutzen aus? Minis helfen uns nicht, irgendeinen außergewöhnlichen Bewußtseinszustand zu erreichen, sondern einfach einen grundlegenden physiologischen Reflex – das Atmen – wieder in seinen natürlichen Rhythmus zu bringen. Wenn wir tief, leicht und natürlich atmen, mögen uns die Auswirkungen auf Geist und Körper vielleicht außergewöhnlich erscheinen, doch in Wirklichkeit haben wir nur eine der einfachsten biologischen Funktionen wiedererlernt. Richtiges Atmen kann unsere Streßreaktionen mildern, uns von Schmerzen ablenken, unsere Energie steigern und unsere Wahrnehmung schärfen. Karlfried Dürckheim schrieb: »Beim Atmen nehmen wir unbewußt am größeren Ganzen teil.«

5
Kognitive Restrukturierung

»Wenn ich mit irgendeiner meiner Freundinnen oder meinen Angehörigen so sprechen würde, wie ich mit mir selbst spreche, wäre ich allein auf der Welt.«

Das sagte Amanda, eine Frau in den Vierzigern, der gerade bewußt wurde, wie grob ihre inneren Stimmen mit ihr umgingen. Immer wiederkehrende depressive Phasen und eine ganze Reihe chronischer körperlicher Beschwerden hatten Amanda in eine meiner Geist-Körper-Gruppen geführt. Sie lernte, daß wir alle anfällig für negative Gedankenmuster sind und daß diese sich endlos in unseren Köpfen wiederholen. Sie lernte auch, daß Frauen für ganz bestimmte negative Gedanken anfällig sind, die größtenteils zu unserem kulturellen oder familiären Erbe gehören. Einer von Amandas stets wiederkehrenden Gedanken war: »Aus mir wird nie etwas werden.« Es waren einige intensive Einzelgespräche nötig, bis Amanda erkennen konnte, daß dieser Glaubenssatz nicht nur grausam, sondern auch falsch war. Als sie schließlich in der Lage war, diesen Satz durch eine freundlichere und realistischere Einschätzung ihres eigenen Potentials zu ersetzen, begannen Amandas Depressionen und viele Ihrer physischen Symptome nachzulassen.

Amanda hatte einen Prozeß durchlaufen, den wir kognitive Restrukturierung nennen. Diese Technik wurde hauptsächlich von Aaron T. Beck, M. D., entwickelt und von David Burns, M. D., in größerem Rahmen verbreitet. Die kognitive Restrukturierung ist zu einem der wichtigsten Stützpfeiler der Geist-

Körper-Gruppen geworden, weil sich gezeigt hat, daß unsere Gedanken unseren emotionalen Zustand beeinflussen, welcher wiederum unseren körperlichen Zustand beeinflussen kann. Das bedeutet, einfach ausgedrückt, daß ich mit großer Wahrscheinlichkeit eines Tages schwer depressiv und obendrein voller Angst sein werde, wenn ich ständig denke, daß ich ein wertloser Nichtsnutz bin, der in allen beruflichen oder privaten Belangen versagen wird. Wenn diese Gedanken unvermindert anhalten und meine Depressionen und Ängste chronisch werden, werde ich auch anfällig für eine ganze Reihe körperlicher Störungen.

Kognitive Restrukturierung ist eine erprobte Methode, die uns hilft, unsere negativen Gedanken zu identifizieren, ihren Wahrheitsgehalt und ihre Gültigkeit zu hinterfragen und sie durch neue Gedankenmuster zu ersetzen, die ein freundlicheres Licht auf uns werfen und außerdem realistischer sind. Wenn wir, wie Amanda es tat, diese negativen Gedankenmuster »restrukturieren«, also um- bzw. neugestalten, befreien wir uns von einer der Hauptursachen für unser emotionales und körperliches Leiden. Wir können tyrannische Vorstellungen über Bord werfen, die ohne unsere Zustimmung, ja fast ohne unser Wissen, unser Bewußtsein unter ihre Kontrolle gebracht haben.

Ich wende die kognitive Restrukturierung bei Frauen an, die unter Ängsten und Depressionen leiden, ganz gleich, ob sie körperlich gesund sind oder nicht. Die Methode ist besonders gut für Frauen geeignet, weil Frauen viele spezifische, auf gesellschaftlicher Konditionierung beruhende negative Gedankenmuster mit sich herumtragen. So sind wir beispielsweise oft von negativen Gedanken über unseren Körper und unseren eigenen Wert »besetzt«. (Männern geht es genauso, doch in unserer Gesellschaft sind solche Gedankenmuster bei Frauen wesentlich häufiger anzutreffen.) »Ich bin fett«, ist für zahllose Frauen zu einem echten Mantra geworden, das oft selbst diejenigen vor sich hinmurmeln, die noch nicht einmal übergewichtig sind. Eine andere gesprungene Schallplatte wiederholt ständig den

Satz, der auch in Amandas Kopf kreiste: »Aus mir wird nie etwas werden.« Eine der destruktivsten Selbstsuggestionen ist: »Wenn ich nicht perfekt bin, bin ich überhaupt nichts wert.« Ich habe vielen Frauen geholfen, diese zerstörerischen Gedanken zu restrukturieren, ein Prozeß, der tiefgreifende positive Wirkungen auf Geist, Körper und Seele hat.

Kognitive Restrukturierung ist auch für Frauen mit spezifischen körperlichen Beschwerden sehr gut geeignet, weil jede dieser Störungen mit einer bestimmten Gruppe weit verbreiteter negativer Gedanken in Zusammenhang steht. Viele dieser Gedanken sind gnadenlose Selbstverurteilungen und gesellschaftliche Stigmen, die restrukturiert werden müssen, wenn Frauen sich von unnötigem Leiden befreien wollen.

Das negative Tonband im Kopf

Wie mein früherer Kollege Steven Maurer immer betonte, hat jeder von uns bestimmte »Bandschleifen« im Kopf – immer wiederkehrende Gedanken oder Sätze, die wir uns ständig vorsagen. Aufgrund meiner Erfahrungen kann ich sagen, daß bei den meisten Frauen etwa neunzig Prozent dieser Botschaften negativ sind. Nur wenige von uns wachen morgens auf, schauen in den Spiegel und sagen zu sich selbst: »Du siehst wunderbar aus!« Statt dessen sagen die meisten von uns Dinge wie: »Mein Gott, wie sehen meine Haare aus!« »Was soll ich nur mit diesen Oberschenkeln machen?« »Diese Falten werde ich nie mehr los.« »Ich werde bei diesem wichtigen Arbeitsprojekt versagen.« »Meine finanzielle Situation ist katastrophal.«

Wir tragen diese und andere negative, sich stets wiederholende Gedanken Tag und Nacht mit uns herum. Manche sind relativ gutartig, doch viele quälen uns, und einige zwingen uns durch ihre Härte allmählich in die Knie. Nach jahrelangem Abspulen nehmen diese Tonbänder, deren Botschaften nicht nur

169

unfair, sondern gewöhnlich auch falsch sind, ein Eigenleben an. Unsere innere Reaktion auf fast jede Situation wird unbewußt und automatisch: Jemand drückt einen Knopf, und sofort wird einer unserer größten (das heißt häßlichsten) Hits zum hunderttausendsten Male abgespielt.

Ich assistierte einmal bei der Leitung einer Konferenz für Gesundheitsexperten. Alle Teilnehmer hatten entweder einen Doktortitel der Medizin, der Philosophie oder Sozialwissenschaften. Viele waren führende Kapazitäten auf ihrem Gebiet. Bei einer Gesprächsrunde über kognitive Therapie forderte der Gruppenleiter, mit dem ich zusammenarbeitete, die Teilnehmer auf: »Sagen Sie mir einmal schnell, ohne lange nachzudenken, welche Tonbänder am häufigsten in ihrem Kopf ablaufen.« Die Antworten überraschten mich. Es waren durchweg erbarmungslose Selbstdiffamierungen wie: »Ich bin faul.« »Ich bin dumm.« »Ich bin fett.« »Ich bin ein Chaot.« »Ich werde es auf diesem Gebiet nie zu etwas bringen.«

Die kognitive Restrukturierung gibt uns die Möglichkeit, solche Tonbänder zu löschen und »neu zu bespielen« mit Botschaften, die fairer und wahrer sind. Der erste Schritt auf diesem Weg besteht darin, die Existenz dieser negativen Gedanken bewußt wahrzunehmen und anzuerkennen, weil sie sich gewöhnlich so automatisch abspulen, daß wir entweder gar nichts von ihnen wissen oder uns nicht im klaren über ihre Auswirkungen sind. Sehr nützlich ist es, wenn wir herausfinden, welchen Ursprung diese Sätze haben. Normalerweise sind die Botschaften das unheimliche Echo der Stimmen anderer. Das können Menschen aus unserer Kindheit sein – ein Elternteil, ein Bruder, eine Schwester oder ein Lehrer, dessen Urteil große Bedeutung für uns hatte, weil wir von ihm oder ihr abhängig waren. Auf den Tonbändern können sich aber auch Botschaften einer Person befinden, mit der wir gegenwärtig in Beziehung stehen und die Macht über uns hat oder der wir zuviel Macht über uns gegeben haben – ein unsensibler Arzt, ein kritisierender Ehepartner oder eine konkurrierende Freundin.

Lorretta Laroche ist eine wunderbare Humoristin aus Plymouth, Massachusetts, die Streßbewältigung mit Humor lehrt. Sie ist freie Mitarbeiterin der Fakultät des medizinischen Geist-Körper-Instituts und fordert Patienten (und alle anderen, die bereit sind zuzuhören) gewöhnlich auf, sich ihren Geist als Bus vorzustellen. Darauf folgt stets die unausweichliche Frage: »Wer *lenkt* denn Ihren Bus?« Ihr Chef? Ihre Schwiegermutter? Ihre Mutter? Ihr Vater? Ein Mann, der sich vor Jahren von Ihnen getrennt hat? Bei Menschen, die von negativen inneren Tonbändern kontrolliert werden, ist es immer irgend jemand, nur nicht sie selbst.

In manchen Fällen stammen die negativen Botschaften allerdings nicht von anderen Menschen, sondern sind der innere Ausdruck unserer eigenen schlimmsten Ängste und Befürchtungen. Wir lassen zu, daß die Stimme der Vernunft von den viel lauteren Stimmen der Angst und Beunruhigung übertönt wird. Doch diese Tonbänder können gelöscht werden, ganz gleich, ob sie aus der Vergangenheit, der Gegenwart oder von eigenen destruktiven Anteilen herrühren.

Zuerst müssen wir allerdings ihre Botschaften aufdecken, die wahr zu sein scheinen, bis wir sie tatsächlich ganz vernünftig untersuchen. Manche der negativen Botschaften enthalten einen Kern sinnvoller Selbstkritik, die sich in einen reißenden Strom des Selbsthasses verwandelt hat. Andere Tonbänder enthalten einen Schimmer der Wahrheit, der tiefere Wahrheiten verhüllt, Wahrheiten, die uns von Schande, Schuld und Selbstverleumdung befreien könnten. Der Prozeß, bei dem wir die tieferen Wahrheiten entdecken und falsche Botschaften mit produktiveren überspielen, umfaßt eine Reihe von Schritten, die jede Frau erlernen kann.

Mit vier Fragen die negativen Gedanken knacken

Kognitive Restrukturierung sollte eine Suche nach inneren Wahrheiten sein. Wenngleich solche Wahrheiten manchmal wirklich schmerzhaft sein können, sind sie kaum jemals schlimmer als das Leiden, welches wir uns zufügen, indem wir Tag für Tag Lügen und Halbwahrheiten über uns verbreiten. Die tieferen Wahrheiten, die meine Patientinnen entdecken, wenn sie mit der kognitiven Restrukturierung arbeiten, befreien sie von den strafenden Stimmen in ihren Köpfen. Die von mir gelehrte Methode der kognitiven Restrukturierung ist recht einfach, obwohl der Prozeß an sich nicht immer leicht ist. Er beginnt mit vier grundsätzlichen Fragen, die ich von führenden Anwendern der kognitiven Therapie übernommen und ein wenig abgewandelt habe. Bei dieser Methode müssen Sie zuerst eines Ihrer gewohnheitsmäßigen negativen Gedankenmuster identifizieren, die sich unablässig in Ihrem Kopf wiederholen. Über diesen negativen Gedanken stellen Sie sich dann die folgenden vier Fragen:

1. Trägt dieser Gedanke zu meinem Streß bei?
2. Wo habe ich dieses Gedankenmuster gelernt?
3. Ist dieser Gedanke logisch?
4. Entspricht dieser Gedanke der Wahrheit?

Bevor Sie ein automatisch ablaufendes negatives Gedankenmuster restrukturieren können, müssen Sie sich zunächst ehrlich mit diesem Gedanken konfrontieren, müssen seinen Ursprung und seine Auswirkungen untersuchen und ihn auf seine Logik hin überprüfen. Das ist der Sinn und Zweck dieser vier Fragen.

Eine meiner Patientinnen, Carol, fühlte sich durch den Streß in ihrem Leben permanent ausgebrannt. Ihr häufigster negativer Gedanke war: »Ich bin eine schreckliche Schlampe.« Ich stellte ihr die vier Fragen, damit sie diesen Gedanken und seine Auswirkungen auf ihr Leben – die sehr tiefgreifend waren –, erforschen konnte. Ja, der unablässig gegenwärtige Gedanke, daß sie eine Schlampe sei, trug zu ihrem allgemeinen Streß bei, indem er ihr ein Gefühl der Wertlosigkeit suggerierte. »Es gab Zeiten, da fürchtete ich mich buchstäblich davor, nach Hause zu gehen«, sagte Carol. »Ich wollte meine eigene Wohnung nicht betreten, weil sie mich an meine Unzulänglichkeit erinnerte.«

Wo hatte Carol dieses Gedankenmuster gelernt? Sie brauchte nicht lange, um die Hauptquelle zu identifizieren. Carols Schwiegermutter hatte am Zustand von Carols Wohnung ständig etwas auszusetzen. Früher hatte Carol sich nicht als Schlampe betrachtet. Doch es war ihr ganz offensichtlich wichtig, welches Bild ihre Schwiegermutter von ihr hatte, und deshalb konnte diese sie durch solche Urteile verletzen.

War Carols Gedanke logisch? Mit dieser Frage hatte sie Schwierigkeiten. »Was meinen Sie?« Ich formulierte meine Frage konkreter: »Nun, ist Ihre Wohnung wirklich verdreckt?« »Sie ist ziemlich unordentlich«, erwiderte sie. »Manchmal stapeln sich die Zeitungen und Zeitschriften, und oft hängen Hemden über den Stuhllehnen, und Schuhe liegen unter dem Eßtisch.« »In Ordnung, aber ist Ihre Wohnung so verschmutzt, daß man sich ekelt?« fragte ich, um zum Kern der Sache vorzudringen. »Natürlich nicht!« sagte Carol empört. »Sie ist nicht wirklich *schmutzig*, es liegen nur Sachen herum.«

Ich ging zur vierten und wesentlichen Frage über: »Entspricht also der Gedanke, daß Sie eine Schlampe sind, wirklich der Wahrheit?« Um eine Antwort auf diese Frage zu finden, tat Carol, was man beim Beantworten dieser vier Fragen stets tun sollte: Sie nahm sich Zeit und suchte nach einer ehrlichen Antwort, anstatt schnell und emotional zu reagieren. »Nein«, erwiderte sie. »In meiner Wohnung liegen oft Dinge herum, aber sie ist immer sauber.« Carol begann, ihr Heim genauer zu beschreiben, und es stellte sich heraus, daß es in der Tat *ziemlich* sauber war. Darüber hinaus war die Unordnung das oft unvermeidliche Resultat ihres hektischen Lebensstils. Carols Mann

mußte bis spätabends arbeiten, so daß sie neben ihrer Halb-
tagsstelle als Kellnerin die beiden Kinder praktisch allein versorgen mußte. Trotzdem hatte die Kritik ihrer Schwiegermutter
sie getroffen und, indem sie ihr ein Gefühl der Unzulänglichkeit
gab, erheblich zu ihrer Belastung beigetragen.

Durch das Identifizieren und Restrukturieren ihres negativen
Gedankenmusters wurde Carol zumindest von dieser Last befreit. Sie trug nicht mehr ständig Gefühle der Wertlosigkeit mit
sich herum, weil sie den Satz »Ich bin eine Schlampe« in »Mein
Heim ist ein wenig unordentlich, aber sauber« umwandeln
konnte. Von diesem Zeitpunkt an reagierte sie völlig anders,
wenn sie ihre Wohnung betrat und Unordnung sah. Anstatt
diese Unordnung als Beweis für ihre Unzulänglichkeit zu betrachten, betrachtete sie sie jetzt als Beweis dafür, wie anstrengend ihr Leben war. Sie hatte stets ihr Bestes getan, um alles
unter einen Hut zu bringen – ihre Arbeit, ihre Ehe, die Kinder
und die Haushaltsführung.

Ein wesentlicher Punkt bei der kognitiven Restrukturierung
ist die Notwendigkeit, sich für die Antworten Zeit zu lassen. Setzen Sie Ihre Intelligenz und ihre Selbstwahrnehmung präzise wie
einen Laserstrahl ein, und Sie werden überraschende Wahrheiten über ihre automatisch ablaufenden Gedankenmuster und
deren Einfluß auf Ihren geistigen und körperlichen Gesundheitszustand entdecken. In meinen Geist-Körper-Gruppen bilden je vier oder fünf Frauen Kleingruppen, in denen sie mit diesen Fragen arbeiten und die Antworten miteinander teilen. Oft
höre ich aus den verschiedenen kleinen Gruppen Seufzer der
Selbsterkenntnis. Die Frauen brechen häufig in Tränen aus,
wenn sie negative innere Tonbänder, die sie seit Jahren, manchmal seit Jahrzehnten quälten, löschen können. Das Aufdecken
der Unwahrheit dieser lange Zeit akzeptierten Glaubenssätze ist
oft wie die Befreiung aus einem geistigen Gefängnis.

Jennifer, eine Patientin, die an einer meiner Gruppen teilnahm, wünschte sich ein Kind und hatte fünf Fehlgeburten hinter sich. Jennifers schmerzhaftestes negatives Gedankenmuster

lautete: »Gott will nicht, daß ich ein Kind bekomme, weil ich eine schlechte Mutter wäre.«

Dieser Satz überraschte mich und die anderen Gruppenmitglieder, weil sie so warmherzig und fürsorglich wirkte – wie eine Frau, die eine wunderbare Mutter sein würde. Wo hatte sie dieses Gedankenmuster gelernt? Nach einiger Selbsterforschung deckte Jennifer eine lange vergessene Erinnerung auf. Sie war das älteste von vier Kindern, und ihre Eltern hatten ihr oft die Verantwortung für ihre jüngeren Geschwister übertragen. Als sie ungefähr zehn Jahre alt war, hatte eines der Geschwister etwas angestellt, und Jennifers Mutter machte Jennifer dafür verantwortlich. »Wenn du groß bist, wirst du eine schreckliche Mutter sein!« schrie sie wütend.

Das war es! Jennifer hatte nicht gewußt, daß das Tonband, das täglich in ihrem Kopf ablief, während sie mehrere Fehlgeburten betrauerte, in einer mehr als 25 Jahre zurückliegenden Szene mit ihrer Mutter aufgenommen worden war. Sie war diesen Satz nie losgeworden, weil er so verdammt schmerzhaft war, und jede neue Fehlgeburt schien die schneidenden Worte ihrer Mutter zu bestätigen. Natürlich konnte sie kein Kind gebären, dachte sie, weil sie es nicht verdiente, Mutter zu sein.

Dieser Durchbruch versetzte Jennifer in die Lage, tiefere Wahrheiten zu erforschen. Ja, sie hatte mit ihren kleinen Geschwistern einiges falsch gemacht, aber sie war ja selbst noch ein Kind gewesen, und ihre Eltern hatten ihr viel zuviel Verantwortung übertragen. Die Gruppenteilnehmerinnen ließen Jennifer wissen, daß sie sie als warmherzigen, liebevollen Menschen erlebten. Nachdem sie die Quelle dieser falschen und herzlosen Botschaft als Stimme aus der Vergangenheit identifiziert hatte, konnte Jennifer sich in der Gegenwart endlich klar sehen. Irgendwann im Gruppengeschehen rief sie plötzlich mit leidenschaftlicher Stimme aus: »Wißt Ihr was? Ich werde eine verdammt gute Mutter sein!«

Innerhalb der Monate, die Jennifer weiterhin unsere Gruppe besuchte, wurde sie nicht nur erneut schwanger, sondern brachte schließlich ein Kind zur Welt. Kürzlich feierte sie den ersten Geburtstag ihrer Tochter. Weder Jennifer noch ich wissen, ob die kognitive Restrukturierung dazu beigetragen hatte, daß sie tatsächlich ein Kind gebären konnte. Doch es gibt keinen Zweifel, daß sie zum Zeitpunkt der Geburt emotional bereit war, Mutter zu sein.

Vielleicht gelingt es Ihnen nicht, eine bestimmte Person aus Ihrer Vergangenheit oder Gegenwart klar als Urheber oder Urheberin Ihrer negativen inneren Botschaft zu identifizieren. Nehmen wir den Fall von Judy, einer hochangesehenen Universitäts-Professorin. Zwischen ihren Vorlesungen und denVorträgen vor Berufsverbänden hielt Judy häufig auch öffentliche Vorträge. Sie suchte mich auf, weil sie im Zusammenhang mit ihren Reden vor Publikum an Panikattacken litt. Jedesmal wenn sie sich erhob, um zu sprechen – was fast täglich der Fall war –, wurde sie von schrecklicher Angst überfallen, begann zu zittern, hatte Schweißausbrüche und andere physische und psychische Symptome. Als wir begannen, mit der kognitiven Restrukturierung zu arbeiten, erkannte Judy plötzlich, daß ihre Panikattacken mit einem einzigen quälenden Gedanken zusammenhingen: »Ich bin eine ganz schlechte Rednerin.« Dieser Gedanke lief so automatisch ab und war so stark von ihren Symptomen überschattet, daß sie ihn gar nicht als Verursacher ihrer Panikattacken erkannt hatte.

Judy wußte nicht, warum sie sich selbst als schlechte Rednerin betrachtete, und sie konnte auch nicht herausfinden, wer ihr diese Vorstellung suggeriert hatte. Doch es genügte ihr bereits zu wissen, daß dieser Gedanke eher der Angst als der Vernunft entsprang. Als wir über ihre Arbeit sprachen, wurde sowohl mir als auch ihr selbst klar, daß ihre Studenten ihre Seminare und Vorträge außerordentlich schätzten. Das taten auch ihre Kollegen, von denen sie oft Komplimente zu hören bekam. Während einer Sitzung restrukturierte sie ihr Gedankenmuster in: »Ich bin wirklich eine ausgezeichnete Rednerin!« Beim ersten Vortrag nach dieser Sitzung setzte eine Panikattacke ein, die wieder von dem Gedanken, daß sie eine schrecklich schlechte Rednerin sei, begleitet war. In diesem Augenblick forderte sie die innere Stimme mit folgenden Worten heraus:»Einen Moment, ich bin eine hervorragende Rednerin.« Die Panikattacke verschwand innerhalb von Sekunden.

Das Wissen um den Ursprung eines negativen Gedankenmusters kann zwar zu tiefen Einsichten führen, aber am wichtigsten ist die Restrukturierung dieses Musters, ganz gleich, ob wir seinen Ursprung kennen oder nicht. Vielleicht wurde Judys Angst durch die Verinnerlichung der kulturellen Botschaft verursacht, daß Frauen sich nicht als potente Führerinnen und Lehrerinnen zu profilieren haben. Wir wissen es nicht, aber für Judy war es am wichtigsten, die Lüge zu entlarven, damit sie ihre Panik verlor und voller Selbstvertrauen als kompetente Dozentin vor ihre Zuhörer treten konnte.

Restrukturierung des Denkens – freundlicher, sanfter, wahrer

Der Prozeß der Gedanken-Restrukturierung kann einfach oder komplex sein. Er ist einfach, wenn wir die Unrichtigkeit und Grausamkeit einer bestimmten negativen Botschaft klar erkennen können. Setzt sich das Gedankenmuster jedoch aus einer Mischung aus Wahrheit und Unwahrheit zusammen oder ist es eine »wahr klingende Lüge«, wird es komplizierter. In diesen Fällen müssen wir das Gewebe aus Einbildung und Wahrheit entflechten, eine Arbeit, die man manchmal mit der Mikrochirurgie vergleichen könnte. Doch Sie müssen kein Genie und keine Expertin sein, um sie zu bewältigen, wie ich Ihnen in Kürze noch demonstrieren werde. Vielleicht brauchen Sie jedoch die Hilfe einer engen Freundin, einer unterstützenden Gruppe oder einer Therapeutin/eines Therapeuten.
Meistens sind die Lügen in unseren automatisch ablaufenden Ge-

dankenmustern allerdings offensichtlich, und wir müssen nichts auseinanderdividieren. Sally, eine Teilnehmerin einer unserer Geist-Körper-Gruppen, war ein sogenannter »A-Typ«. Sie setzte all ihre Energie dafür ein, auf der Karriereleiter nach oben zu klettern. Als Nebenwirkung ihrer Bemühungen stellte sich ein schweres Burn-Out-Syndrom ein, sie stand immer kurz vor dem physischen und emotionalen Zusammenbruch. Wie bei Amanda, mit deren Fallgeschichte ich dieses Kapitel begann, lautete Sallys negatives Gedankenmuster: »Aus mir wird niemals etwas werden.«

Sally war noch nie klargeworden, daß dieser Gedanke der Motor für ihren Kampf war. Sie versuchte ständig, sich und anderen zu beweisen, daß aus ihr etwas werden würde, weil die quälende innere Botschaft das Gegenteil besagte.

Die Diskrepanz zwischen ihrem Gedankenmuster und ihrer äußeren Realität hätte nicht drastischer sein können. Sally *war bereits* eine außerordentlich erfolgreiche Managerin. Sie war in ihrem Unternehmen in eine hohe Position aufgestiegen, und ihr Lebensstil spiegelte ihren finanziellen Erfolg wider. Obwohl die anderen Gruppenmitglieder ihr durchweg Sympathie entgegenbrachten, fiel es ihnen schwer zu verstehen, wie jemand, der so komfortabel lebte und so erfolgreich war wie Sally, so denken und fühlen konnte.

Sally erlebte einen Durchbruch, als sie die zweite Frage beantwortete: »Wo habe ich dieses Gedankenmuster gelernt?« Sie erinnerte sich an mehrere Situationen aus ihrer Kindheit, in denen ihr Vater speziell zu ihr gesagt hatte: »Aus dir wird nie etwas werden.« Ihr negatives Gedankenmuster war die Stimme ihres Vaters, deren Echo bis heute in ihrem Kopf nachhallte.

Als Sally den Ursprung ihres Gedankenmusters aufgedeckt hatte, erkannte sie, daß es nicht ihre gegenwärtige Realität widerspiegelte. »Aus mir wird niemals etwas werden« war nichts als ein altes Tonband. Allerdings eines, das sehr viel Macht über sie hatte, weil seine Botschaft den ganzen Schmerz beinhaltete, den sie durch die Mißachtung ihres Vaters als kleines Mädchen erlebt hatte.

Nachdem die Spinnenweben in ihrem Kopf beseitigt waren, begann Sally, klar zu denken. Die Restrukturierung fiel ihr leicht: »Aus mir *ist bereits* etwas geworden!« Sie konnte sich zurücklehnen und ihren bemerkenswerten Erfolg sowie ihren komfortablen Lebensstil würdigen. Als andere Gruppenteilnehmerinnen ihr Komplimente machten, war sie in der Lage, diese Anerkennung anzunehmen. Sally fuhr fort, an ihrer Karriere zu arbeiten, doch sie tat es nun nicht mehr mit der verzweifelten Anstrengung eines Menschen, dessen Selbstwertgefühl bei jedem neuen Projekt oder mit jeder potentiellen Beförderung auf dem Spiel steht. Sallys Geschichte zeigt deutlich, wie hilfreich alle vier Schritte der kognitiven Restrukturierung sind. Hätte Sally die Quelle ihres negativen Gedankenmusters nicht identifiziert, wäre sie vielleicht auch nie in der Lage gewesen, die Tatsache zu verinnerlichen, daß sie außerordentlich erfolgreich war. Obwohl wir uns bei der kognitiven Restrukturierung auf Gedankenprozesse konzentrieren, funktioniert diese Methode am besten, wenn wir die Wahrheiten auf einer tiefen emotionalen Ebene aufnehmen.

Darüber hinaus zeigt Sallys Fall, auf welche Weise gesellschaftliche Werturteile in unsere Köpfe gelangen und großen Schaden anrichten. Die unsensible Einschätzung ihres Vaters hatte wahrscheinlich etwas mit der Tatsache zu tun, daß sie ein Mädchen war. Frauen, die schon als kleine Kinder mit solchen Botschaften konfrontiert werden, machen später im Leben die Erfahrung, daß die Gesellschaft es ihnen tatsächlich schwerer macht, irgend etwas zu erreichen. Dieser doppelte Schlag bürdet ihnen alle möglichen negativen Glaubenssätze auf: »Du wirst es nie schaffen.« »Du bist nicht intelligent genug.« »Du bist nicht stark genug.« Die kognitive Restrukturierung ist notwendig, um diese destruktiven Botschaften zu ändern.

Obwohl Sally an der Restrukturierung durchaus arbeiten mußte, war es ziemlich offensichtlich, daß ihre innere Botschaft einfach falsch war. Andere negative Botschaften sind viel trickreicher. Wie beispielsweise das negative Gedankenmuster, das von vielen Frauen als erstes genannt wird: »Ich bin fett.« Bei

Frauen, die für jedermann sichtbar an Übergewicht leiden (ich meine nicht, nur ein paar Pfund zuviel haben), kann diese innere Botschaft nicht als Lüge bezeichnet werden. Doch auch wenn sie wahr ist, verdeckt sie darunterliegende negative Selbsteinschätzungen. Solchen Frauen sage ich gewöhnlich: »Die Worte ›Ich bin fett‹ beschreiben einen physischen Zustand; das ist nicht das Problem. Wichtig ist der dahinter verborgene Gedanke oder das Gefühl, das Sie mit ›Ich bin fett‹ assoziieren.«

Normalerweise lautet die Antwort nach einigem Nachdenken etwa: »Ich bin ekelhaft.« »Ich hasse mich selbst.« »Ich bin es nicht wert, gut auszusehen.« »Ich habe Angst davor, Aufmerksamkeit auf mich zu ziehen.«

Diese Gedankenmuster können restrukturiert werden. Wenn ein Mensch übergewichtig ist, ist es nicht sinnvoll, diese Realität im Namen der kognitiven Restrukturierung zu leugnen. Doch es ist sehr hilfreich – ja, es kann heilend wirken –, diese Realität von den unbarmherzigen Gedanken und Gefühlen, die oft damit einhergehen, abzukoppeln. Die Tatsache, daß eine Frau übergewichtig ist, bedeutet nicht, daß sie ekelerregend oder hassenswert ist oder keine Liebe verdient hat. Sie muß jede Stimme – die der Gesellschaft ebenso wie die der Familienmitglieder, die aus der Vergangenheit wie die aus der Gegenwart, die inneren wie die äußeren –, welche Übergewicht mit Wertlosigkeit gleichsetzt, zurückweisen. Dann kann sie Gedanken wie »Ich bin ekelhaft« und »Ich hasse mich« restrukturieren, indem sie sich auf äußere und innere Qualitäten ihrer Person konzentriert, die sie erfreulich findet.

Ich praktiziere die kognitive Restrukturierung, um die Wahrheit zu finden, und nicht als neue Form der Verleugnung. Wenn wir einen negativen Gedanken haben, der einen Kern schmerzlicher Wahrheit enthält, ist es nicht sinnvoll, diese Realität neu zu strukturieren, um uns ein gutes Gefühl zu verschaffen. Solange wir diese Wahrheit nicht als Deckmantel für unseren Selbsthaß benutzen, sind wir besser beraten, wenn wir uns ehrlich mit ihr konfrontieren.

Nehmen wir einmal den Fall einer Frau, die ihre Kreativität lange Zeit unterdrückte, weil ihr Mann darauf bestand, daß sie sich ausschließlich um Heim und Kinder kümmerte. Ihr negatives Gedankenmuster lautete:»Ich habe mein Potential nicht gelebt.« Sie hat recht, und sie kann nur profitieren, wenn sie diesen Gedanken ehrlich untersucht, anstatt ihn voreilig zu restrukturieren. Wenn sie sich andererseits aber diesen Gedanken selbst um die Ohren schlägt, wird die Wahrheit verlorengehen. Dann wird sie sich mit weiteren negativen Gedanken wie:»Offensichtlich habe ich kein Talent« quälen. So ignoriert sie die wahren Gründe, die dazu führten, daß sie ihr Potential nicht lebte. Gründe, die überhaupt nichts mit einem Mangel an Talent zu tun haben. Sie bestraft sich selbst auf eine Weise, die sie in eine Sackgasse führt.

Wie Sie sehen, hat die kognitive Restrukturierung nichts mit hirnlosem Optimismus zu tun. Wir zwingen uns nicht unter allen Umständen ein Lächeln aufs Gesicht. Im besten Falle führt die kognitive Restrukturierung zu einem *realistischen* Optimismus, der uns ermutigt, uns mit harten Realitäten auseinanderzusetzen und doch gleichzeitig liebevoll mit uns selbst umzugehen.

Betrachten wir den Fall von Elaine, die völlig verzweifelt in einer meiner Geist-Körper-Gruppen auftauchte. Sie war vierzig Jahre alt und hatte sich vor kurzem einer Brustamputation (Mastektomie) unterziehen müssen, nachdem bei ihr Brustkrebs diagnostiziert worden war. Die Operation hatte ihrer Selbstachtung und sexuellen Identität einen schweren Schlag versetzt.

Als wir in der Gruppe begannen, mit kognitiver Restrukturierung zu arbeiten, identifizierte Elaine ihr wichtigstes negatives Tonband:»Ich werde nie mehr eine vollständige Frau sein.« Dieses sich permanent wiederholende Gedankenmuster hatte zu starken Selbstzweifeln geführt und eine tiefe Kluft zwischen ihr und ihrem Mann Tim entstehen lassen. Ungeachtet seiner gegenteiligen Beteuerungen hielt Elaine an ihrer Überzeugung fest, »beschädigte Ware« zu sein. In der Gruppe arbeitete Elaine hart daran, ihre verletzenden Gedankenmuster zu restrukturieren. Nach langem Kampf und vielen Tränen gelangte sie schließlich zu der Überzeugung, daß der Satz »Ich werde nie mehr eine vollständige Frau sein« zutiefst unlogisch und unrichtig war.

Es war nicht leicht für Elaine gewesen, dorthin zu gelangen, denn die Worte »Ich werde nie mehr eine vollständige Frau sein« enthielten einen Kern schmerzlicher Wahrheit, wenngleich sie unangemessen hart und verallgemeinernd waren. Sie hatte einen Teil ihrer weiblichen Anatomie verloren, und sie mußte diesen Verlust betrauern. Aber sie mußte *keinerlei* Urteil über ihre Weiblichkeit oder ihre Menschlichkeit akzeptieren. Plötzlich war Elaine in der Lage, ihr Gedankenmuster zu restrukturieren. »Wißt Ihr«, sagte sie vor der Gruppe, »vielleicht bin ich keine vollständige Frau, aber ich bin ein vollständiger Mensch.«

Elaines Restrukturierung betäubte nicht die durch ihre Mastektomie hervorgerufene Trauer. Aber sie heilte den Schmerz, den ihr eigener Verstand ihr zusätzlich aufgebürdet hatte. Ihre Selbstachtung war wiederhergestellt, und sie und Tim konnten zu einer liebevollen Kommunikation und erfüllten Sexualität zurückfinden.

In den meisten Fällen ist die kognitive Restrukturierung weniger komplex als in Elaines Fall. Wenn wir die vier Fragen über unsere automatisch ablaufenden negativen Gedanken stellen, werden wir feststellen, daß die meisten von ihnen eindeutig unlogisch und unrichtig sind. Elaines Geschichte demonstriert, daß negative Gedanken auch Bruchstücke der Wahrheit enthalten können. Wenn dies der Fall ist, ist es unsere Aufgabe, Wahrheit und Einbildung voneinander zu trennen. Wir müssen dann die Realitäten akzeptieren, die Lügen zurückweisen und neue Gedankenmuster kreieren, die unser neu gewonnenes Verständnis widerspiegeln. Diese neuen Gedanken sind ohne Ausnahme freundlicher, sanfter und wahrer.

Ich habe Elaines Geschichte auch deshalb erzählt, weil so viele Frauen mit ähnlichen Situationen konfrontiert sind. Wenn Sie mit Unfruchtbarkeit oder Wechseljahrbeschwerden fertig werden müssen oder eine Brustamputation oder Gebärmutterentfernung hinter sich haben, fühlen Sie sich vielleicht nicht mehr als »vollständige« Frau. Vielleicht ist Elaines Restrukturierung auch auf Sie übertragbar. Ja, Sie haben einen biologischen Aspekt der Weiblichkeit verloren, aber Sie haben weder als Frau noch als Mensch Ihre Ganzheit verloren. Andere negative Gedankenmuster, die gewöhnlich mit spezifischen Frauenleiden assoziiert werden, sind: »Ich werde nie mehr so attraktiv, vital und kreativ sein wie früher« (Menopause); »Ich habe keine Kontrolle über meinen Geist und meinen Körper« (PMS); »Ich werde nie mehr so schlank werden, daß ich mich attraktiv fühle« (Eßstörungen).

In Teil II dieses Buches biete ich viele Restrukturierungsmöglichkeiten für diese negativen Gedanken an, die ausnahmslos wahr klingende Lügen sind und transformiert werden können. Aber Sie müssen vor Ihren eigenen mentalen Fallen auf der Hut sein und auf Ihrem Weg zu innerer Wahrheit jeden einzelnen Stein umdrehen.

Was ist, wenn Sie wirklich hart an diesem Prozeß arbeiten und dennoch nicht herausfinden können, ob ein negativer Gedanke wirklich destruktiv ist? Vielleicht hilft Ihnen dabei die folgende, von Dr. David D. Burns aufgestellte Liste sogenannter kognitiver Verzerrungen oder Gedankenverirrungen. Fragen Sie sich, ob Ihr negatives Gedankenmuster unter eine dieser zehn Kategorien fällt. Wenn ja, sollten Sie die in diesem Kapitel gegebenen Ratschläge befolgen, um dieses Gedankenmuster nach bestem Wissen zu restrukturieren.

Definitionen kognitiver Verzerrungen

1. ALLES-ODER-NICHTS-DENKEN. Sie sehen die Dinge in Schwarz-Weiß-Kategorien. Wenn Ihre Leistung nicht perfekt ist, betrachten Sie sich als totale Versagerin.
2. ÜBERMÄSSIGES VERALLGEMEINERN. Sie betrachten ein ein-

zelnes negatives Ereignis als Teil einer endlosen Kette von Niederlagen.

3. SELEKTIVE WAHRNEHMUNG. Sie picken sich ein einzelnes negatives Detail heraus und reiten so lange darauf herum, bis Ihr Blick für die Realität getrübt ist, so wie der ganze Inhalt eines Wasserglases durch einen einzigen Tropfen Tinte getrübt wird.

4. ABQUALIFIZIEREN VON POSITIVEM. Sie weisen positive Erfahrungen zurück, indem Sie darauf beharren, daß diese aus irgendeinem Grunde »nicht zählen«. Auf diese Weise können Sie ein negatives Glaubensmuster aufrechterhalten, selbst wenn es eigentlich durch Ihre täglichen Erfahrungen widerlegt würde.

5. VOREILIGE SCHLÜSSE ZIEHEN. Sie interpretieren Ereignisse oder Situationen negativ, selbst wenn Ihre Schlußfolgerungen durch keinerlei Fakten untermauert werden. So ziehen Sie vielleicht beispielsweise automatisch den Schluß, jemand würde negativ auf Sie reagieren, ohne diese Person überhaupt zu fragen.

6. VERGRÖSSERN ODER VERKLEINERN. Sie übertreiben die Bedeutung von Dingen, die Ihnen ein schlechtes Gefühl geben (wie beispielsweise Ihre eigenen Fehler oder den Erfolg von jemand anderem), oder reduzieren positive Dinge (Ihre eigenen positiven Eigenschaften oder die Unvollkommenheit der anderen Person).

7. EMOTIONALES RATIONALISIEREN. Sie gehen davon aus, daß Ihre negativen Gefühle die Realität widerspiegeln: »Ich fühle das, deshalb muß es wahr sein.«

8. »ICH SOLLTE«-BOTSCHAFTEN. Sie versuchen, sich selbst mit »Ich sollte« und »Ich sollte nicht« zu motivieren, so als müßten Sie mit der Peitsche angetrieben und bestraft werden, bevor Sie irgend etwas tun könnten. Sie fühlen sich schuldig, wenn Sie nicht tun, was Sie Ihrer Meinung nach tun *sollten*.

9. (FALSCHE) ETIKETTEN ANBRINGEN. Anstatt Ihren Fehler zu

beschreiben, drücken Sie sich selbst ein negatives Etikett auf: »Ich bin eine Verliererin.« Wenn das Verhalten eines anderen Menschen Ihnen gegen den Strich geht, drücken Sie ihm genauso ein Etikett auf: »Er ist ein verdammter Nichtsnutz.«

10. PERSONALISIEREN. Sie betrachten sich selbst als Verursacher eines negativen äußeren Ereignisses, für das Sie in Wirklichkeit nicht maßgeblich verantwortlich waren.

Die Gans in der Flasche

Stellen Sie sich vor, vor Ihnen stünde eine große Glasflasche, in der sich eine große, gesunde und glückliche Gans befände. Wie können Sie die Gans aus der Flasche herausbekommen, ohne die Flasche zu zerbrechen oder die Gans zu verletzen?

Sind Sie blockiert? Ein kleiner Hinweis: Sie gehen zu konkret an das Problem heran.

Sind Sie immer noch blockiert? Ein weiterer Hinweis: Fragen Sie sich, wie die Gans überhaupt in die Flasche hineinkam.

Wissen Sie immer noch nicht weiter? Hier ein letzter Hinweis: Wo ist das Problem? Wo befinden sich die Gans und die Flasche?

Die Antwort auf diese Frage, über die Sie vielleicht einige Minuten nachgedacht haben, steckt in der urprünglichen Rätselaufgabe. Da ich Sie nur bat, sich die Gans in der Flasche *vorzustellen*, brauchen Sie nichts weiter zu tun, als die Gans in Ihrer *Vorstellung* zu entfernen. Sie können sich die Gans sowohl innerhalb als auch außerhalb der Flasche vorstellen.

Dieses Rätsel illustriert eine Tatsache, die ich meinen Patientinnen unermüdlich einschärfe: Viele unserer täglichen Sorgen und Ängste sind ebenso imaginär wie diese Gans in der Flasche. Wir stellen uns unentrinnbare Fallen vor, die nichts anderes als unsere schlimmsten Phantasien repräsentieren. Die »Gans-in-der-Flasche-Übung« zeigt uns, daß wir viele unserer Probleme lösen können, wenn wir erkennen, daß unser eigener Geist sie geschaffen hat – und auch wieder auflösen kann.

Nach der Teilnahme an meinen Geist-Körper-Programmen halten Patientinnen oft inmitten einer Panikattacke inne und sagen zu sich selbst: »Also, *das* ist jetzt eine Gans in der Flasche.« Sie erkennen plötzlich, daß die Quelle ihres inneren Aufruhrs nur in ihrem Kopf existiert. Dabei spielt es keine Rolle, ob sie sich über ungespültes Geschirr, unzufriedene Sprößlinge oder unerledigte Arbeitsprojekte Sorgen machten.

Das Rätsel von der Gans in der Flasche ist in der Tat eine Kurzversion der kognitiven Restrukturierung. Es ist ein Bild, das uns daran erinnert, auf welche Weise wir negative Vorstellungen wachrufen, die uns ängstlich und angespannt machen, Vorstellungen, die in der Realität meistens jeglicher Grundlage entbehren. Eine Möglichkeit, den Teufelskreis angsterzeugender Gedanken und Gefühle zu unterbrechen, besteht darin, innezuhalten und sich zu fragen: »Ist das eine Gans in der Flasche?« Sehr oft haben unsere alltäglichen Sorgen und Befürchtungen nicht mehr Substanz als der quakende Vogel, den wir uns vor unserem geistigen Auge vorstellen, wenn wir zum erstenmal über das Rätsel nachdenken.

Der Vergleich mit der Gans in der Flasche ist besonders hilfreich, um all jene kleinen, aber sich multiplizierenden Sorgen zu vertreiben, unter denen so viele Frauen leiden. Meine Patientinnen benutzen dieses Bild, um die kleinen Ängste und Ärgernisse aufzulösen, die andernfalls eine Lawine aus Angst und Wut hervorbringen würden. Eine meiner Patientinnen, Naomi, erzählte eine Geschichte, die dies perfekt illustriert.

Bevor sie sich auf den Weg zur Arbeit machte, bat Naomi ihren Mann, das Hähnchen aufzutauen, das sie zum Abendessen zubereiten wollte. Auf ihrem Weg nach Hause dachte sie: »Ich wette, er hat vergessen, das Hähnchen aufzutauen.« Mit diesem anscheinend harmlosen Gedanken begann Naomi, ihren Schneeball zu formen. Immer wütender werdend, dachte sie: »Solche Dinge vergißt er immer.« – »Ich habe es satt. Er erwartet von mir, daß ich ganztags arbeite, alle Einkäufe erledige und koche, und kann noch nicht einmal das verdammte Hähnchen auftauen.« – »Wir werden eine Auseinandersetzung darüber haben. Und ich weiß, wie wir uns auseinandersetzen. Es wird ein häßlicher Streit werden.« – »Ich werde aus unserer Wohnung ausziehen müssen.« –»Ich glaube, wir werden uns scheiden lassen.«

Als Naomi zu Hause ankam, war sie zum Angriff gerüstet. Sie lief in die Küche – wo natürlich das Hähnchen aufgetaut auf einer Platte lag. Hätte Naomi ihr Gedankenkarussell nur einen Augenblick angehalten und sich gefragt: »Ist das eine Gans in der Flasche?« (Oder: »Ist das ein Vogel in der Tiefkühltruhe?«), hätte sie sich eine Menge emotionalen und sogar körperlichen Streß ersparen können, denn jeder ihrer zunehmend wütenden Gedanken hatte die Kampf-oder-Flucht-Reaktion ausgelöst. Und selbst wenn er das verdammte Hähnchen nicht aufgetaut hätte – warum sollte sie das zum Prüfstein für ihre ganze Ehe machen?

Im folgenden beschreibe ich einige ähnliche Situationen und die im Dominoeffekt darauffolgenden negativen Gedanken. Diese Aussagen, die auf den Erzählungen meiner Patientinnen basieren, könnten alle durch die »Gans- in-der-Flasche-Frage« entschärft werden:

• Ich habe heute bei einem Kunden einen Fehler gemacht. Ich werde den Vertrag nicht abschließen können. Ich werde ein katastrophales Jahr haben. Ich werde meine Arbeitsstelle und meine Wohnung verlieren.

• Mein zehnjähriger Sprößling hat bei der Klassenarbeit eine Fünf bekommen. Er wird nie zur Universität gehen und studieren können.

• Ich stelle plötzlich fest, daß das Gericht, das ich für das Abendessen vorbereite, einige Zutaten enthält, gegen die mein Schwiegervater allergisch sein könnte. Er wird furchtbar krank werden. Nicht auszudenken, wenn er hier in meinem Eßzimmer stürbe.

• Seit drei Monaten treffe ich mich mit einem sehr netten

Mann. Wir wollen demnächst übers Wochenende zusammen wegfahren. Ich bin sicher, daß er sich aus dem Staub machen wird, wenn er zum erstenmal meine Oberschenkel sieht. Ich werde für den Rest meines Lebens allein bleiben müssen.

• Meine Tochter wurde von einem Jungen, den sie schon seit langem anhimmelt, zum Abschlußball eingeladen. Sie macht sich wirklich Sorgen, ob er tatsächlich erscheinen wird. Wenn nicht, wird sie sich furchtbar beschämt fühlen. Was ist, wenn sie so darunter leidet, daß sie ihre Schulausbildung abbricht? Wer weiß, vielleicht schließt sie sich sogar einer Sekte an.

• Meine Ärzte haben mir mitgeteilt, daß meine Brustbiopsie bei zwei verschiedenen Labors negativ ausgefallen ist. Wahrscheinlich ist mein Krebs in so fortgeschrittenem Stadium, daß sie Angst haben, mir die Wahrheit zu sagen.

Der Vergleich mit der Gans in der Flasche stellt eine unmittelbare Herausforderung für Gedankenmuster wie die oben beschriebenen dar, die alle ziemlich leicht durchschaubar sind. Es ist eine wichtige Übung, weil Frauen durch die irritierenden kleinen Botschaften, die täglich an ihrer Kraft und ihrem Selbstvertrauen zehren, schließlich den Halt verlieren können.

In gewissem Sinne ist die Gans-in-der-Flasche-Übung für die kognitive Restrukturierung, was die Minis für die Entspannungsreaktion sind. Mit anderen Worten, das Bild stellt eine kurze, häufig aber sehr effektive Version der kognitiven Restrukturierung dar, die in vielen Fällen anstelle eines länger dauernden Prozesses durchgeführt werden kann. Wie die Minis sollte auch die Gans-in-der-Flasche-Übung im Alltag angewandt werden, wenn destruktive Gedanken unseren Streß verstärken. Unser Chef macht beispielsweise eine leicht schneidende Bemerkung, und wir befürchten gleich, daß wir entlassen werden. Im Gegensatz dazu erfordern tiefer liegende Gedankenmuster wie: »Aus mir wird nie etwas werden« und: »Ich werde nie Mutter werden« eine gründlichere Erforschung, als sie mit der kognitiven Restrukturierung möglich ist.

Bei unserem Streben nach innerem Frieden profitieren wir sowohl von den Minis als auch von den länger dauernden Techniken zur Auslösung der Entspannungsreaktion. Auf die gleiche Weise profitieren wir von der Gans-in-der-Flasche-Übung bei Alltagssorgen und von der kognitiven Restrukturierung bei schwerwiegenderen Problemen und Angelegenheiten, die uns tagein und tagaus quälen.

Perfektionismus ist ein Bazillus

Die Gesellschaft »infiziert« Frauen mit bestimmten negativen Gedankenmustern. Normalerweise stecken wir uns in unseren Familien damit an, wenn wir noch sehr klein sind. Später werden diese Gedankenmuster durch soziales Lernen und die Medien verstärkt. Einige der häufigsten, durch gesellschaftliche Konditionierung geprägten negativen Gedankenmuster sind jene, die uns dazu bringen, uns unseres Körpers zu schämen. Eine damit verwandte negative Gedankenstruktur – eine ziemlich allumfassende – ist der starre Perfektionismus.

Viele von uns sind zu der Überzeugung gelangt, daß sie in bezug auf ihren Körper, ihr Verhalten, ihre Kreativität, ihre Elternschaft, ihre Beziehungen und ihre Fähigkeit, alle Aspekte ihres Lebens zu einer wunderschönen Steppdecke zusammenzunähen, zur Perfektion gelangen müssen. Bleiben wir hinter diesen selbstgestellten Erwartungen zurück, fällt unsere Selbsteinschätzung vernichtend aus: Wir schaffen es einfach nicht.

Viele Frauen werden von inneren Stimmen verfolgt, die sie dafür heruntermachen, daß sie nicht jede Situation mit Bravour meistern. Dieser verrückte und ungesunde Perfektionismus läßt bei ihnen ein Gefühl der Hilflosigkeit zurück, wenn sie ihre Ziele nicht erreichen, von denen viele von vornherein unerreichbar waren (viele Frauen stellen unrealistisch hohe Erwartungen an sich selbst). Extremer Perfektionismus beraubt Frauen ihrer Lebenskraft, da sie das Gefühl haben, nie genug tun zu können. Und deshalb ist Perfektionismus ein Bazillus – er macht Frauen krank.

Mit Hilfe der kognitiven Restrukturierung können wir die dem Perfektionismus zugrundeliegenden mentalen Verzerrungen aufdecken. Perfektionismus kann tatsächlich so destruktiv sein, daß er die meisten von Dr. Burns' zehn kognitiven Verzerrungen mit sich bringt: Alles-oder-Nichts-Denken, Pauschalisierung, selektive Wahrnehmung, Abwertung des Positiven, Minimierung, emotionales Rationalisieren, »Ich-sollte«-Botschaften und (falsche) Etikettierung. Wenn wir die Techniken der kognitiven Restrukturierung anwenden, können wir endlich erkennen, was wir uns im Namen des Perfektionismus selbst antun. Das versetzt uns in die Lage, die Tyrannei unerreichbar hoher Standards zurückzuweisen.

Frances, eine vierzig Jahre alte Frau, die ständig unter Erschöpfungszuständen litt, war verheiratet, hatte zwei kleinere Kinder und arbeitete halbtags als Datentypistin. Hier eine typische Szene aus Frances' Leben: Bereits erschöpft nach einem mit Arbeit und Haushaltspflichten angefüllten Tag, hatte sie gerade das Abendessen für ihre Familie zubereitet. Sie gab ihrem vierjährigen Sohn von dem Orangensaft, den sie mittags gekauft hatte, und er begann zu weinen. Er war aufgebracht, weil sie doch hätte wissen müssen, daß er Orangensaft nicht ausstehen kann. Er mag Apfelsaft. Obwohl sie den ganzen Tag gearbeitet hatte, sich um die Wäsche gekümmert, die Kinder rechtzeitig von der Tagesstätte abgeholt und eine schmackhafte Mahlzeit zubereitet hatte, fühlte sie sich wie eine totale Versagerin.

Frances' Überzeugung, daß sie perfekt sein müsse, ließ sie in einige von Dr. Burns' Fallen tappen: Alles-oder-Nichts-Denken (ein Fehler, und sie ist eine Versagerin), Pauschalisierung (aus einem negativen Ereignis wird eine endlose Kette von Niederlagen), Abwertung des Positiven und Reduzierung der guten Dinge, die sie erreicht hatte.

Ein weiteres Handicap der perfektionistischen Frau ist ihre

Neigung zu selektiver Wahrnehmung: Sie pickt sich ein einzelnes negatives Detail heraus und reitet so lange darauf herum, daß ihr Selbstbild schließlich völlig getrübt wird. Nehmen wir beispielsweise die Managerin, die sich mit ihrem männlichen Vorgesetzten trifft, um mit ihm über ihre Arbeit und ihr Leistungsprofil zu sprechen. Er versichert ihr, daß sie ausgezeichnete Umsätze erzielt hat, hervorragend mit Kunden umgehen kann und ihre Fähigkeiten, neue Projekte zu planen, sehr vielversprechend seien. Im kommenden Jahr solle sie die Kundenwerbung noch etwas aggressiver betreiben. Er beendet das Gespräch mit der Bemerkung, daß ihr eine Beförderung bevorstehe. Doch unsere Managerin verbringt die nächsten Tage mit einem einzigen Gedanken im Kopf: Beim Hereinholen von Aufträgen habe ich miserable Arbeit geleistet. Sie ist besessen von dieser Bemerkung ihres Vorgesetzten und nimmt an, daß er ihre Leistung allgemein niedrig einschätzt, ungeachtet der Tatsache, daß er all ihre Stärken vorbehaltlos lobte! Sie läßt nicht einmal seine Andeutung, daß sie eine Beförderung zu erwarten habe, an sich heran. Sie verliert völlig die Perspektive, bis sie schließlich so weit ist, daß sie tatsächlich ein Entlassungsschreiben erwartet.

Natürlich können Männer unter den gleichen negativen Gedankenmustern leiden. Der Druck am Arbeitsplatz lastet besonders stark auf Männern, die oft in die gleichen mentalen Fallen tappen wie unsere weibliche Managerin. Doch die Gesellschaft erwartet seltsamerweise von Frauen, alles zu schaffen – und zwar perfekt. Gemäß der unnachgiebigen gesellschaftlichen Konventionen wird von uns erwartet, daß wir absolut sexy und gleichzeitig absolut mütterlich sind. Absolut fügsam zu Hause und absolut hart im Beruf, absolut verfügbar für unsere Ehepartner und gleichzeitig absolut engagiert in sozialen Dingen. Kein Wunder, daß viele von uns einen einzigen Ausrutscher als Anzeichen für den totalen Zusammenbruch betrachten. Und die neuen Erwartungen, die an Frauen der neunziger Jahre gestellt werden, haben nicht die alten *ersetzt*, sondern wurden einfach obendrauf gepackt.

Berufstätige Frauen haben es heute besonders schwer, sich gegen extreme Erwartungen abzugrenzen, weil sie durch die gesellschaftlichen Strukturen oft in die Zwickmühle geraten: Wenn sie nicht perfekt sind, kann ihre Welt tatsächlich einstürzen. Denken wir an die alleinerziehende Frau, die ihre beiden schulpflichtigen Kinder mit ihrer Arbeit als Rezeptionistin ernährt. Aufgrund mehrerer grippaler Infekte hat sie bereits alle Tage, die ihr für den Krankheitsfall zustehen, verbraucht. Außerdem hat sie einen unbarmherzigen Vorgesetzten, der bereits sein Mißfallen über ihre Fehlzeiten ausdrückte. Nun hat eine ihrer Töchter in einer Schulaufführung die Hauptrolle bekommen und wünscht sich sehnlichst, daß ihre Mutter an dem großen Tag im Zuschauerraum sitzt. Soll die Frau ihren Vorgesetzten um einen freien Tag bitten und riskieren, daß er ihn ihr vom Gehalt abzieht? Was ist, wenn ihre finanzielle Lage so angespannt ist, daß sie nicht einmal diesen Verlust verkraften könnte? Und was ist, wenn ihr Chef so verstimmt ist, daß er sogar mit schlimmeren Sanktionen droht? Und wie werden sie und ihre Tochter sich fühlen, wenn sie die Schulaufführung verpaßt?

Das Leben mancher Frauen befindet sich in einem prekären Gleichgewicht, und ein kleiner Fehler kann das ganze Gebäude zum Einsturz bringen. Diese Frauen brauchen kognitive Restrukturierung, um ihr Gefühl für Harmonie und ihre Perspektive wiederzugewinnen. Die berufstätige Frau mit dem unfreundlichen Chef wird für ihr Dilemma und das ihrer Tochter keine perfekte Lösung finden. Doch welchen Weg sie auch wählt, sie kann ihn mit Nachsicht für sich selbst gehen und Verständnis dafür aufbringen, daß ihre Zwangslage es ihr unmöglich macht, perfekt zu sein.

Ich hatte viele perfektionistische Patientinnen, die nachts nicht schlafen können, weil sie über ein bestimmtes Arbeitsprojekt nachgrübeln, das sie am nächsten Tag im Büro präsentieren sollen. Sie wachen um zwei Uhr morgens auf, und die Kettenreaktion negativer Gedanken beginnt. Das »Schneeballdenken« der Perfektionistin läuft etwa so ab: »Ich kann nicht mehr einschlafen.« – »Ich werde morgen erschöpft sein.« – »Meine Erschöpfung wird dazu führen, daß ich bei meiner Präsentation kläglich versage.« – »Wir werden den neuen Auftrag verlieren.« – »Ich werde meine Arbeit verlieren.« – »Ich werde den Rest meines Lebens in Elend zubringen.«

Was als Angsthauch beginnt, wird zum Sturm der Verzweiflung. Perfektionismus und die damit einhergehende gnadenlose Verzerrung der Realität lassen keinen Raum für den geringsten menschlichen Fehler. Während die Schlaflose mit allergrößter Wahrscheinlichkeit nicht entlassen wird, ganz gleich, wie müde sie am nächsten Tag ist, verschlimmert die Spirale ihrer angstvollen Gedanken auf jeden Fall ihre Schlaflosigkeit. Wenn Sie sich in einer solchen Situation wiederfinden, sollten Sie ein Mini machen und sich daran erinnern, daß solche Gedanken Nacht-Gänse in verschieden geformten Flaschen sind. Falls das nichts nützt, unterziehen Sie Ihre Gedanken dem Vier-Fragen-Realitätstest. Der extreme Hang zum Perfektionismus hat bei vielen Frauen nichts mit gegenwärtigen Belastungen, sondern mit Stimmen aus der Vergangenheit zu tun. Die 64jährige Jody, die von Berufs wegen Partys ausrichtete, litt unter permanenten Migränekopfschmerzen, die sie mit Streß in Verbindung brachte. Zusammen mit ihrem Mann, der einen Laden besaß, hatte sie innerhalb der letzten fünf Jahre dreimal die Stadt gewechselt. Der letzte Umzug war der belastendste gewesen: Das Paar ließ ein wunderschönes Heim, ein einigermaßen einträgliches Geschäft und die räumliche Nähe ihres ältesten Sohnes zurück. Zweifellos trugen diese Streßfaktoren zu Jodys emotionalem und körperlichem Leiden bei. Als ich jedoch begann, ihren emotionalen Zustand ein wenig zu hinterfragen, stellte sich heraus, daß sie Schwierigkeiten hatte, sich auf das neue gesellschaftliche Umfeld einzustellen. Sie befand sich wieder in einer neuen Stadt, und es war ihr sehr wichtig, einen neuen Freundeskreis zu schaffen. Ihre Migräne wurde stets dann am stärksten, wenn sie Besuch in ihr neues Haus eingeladen hatte.

»Ich weiß, daß ich eine Perfektionistin bin«, sagte Jody.

»Wenn ich Leute einlud, mußte alles perfekt sein. Wenn es nicht so war, und es war nie so, setzten die Kopfschmerzen ein. Ich fragte mich permanent: ›Wie finden sie das Haus? Das Essen? Unsere Einrichtung?‹«

Es war der Beruf dieser Frau, Partys auszurichten, und sie war damit erfolgreich. Trotzdem machte sie sich wie besessen Sorgen darüber, daß sie für etwas schlecht beurteilt werden könnte, was offensichtlich eines ihrer größten Talente war. Ich arbeitete mit Jody, um ihre negativen Gedanken über ihre Einladungen kognitiv zu restrukturieren. Und es dauerte nicht lange, bis sie erkannte, daß sie in der Tat wunderbare Partys ausrichten konnte, ganz gleich, ob es sich um private Partys in ihrem eigenen Haus oder um Gesellschaften bei anderen Leuten handelte. Die wesentliche Frage blieb jedoch: »Wo hast du diese negativen Gedankenmuster gelernt?«

»Mir wurde schließlich bewußt, daß ich als Kind nie positive Rückmeldungen bekam«, sagte Jody. »Ich weiß, daß meine Eltern mich liebten, aber sie konnten es nie zeigen. Deshalb weiß ich vielleicht, daß ich geliebt oder anerkannt werde, aber ich fühle es oft nicht. Das sind die Momente, in denen sich der Schmerz in meinem Kopf manifestiert. Ich brauche Worte, die es mir beweisen.«

Als Jody erst einmal erkannt hatte, woher ihre Urteile über sich selbst stammten, war sie in der Lage, ihr Denken zu restrukturieren. Sie mußte auch lernen, sich selbst zu bemuttern und ihre Gefühle zu erforschen und auszudrücken. Auf dieses Thema werde ich in den nächsten drei Kapiteln näher eingehen. Jodys Wandlung begann, als sie entdeckte, daß der Ursprung ihrer perfektionistischen Neigung in ihrer Kindheit lag und dazu geführt hatte, daß sie ihre Talente und ihren Wert für andere falsch beurteilte. Im Laufe der Zeit wurden die Migräneanfälle schwächer und hörten schließlich ganz auf.

Auf Frauen mit körperlichen Krankheiten kann sich Perfektionismus besonders grausam auswirken. So geben sich zum Beispiel viele Frauen mit Brust- und Unterleibskrebs die Schuld an ihrem körperlichen Zustand. Sie haben sich nicht perfekt ernährt, oder ihr Umgang mit Gefühlen war nicht perfekt, und nun machen sie sich Sorgen darüber, daß sie den Preis für diese Versäumnisse in Form einer lebensbedrohlichen Krankheit zahlen müssen. Andere glauben, sie hätten mit der Untersuchung eines Knotens oder anderer Symptome zu lange gewartet, und machen sich nun Vorwürfe, wenn die Prognose ungünstig ist.

Vielleicht enthalten diese Gedanken einen kleinen wahren Kern, doch die Frauen benutzen diesen, um sich mit Selbstanklagen zu bestrafen. Von welcher Frau kann man erwarten, daß sie sich perfekt ernährt und perfekt mit ihren Gefühlen umgehen kann? (Die Rolle, die Gefühle bei der Krebsentstehung spielen, ist umstritten, doch wenn psychische Faktoren zur Entstehung dieser Krankheit beitragen, sind sie nur ein Aspekt unter vielen.) Man kann keine Frau für emotionale Zustände oder Verhaltensweisen verantwortlich machen, die sie weder als ungesund erkennen noch unter Kontrolle bringen konnte, weil sie ihr unbewußt waren. Außerdem zögern viele Frauen den Arztbesuch hinaus, weil sie an sich gar keine ungewöhnlichen oder beängstigenden Symptome wahrnahmen oder schlicht und ergreifend Angst hatten. Wenngleich dieses Hinauszögern in keinem Fall gutzuheißen ist, ist es jedoch oft verständlich.

Einer meiner Brustkrebspatientinnen, Cindy, war von ihrem Arzt mitgeteilt worden, daß der Knoten in ihrer Brust gutartig sei. »Aber ich werde ihn beobachten«, sagte er. Das tat er und bestand weiterhin darauf, daß der Knoten gutartig sei. Nach einigen Monaten, in denen der Knoten gewachsen war, holte Cindy die Meinung eines zweiten Facharztes ein. Als sich nun herausstellte, daß es sich um Brustkrebs handelte, machte Cindy sich Vorwürfe. »Ich hätte es wissen müssen.« Es dauerte mehrere Sitzungen lang, bis ich sie überzeugt hatte, daß sie keine Schuld hatte. Ich erinnerte sie daran, daß sie ängstlich und besorgt gewesen war, sich also in einem psychischen Zustand befunden hatte, in dem es ihr schwergefallen war, weitere Meinungen einzuholen, andere Spezialisten aufzusuchen, und so weiter. Ich fragte sie auch, ob sie Grund gehabt hätte, an der Kompetenz ihres Arztes zu zweifeln. Die Antwort lautete: »Nein«. Sie hatte seine Vorgehensweise immer als äußerst sorgfältig empfunden, und daher war es verständlich, daß sie ihm vertraut hatte.

Viele meiner Patientinnen, die unter ihrer Unfruchtbarkeit leiden oder bereits mehrere Fehlgeburten hinter sich haben, beschuldigen sich selbst und führen irgendeine Unvollkommenheit in ihrem Verhalten als Grund für ihre Kinderlosigkeit an. Die negativen Gedankenmuster reichen von: »Ich kann nichts richtig machen« über: »Ich werde eine schlechte Mutter sein« bis hin zu: »Ich hätte früher versuchen müssen, ein Kind zu bekommen.« Frauen, die bereits mehrere Fehlgeburten hinter sich haben, betrachten bereits den kleinsten Fehler als Ursache für die vorzeitige Beendigung der Schwangerschaft. Eine Frau, die vor ihrer Fehlgeburt mit dem Auto unterwegs gewesen war, klagte sich an: »Ich hätte überhaupt nicht reisen sollen.« Diese negativen Gedanken entbehren ganz offensichtlich jeder Grundlage. Und doch können die Frauen, die von solchen Gedanken tyrannisiert werden, sich nur befreien, indem sie diese Gedankenmuster einem rigorosen Realitätstest unterziehen.

Ganz gleich, ob wir krank oder gesund sind, der Perfektionismus fordert seinen Tribut, indem er uns unserer Selbstachtung sowie der Fähigkeit beraubt, in unserem täglichen Leben entspannt und gelassen zu sein. Ich spreche hier natürlich nicht vom vernünftigen Perfektionismus, den man vielleicht als gesundes Streben nach ausgezeichneter Leistung definieren könnte. Ich beziehe mich hier ausschließlich auf den rigiden Perfektionismus, der keinen Raum für Irrtümer, Erschöpfung oder gar Experimente läßt. Nutzen Sie die Techniken der kognitiven Restrukturierung, so gut Sie können, um irrationalen Perfektionismus aus Ihrem Herzen und Ihrem Kopf zu verbannen. Ihr Körper wird es Ihnen danken.

Kognitive Restrukturierung in der Praxis

Ich praktiziere die kognitive Restrukturierung mit meinen Patientinnen in Einzelsitzungen, aber auch, wie bereits erwähnt, in meinen Gruppen. Ich habe festgestellt, daß es Frauen leichter fällt, ihre negativen Gedankenmuster zu hinterfragen und zu transformieren, wenn sie dabei Unterstützung von anderen erhalten. Bedenken Sie: Bei den meisten von uns spulten sich die schmerzhaften, kritischen Tonbandaufzeichnungen im Kopf zwanzig, dreißig oder vierzig Jahre lang in völliger Einsamkeit ab. Es ist nicht leicht, sie zu verändern. Ein unterstützendes, fürsorgliches Umfeld kann uns dabei helfen, selbst wenn es nur aus einer einzigen Person besteht. Wir profitieren nicht nur von der emotionalen Unterstützung, sondern auch davon, daß ein weiteres Augenpaar, ein weiteres Ohrenpaar die Dinge sieht und hört, daß jemand anders die Dinge objektiver betrachten kann, wenn wir der Falle unseres destruktiven Denkens scheinbar nicht entkommen können.

Manche inneren Botschaften sind so schmerzhaft, daß sie langdauernde Depressionen und/oder Angstzustände verursachen können. In solchen Fällen rate ich, einen Therapeuten oder eine Therapeutin aufzusuchen, der oder die Sie bei Ihrer Arbeit mit der kognitiven Restrukturierung unterstützen kann. Diese Arbeit kann man zusätzlich mit anderen Formen der Psychotherapie sowie mit Meditation kombinieren. Selbst wenn Sie nicht an einer klinisch manifesten Depression leiden, kann eine auf kognitive Therapie spezialisierte Therapeutin Sie außerordentlich darin unterstützen, sich von Ihren tyrannischen inneren Botschaften zu befreien.

Sie können sich aber auch mit einer Freundin oder einem Familienmitglied zusammensetzen und sich gegenseitig die vier Fragen über Ihre schlimmsten negativen Gedankenmuster stellen. Während Sie an der Reihe sind zu sprechen, kann Ihr Gegenüber Ihre Antworten niederschreiben. Dann können Sie versuchen, Ihr Gedankenmuster zu restrukturieren. Falls Sie auf eine Blockade stoßen, können Sie um eine Rückmeldung bitten, erwarten Sie aber nicht, daß die andere Person Ihnen die Arbeit abnimmt. (Es ist kontraproduktiv und entspricht nicht den Prinzipien guter therapeutischer Arbeit, wenn man für das negative Gedanken- oder Gefühlsmuster einer Person sofort eine Lösung anbietet.) Sie können dann die Rollen tauschen und Ihrer Partnerin oder Ihrem Partner zuhören, wenn sie oder er die vier Fragen über ihr oder sein negatives Tonband beantwortet.

Wenn sie die kognitive Restrukturierung allein praktizieren, könnten Sie Ihr negatives Gedankenmuster und Ihre Antworten auf die vier Fragen aufschreiben. Viele Patientinnen empfanden das als hilfreich. Selbst das Niederschreiben des negativen Gedankenmusters allein hat bereits therapeutischen Wert: *Das ist sie – die Quelle von soviel Leid.* Falls Sie nicht sicher sind, ob ein negativer Gedanke sich wirklich destruktiv auswirkt, sollten Sie sich David Burns' Liste der kognitiven Verzerrungen vornehmen und schauen, ob Ihr Gedankenmuster unter eine dieser Kategorien fällt.

Manche meiner Patientinnen führen tatsächlich ein »Tagebuch der Verzerrungen«, in dem sie die automatisch ablaufenden negativen Gedankenmuster täglich niederschreiben. Diese Aufzeichnungen sind ein eindrucksvolles Zeugnis dafür, wieviel Leiden durch mentale Heimtücke verursacht wird. Meine Patientinnen benutzen die Tagebücher auch, um diese Gedankenmuster zu untersuchen und zu restrukturieren und um die neuen Gedankenmuster festzuhalten und sich daran zu erinnern, nach ihnen zu leben.

Ungeachtet Ihres gegenwärtigen Gesundheitszustandes möchte ich Ihnen empfehlen, die Entspannungsreaktion auszulösen (siehe Kapitel 3), bevor Sie versuchen, mit der kognitiven Restrukturierung zu arbeiten. Ich meine damit nicht, daß es notwendig ist, die Entspannungsübung unmittelbar vor der Restrukturierungsübung durchzuführen, sondern daß Sie sich durch das regelmäßige Anwenden der Entspannungstechniken eine Basis schaffen

sollten, auf der Sie Ihre mentalen Veränderungen angehen können. Bewußte Entspannung hilft dabei, Geist und Körper von
übermäßigen Spannungen zu befreien, die unserem Bemühen,
klar zu denken und zu fühlen, entgegenstehen könnten. So können die Entspannungsreaktion und die kognitive Restrukturierung zusammenwirken.

Bei Ihrer Arbeit an Ihren negativen Gedankenmustern sollten
Sie offen für Worte, Sätze und Ideen sein, die Ihre Perspektive
plötzlich verändern. Viele meiner Patientinnen wurden durch
eine spontane Erkenntnis transformiert. Ich hielt einmal einen
Vortrag vor Teilnehmerinnen des Geist-Körper-Programms für
kinderlose Frauen, in dem ich eine Patientin aus einer meiner
früheren Gruppen zitierte: »Ich habe die Jahre zwischen zwanzig und vierzig damit verbracht, mich wegen meiner Unfruchtbarkeit elend zu fühlen.« Dieses Zitat traf eine der Gruppenteilnehmerinnen, Helen, wie ein Schock. Sie war 34 Jahre alt
und hatte die Jahre seit ihrem dreißigsten Geburtstag mit den
vergeblichen Versuchen, ein Kind zu bekommen, zugebracht.
Zahllose High-Tech-Behandlungen waren fehlgeschlagen, und
die gesprungene Schallplatte in ihrem Kopf wiederholte unablässig: »Ich werde mich niemals gut fühlen, wenn ich kein eigenes Kind bekommen kann.« Plötzlich erkannte sie, daß sie nicht
gewillt war, den Rest ihrer Dreißiger in psychischem Elend zu
verbringen, ein Gedanke, der sie tiefer berührte als die gesprungene Schallplatte. Helen und ihr Mann adoptierten einen Jungen, und Helen bezeichnet den erwähnten Augenblick als Wendepunkt – als den Durchbruch der Erkenntnis, der zur Adoption
eines Kindes führte.

Wenn Sie die kognitive Restrukturierung praktizieren, sollten
Sie nicht vergessen, daß Sie kein Genie sein müssen, um es richtig zu machen. Sie müssen lediglich Ihren gesunden Menschenverstand einsetzen und sich entschließen, Ihren eigenen Gedan-
kengängen mit soviel Offenheit wie möglich zu begegnen.
Erinnern Sie sich daran, daß jeder Mensch negative Gedankenmuster hat und daß die meisten davon Halbwahrheiten oder

krasse Falschmeldungen sind. Jede(r) von uns besitzt emotionale Weisheit, und das ist alles, was Sie brauchen, um die negativen Gedankenmuster einzufangen.

6
Heilung durch Selbstfürsorge

Erinnern Sie sich einmal an eine Zeit, in der Sie bis über beide Ohren verliebt waren. In Ihren Augen war das Objekt Ihrer Zuneigung wahrscheinlich ein Individuum von unvergleichlicher Intelligenz, Anmut und Güte. Sie demonstrierten Ihre Hingabe mit einem ununterbrochenen Fluß von Geschenken und freundlichen Gesten. Wenn Sie doch einmal zufällig einen seiner oder ihrer kleinen Fehler bemerkten, betrachteten Sie diese als Zeichen der Menschlichkeit, die die betreffende Person für Sie nur noch *attraktiver* machten. Diese frühe Phase einer Beziehung spiegelt das, was wir oft als bedingungslose Liebe bezeichnen und was gewöhnlich nur ein paar Wochen oder Monate andauert. Es ist eine goldene Zeit, in der alles, was Ihr Partner tut, einfach wunderbar ist.

Wann haben Sie sich *selbst* das letztemal mit so bedingungsloser Liebe behandelt?

Wenn es Ihnen geht wie den meisten meiner Patientinnen, wird es Ihnen schwerfallen, sich daran zu erinnern, und es überrascht Sie wahrscheinlich nicht zu erfahren, daß Sie damit nicht allein sind, daß viele Frauen sich selbst die Liebe und Fürsorge vorenthalten, die sie anderen uneingeschränkt geben. Nur zu oft wurden wir Frauen darauf konditioniert, für andere zu sorgen, unsere Energien auf die Bedürfnisse von Ehepartnern, Familienmitgliedern und sogar Fremden zu konzentrieren. Weil wir zur Selbstlosigkeit erzogen werden, trauen wir uns nicht, uns Zeit für uns selbst, für unser eigenes Vergnügen, unser Wachstum und unsere Weiterentwicklung zu nehmen. Vielen von uns mangelt es an dem gesunden Gefühl für ihre persönlichen Rechte, das die Grundlage der Selbstachtung bildet.

Dieses Phänomen hat viele Namen, von denen Ihnen manche vielleicht vertraut sind: Selbstverleugnung, Co-Abhängigkeit, die außengesteuerte Persönlichkeit, das Helfersyndrom. Es spielt keine Rolle, welchen Namen wir ihm geben. Das Wesentliche dabei ist, daß die Neigung, für andere zu sorgen und sich selbst zu vernachlässigen unter Frauen weit verbreitet ist, selbst unter denen, die es besser wissen. Ich kenne hochintelligente, gebildete Frauen, die trotz eines hohen Bewußtseinsniveaus in einem Muster der Selbstvernachlässigung steckenbleiben.

Soziologen, Psychiater und Psychologen haben das Problem der Selbstlosigkeit und geringen Selbstachtung bei Frauen schon lange erkannt. Meiner Ansicht nach ist dieses Problem jedoch nicht ausschließlich ein psychologisches. *Es ist ein gesundheitliches Problem.* Das unablässige Sorgen und Bemühen von Frauen, die sich nie eine Pause gönnen, fordert seinen Tribut, indem es auf Kosten ihrer emotionalen *und* physischen Gesundheit geht. In mehreren Studien über die Zusammenhänge zwischen Psyche und Körper wurde Selbstverleugnung mit Autoimmunkrankheiten und sogar mit dem Fortschreiten verschiedener Krebsarten in Verbindung gebracht.

Betrachten wir uns beispielsweise die aus den sechziger Jahren stammenden Forschungsberichte von George F. Solomon, M. D., und seinem Kollegen Rudolph Moos, Ph. D., von der *Stanford University.* Diese beiden Forscher werteten die Persönlichkeitsmerkmale von Frauen aus, die an rheumatischer Arthritis litten, eine Autoimmunkrankheit, die mit äußerst schmerzhaften Gelenkentzündungen einhergeht. Sie beschrieben diese Gruppe von Patientinnen als allgemein »ruhig, introvertiert, verläßlich, gewissenhaft, eingeschränkt im emotionalen Ausdruck (insbesondere im Ausdrücken von Wut), angepaßt, aufopfernd mit einer Neigung zur Unterordnung, empfänglich für Kritik, distanziert, überaktiv und geschäftig«. In einer später durchgeführten Studie an Frauen, die nicht an rheumatischer Arthritis litten, fanden sie diese Zusammenstellung von Charakterzügen nicht.

Auch wenn emotionale Unterdrückung, Angepaßtheit und Selbstaufopferung rheumatische Arthritis vielleicht nicht direkt verursachen, scheinen diese Eigenschaften zumindest doch zum Fortschreiten der Krankheit beizutragen. In drei Jahrzehnten klinischer Arbeit fand Dr. Solomon heraus, daß an Arthritis und anderen Autoimmunkrankheiten leidende Frauen, die anfangen, ihre Bedürfnisse durchzusetzen und sich selbst zu nähren, nicht nur ihr Selbstwertgefühl, sondern auch ihren körperlichen Zustand verbessern können. Indem sie endlich ihre emotionalen Bedürfnisse wahrnehmen und erfüllen, können sie ein gewisses Maß an Kontrolle über die entzündlichen Prozesse gewinnen.

Auch ich habe in meiner klinischen Praxis Beweise dafür gefunden, daß Frauen mit niedrigem Selbstwertgefühl, die sich für andere aufopfern, anfälliger für verschiedene körperliche Symptome und Erkrankungen sind. Wenn diese Frauen lernen, sich selbst gegenüber fürsorglich zu sein, steigt ihre Selbstachtung, und ihr Gesundheitszustand verbessert sich deutlich. Frauen, die an körperlichen Erkrankungen leiden, können ihre Genesung beschleunigen, wenn sie sich selbst bemuttern.

Patientinnen, die mehrere Fehlgeburten hinter sich haben, an Unfruchtbarkeit, Krebs, chronischen Schmerzzuständen, Migräne oder Autoimmunkrankheiten leiden, brauchen und verdienen mehr Freude in ihrem Leben, weil sie in Streß ersticken. Frauen in den Wechseljahren, die sich mehr Zeit für sich selbst nehmen, machen aus dem »Wechsel des Lebens« eine Zeit, in der ihnen neue Energien und Möglichkeiten zufließen.

Im letzten Kapitel habe ich Ihnen demonstriert, wie hart wir in Gedanken mit uns selbst umspringen, und in diesem Kapitel möchte ich Ihnen bewußt machen, wie wir diese negativen Gedanken in die Tat umsetzen. Auf wie viele unterschiedliche Arten verleugnen wir uns? »Lassen Sie mich die Wege zählen«, um Elizabeth Barrett Browning zu zitieren. Wir nehmen uns im Alltag nicht genug Zeit für erfreuliche Aktivitäten, die nichts anderem als unserem eigenen Vergnügen dienen. Wir schauen auf andere, die uns ein gutes Gefühl in bezug auf unseren Körper, unsere Talente, unser Heim, unsere Kleidung und unseren Wert als menschliche Wesen geben sollen. Wenn wir uns tatsächlich erlauben, vergnüglichen Aktivitäten nachzugehen, zerstören wir das schöne Gefühl hinterher oft durch gnadenlose Selbsturteile. Unter dem Deckmantel von Ernährungs- oder Gesundheitsprogrammen bestrafen wir uns für ein einmaliges Schwelgen in Süßigkeiten oder fettem Essen. Oft gehen wir Beziehungen ein, in denen wir von unseren Partnern erwarten, unser Selbstwertgefühl zu stärken, und wir ignorieren praktisch unsere eigenen Bedürfnisse, während wir uns auf der Suche nach Möglichkeiten befinden, mit denen wir die bedingungslose Liebe dieser Person erlangen können.

Natürlich trifft das nicht auf alle Frauen zu. Wenn Sie sich selbst in keiner dieser Beschreibungen wiederfinden, brauchen Sie sich gar nicht näher mit diesem Kapitel zu beschäftigen. Doch viele von uns haben Risse im Selbstwertgefühl, und bei manchen von uns ist da nur ein schwarzes Loch. Unser Gefühl, etwas zu verdienen, geht nicht sehr tief. Vielleicht *denken* wir, wir verdienten Liebe, Fürsorge und Mitgefühl, doch sehr oft *fühlen* wir es nicht in unserem Herzen. Diese Kluft hat zu einigen ernsthaften Mißverständnissen in bezug auf das Problem der Selbstlosigkeit und geringen Selbstachtung unter Frauen geführt. So haben sich beispielsweise die Medien häufig über das Streben nach Selbstachtung lustig gemacht, als handle es sich dabei lediglich um eine Freizeitbeschäftigung von Psychoschwätzern. In der amerikanischen Taschenbuchausgabe von »Was heißt schon emanzipiert« (*»Revolution from within«*), ihrem wichtigen Werk über die Selbstachtung von Frauen, dokumentiert Gloria Steinem die bösartigen Attacken der Medien auf das Buch, als es erstmals als gebundene Ausgabe erschien. Sie beschreibt auch die Medienschelte gegenüber einer kalifornischen Sonderkommission, die die Auswirkungen von geringem Selbstwertgefühl untersuchte und herausfand, daß geringe Selbstachtung »einen der Hauptfaktoren« bei schwerwiegenden sozialen Problemen wie Kriminalität, Drogen- und Alkoholmißbrauch, Teenager-Schwangerschaften, Abhängigkeit von der Sozialhilfe und Kindesmißhandlung darstellt. Dieser Aufzählung würde ich noch die Gesundheitsprobleme von Frauen hinzufügen. Die Auswirkungen geringer Selbstachtung auf Seele und Körper sind nicht auf die leichte Schulter zu nehmen.

Betrachten wir uns, welche Auswirkungen das geringe Selbstwertgefühl auf Lorrie hatte, die Karriereberaterin, deren erfolgreiche Arbeit mit Entspannungstechniken ich in Kapitel 3 beschrieb. Lorrie wuchs bei Eltern auf, die nicht in der Lage waren, ihren Kindern einfach nur Liebe und Zuneigung zu geben, ohne Bedingungen daran zu knüpfen. Für Lorrie und ihre Geschwister war dies oft schwierig und schmerzhaft. Alle vier hatten emotionale Probleme sowie Verhaltens- und Lernstörungen. »Die Botschaft, die ich von meinen Eltern erhielt«, sagte Lorrie, »lautete, daß ich Großes erreichen müsse, um etwas wert zu sein. Heute fühle ich mich so, als hätte ich überhaupt nichts erreicht.« Die Eltern brachten Lorrie und ihren Geschwistern bei, ausschließlich erfolgsorientierte Aktivitäten als wertvoll zu betrachten. »Bis heute fällt es uns allen schwer, etwas zu tun, das nichts mit diesem Erfolgsstreben zu tun hat«, sagte sie. »Wir haben Schuldgefühle, wenn wir uns einfach nur entspannen und ein wenig regenerieren wollen.«

Obwohl ihr Vater sie nicht körperlich mißhandelte, erinnerte sich Lorrie an sehr viele Gelegenheiten, bei denen er ihre Privatsphäre verletzte. »Wenn man sich das Innerste der eigenen Seele als Haus vorstellt, dann fühlte ich mich in meiner Kindheit so, als ob mein Vater in mein Haus einbrechen und alles darin zerstören würde.«

Im Laufe der Jahre entwickelte Lorrie, die heute vierzig ist, eine Vielzahl von physischen Symptomen und litt unter Angstattacken sowie einer klinisch manifesten Depression. Sie hatte schwerwiegende Probleme mit dem Magen-Darm-Trakt, so daß sie manchmal wochen- oder monatelang im Bett liegen mußte. Viele Jahre ihres Lebens waren von häufigen Krankenhausaufenthalten bestimmt, bei denen sie sich immer wieder Magen-Darm-Untersuchungen und Operationen unterziehen mußte. Es fiel ihr schwer, eine Liebesbeziehung aufrechtzuerhalten, was zum größten Teil auf ihr geringes Selbstwertgefühl und ihre Wut auf Männer zurückzuführen war. Die Liste der Medikamente, die sie im Laufe der Jahre gegen ihre psychischen und körperlichen Störungen geschluckt hatte, ist zu lang, um sie wiederzugeben.

Der Wendepunkt in Lorries Leben kam, als sie an einer unserer Geist-Körper-Gruppen teilnahm und sich um ihre eigenen Bedürfnisse zu kümmern begann. Sie nahm sich nicht nur Zeit zur Entspannung (was ihr sehr schwerfiel), sondern auch für andere Dinge, die ihr Freude machten, wie Treffen mit Freunden, Kirchenaktivitäten und Ausgehen. Lorrie erlebte unsere Gruppe, wie ich es mir stets für meine Patientinnen wünsche: als eine Gelegenheit, endlich gut für sich selbst zu sorgen. Für Lorrie bedeutete das, Dinge zu tun, die ihr einfach Freude machten, die Gesellschaft der anderen Gruppenteilnehmerinnen zu genießen, ihre Freundschaften zu pflegen und sich in ihren eigenen »privaten Raum« zurückzuziehen, ohne sich schuldig oder ängstlich zu fühlen.

Nachdem sie begonnen hatte, sich in Gedanken und mit Taten liebevoll und mitfühlend um sich selbst zu kümmern, ließen ihre Symptome allmählich nach. Heute ist sie in der Lage, ihre Magen-Darm-Probleme unter Kontrolle zu bringen, und ihre Fähigkeit, in der Welt zurechtzukommen, hat sich beträchtlich verbessert. Bevor sie an unserem Programm teilnahm, hatte sie in einem Zeitraum von sieben Jahren jährlich mehrere Krankenhausaufenthalte überstehen müssen. Seither mußte sie kein einziges Mal mehr ins Krankenhaus. Außerdem hatte sie früher viele Therapeuten und Therapeutinnen konsultiert, doch erst kürzlich fand sie eine, die ihr half, ihre Angstzustände und Depressionen zu überwinden. In der Therapie erlaubte sich Lorrie, ihre Wut auf ihre Eltern auszudrücken. Jetzt ist sie allmählich zu dem Punkt gelangt, wo sie ihnen vergeben kann. Schließlich fand sie noch eine Arbeit in einem Team von Männern, die sie mag und denen sie vertraut. Lorrie wünscht sich immer noch einen Lebensgefährten, aber sie läßt sich nicht mehr wie früher auf oberflächliche sexuelle Beziehungen ein, die ihre Selbstachtung nur weiter untergraben. Sie verwendet ihre freie Zeit darauf, ihre Interessen und Freundschaften zu pflegen und ihre spirituelle Entwicklung zu fördern.

Natürlich haben wir nicht alle so schwerwiegende Probleme mit unserem Selbstwertgefühl wie Lorrie, doch bei vielen geht das Gefühl, etwas wert zu sein und etwas zu verdienen, ebenfalls nicht sehr tief. Unsere periodischen Angstanfälle, Depressionen und körperlichen Erkrankungen können oft direkt oder indirekt mit diesem unterschwelligen Mangel in Verbindung gebracht werden. Manche von uns erwecken vor sich selbst und anderen den Anschein eines hohen Selbstwertgefühls und betrügen sich damit nur selbst. Wie es wirklich um unsere Selbstachtung bestellt ist, können wir herausfinden, wenn wir folgende Fragen ehrlich beantworten:

- Nehme ich mir täglich Zeit für mein eigenes Vergnügen?
- Hängt mein Selbstwertgefühl größtenteils von der Anerkennung, den Geschenken oder der Dankbarkeit anderer ab?
- Habe ich das Gefühl, daß meine Bedürfnisse nur erfüllt werden, wenn ich gebe?
- Beziehe ich mein Identitätsgefühl hauptsächlich aus meinen Fähigkeiten als Versorgerin?

In diesem Kapitel möchte ich Ihnen praktische Möglichkeiten zur Erfüllung Ihrer eigenen Bedürfnisse aufzeigen. Wenn Sie sie nutzen, können Sie sich aus Ihrer Abhängigkeit vom Verhalten anderer lösen und sich mit sich selbst gut fühlen. Der Schlüssel liegt darin, sich selbst die Fürsorge angedeihen zu lassen, die Sie sich wünschen, indem Sie sich Zeit für Aktivitäten nehmen, die

Ihnen Freude schenken und Ihre Seele befriedigen. So wie wir unsere Gedanken der Selbstverleugnung in ehrlichere und verständnisvollere ändern müssen, müssen wir auch unsere selbstverleugnenden Handlungen für unser Selbst befriedigende ändern. Es mag seltsam klingen, aber ich bin zu der festen Überzeugung gelangt, daß ein wesentlicher Teil unserer Gesundheitspflege darin besteht, gut zu uns selbst zu sein.

Gesundes Vergnügen

Ist es tatsächlich vorteilhaft für unser körperliches Wohlergehen, wenn wir gut zu uns selbst sind? Nach Ansicht des Psychologen Robert Ornstein, Ph. D., und David Sobel, M. D., Autoren des Buches »Gesundheit durch Lebensfreude«, ist die Antwort auf diese Frage zweischneidig. Ornstein und Sobel vertreten die Ansicht, daß »die gesündesten Leute anscheinend die sind, die das Vergnügen lieben, die das Vergnügen suchen und sich Vergnügen schaffen«. Obwohl sie eine gesunde Ernährung und einen gesunden Lebensstil befürworten, sind sie davon überzeugt, daß unsere Kultur einen Weg zur Gesundheit weist, der Vergnügen strikt versagt – bis hin zu absurden Auswüchsen. Darüber hinaus zitieren sie interessante wissenschaftliche Studien, die ihre Ansichten stützen. Diese Studien belegen unter anderem, daß ein sinnenfrohes Leben sehr gesund sein kann, wie eine Reihe von medizinischen Tests bewiesen hat.

Eine positive Stimmungs- und Gefühlslage stärkt das Immunsystem und wurde in einigen Studien mit der vollständigen Heilung von Krankheiten in Verbindung gebracht. Was bringt Menschen in eine positive Stimmungs- und Gefühlslage? Nach Ansicht von Ornstein und Sobel sind das hauptsächlich ein unterstützendes soziales Umfeld von liebevollen Freunden und Angehörigen, vergnügliche Aktivitäten, von kreativen Hobbys bis hin zu Ferienreisen, und der verantwortliche Umgang mit sinnlichen Genüssen, solange diese die Gesundheit nicht auf einer anderen Ebene untergraben (wie beispielsweise das Rauchen) oder auf Kosten der Bedürfnisse anderer Menschen ausgelebt werden. Die Freude, die gute Literatur, Malerei, gute Kinofilme und musikalische Ereignisse schenken können, ist zweifellos Seelennahrung und, wie manche Forschungsergebnisse nahelegen, durchaus auch förderlich für die physische Gesundheit. Ornstein und Sobel vertreten sogar die Meinung, daß die oftmals verpönte Gewohnheit, bestimmten Essens- und Trinkgenüssen zu »frönen«, unsere Stimmung heben kann, ohne unsere Gesundheit zu bedrohen – wenn sie sich in Maßen hält.

Es folgen einige Forschungsergebnisse, die die These des »gesunden Vergnügens« stützen. Sie sind nach den fünf Sinnen geordnet.

SEHEN: Der Forscher Aaron Katcher und seine Kollegen fanden heraus, daß Menschen, die ein Aquarium voller farbenfroher, tropischer, zwischen Pflanzen und Felsen umherschwimmender Fische betrachteten, nicht nur in einen entspannten Zustand gelangten, sondern auch eine deutliche Absenkung des Blutdrucks aufwiesen. Bei Patienten, die zuvor an hohem Blutdruck litten, sanken die Werte häufig auf ein normales Niveau. Diese Wirkung wurde größtenteils aufgehoben, wenn die Testpersonen danach aufgefordert wurden, in ein leeres Aquarium zu blicken. Offensichtlich wirkt es sich beruhigend auf unseren Geist und unseren Körper aus, wenn wir uns die Zeit nehmen, schöne visuelle Eindrücke zu genießen.

HÖREN: Obwohl eine meiner Studien keinen Beweis für die positive Wirkung von Musik auf das Schmerzempfinden bei einem diagnostischen Eingriff erbrachte (siehe Kapitel 2), haben andere Studien zweifelsfrei gezeigt, daß Musik Ängste und Schmerzen bei Patienten vor oder nach Operationen deutlich reduziert. Musik wurde auch erfolgreich zur Behandlung von Depressionen, chronischen Schmerzzuständen, einschließlich

Kopfschmerzen, sowie zur Bekämpfung der Nebenwirkungen bei der Krebsbehandlung und bei Opfern von Unfällen und Brandkatastrophen eingesetzt. In einer bestimmten Studie wies der Musiktherapeut und Forscher Mark Rider nach, daß Krankenschwestern, die durch unregelmäßige Arbeitszeiten gestreßt waren, nach dem Hören von Tonbandkassetten mit Entspannungsübungen, gelenkter Phantasie und besänftigender Musik weniger Streßhormone im Blut hatten als zuvor.

RIECHEN: Obwohl über die physiologischen Auswirkungen der Aromatherapie (die Anwendung verschiedener, hauptsächlich angenehmer Düfte zur positiven Veränderung emotionaler und physischer Prozesse) noch mehr geforscht werden muß, wird ihre Wirksamkeit bereits durch einige Studien bestätigt. Bei einem Experiment stellten die Forscher den an Überwachungsmonitore angeschlossenen Testpersonen streßerzeugende Fragen. Einige der Testpersonen erhielten vor der Befragung eine Duftdusche. Die Forscher fanden heraus, daß der Duft zimtgewürzter Äpfel die Streßreaktionen bei den Probanden milderte, ihren Blutdruck senkte, ihren Herzschlag und ihre Atmung verlangsamte und ihre Muskeln entspannte.

SCHMECKEN: Bestimmte Nahrungsmittel bewirken die Ausschüttung von Neurotransmittern – Gehirnchemikalien –, die mit positiven Stimmungen und Gefühlen in Verbindung gebracht werden. So zeigte sich beispielsweise, daß Nahrungsmittel mit hohem Kohlehydratanteil, wie zum Beispiel Nudel- und Getreidegerichte, die Ausschüttung von Serotonin stimulieren, einem Neurotransmitter, der uns entspannt, angstlösend und schlaffördernd wirkt. Tierversuche mit süßen Nahrungsmitteln legen den Schluß nahe, daß süße Nahrung auch beim Menschen zu einer verstärkten Ausschüttung von Endorphinen, den bekannten schmerzlindernden und stimmungsaufhellenden Gehirnchemikalien, führt.

BERÜHRUNG: Über die positiven psychischen und physischen Auswirkungen von Berührung wurden inzwischen so viele wissenschaftliche Daten gesammelt, daß man damit ein ganzes Buch füllen könnte. Einen guten Einstieg in dieses Gebiet bietet Ashley Montagus Buch »Körperkontakt«. Seine Entdeckungen wurden von neueren wissenschaftlichen Forschungen bestätigt, aber auch noch ergänzt. Sowohl in Tierversuchen als auch in Versuchen am Menschen zeigte sich, daß frühe Berührungen und Liebkosungen bei Neugeborenen in bezug auf das Wachstum einen deutlichen positiven Langzeiteffekt haben. Kann Berührung aber auch dazu beitragen, uns vor Krankheit zu schützen? In einer Studie, die der Psychiater George F. Solomon, M. D., gemeinsam mit Kollegen durchführte, wurde nachgewiesen, daß Ratten, die als Neugeborene viel berührt und gestreichelt wurden, im Laufe der Zeit ein stärkeres Immunsystem entwickeln. Die Psychiaterin Gail Ironson, M. D., von der *University of Miami*, wies nach, daß sich die Immunzellenfunktion bei HIV-Positiven, die Massagen erhielten, deutlich verbesserte.

Obgleich ich der Beweisführung von Ornstein und Sobel nicht in allen Punkten folge (ich bin beispielsweise der Ansicht, daß sie die Risiken des Alkoholgenusses und der fettreichen Ernährung herunterspielen), betrachte ich den von ihnen in »Gesundheit durch Lebensfreude« vertretenen allgemeinen Standpunkt als wissenschaftlich sinnvoll. Diese und andere Studien legen den Schluß nahe, daß unsere Nerven-, Immun- und kardiovaskulären Systeme sinnliche Erfahrungen genauso »genießen« wie unsere Psyche. Der Anblick von schönen Dingen, das Hören melodischer Klänge, das Riechen angenehmer Düfte und köstlicher Aromen sowie liebevolle Berührungen sollten nicht als hedonistische Schwelgereien verunglimpft werden. Sie sind Pforten zur Freude und Sinnerfüllung, die unser Wohlbefinden beträchtlich steigern können.

Worauf freuen wir uns? Was beflügelt unsere Seele und schenkt uns Hoffnung und Inspiration? Die Antworten auf diese

211

Fragen beziehen in den meisten Fällen auch die Sinne mit ein, denn durch sie empfangen wir das Leben und die Liebe – ob in Form von schönen Anblicken oder Düften in der Natur, von Aromen der Nahrung, die uns erhält, von Klängen, die die Seele berühren (ganz gleich, ob sie von zwitschernden Vögeln oder CDs stammen), oder von Berührungen von Menschen, deren Fürsorge und Unterstützung uns Halt gibt.

Was bedeutet das für Frauen und ihre Gesundheit? Leider kann man ihnen nicht einfach ein Rezept ausstellen, auf dem steht:»Genießen Sie sinnliche Erfahrungen.« Im allgemeinen stehen Frauen, denen es an vergnüglichen oder erfreulichen Erfahrungen mangelt, durch die Belastungen ihres Alltags ständig unter Streß. Oft handelt es sich bei ihnen um die sich selbstaufopfernde Versorgerin oder um die »Superfrau«, die sich in ihrem Versuch, ihre Familie glücklich zu machen oder gesellschaftliche Normen zu erfüllen, verausgabt haben. Außerdem kann es sein, wie ich bereits erwähnte, daß es ihnen (unbewußt) an dem Gefühl mangelt, etwas Gutes verdient zu haben – ein Gefühl, das sie andernfalls dazu motivieren würde, sich um die Erfüllung ihrer eigenen Bedürfnisse zu kümmern. Diese Frauen (vielleicht sind auch Sie eine von ihnen) sind zu dem Schluß gelangt, daß sie keine Zeit haben, sich zu entspannen, und sich auf keinen Fall Zeit für so »frivole« Aktivitäten, die keinem anderen Zweck als ihrem eigenen Vergnügen dienen, *nehmen* können.

Es kommt unserer Gesundheit zugute, wenn wir unsere emotionalen, körperlichen, sinnlichen und spirituellen Bedürfnisse erfüllen. Und doch versagen wir uns oft selbst die Zeit und die Freiheit, gut für uns selbst zu sorgen. Für unsere Gesundheit und unser Wohlergehen ist es jedoch unbedingt erforderlich, daß wir uns diese Zeit und diese Freiheit gönnen.

Sich Zeit nehmen

Deirdre arbeitete seit Jahren als Kinderfrau bei einer Familie mit drei Kindern. Als sie und ihr Mann ein eigenes Kind bekamen, mußte Deirdre um freie Zeit bitten, und sie machte sich Sorgen darüber, daß ihre Arbeitgeber sich eine andere Kinderfrau suchen könnten. Sie war froh, als sie feststellte, daß diese gar nicht daran dachten, denn sie liebte ihre Arbeit, und das Wohl der Kinder lag ihr wirklich am Herzen. Als sie jedoch später eine Betreuung für ihr eigenes Baby gefunden hatte und ihre Arbeit wiederaufnahm, begann sie sich in ihrer ausschließlich fürsorgenden Rolle überfordert zu fühlen. Obwohl sie es genoß, Mutter zu sein, hatte sie das Gefühl, daß von allen Seiten jemand an ihr zerrte.

Ich riet Deirdre, die an einer meiner Gruppen teilnahm, sich Zeit für sich selbst zu nehmen, und zwar nicht nur, um die Entspannungsreaktion auszulösen (was ich ihr ebenfalls empfahl), sondern auch, um sich Freude zu verschaffen, die nicht von irgend jemand anderem abhing. Sie begann mit kleinen Dingen, ließ sich beispielsweise maniküren, was nicht nur ihrer äußeren Erscheinung zugute kam, sondern ihr ermöglichte, etwas zu tun, von dem nur sie allein profitierte.

An einem Tag im Spätfrühling kam Deirdre dann auf die Idee, die örtliche Baum- und Pflanzenschule aufzusuchen, und sie tat etwas, das ihr selbst und ihren Angehörigen angesichts des geringen Familieneinkommens und ihrer sonst üblichen Vorsicht fast charakterlos erscheinen mußte: Sie gab dreihunderfünfzig Dollar für Pflanzen aus. Sie fuhr die Pflanzen im Kofferraum ihres Autos nach Hause und stellte sie auf die Terrasse vor dem Haus. Für den Rest des Frühlings und Sommers saß sie nun häufig auf der Terrasse und genoß die leuchtende Vielfalt der in allen Regenbogenfarben blühenden Pflanzen.

Für andere zu sorgen war Deirdres Beruf. Sie hatte ihn bewußt gewählt und liebte all ihre Kinder – das eigene und die anderen. Sie liebte ihre Arbeit, und sie genoß es, Mutter zu sein. Doch sie litt, weil diejenigen ihrer eigenen Bedürfnisse, die nichts mit ihrer Identität als Versorgerin zu tun hatten, nicht erfüllt wurden. Sich um diese Topfpflanzen zu kümmern, die außer etwas Wasser ab und zu nichts von ihr forderten, bedeutete für sie, sich um sich selbst zu kümmern. Die Veranda wurde zu ihrem Platz, ihrer Möglichkeit, wann immer ihre Alltagspflichten ihr etwas freie Zeit ließen, Schönheit und ein Gefühl inneren Friedens zu erfahren.

Obwohl ein wichtiger Schritt der Streßbewältigung darin besteht, in Gedanken gut zu sich selbst zu sein, muß der nächste Schritt darin bestehen, das auch durch Taten auszudrücken. Deirdre war das gelungen, und die positiven Auswirkungen auf jeden Bereich ihres Lebens waren erstaunlich. Die Beziehungen zu ihren Angehörigen verbesserten sich, sie konnte ihre Arbeit mehr genießen, und ihre Selbstachtung stieg.

Heilung durch Selbstfürsorge bedeutet, sich Zeit für sich selbst zu *nehmen*. In Kapitel 3 riet ich Ihnen, sich etwa zwanzig Minuten pro Tag zu gönnen, um die Entspannungsreaktion auszulösen. Das ist eine der Möglichkeiten, für sich selbst zu sorgen. An dieser Stelle möchte ich Ihnen empfehlen, sich täglich (mindestens) eine weitere halbe Stunde Zeit für irgendeine Aktivität zu nehmen, die Ihrer Seele guttut. Das ist etwas anderes als ein Entspannungsprogramm, wenngleich diese Aktivität vielleicht entspannend auf Sie wirkt. Während dieser Zeit sollen Sie nichts anderes tun, als eine bestimmte Seite Ihres Wesens zu genießen und mittels Ihrer Sinne Freude zu empfinden.

Beginnen Sie damit, sich die Erlaubnis zu geben, diese Zeit ausschließlich für sich selbst zu nutzen. Das ist vielleicht der schwerste Schritt, denn die meisten von uns wurden anders erzogen. Häufig nahmen sich unsere Mütter (besonders diejenigen, die in den vierziger und fünfziger Jahren Kinder aufzogen) ebenfalls wenig oder gar keine Zeit für sich selbst. Ihre Rolle als Versorgerin und Hausfrau hielt sie zu sehr auf Trab, und sie hatten auch noch nicht die elektronischen Helfer wie Geschirrspülmaschine und Mikrowellenherd, die es uns heute ermöglichen, die Hausarbeit schneller zu erledigen. Darüber hinaus wurden viele unserer Mütter wiederum selbst von Müttern aufgezogen, die ihnen sehr strenge Regeln im Hinblick auf die Hingabe an die Familie (in Form ständiger Selbstaufopferung) auf den Weg gaben.

Wenn es Ihnen also schwerfällt, sich die Erlaubnis zu geben, gut für sich selbst zu sorgen, sollten Sie wissen, daß das an einem Mangel an Vorbildern liegt. Sie müssen Ihrer Mutter deshalb keine Vorwürfe machen. Vielleicht haben Sie diese Verhaltensweise von ihr gelernt, doch sie selbst lernte sie wiederum von ihrer eigenen Mutter. Wir können diesen Prozeß über Generationen hinweg zurückverfolgen. Betrachten Sie Ihre Bemühungen einfach als Kurskorrektur, mit der Sie das Schiff der Generationen, das zu sehr in Richtung Selbstaufopferung abgedriftet war, wieder auf den richtigen Weg zu bringen versuchen. Denken Sie daran, daß es auch Ihrer Mutter wahrscheinlich bessergegangen wäre, wenn sie sich mehr Zeit für sich selbst genommen hätte. Und wenn Sie eine Tochter haben, sollten Sie daran denken, daß es ihr bessergehen wird, wenn sie als Rollenvorbild eine Mutter hat, die gut für sich selbst sorgt und sich um ihre Bedürfnisse kümmert.

Einige meiner gestreßten, überforderten Patientinnen fühlen sich dazu so wenig berechtigt, daß ich meinen Pseudorezeptblock herausnehme und schreibe: »Eine halbe Stunde pro Tag für Sie selbst. Ärztliche Verordnung.« Wenn diese Frauen von einer Gesundheitsexpertin die Anweisung erhalten haben, sich Zeit für ihr eigenes Vergnügen zu nehmen, beginnen sie schließlich, dieses Bedürfnis ernst zu nehmen, und erkennen, daß ihre Selbstachtung *und* ihre körperliche Gesundheit auf dem Spiel stehen.

Kürzlich entdeckten zwei führende Forscher auf dem Gebiet der Geist-Körper-Medizin, George F. Solomon, M. D., und Lydia Temoshok, Ph. D., einen Schlüssel zur Heilwirkung der Selbstfürsorge. Sie untersuchten eine Gruppe von Patienten, die

Aids hatten und die bereits viel länger lebten, als ihnen von ihren Ärzten prophezeit worden war. Solomon und Temeshok entdeckten bei diesen ungewöhnlichen Patienten Zusammenhänge zwischen bestimmten Verhaltensweisen und stärkeren Abwehrzellen. Eine dieser Verhaltensweisen war »Selbstbehauptung«, eine andere die Bereitschaft, »sich zurückzuziehen und das Selbst zu nähren« (so eine der per Fragebogen ermittelten Antworten). Patienten, die sich Zeit für die Erfüllung ihrer eigenen Bedürfnisse nahmen, hatten mehr Abwehrzellen, welche im Kampf gegen Aids eine Schlüsselrolle einzunehmen scheinen. Diese Zellen machen uns auch widerstandsfähig gegen Autoimmunerkrankungen. Solomons und Temeshoks Forschungsergebnisse erbrachten den vorläufigen Beweis, daß wir unser Immunsystem pflegen, wenn wir für die Erfüllung unserer emotionalen, körperlichen und spirituellen Bedürfnisse sorgen.

Mit diesem Kapitel verordne ich Ihnen, sich Zeit für sich selbst zu nehmen. Im Laufe der Zeit lernen Patientinnen, denen ich das anfangs tatsächlich »verordnen« muß, für sich selbst zu sorgen, sind also nicht länger auf mein »Rezept« angewiesen. Ihr gesteigertes Wohlbefinden und ihre Freude sind Motivation genug. Wenn Sie sich an diese Verordnung halten, werden wahrscheinlich auch Sie viele positive Auswirkungen sehen und spüren, was Sie motivieren wird, auf diesem Weg weiterzugehen.

Doch es kann natürlich sein, daß Sie tiefverwurzelte Schuldgefühle haben. Um Ihr Gefühl für Ihre eigenen Rechte wiederzuerwecken, sollten Sie sich klarmachen, daß andere Menschen in Ihrer Umgebung – vielleicht andere Familienmitglieder – keine Schwierigkeiten haben, sich Zeit für sich selbst zu nehmen. Diese Erkenntnis sollte bei Ihnen jedoch nicht einen unterschwelligen Groll auslösen, der Ihrer Gesundheit und Ihrem Wohlergehen nur abträglich sein kann, sondern Sie im Gegenteil dazu motivieren, ebenfalls etwas für sich selbst zu tun. Ein stereotypes, doch unleugbar weitverbreitetes Beispiel ist der Ehemann, der keinerlei Schwierigkeiten damit hat, den größten Teil des Sonntags mit seinen Freunden im Wohnzimmer zu verbringen, um sich gemeinsam mit ihnen Sportveranstaltungen im Fernsehen anzuschauen. Es ist kaum vorstellbar, daß viele Familienfrauen sich an irgendeinem Tag drei oder vier Stunden für ihr rein persönliches Vergnügen gönnen.

Ich habe Frauen gekannt, für die die sonntäglichen Sportgelage ihrer Ehemänner ein Ärgernis sind und die die Männer auf dem Höhepunkt eines ganz wichtigen Spiels (wir alle wissen, daß jedes Spiel ganz wichtig ist) mit sarkastischen Bemerkungen oder bestimmten Forderungen belästigen. Diesen Frauen sage ich folgendes: Solange er nicht von Ihnen erwartet, daß Sie ihn bedienen, sollten Sie Ihrem Mann diese Zeit mit seinen Freunden gönnen und ihn in Frieden lassen. Er arbeitet (wahrscheinlich) hart, er hat sich das verdient. Konzentrieren Sie sich statt dessen auf die Tatsache, daß Sie das gleiche verdienen. Vielleicht entspringt Ihr Ärger, möglicherweise unbewußt, der Tatsache, daß Sie sich selbst nie solche Gelegenheiten gönnen. Anstatt ihn seiner freien Zeit zu berauben, sollten Sie sich Ihre eigene nehmen. Vielleicht möchten Sie mit ihm einen Handel abschließen: »Genieße deine Fußballspiele, während ich mich um die Kinder kümmere. Dafür kümmerst du dich aber am Sonntag morgen (oder abend) um die Kinder und das Haus, während ich etwas für mich tue.« Sie könnten einen Morgenspaziergang machen oder abends ins Kino gehen. Was immer Sie wählen – es wird Ihren Ärger auslöschen und das gesunde Gefühl für Ihre eigene Berechtigung verstärken.

Wenn Sie sich nicht die Zeit nehmen, sich selbst etwas Gutes zu tun, können Sie auch für Ihre Angehörigen nicht so gut sorgen. Irgendwann werden Ihre Energie und Ihr Mitgefühl erschöpft sein, und Sie werden Ihre Verantwortlichkeiten nur noch als lästige Pflichterfüllung betrachten. Dann verlieren Sie die Geduld, wenn jemand nur ein Glas fallen läßt – ein kleines Mißgeschick, und Sie explodieren. Auch wenn es wie ein Klischee klingt: Sie tun Ihren Familienmitgliedern keinen Gefallen, wenn Sie sich bis zum Letzten aufopfern. Gloria Steinem schrieb kürzlich: »Es ist eine Binsenwahrheit, daß wir andere nicht lieben können, wenn wir uns selbst nicht lieben – aber auch Binsenwahrheiten sind wahr.«

Der Zeitkuchen

Eine andere Möglichkeit, sich selbst zu motivieren, besteht darin, sich einmal anzuschauen, womit man tatsächlich seine Zeit zubringt. Ann Webster, Ph. D., eine Kollegin, die ebenfalls in der Abteilung Verhaltensmedizin am *Deaconess Hospital* arbeitet, zeigte mir eine wunderbare Technik, mit deren Hilfe man sich sehr plastisch vor Augen führen kann, wie man mit sich selbst umgeht. Machen Sie einmal folgende Übung:

Zeichnen Sie einen Kreis auf ein Blatt Papier, und machen Sie daraus einen Zeitkuchen, der Ihren typischen 24-Stunden-Tag repräsentiert. Wenn Sie im allgemeinen sechs Stunden pro Nacht schlafen, zeichnen Sie ein Tortenstück, das ein gutes Viertel des Kuchens ausfüllt. Falls Sie normalerweise acht Stunden schlafen, zeichnen Sie ein Stück, das ein Drittel des Kreises einnimmt. Nun zeichnen Sie auf die gleiche Weise Ihre Arbeitsstunden ein sowie die Stunden, die Sie für den Weg zur Arbeit und zurück brauchen. Dann ergänzen Sie die Zeitportionen für alle anderen Aktivitäten Ihres Alltags: für das Korrigieren von Irrtümern, für das Kochen, Einkaufen, das Versorgen der Kinder, sportliche Aktivitäten, Sex, Duschen, Fernsehen und so weiter. In jedes dieser »Kuchenstücke« schreiben Sie die Art der Aktivität und die Anzahl von Minuten oder Stunden, die Sie dafür aufwenden. Sie sollten dabei so ehrlich und so genau wie möglich sein. Der Zeitkuchen auf Seite 219 kann Ihnen als Modell dienen.

Legen Sie Ihren Zeitkuchen jetzt beiseite und schreiben Sie auf ein anderes Blatt Papier untereinander die Ziffern 1 bis 20. Listen Sie nun, ohne viel nachzudenken, so schnell wie möglich zwanzig Dinge auf, die Ihnen Freude bereiten.

Vergleichen Sie diese Liste jetzt mit Ihrem Zeitkuchen. Wieviel Zeit ist dort für eine der zwanzig Aktivitäten, die Ihnen

Freude bereiten, eingetragen? Manche Frauen, die diese Übung machten, stellten fest, daß sie gar keine Zeit mit Aktivitäten zubrachten, die ihnen Freude machen. Viele andere zählten diese Zeit in Minuten statt in Stunden.

Der nächste Übungsschritt besteht darin, einen idealen Zeitkuchen für die Zukunft zu kreieren. Zeichnen Sie einen neuen Kreis auf ein anderes Blatt Papier und verändern Sie die Kuchenstücke im Vergleich zum ersten Zeitkuchen so, daß Ihnen mehr Zeit für die wichtigsten der Aktivitäten bleibt, die Sie auf Ihrer »Liste der Freude« aufgeführt haben. Wichtig ist, daß Sie dabei *realistisch* bleiben.

Beispiel für einen Zeitkuchen

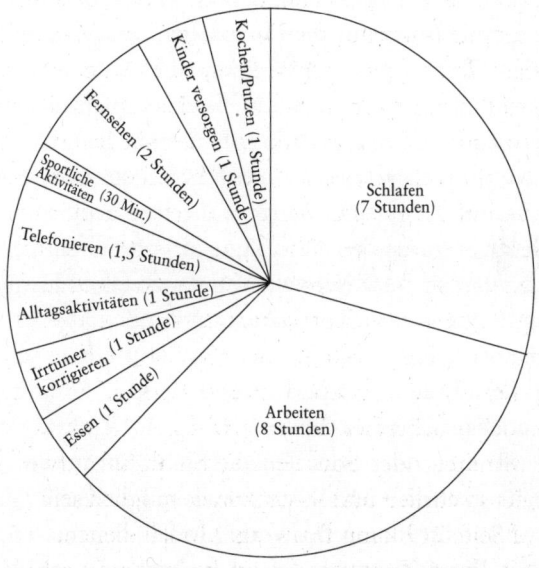

Vielleicht können Sie Ihre Arbeitsstunden oder die Stunden, die Sie für die Kinderbetreuung aufwenden, nicht reduzieren, und beim Schlaf sollten Sie möglichst auch nichts streichen. Es geht auch nicht darum, daß Sie sich nun endlose Mußestunden vorstellen, in denen Sie maniküre werden, während Sie auf einer

Terrasse am Meer Margheritas schlürfen. Hier geht es vor allem darum, daß Sie bewußt mit Ihren eigenen Zeitbausteinen spielen und sie so lange verschieben oder neu arrangieren, bis Sie einen bescheidenen Zeitbaustein übrighaben, der nur für Ihr persönliches Vergnügen reserviert ist.

Viele Frauen, die diese Übung machen, entdecken plötzlich, daß sie eine ganze Menge Zeit verschwenden. Dies ist recht häufig ein Problem von Leuten, die unter Angstspannung stehen. Ich nenne das »auf der Stelle treten«. So verbringen häufig Frauen, die sich nicht entspannen können und sich keine Zeit für sinnvolle Vergnügungen nehmen, eine beträchtliche Anzahl von Stunden damit, vor dem Fernseher herumzuhängen oder zu telefonieren. Das sind fruchtlose Versuche, die Spannungen abzubauen oder die Einsamkeit zu betäuben. (Es spricht nichts dagegen, hin und wieder vor dem Fernseher herumzuhängen oder die Zeit am Telefon zu verplaudern, aber jede von uns weiß selbst, wann sie eine bestimmte Grenze überschreitet.) Auf Ihrem Zeitkuchen für die Zukunft können Sie sich Minuten oder sogar Stunden von diesen zeitfressenden Aktivitäten borgen und sie für Aktivitäten nutzen, die Ihre Seele nähren. Anstatt sich stundenlang Wiederholungen von Seifenopern anzusehen, könnten sie ins Kino gehen und sich einen lustigen oder interessanten Film anschauen. Anstatt stundenlang am Telefon mit einer körperlich nicht anwesenden Freundin zu schwatzen, könnten Sie mit einer körperlich anwesenden Freundin in ein Konzert oder ins Theater gehen.

Lassen Sie sich von Ihrem neuen Zeitkuchen für die Zukunft inspirieren. Obwohl ich Ihnen rate, mindestens eine halbe Stunde pro Tag für Ihr eigenes Vergnügen zu reservieren, könnte es sein, daß Sie noch mehr Zeit abzweigen können. Vielleicht möchten Sie auch größere Zeitkuchenstücke für länger dauernde Aktivitäten reservieren, die Sie allein oder gemeinsam mit Freunden genießen wollen. Es geht nicht darum, neue, rigide Erwartungen zu kreieren, sondern darum, sicherzugehen, daß Sie jeden Tag Zeit für sich selbst finden.

Spielarten der Selbstliebe

Die Möglichkeiten, sich selbst zu lieben und Gutes zu tun, sind so unbegrenzt wie unsere individuellen Vorlieben und unsere Persönlichkeiten. Deshalb zähle ich hier nicht bestimmte Dinge auf, die Sie unbedingt tun sollten, sondern führe Beispiele an, die Sie vielleicht dazu inspirieren, Ihren eigenen Weg zu finden, um Körper und Seele zu nähren.

Zelda war eine der Teilnehmerinnen des Geist-Körper-Programms für unfruchtbare Frauen. Seit drei Jahren steckte sie bereits in der Tretmühle der High-Tech-Sterilitätsbehandlung und hatte viele Enttäuschungen erlebt. Ihr Selbstwertgefühl als Frau hatte schwer gelitten, weil sie sich selbst für ihre Kinderlosigkeit die Schuld gab, obwohl bei ihr keine körperliche Ursache gefunden worden war. Zelda brachte kaum Mitgefühl für ihr eigenes Leid auf. Sie nahm sich keine Zeit für sich selbst und hatte sich seit Jahren nichts Neues zum Anziehen gekauft, weil sie der Meinung war, zu dick geworden zu sein und außerdem solchen Luxus nicht zu verdienen.

Zelda sprach in der Gruppe über ihren Schmerz und ihre Depressionen. Doch sie wandte regelmäßig die Entspannungstechniken an, um allmählich wieder Boden unter den Füßen zu bekommen. Dann gab ich allen Teilnehmerinnen in der dritten Sitzung die Hausaufgabe, sich selbst etwas besonders Gutes zu gönnen und diese Erfahrung in der darauffolgenden Woche mit den anderen zu teilen. Zelda nahm die Hausaufgabe ziemlich ernst, und beim nächsten Gruppentreffen erzählte sie nicht nur, was sie sich Gutes getan hatte, sondern führte es den anderen direkt vor Augen. Sie stolzierte in einem wunderschönen fließenden, purpurfarbenen Gewand in den Raum. Die Bluse, der lange Rock und sogar ihr hübscher Hut waren alle im gleichen leuchtenden Purpurton gehalten. Die anderen Teilnehmerinnen applaudierten, als sie den Raum betrat, und lauschten gespannt, was sie zu erzählen hatte.

Zelda sagte, sie habe erkannt, wie hart sie mit sich selbst gewesen sei. Purpur war ihre Lieblingsfarbe, und so hatte sie beschlossen, sich ganz neu in Purpur einzukleiden. Das hatte sie mit großer Eleganz getan, und die Gruppe lobte sie dafür, daß sie so deutlich sichtbar für sich selbst gesorgt hatte. Zeldas Stimmung hatte sich so radikal geändert wie ihre äußere Erscheinung, sie strahlte mit ihrem neuen Gewand um die Wette. (Nur ein paar Wochen später hatte die Gruppe einen weiteren Grund, Zelda zu feiern: Sie betrat den Gruppenraum und verkündete, daß sie schwanger sei.)

Was ist Ihr Gegenstück zu Zeldas purpurfarbenem Gewand? Ein Aspekt der Selbstliebe besteht darin, sich etwas Gutes zu tun, so wie Zelda es getan hatte. Wenn ich meinen Patientinnen diese Hausaufgabe gebe, sind die Resultate so verschieden und einzigartig wie ihre jeweilige Persönlichkeit. Viele Patientinnen lassen sich regelmäßig Massagen geben, was nicht nur körperlich angenehm ist, sondern ihnen gleichzeitig eine ganze Stunde beschert, die ausschließlich ihrem eigenen Wohlergehen gewidmet ist. Das gleiche gilt für andere Formen der Körperarbeit wie Shiatsu oder Akupressur. Andere kümmern sich um ihr äußeres Erscheinungsbild, gehen zur Maniküre, Pediküre oder gönnen sich eine Gesichtsbehandlung. Wieder andere kaufen sich Blumen, ein neues Kleidungsstück oder neue Schuhe. Gut zu sich selbst zu sein bedeutet nicht, daß man riesige Summen ausgeben muß: ich kenne Frauen, die selig sind, wenn sie in Ruhe bei einem Cappuccino eine Modezeitschrift lesen können.

Aufgrund dieser Hausaufgabe erlauben sich viele Frauen auch, bestimmte Dinge zu essen, die sie sich normalerweise versagen würden, oder sie gestatten sich bestimmte Naschereien, für die sie sich sonst gnadenlos bestrafen würden. Für sie kann ein gelegentlicher Eisbecher (oder irgendeine andere sonst verbotene Leckerei) ein ganz normales Verlangen befriedigen – *wenn* es ihnen gelingt, diese Dinge ohne Selbstgeißelung zu genießen.

Kürzlich schrieben die Frauen einer meiner Geist-Körper-

Gruppen nieder, was sie sich Gutes taten. Auf der Grundlage dieser Aufzeichnungen habe ich für Sie eine Liste mit Beispielen zusammengestellt:

- Am späten Nachmittag ein Nickerchen machen.
- Sich regelmäßig eine Massage geben lassen und sie ganz bewußt genießen.
- Schundromane lesen.
- Am Freitag abend zum Abendessen eine gute Flasche Wein trinken.
- Morgens wilde Rockmusik hören.
- Sich die neuen Stiefel gönnen, über die man schon seit Monaten nachdenkt.
- Jeden zweiten Abend ein langes, heißes Bad nehmen.
- Lange Strandspaziergänge machen.
- Sich bei einem neuen Friseur die Haare schneiden lassen.
- Bei einem stressigen Job alle paar Monate einmal »blaumachen«.
- Achtsames, genußvolles Gärtnern.
- An Ostern nicht zu den Schwiegereltern fahren.
- Übers Wochenende aufs Land fahren.
- Sich regelmäßig pediküren lassen.

Der Schlüssel zum Wohlbefinden liegt nicht darin, im Luxus zu schwelgen. Das könnten sich ohnehin nur wenige von uns leisten. *Der Schlüssel ist die Erlaubnis, sich so oft wie möglich ein bestimmtes Vergnügen zu gönnen, das man sich normalerweise vorenthält.*

Wenn Sie an Kaufsucht leiden, könnte man es gewiß nicht als Akt der Selbstliebe bezeichnen, wenn Sie noch mehr einkaufen würden. Wenn Sie sich aber seit Jahren keine neuen Schuhe gekauft haben, dann sollten Sie es unbedingt tun. Wenn Sie eine süchtige Esserin sind, ist es kein Akt der Selbstliebe, sich vollzustopfen. Für Sie ist es dann wahrscheinlich wichtig, sich in Bereichen zu pflegen, bei denen andere Sinne angeregt werden –

beispielsweise durch Berührung (Massage) oder Klang (Musikstücken lauschen). Falls Sie sich aber an einen strikten Ernährungsplan halten und sich nie den kleinsten Ausrutscher gestatten, könnte es gut für Sie sein, gelegentlich zu naschen.

Sie müssen sich auch keine außergewöhnlichen Aktivitäten aussuchen, um gut zu sich selbst zu sein. Vielleicht empfinden Sie es beispielsweise einfach als entspannend und regenerierend, sich mehr Zeit zum Lesen zu nehmen. Wählen Sie Dinge, die wirklich Ihren persönlichen Bedürfnissen entsprechen. Wenn Ihre Arbeit oder Ihre kreativen Aktivitäten sich auf einer hochintellektuellen Ebene bewegen, könnten Sie sich beispielsweise eine Pause gönnen, in der Sie einen Kitschroman lesen. Falls Sie aber häufig Zeit mit trivialen Ablenkungen vergeuden, könnten Sie Gedichte, literarische Werke oder Biographien wählen. Wenn Sie sich erschöpft fühlen, könnten Sie Musik wählen, die den Körper vitalisiert. Sind Sie jedoch nervös und überdreht, tut Ihnen vielleicht eher besänftigende Musik gut. Wenn Sie öfter allein sein möchten, könnten Sie ins Kino gehen. Mangelt es Ihnen dagegen an sozialen Kontakten, könnten sie einem Club oder Verein beitreten, der Ihren Interessen entspricht.

Eine Aktivität, die Sie nähren soll, sollte sich nie wie eine weitere Verpflichtung anfühlen. Der Schwerpunkt sollte auf Vergnügen, Spiel und Spaß liegen. Wenn Sie ins Museum gehen, weil Ihre gebildete Freundin gesagt hat, Sie müßten sich unbedingt eine bestimmte Ausstellung anschauen, obwohl Sie keinerlei Interesse an dieser Art von Kunst haben, wird Sie das kaum befriedigen. Obwohl die Dinge, die Sie auswählen, Geist, Körper und Seele nähren sollten, stelle ich hier Körper und Seele in den Vordergrund, weil viele von uns bereits einem Übermaß an intellektueller Stimulierung und Medienüberflutung ausgesetzt sind.

George F. Solomon, M. D., faßte meine Ansicht in folgenden Worten zusammen: »Freud sprach von der Notwendigkeit, in Liebe und Arbeit Erfüllung zu finden, aber er erwähnte nicht das Spielen. Spielen ist nicht zielorientiert, es ist frivoles Verhalten, das wir um seiner selbst willen genießen. Und manche Leute können nicht spielen. Ich glaube, daß die Menschen Gleichgewicht zwischen Liebe, Arbeit und Spiel herstellen müssen, um gesund zu bleiben.«

Unabhängiges Selbstwertgefühl entwickeln

Selbstliebe in Gedanken und Taten bekräftigt die gesündeste Botschaft, die Sie Ihrem Bewußtsein und Ihrem Unbewußten vermitteln können: »Ich kann für die Erfüllung meiner Bedürfnisse sorgen, und ich kann mich mit mir selbst gut fühlen, ohne Bestätigung von außen zu brauchen.«

Viele Frauen geben es nicht gerne zu, aber sie sind abhängig von äußerer Bestätigung, um sich gut fühlen zu können. Vielleicht gehören auch Sie zu diesen Frauen. Das klassische Beispiel ist die Frau, für die gerade eine Liebesbeziehung beginnt und deren Selbstwertgefühl von jeder Handlung ihres Geliebten abhängt. Wird er anrufen? Wird er Blumen mitbringen? Wird er an ihren Geburtstag denken? Wird er sie bitten, kommendes Wochenende mit ihm auszugehen?

Wenn Sie zulassen, daß Ihr Selbstwert mit den Handlungen einer anderen Person steigt und fällt, begeben Sie sich auf einen gefährlichen Kurs. Indem Sie diese Art von Beziehung pflegen, verstärken Sie Ihre eigene Passivität und Unsicherheit. Vielleicht sind die Gründe dafür tief in Ihrem Unterbewußtsein verborgen, vielleicht sind es Botschaften aus Ihrer frühen Kindheit? Falls Sie glauben, daß das so ist, sollten Sie eine psychotherapeutische Behandlung in Erwägung ziehen, um die Wurzeln Ihrer Unsicherheit aufzudecken. Ob Sie sich nun für eine Therapie entscheiden oder nicht, Sie können auf jeden Fall profitieren, wenn Sie Ihr Verhalten bewußt ändern. Das heißt: Warten Sie nicht darauf, daß andere Ihnen ein gutes Gefühl über Sie selbst verschaffen; geben Sie diese Macht nicht an andere ab. Warten Sie nicht darauf, daß Ihr Geliebter Ihnen Blumen mitbringt; kaufen Sie sich selbst welche. Wenn Ihr Chef Ihre gute Arbeit nicht anerkennt, dann bitten Sie Freundinnen an Ihrer Arbeitsstelle um Unterstützung. Machen Sie sich nicht zum Opfer von Stimmungen, Launen oder Begrenzungen anderer Leute.

Eine meiner Patientinnen, Gina, litt stets an irgendwelchen streßbedingten Symptomen – von Erkältungen bis hin zu Rückenschmerzen. Außerdem fühlte sie sich einsam, denn sie war bereits fünfunddreißig Jahre alt und hatte immer noch nicht »den Richtigen« gefunden. In ihren Tagträumen stellte Gina sich vor, welchen Typ Mann sie heiraten wollte und wie die Beziehung sich entwickeln würde – vom ersten Treffen über die Verlobung bis zur Hochzeit. Und ganz besonders wünschte sie sich einen Verlobungsring mit Diamanten und Saphiren. Nach einigen therapeutischen Sitzungen wurde Gina bewußt, daß sie sich in der Gegenwart vollständig und glücklich fühlen konnte – sogar ohne »den Richtigen«.

Bei einem Ferienaufenthalt in der Karibik entdeckte Gina den diamant- und saphirbesetzten Ring ihrer Träume. Sie fragte sich, wie lange sie wohl noch warten müßte, bevor sie jemanden treffen würde, der ihr einen solchen Ring schenkte. Ginas neue Art, die Dinge zu betrachten, ließ einen seltsamen Gedanken in ihrem Kopf entstehen: »Ich könnte mir den Ring doch selbst kaufen. Warum nicht? Gut, er wäre dann kein Symbol für eine Verlobung, aber er wäre ein Symbol dafür, daß ich gut für mich selbst sorge.« Gina kaufte den Ring.

War es Zufall, daß Gina ein paar Monate später ihrem zukünftigen Ehemann begegnete? Wahrscheinlich schon, doch ich habe immer wieder beobachtet, daß Frauen oft dann bekommen, was sie wollen, wenn sie aufhören, sich an ein idealisiertes Ziel zu klammern und sich statt dessen selbst um die Erfüllung ihrer Bedürfnisse kümmern. Solche Frauen strahlen Selbstzufriedenheit aus, und das macht sie anziehend. Außerdem sind sie empfänglicher für potentielle Partner, die sie mit der Liebe und Achtung behandeln, die sie verdienen.

Wenn ich davon spreche, sich selbst zu nähren, meine ich damit nicht, daß Frauen niemals von der Hilfe, Fürsorge und Unterstützung anderer abhängig sein sollten. Unabhängige oder, besser ausgedrückt, »autonome« Frauen sind keine einsamen Inseln, die, wenn nötig, in der Isolation ausharren könnten. Im nächsten Kapitel werde ich noch genauer erklären, wieso die Fähigkeit, andere um Hilfe und Unterstützung zu bitten und solche Hilfe anzunehmen, ebenfalls ein Aspekt der Selbstliebe ist. Wir alle sind voneinander abhängige Mitglieder von Familien und Gemeinden, und unsere Gesundheit und unser Wohlergehen hängen zum großen Teil auch von unseren sozialen Kontakten ab. Allerdings braucht die autonome Frau die Bestätigung anderer nicht wie die Luft zum Atmen, denn sie hat ein stabiles Selbstwertgefühl. Aufgrund ihres starken Identitätsgefühls kann sie allein sein, ohne sich einsam zu fühlen. Sie kann die Freuden des Lebens – der Natur, der Schönheit, des geistigen und körperlichen Erlebens – genießen, ohne darauf angewiesen zu sein, daß jemand anders ihre Erfahrung bestätigt. Sie kann sich selbst ihren Wert geben.

Wenn Frauen, deren Selbstwertgefühl von anderen abhängt, versuchen, sich zu ändern, reagieren Familienangehörige und Freunde manchmal sehr positiv und unterstützend. Ehemänner, Geliebte, Söhne, Töchter, Geschwister und Kollegen fühlen sich dann oft von einem unangemessenen Verantwortungsgefühl für das emotionale Wohlergehen der betreffenden Frau befreit und sind glücklich über ihre positive Veränderung. In manchen Fällen fühlen sich Familienangehörige oder Freunde jedoch bedroht. Wenn eine Frau übermäßige Abhängigkeit aufgibt und beginnt, für sich selbst zu sorgen, kann ein prekäres Gleichgewicht gestört werden. Es kann sein, daß die Angehörigen sich den Veränderungen widersetzen, weil sie befürchten, nicht mehr gebraucht zu werden. Oder sie haben Angst, daß die Frau weniger Zeit für sie hat, wenn sie sich mehr Zeit für sich selbst nimmt.

Wenn Sie feststellen, daß Familienmitglieder und/oder

Freunde und Freundinnen Ihr Bemühen, Zeit für sich selbst zu finden, sabotieren oder darüber verärgert sind, sollten Sie freundlich, aber unbeirrbar auf Ihrem Recht bestehen. Machen Sie diesen Menschen klar, daß Sie nicht vorhaben, sich von ihnen zu trennen.

Im Gegenteil, Sie sind der lebende Beweis dafür, daß Beziehungen stärker und besser werden, wenn das eigene Selbstwertgefühl gestärkt wird. Indem Sie sich selbst gegenüber mitfühlend und fürsorglich sind, können Sie auch anderen gegenüber mitfühlender und fürsorglicher sein – und zwar, weil Sie das wollen, nicht, weil Sie sich dazu verpflichtet fühlen. Sie werden sich energiegeladener und wacher fühlen, weil Sie nicht mehr Ihren Wunsch nach Vergnügen oder Sinn oder Spaß oder Alleinsein unterdrücken.

Achten Sie darauf, auf welche Weise Sie anderen diese Bedürfnisse vermitteln. Machen Sie nicht Ihren Mann, Ihren Partner, Ihre Eltern, Kinder, Kollegen oder Freunde dafür verantwortlich, daß Sie keine Zeit für sich selbst haben oder hatten. Es war weder deren Schuld noch Ihre. Das Problem entstand inmitten Ihrer streßbeladenen Existenz, und nun erkennen Sie dies und möchten Verantwortung dafür übernehmen, es zu ändern. Vermeiden Sie Aussagen, die mit den Worten beginnen: »Du hast mir keine Zeit gelassen, um …« oder »Du gibst mir keine Gelegenheit, zu …« Wenn Sie solche Äußerungen machen, schieben Sie nicht nur die Schuld auf andere, was zu Streitigkeiten und verletzten Gefühlen führt, sondern begeben sich auch in die Position des hilflosen Opfers.

Manche meiner Patientinnen sagten zu ihren Ehemännern: »Ich muß besser für mich sorgen.« Häufig ging der Mann dann irrtümlicherweise davon aus, daß die Frau seine Fähigkeit, für sie zu sorgen, in Frage stellte, und reagierte defensiv. Ich riet solchen Patientinnen stets, explizit zu sagen, daß sie nicht über seine Fähigkeiten als Versorger urteilen, sondern ein Bedürfnis ansprechen, das nur sie selbst sich erfüllen können. Wenn Ihre Worte auf ähnliche Weise mißverstanden werden, sollten Sie sich einfacher ausdrücken. Sagen Sie einfach: »Ich brauche etwas Zeit, um mich auszuruhen.« »Ich brauche Zeit, um zu malen.« »Ich möchte Spaziergänge machen, um mich zu bewegen und mit mir allein sein zu können.«

Falls Ihre Angehörigen auch damit noch Schwierigkeiten haben, sollten Sie so geduldig wie möglich mit ihnen (und mit sich selbst) sein. Machen Sie sich klar, daß mit Ihrer Fürsorge für sich selbst, die Sie stärker und selbstbewußter werden läßt, ein Entwicklungsprozeß einsetzt, der es Ihnen leichter macht, die Ängste Ihrer Angehörigen und Freunde zu tolerieren. Im Laufe der Zeit wird es den Menschen in Ihrer Umgebung leichter fallen, Ihr neugewonnenes Selbstbewußtsein anzuerkennen und zu würdigen. Falls das nicht der Fall sein sollte, brauchen Sie vielleicht professionelle Hilfe – eine Beratung oder Familientherapie –, um Ihnen zu helfen, Ihre Beziehungsmuster tiefgreifender zu verändern.

»Gießen« Sie Ihre Selbstachtung

Sylvia arbeitete seit fast zehn Jahren für eine Talentagentur und begann, sich aufgrund des damit verbundenen Stresses ausgebrannt zu fühlen. Ihr Vorgesetzter hatte einen diktatorischen Führungsstil, und er schürte erbitterte Konkurrenz unter den Agenten. Die Forderungen narzißtischer Kunden trugen zusätzlich zu der spannungsgeladenen Atmosphäre an Sylvias Arbeitsplatz bei. Die Arbeit forderte von ihr einen hohen Tribut an Energie und Selbstachtung und führte zu den verschiedensten körperlichen Symptomen: Kopfschmerzen, Rückenschmerzen, häufigen Erkältungen.

Bevor Sylvia diese Arbeit angenommen hatte, war sie eine selbstbewußte junge Frau gewesen. »Meine Mutter hatte stets eine positive Einstellung zu sich selbst«, sagte Sylvia, »und sie wollte, daß auch ich mich in meiner Haut wohl fühlte.« Doch der gnadenlose arbeitsbedingte Streß walzte ihr ursprünglich gesundes Ego nieder, traf ihre verborgenen wunden Punkte. Als sie zum erstenmal zu mir kam, hatte sie sich schon seit langem keine Zeit mehr für sich selbst genommen. »Nach Jahren des Kampfes und der Niederlagen bekommt man allmählich das Gefühl, nichts Gutes verdient zu haben«, sagte sie. »Ich gönnte es mir nicht einmal mehr, wirklich ausgiebig zu duschen.«

Als Sylvia erkannte, wie schlecht sie sich behandelt hatte, drehte sie sich um hundertachtzig Grad. Sich Zeit für sich selbst zu nehmen wurde zur obersten Priorität. »Ich hatte mir seit Jahren keine Gesichtsbehandlung oder Massage mehr geben lassen«, sagte sie. »Jetzt tue ich das alle vier Wochen. Jeden Sonntag gehe ich zum Golfspielen. Ich mache Spaziergänge. Und ich nehme lange, heiße Duschbäder.«

Bei manchen Frauen war das Gefühl, etwas wert zu sein und etwas zu verdienen, durch eine negative Familienstruktur zerstört worden. Andere, wie Sylvia, die man stets gelehrt hatte, sich selbst zu lieben, verloren dieses Gefühl allmählich aufgrund destruktiver Lebensumstände. Welche Ursachen Ihr niedriges Selbstwertgefühl auch haben mag, Sie können, wie Sylvia, mit kleinen Gesten der Selbstliebe und Fürsorge beginnen, es wieder aufzubauen.

Stellen Sie sich einmal vor, Sie hätten einen Tontopf voll steiniger Erde, unter der eine Blumenzwiebel verborgen wäre. Wenn Sie sie täglich gießen, wird die Zwiebel zu einer Blume heranwachsen. Diese Blumenzwiebel soll Ihr Selbstwertgefühl, Ihre Selbstachtung symbolisieren: Wenn Sie sie täglich mit liebevollen Gesten und Taten »wässern«, wird sie allmählich zu blühen beginnen.

Als Sylvias Selbstachtung aufzublühen begann, weigerte sie sich, noch länger an dem aufreibenden Konkurrenzkampf an ihrer Arbeitsstelle teilzunehmen. Sie nahm sich mehr Zeit für ihr eigenes Vergnügen, was sich wiederum positiv auf alle anderen Bereiche ihres Lebens, einschließlich ihrer Beziehungen, auswirkte.

Unsere Selbstachtung zu »wässern« bedeutet auch, daß wir in allen Lebensbereichen gut zu uns selbst sind. Das gilt für die Ernährungsweise ebenso wie für körperliche Bewegung, emotionales Wohlergehen, Kreativität, soziale Kontakte, Liebesbeziehungen und die Beziehung zu unseren Familienangehörigen. Dazu müssen wir uns zunächst einmal der extremen Ungleichgewichte in diesen Bereichen bewußt werden. Zu viele von uns leben in Extremen. Im Hinblick auf die Ernährung bestrafen wir uns entweder für eine einzige Übertretung einer strikten Diätvorschrift, oder wir schlemmen, bis wir krank werden. Im Hinblick auf körperliche Bewegung oder Sport werden wir entweder zu Stubenhockern oder fanatischen Fitneßclub-Anhängern. Im Hinblick auf unser emotionales Leben verbergen wir unsere negativen Gefühle entweder hinter einer stoischen Fassade oder fühlen uns genötigt, jeden geringsten Anflug von Traurigkeit oder Wut auszudrücken. Im Hinblick auf unsere Kreativität vernachlässigen wir entweder unsere künstlerischen Impulse, oder wir machen unser Selbstwertgefühl allein von der Reaktion der Umwelt auf unsere kreativen Leistungen abhängig. In unseren Liebesbeziehungen verknüpfen wir unser Selbstwertgefühl mit den Stimmungen unseres Geliebten, oder wir kapseln uns aus Furcht vor Zurückweisung von ihm ab. In der Familiendynamik bleiben wir entweder in alten Abhängigkeitsmustern stecken, oder wir isolieren uns im Namen der Unabhängigkeit.

Gut zu uns selbst zu sein heißt also, daß wir versuchen müssen, in all diesen Bereichen ein harmonisches Gleichgewicht herzustellen, und daß wir selbst die Initiative ergreifen müssen, um das zu erreichen. Betrachten wir den Fall von Jessica, die im Bereich »Kreativität« unter einem Ungleichgewicht litt. Jessica war von ihrer Familie dazu erzogen worden, für andere zu sorgen. Nun war sie vierzig Jahre alt, arbeitete ganztags als Krankenschwester und versorgte außerdem ihren Ehemann und die drei Kinder. Sie war ständig angespannt, körperlich erschöpft und litt häufig unter den verschiedensten streßbedingten Beschwerden. In all den Jahren war Musik Jessicas »Nebenbeschäftigung« gewesen. Als Kind hatte sie Geige spielen gelernt und sich im Laufe der Zeit zu einer erfolgreichen professionellen Geigerin entwickelt, die mit Orchestern in der Umgebung auftrat. Doch aufgrund ihrer beruflichen und familiären Verpflichtungen hatte sie ihre musikalische Karriere nie ernsthaft verfolgen können. Nachdem sie an einer unserer Geist-Körper-Gruppen teilgenommen hatte, begann Jessica, sich um ihr eigenes Wohlergehen zu kümmern, und traf eine bedeutsame Entscheidung: Sie kündigte ihre Arbeit als Krankenschwester und konzentrierte sich auf ihre Karriere als Musikerin.

»All die Jahre, in denen ich mich als Krankenschwester um meine Patienten kümmerte, waren sehr erfüllend«, sagte sie. »Ich liebte diese Arbeit wirklich. Aber ich kam an einen Punkt, wo ich keine Energie mehr dafür hatte. Ich wollte einfach nicht mehr für andere Leute sorgen ... Jetzt habe ich das Gefühl, ein besseres Gleichgewicht gefunden zu haben, obwohl ich noch daran arbeiten muß. Mein jüngstes Kind ist elf Jahre alt, und ich möchte auch meiner älteren Tochter und meinem Schwiegersohn, die ein Baby bekommen haben, helfen. Ich muß mich immer noch sehr viel um die Familie kümmern. Aber jetzt habe ich viel mehr Zeit, mich dem Aspekt meines Lebens zu widmen, der das absolute Gegenteil zu allen anderen Aspekten darstellt. Musik ist klar und direkt, es geht nur um dich, den Komponisten und dein Instrument.«

Durch ihren Wechsel von der Fürsorge für andere zur Kreativität wurde Jessica ruhiger, energiegeladener und weniger anfällig für streßbedingte Symptome.

Vielleicht sind wir nicht alle in der Lage, unseren Job aufgeben zu können, um eine künstlerische Laufbahn zu verfolgen. Aber wir können Wege finden, das auszudrücken, was Lawrence LeShan unser »verborgenes kreatives Feuer« nennt. In ihrem Buch »Der Weg des Künstlers« rät uns Julia Cameron, uns hin und wieder mit unserer »inneren Künstlerin« zu verabreden. »Eine solche Verabredung bedeutet, daß wir uns einen bestimmten Zeitraum, vielleicht zwei Stunden pro Woche, reservieren, in dem wir uns ausschließlich unserem kreativen Wesensanteil, unserer inneren Künstlerin widmen«, schreibt Cameron. »In seiner ursprünglichen Form ist das ›Künstler-Stelldichein‹ ein Ausflug, eine Verabredung zum Spielen, die Sie im voraus planen und gegen alle Störenfriede verteidigen. Bei dieser Verabredung ist niemand anwesend außer Sie selbst und Ihre innere Künstlerin.«

Cameron betont, daß das »Künstler-Stelldichein« kein Pflichtbesuch in einem örtlichen Museum sein sollte. Wir sollten dabei vielmehr nach Erfahrungen suchen, die unsere Imaginationskräfte inspirieren, ganz gleich, ob sie den Vorstellungen anderer über Kunst entsprechen. Schauen Sie sich beispielsweise einen alten Film im Kino an, betrachten Sie ein Aquarium, gehen Sie zu einer Dia-Schau oder einer interessanten Kunstausstellung, besuchen Sie andere ethnische Gruppen in Ihrer Umgebung, um fremdartige sinnliche Eindrücke aufzunehmen. Gehen Sie in ein Konzert, bei dem eine Art von Musik gespielt wird, die Sie stets faszinierte, die Sie aber nur selten hörten. Oder machen Sie einen langen Spaziergang am Strand oder entlang einer Landstraße und lassen Sie Ihrer Phantasie freien Lauf – über das Buch, das Sie schreiben wollen, das Lied, das Sie singen möchten, die Theaterrolle, die Sie spielen wollen, oder die Zeichnung, die Sie vollenden möchten. Fangen Sie an, diese Phantasien Wirklichkeit werden zu lassen.

In einer bemerkenswerten, über einen Zeitraum von dreißig Jahren durchgeführten Studie wurde nachgewiesen, daß Frauen, die sich um die Entwicklung ihrer vielen verschiedenen Wesensanteile kümmern, weniger krankheitsanfällig sind und länger leben als Frauen, die das nicht tun. Phyllis Moen, Ph. D., Professorin für Lebenswegstudien an der *Cornell University* in Ithaca, New York, führte diese Langzeitstudie unter 427 verheirateten Frauen mit Kindern im Staat New York durch. Das Forscherteam verfolgte die Lebenswege dieser Frauen, die bei der ersten Auswertung im Jahre 1956 zwischen fünfundzwanzig und fünfzig Jahre alt waren, bis zum Jahre 1986.

233

Dr. Moen und ihre Kolleginnen, Donna Dempster-McClain und Robin M. Williams, Jr., fanden heraus, daß Frauen, die über einen Zeitraum von dreißig Jahren bei strahlender Gesundheit blieben, zwei Hauptmerkmale aufwiesen: Sie waren ehrenamtliche Mitglieder verschiedener Organisationen oder Vereine, und sie schlüpften in verschiedene Rollen. Im Verlauf der dreißig Jahre dauernden Studie litten diese Frauen deutlich seltener an schweren Krankheiten, zeigten eine bessere geistige Verfassung und größere Langlebigkeit als die anderen in der Studie erfaßten Frauen.

Die ehrenamtlich tätigen Frauen gingen hinaus in die Welt, um Fremden zu helfen, und unterhielten Beziehungen zu Mitgliedern ihrer Gemeinde (ein Punkt, auf den ich im nächsten Kapitel noch zurückkommen werde). Die Tatsache, daß sie sich in verschiedenen Rollen engagierten, zeigte jedoch hauptsächlich, daß sie sich nicht auf die Rolle als Hausfrau und Mutter beschränkt fühlten. Sie waren engagierte Hausfrauen und Mütter, aber sie ließen das in den fünfziger Jahren geltende Rollenvorbild der perfekten Frau hinter sich, indem sie auch andere Seiten ihrer Persönlichkeit pflegten und förderten. Die typische Vertreterin dieser Gruppe war in Kirchen und Vereinen aktiv, verbrachte viel Zeit mit Freunden und Verwandten und übte eine berufliche Tätigkeit außerhalb des Heims aus. Moen beschrieb sie als lebhafte Frauen, die sich in Arbeitsbereichen und gesellschaftlichen Aktivitäten engagierten, die sowohl sinnvoll aus auch vergnüglich waren. Dr. Moens Studie, die sinnigerweise den Titel »Das Frauenrollen-und-Wohlfühl-Projekt« trug, zeigt uns, daß Frauen gesünder bleiben und länger leben können, wenn sie viele verschiedene Seiten ihres Wesens erforschen und aktiv in ihrer Umwelt zum Ausdruck bringen.

Lawrence LeShan sagte einmal: »Wir müssen uns intensiv und liebevoll um alle unsere Wesensteile kümmern, damit kein Teil von uns draußen vor der Tür bleiben und jammern muß: ›Gibt es nichts für mich zu tun?‹ Kultivieren Sie dieses leidenschaftliche und liebevolle Bemühen um alle Ihre Wesensanteile, und Sie werden feststellen, daß Sie weniger angespannt, depressiv und hoffnungslos sind. Es könnte Ihnen sogar helfen, sich von Süchten oder Abhängigkeiten in bezug auf Essen, Drogen, Sex oder destruktive Beziehungen zu befreien. Ihre körperliche Gesundheit wird sich auf jeden Fall verbessern. Wenn Sie Ihre Selbstachtung, Ihr Selbstwertgefühl täglich ›gießen‹, werden Sie kraftvoll und elegant auf den stürmischsten Wellen des Stresses und der Veränderung reiten.«

7

Unterstützung durch Freunde und Familie

Es gibt Zeiten in unserem Leben, in denen wir nur noch flüchten wollen. Streß und Druck auf allen Ebenen – und die einzig sinnvolle Lösung scheint darin zu bestehen, wegzulaufen. Wir würden uns am liebsten in einer Höhle verkriechen, aber weil das nicht geht, ziehen wir uns die Bettdecke über den Kopf. Wir essen zuviel, sitzen zu lange vor dem Fernseher, sind ruppig zu unseren Partnern, Kindern oder Freunden. Vielleicht werden wir sogar süchtig oder depressiv oder beides. Unsere Fähigkeit, Freude zu erleben, schwindet und mit ihr unsere Hoffnungen für die Zukunft.

Doch Flucht kann niemals die Lösung sein. Sie verschafft uns nur vorübergehend Erleichterung, lindert nur kurzzeitig unsere körperlichen oder emotionalen Schmerzen. Am nächsten Tag, in der nächsten Woche oder im nächsten Monat kommen der gleiche Streß, die gleichen Anforderungen oder Symptome wieder auf uns zu. Der einzige Weg in die Freiheit führt über die direkte Konfrontation mit unseren Schmerzen und Problemen. Nur so finden wir die Kraft, echte Lösungen zu entwickeln und durchzusetzen. Dazu können wir nur auf eine äußere Quelle des Trostes und der Kraft zurückgreifen, die uns in unserem Wachstum unterstützen und uns helfen kann, die Dinge zu bewältigen und zu verändern. Diese Quelle ist unsere Verbindung zu anderen Menschen – die Liebe und Unterstützung von Freunden und Familienmitgliedern. Unterstützende soziale Kontakte sind ein Nährboden für unsere körperliche und geistige Gesundheit, und die Wissenschaft hat das bewiesen. Die Forschungsergebnisse über die Auswirkung unterstützender sozialer Kontakte auf die Gesundheit und die Genesung von Krankheiten sind vielleicht die wichtigste unerzählte Geschichte der medizinischen Wissenschaft.

In diesem Kapitel möchte ich Ihnen davon berichten, auf welch überraschende Weise Gruppen vielen Frauen dabei helfen können, schwierige Situationen zu bewältigen und sich zu heilen, ganz gleich, ob es sich um Therapiegruppen, Geist-Körper-Gruppen oder einfach Selbsthilfegruppen handelt. Doch ich möchte Sie auch darauf hinweisen, wie positiv es sich auf unsere Gesundheit auswirkt, wenn wir uns in unserem Alltagsleben ein Netz der Unterstützung knüpfen. Manche von uns sind in der glücklichen Lage, bereits über solche unterstützenden Netzwerke zu verfügen – vielleicht müssen sie nur die Verbindungen stärken. Doch einige von uns haben kein derartiges intaktes Netzwerk. Vielleicht fehlen wesentliche Elemente, oder es ist an den Rändern ausgefranst, weil wir uns nicht genug darum gekümmert haben. Vielleicht haben wir viele männliche Wegge-fährten, aber nur wenige Freundinnen, oder viele Freundinnen, aber außer unserem Partner keine Männer, die uns unterstützen können. Oder wir haben keinen Ehemann oder Lebensgefähr-ten, mit dem wir jene Art von Intimität haben können, die uns enge Freundschaften nicht bieten können. Möglicherweise herr-schen in unserer Familie so starke Spannungen, daß wir uns gar nicht an unsere Familienangehörigen wenden, wenn wir Hilfe brauchen. Vielleicht haben unsere Beziehungen auch nicht die Qualität, die wir uns wünschen, vielleicht leiden wir in ihnen unter zuviel Distanz oder Abhängigkeit oder Konkurrenz oder Ablehnung.

In diesem Kapitel geht es darum zu lernen, auf welche Weise wir uns mit Freunden oder Freundinnen und Familienangehö-rigen verbünden können, um Netzwerke der Unterstützung zu knüpfen, die uns glücklich und gesund erhalten. Obwohl ich formelle Gruppen leite und von ihrem Potential überzeugt bin, sind solche Gruppen nicht unbedingt notwendig. Ich empfehle sie allerdings sehr für alle Frauen, die ein bestimmtes medizinisches Problem haben, weil andere Frauen, die die gleichen Schmerzen und Schwierigkeiten durchmachen, eine einzigartige Form von Unterstützung bieten können.

Wir sind es uns selbst schuldig, unsere eigenen heilenden Hilfsstützpunkte aufzubauen.

Soziale Kontakte und Gesundheit

Wie wichtig sind unterstützende soziale Kontakte für unsere Gesundheit und unser Wohlbefinden? Im Jahre 1988 veröffentlichte der Epidemiologe James House, Ph. D., ein Forscher der *University of Michigan*, eine aufsehenerregende Dokumentation, in der er ein halbes Dutzend Studien auswertete, an denen insgesamt fast 22 000 Männer und Frauen beteiligt gewesen waren. Diese Untersuchungen, die in unzähligen Gemeinden überall im Land durchgeführt worden waren, zeigten, daß Menschen, die nicht über stabile soziale Netzwerke verfügten, eine deutlich geringere Lebenserwartung hatten. Im Gegensatz dazu lag die Lebenserwartung bei Menschen mit vielfältigen unterstützenden sozialen Kontakten wesentlich höher. Tatsächlich lag die Sterberate bei Menschen, die nur wenige Freunde oder hilfreiche Beziehungen hatten, *zwei- bis viermal* höher als bei jenen, die über intakte Netzwerke verfügten.

»Zum gegenwärtigen Zeitpunkt haben wir keine anderen Erklärungen für dieses Phänomen«, sagte Dr. House kürzlich. Er hatte nachgewiesen, daß ein Mangel an unterstützenden sozialen Kontakten selbst unter Berücksichtigung aller anderen erkennbaren Faktoren wesentlich zu einem schlechten Gesundheitszustand beitrug. In seiner Dokumentation schreibt Dr. House:»Diese Entwicklungen weisen darauf hin, daß soziale Kontakte beziehungsweise der relative Mangel an solchen als ein Hauptrisikofaktor in bezug auf die Gesundheit betrachtet werden kann, der durchaus mit den Auswirkungen hinreichend nachgewiesener Risikofaktoren wie Zigarettenrauchen, hoher Blutdruck, hohe Blutfettwerte, Übergewicht und Mangel an körperlicher Bewegung gleichzusetzen ist.«

Die Schlußfolgerungen von Dr. House sind aufsehenerregend. Wenn ein Mangel an unterstützenden sozialen Kontakten oder, um es deutlich auszudrücken, wenn Einsamkeit ein Risikofaktor ist, der auch nur das halbe gesundheitsschädliche Potential des Rauchens hat, dann sollten Frauen und ihre Ärzte hellhörig werden.

In den von Dr. House ausgewerteten Studien trat die Verbindung zwischen sozialen Kontakten und Gesundheit bei Männern stärker zutage als bei Frauen, obwohl sie auch bei Frauen bedeutsam war. Auch von einer Heirat schienen Männer im Hinblick auf ihre Gesundheit mehr zu profitieren als Frauen. Frauen schienen wiederum mehr von Beziehungen zu Freunden und Angehörigen – vor allem des gleichen Geschlechts – zu profitieren. Der Psychiater David Spiegel von der *Stanford University* kommentierte diese Forschungsergebnisse in Bill Moyers Fernsehsendung »Healing And The Mind« (Geist und Heilung) ironisch mit folgenden Worten: »Das legt für mich den unglücklichen Schluß nahe, daß eine Beziehung zu einem Mann nicht sehr gut für die Gesundheit ist, ganz gleich, welchem Geschlecht man angehört.«

Eine der erstaunlichsten, erst kürzlich gemachten Entdeckungen ist die, daß Frauen mit tragfähigen sozialen Netzwerken wahrscheinlich weniger gefährdet sind, tödliche Formen von Krebs zu entwickeln. Die Epidemiologen George Kaplan, Ph. D., und Teddy Reynolds, Ph. D., der *University of California* in Berkeley beobachteten 6 848 Versuchspersonen über einen Zeitraum von 17 Jahren. Die Frauen mit den wenigsten sozialen Kontakten hatten ein zweifach höheres Risiko, an Krebs zu sterben, als diejenigen mit vielen sozialen Verbindungen. Gesellschaftlich isolierte Frauen waren besonders anfällig für hormonbedingte Krebsformen, einschließlich Brustkrebs. (Bei einer anderen Studie, die an 243 Brustkrebspatientinnen – deren Krebserkrankung auf die Brust oder die regionalen Lymphknoten beschränkt war – durchgeführt wurde, zeigte sich, daß 76 Prozent der Patientinnen, die zwei oder mehr Vertrauenspersonen hatten, den Krebs länger als sieben Jahre überlebten, während von den Frauen ohne Vertrauenspersonen nur 56 Prozent diese Überlebensrate erreichten.)

Die Unterstützung durch soziale Kontakte scheint darüber hinaus eine Schlüsselrolle bei der Verhütung vieler anderer Frauenkrankheiten einzunehmen. Betrachten Sie sich einmal folgende Forschungsergebnisse, die alle von verschiedenen Forscherteams stammen:

- Frauen, die aufgrund von Wechseljahresbeschwerden ärztliche Hilfe in Anspruch nahmen, hatten signifikant weniger unterstützende soziale Kontakte als eine Vergleichsgruppe von Frauen in der Menopause, die nicht an solchen Symptomen litten.

- Berufstätige Frauen, die an Menstruationskrämpfen und PMS litten, hatten signifikant weniger unterstützende soziale Kontakte als Frauen, die nicht an solchen Symptomen litten.

- Eine Studie, bei der 1 428 schwangere Frauen über einen längeren Zeitraum beobachtet wurden, erbrachte den Nachweis, daß »Unterstützung des Partners« einer der wichtigsten Faktoren zur Aufrechterhaltung der Schwangerschaft war. Bei Frauen, die stark von ihren Partnern unterstützt wurden, waren nicht nur Abtreibungen, sondern auch Fehlgeburten wesentlich seltener.

- Eine Auswertung der medizinischen Literatur ergab, daß die Verfügbarkeit emotionaler und praktischer Unterstützung eng mit der Gesundheit der Mutter während und nach der Geburt zusammenhängt.

Das zeigt, daß Frauen soziale Kontakte brauchen, um gesund zu bleiben oder um im Krankheitsfall ihre Heilungschancen zu verbessern. Allerdings weist eine Reihe anderer Forschungsergebnisse darauf hin, daß die Qualität unserer Beziehungen ebenso wichtig für unser physisches Wohlergehen ist wie die Quantität. Menschen, deren Beziehungen durch Feindseligkeit oder mangelnde Kommunikation charakterisiert sind, haben häufig ein schwächeres Herz-Kreislauf- und Immunsystem als jene, die offen und vertrauensvoll mit Freunden und Familienangehörigen kommunizieren können.

Die Psychologin Janice Kiecolt-Glaser, Ph. D., und ihr Ehemann, der Immunologe Ronald Glaser, M. D., gehören zu den führenden Geist-Körper-Wissenschaftlern des Landes. In ihrem Forschungslabor an der *Ohio State University Medical School* wiesen die Glasers nach, daß die Qualität von Beziehungen – insbesondere starke eheliche Verbindungen und gute Kommunikation bei Paaren – das Immunsystem, den »inneren Heiler«, der uns gesund erhält, stärken kann.

In einer genialen Studie erbrachten die Glasers den Beweis dafür, daß unsere Art und Weise, miteinander zu sprechen und in Beziehung zu treten, direkte Auswirkung auf unseren Körper hat. Sie luden neunzig heterosexuelle Paare in ihr Labor ein und überwachten ihre Immunfunktion, indem sie den Probanden vor und nach einer Diskussion, mit der die Paare versuchen sollten, eine Meinungsverschiedenheit beizulegen, Blut abnahmen. »Die Paare, die sich während der Diskussion am feindseligsten verhielten, zeigten innerhalb der nächsten 24 Stunden einen deutlichen Abfall der Immunfunktionen«, berichtete Dr. Kiecolt-Glaser einem Journalisten der »New York Times«. »Je feindseliger sie sich während einer ehelichen Auseinandersetzung verhalten, desto negativer wirkt sich das auf ihr Immunsystem aus.« Der Zusammenhang ist klar: Wenn wir Wege finden, Konflikte zu lösen und zu kommunizieren, ohne unsere nächsten Angehörigen anzugreifen, schützen wir unsere Immunzellen, deren Aufgabe wiederum darin besteht, *uns* vor schädlichen Krankheitserregern zu schützen.

Seit 1990 wurde in einer Reihe aufsehenerregender Studien

nachgewiesen, daß sich der Gesundheitszustand von Menschen, die an lebensbedrohlichen Krankheiten litten, nach der Teilnahme an einer Gruppentherapie verbesserte. In manchen Fällen führte das zu einer deutlichen Lebensverlängerung. Ich werde diese Studien in Kürze beschreiben, möchte an dieser Stelle aber bereits darauf hinweisen, daß unter den Patienten, die von diesen Programmen profitierten, solche mit Brustkrebs, Melanomen (einer aggressiven Form des Hautkrebses), Aids und Herzkrankheiten waren. Obwohl die Forscher auf mehrere Faktoren hinweisen, die diese unerwarteten positiven Resultate erklären, sind sich alle in einem Punkt einig: Ein wesentlicher Aspekt, der sich ganz besonders heilend auswirkte, war die Unterstützung durch andere, die an der gleichen Krankheit litten.

Auf der Grundlage dieser bemerkenswerten Forschungsarbeiten können wir heute mit Überzeugung sagen, daß Sie Ihre physische Gesundheit fördern, wenn Sie Ihre Liebes- und Familienbeziehungen stärken. Jede Frau, ganz gleich, ob gesund oder krank, kann profitieren, wenn sie ihr unterstützendes soziales Netzwerk stärkt oder erweitert. Dieses Netzwerk umfaßt Freunde, Kollegen und Kolleginnen, Nachbarn, Verwandte, Eltern, Kinder, Ehepartner und Lebenspartner. Das klingt vielleicht wie eine schrecklich umfangreiche Verordnung, aber ich werde Ihnen zeigen, wie Sie Ihre diesbezüglichen Bemühungen in einzelne Schritte aufteilen können, auf die Sie sich von Tag zu Tag konzentrieren können.

Lebenswichtige Netzwerke knüpfen

Das verschlafene Nest Roseto liegt am Fuß der Blauen Berge, etwa hundert Kilometer nördlich von Philadelphia. Soweit denjenigen, die diesen Ort untersuchten, bekannt ist, hat kaum einer der Einwohner von Roseto je Meditation, Biofeedback oder Gruppentherapie praktiziert. Bis Mitte der sechziger Jahre ernährten sich die Bürger von Roseto jahrzehntelang so fetthaltig, daß es heutzutage jedem Ernährungswissenschaftler die Haare zu Berge stehen ließe. Und dennoch wurde das Städtchen berühmt für seine erstaunlich niedrige Sterberate – insbesondere im Hinblick auf die Herzerkrankungen. Es gab nur eine einzige klare Erklärung für diese Entdeckung: das außerordentlich eng geknüpfte Beziehungsnetzwerk innerhalb der Familien und der Gemeinde.

Drei Jahrzehnte lang untersuchte Stuart Wolf, M. D., das Phänomen von Roseto, einem Städtchen, das im Jahre 1882 von Einwanderern, die aus einer kleinen Stadt in Italien stammten, gegründet worden war. Viele Jahrzehnte lang blieb Roseto die Enklave dieser Einwanderer und ihrer Nachkommen. Als Wolf und seine Kollegen entdeckten, daß die Sterberate in Roseto signifikant unter der der drei Nachbargemeinden (und dem Landesdurchschnitt) lag, suchten sie nach Erklärungen. Der gute Gesundheitszustand und die Langlebigkeit der Einwohner von Roseto hatten nichts mit Ernährungsgewohnheiten, körperlicher Bewegung oder Rauchen zu tun. Sie aßen mehr Fett, rauchten genausoviel und bewegten sich genausowenig wie die Leute in ihren Nachbargemeinden oder wie der Durchschnittsamerikaner. Doch die Forscher beobachteten, daß die Einwohner von Roseto ihre alten Traditionen beibehalten hatten, die Familienbande waren sehr eng geknüpft, man heiratete innerhalb der gleichen ethnischen Gruppe, ging regelmäßig zur Kirche und engagierte sich in sozialen Organisationen und Nachbarschaftshilfe.

Diesen Geist des Zusammenhalts konnte sich Roseto jedoch nicht bewahren. Dr. Wolf beobachtete, daß die sozialen Strukturen während der sechziger Jahre auch in diesem Ort zu bröckeln begannen: Einwohner wanderten ab, heirateten außerhalb der Familienclans, begannen die kulturellen und religiösen Traditionen zu vernachlässigen und sich mehr dem Materiellen zu widmen. Als dieser Trend anhielt, begann die Sterblichkeitsrate in Roseto aufgrund von Herzerkrankungen zu steigen.

Heute ist die Sterblichkeitsrate in Roseto mit der anderer Gemeinden vergleichbar oder übersteigt diese sogar.

Die Geschichte von Roseto macht deutlich, daß unsere sozialen Bande im Laufe einiger Jahrzehnte durch massive gesellschaftliche und technologische Veränderungen aufgerieben wurden. Nur noch wenige von uns leben in den gleichen, eng geknüpften Gemeinde- und Familienstrukturen, die für frühere Generationen selbstverständlich waren. Unsere Mütter oder Großmütter hatten wahrscheinlich ihre Eltern in der Nähe, vielleicht sogar im selben Haus, und wurden von ihnen bei der Haushaltsführung und der Kindererziehung unterstützt. Sie hatten Nachbarinnen, die die Kinder im Bedarfsfall spontan betreuten. Die meisten von ihnen arbeiteten nicht außer Haus, aber sie hatten Freundinnen, mit denen sie sich regelmäßig zum »Kaffeeklatsch« oder anderen informellen Zusammenkünften trafen. Die heutigen berufstätigen Frauen haben hingegen ganz offensichtlich mehr Wahlmöglichkeiten und eine größere Unabhängigkeit als ihre Vorfahrinnen, doch nicht unbedingt ausreichende unterstützende Netzwerke. Unsere emotionale und physische Gesundheit litt unter der Auflösung der Sicherheitsnetze gegenseitiger Unterstützung. Natürlich können wir vergangene Zeiten nicht zurückholen, aber wir können wieder mehr Gemeinsinn entwickeln und neue Formen erweiterter Familienbande kreieren.

So wie es schwierig ist, eine gesunde Frau davon zu überzeugen, daß sie, um gesund zu bleiben, mit dem Rauchen aufhören sollte, so ist es häufig auch schwer, eine gesunde Frau zu überzeugen, daß es besser ist, sich Hilfe und Unterstützung zu holen, um gesund zu bleiben, oder, sollte sie doch einmal krank werden, wieder gesund zu werden. Viele Frauen behaupten, ihr Leben sei so hektisch, daß sie weder Zeit noch Energie für soziale Kontakte aufbringen könnten. Dabei übersehen sie aber einen wichtigen Punkt: Eine der Ursachen ihres inneren Stresses ist nämlich gerade die Tatsache, daß sie sich nicht genug Zeit zur Pflege von Beziehungen nehmen.

Ich habe festgestellt, daß viele unter Streß leidende Frauen, die die Entspannungstechniken und die kognitive Restrukturierung anwenden, mehr Energie für Beziehungen zur Verfügung haben. Wenn sie nicht mehr so viel Energie aufwenden müssen, um ihre innere Anspannung in Schach zu halten, finden sie häufig Zeit für Beziehungen, die die Seele nähren. So entsteht eine positive Spirale zunehmenden Wohlbefindens.

Jede Frau hat ganz individuelle soziale Bedürfnisse und muß herausfinden, welche Bereiche ihres gesellschaftlichen Lebens gefördert werden sollten. Doch es gibt einige allgemeingültige Richtlinien: Wir können intime und enge Beziehungen mit Hilfe von Kommunikationstechniken verbessern, und wir können unsere sozialen Netzwerke ausbauen, indem wir alte Freundschaften wiederbeleben und neue Verbindungen knüpfen. Die Forschungsergebnisse von Dr. House deuten darauf hin, daß Frauen ein besonderes Bedürfnis nach engen Freundschaften mit anderen Frauen haben. Ich bin zwar nicht wie manch andere der Ansicht, daß wir von der Freundschaft mit Männern kaum profitieren können, doch auch ich bin davon überzeugt, daß unsere Verbindungen zu anderen Frauen ganz besonders heilsam sein können.

Eine meiner Patientinnen in den Wechseljahren, Barbara, litt unter ihrer Isolation. Sie traute sich nicht, mit irgend jemandem über ihre nachlassende Energie, ihr versiegendes sexuelles Interesse oder ihre Hitzewallungen zu sprechen, um nicht Spott oder Mitleid zu ernten. Das änderte sich, als sie in die Gruppe kam, die ich für Patientinnen in den Wechseljahren eingerichtet hatte. Sie traf eine Reihe von Frauen, die die gleichen Symptome und Ängste durchmachten. Alle waren zu Opfern eines gnadenlosen gesellschaftlichen Stigmas geworden, demzufolge die Menopause einen unwiederbringlichen Verlust an Energie, Kreativität und Attraktivität bedeutet. Aufgrund dieses Stigmas löste jedes neue Symptom oder jede körperliche Veränderung ein Gefühl von Bedrohung bei ihnen aus.

Doch die Gruppe half jeder Frau, einschließlich Barbara,

diese Gedanken der Selbstbestrafung zurückzuweisen. Es ist schwer zu sagen, ob es Barbara auch in ihrer Isolation gelungen wäre, ihre negative Einstellung zu denWechseljahren abzuschütteln. Doch ihre Leidensgenossinnen zeigten ihr, daß sie nicht allein war. Es inspirierte sie zu sehen, wie andere Frauen ihre Symptome überwanden und auf ein hohes Energie- und Kreativitätsniveau gelangten.

Viele Patientinnen mit mehreren Fehlgeburten berichten, daß sie vor ihrer ersten Fehlgeburt keine andere Frau kannten, die schon einmal ein Kind auf diese Weise verloren hatte. Als sie dann ihre eigene Fehlgeburt erlitten, kamen andere Frauen plötzlich aus »dem Unterholz« hervor, um ihre eigenen Erfahrungen mitzuteilen. Die Unterstützung, die die Frauen auf diese Weise erhielten, half ihnen über die schwersten Zeiten der Trauer und des Verlustes hinweg. Ich habe dieses Phänomen bei Frauen mit allen möglichen medizinischen Problemen beobachtet. Ich habe auch beobachtet, wie gesunde Frauen, die permanent unter Streß standen, sich aus alten Freundschaften und neuen Kontakten unterstützende Netzwerke aufbauten. Dadurch überwanden sie ihre Einsamkeit und verminderten die Auswirkungen des Stresses auf ihren Körper.

Häufig gelingt es uns, starke soziale Netzwerke aufzubauen, *nachdem* wir begonnen haben, andere Streßbewältigungsstrategien wie Entspannungstechniken, kognitive Restrukturierung und Selbstfürsorge anzuwenden. Das ist nicht schwer zu verstehen. Wenn wir sehr stark unter Streß stehen, werden wir oft fast zu Einsiedlerinnen und wollen nur noch in Ruhe gelassen werden. (Wer schwere Angstsymptome oder Depressionen entwickkelt, isoliert sich manchmal für Wochen oder Monate.) Wenn wir uns dermaßen schlecht fühlen, haben wir gar nicht genug Energie, um hinaus in die Welt zu gehen und Kontakte zu knüpfen. Lieber ziehen wir die sprichwörtliche Decke über den Kopf. Streßbewältigungstechniken geben uns wieder genügend Energie und Selbstvertrauen, um mit Freunden und Angehörigen zu kommunizieren. Außerdem helfen uns diese Techniken, in unseren Beziehungen zu Ehemännern und anderen Familienmitgliedern bewußter und gelassener zu sein. Oft haben wir nur deshalb keine stabilen unterstützenden Netzwerke, weil wir das Gefühl haben, diese nicht zu verdienen. Angst, extreme Schüchternheit, Schamgefühle und Gefühle der Unzulänglichkeit hindern uns daran, uns anderen zu offenbaren und sie um Hilfe zu bitten. Wenn unsere innere Unsicherheit zu groß wird, laufen wir Gefahr, das Gefühl für unsere sozialen Bedürfnisse vollkommen zu verlieren. In diesem Fall können Entspannungstechniken dabei helfen, unsere Bedürfnisse bewußter wahrzunehmen. Dann können wir die kognitive Restrukturierung einsetzen, um destruktive Gedankenmuster, die uns blockieren und in die Isolation treiben, zu verändern.

Freundschaften – die alten beleben, die neuen fördern

Um wieder ein tragfähiges Netz der Hilfe und Unterstützung zu weben, müssen wir frühere und gegenwärtige Freundschaften neu beleben und neue Kontakte knüpfen. Wenn wir uns isoliert fühlen, hindern uns gewöhnlich Streß, Depressionen oder Erschöpfung (oder alle drei gleichzeitig) daran, das Zusammensein mit unseren Freunden zu genießen oder neue Freundschaften zu schließen. Wenn unser Geist und unser Herz umwölkt sind, sind wir vielleicht nicht in der Lage, die Konflikte oder kleineren Unstimmigkeiten zu überwinden, die in den meisten Freundschaften hin und wieder auftreten. So lassen wir oft Freundschaften auseinanderfallen, die wir hätten bewahren und stärken können.

Mindy, eine meiner Patientinnen, die unter Streß am Arbeitsplatz und an Unterleibsschmerzen litt, hatte seit über einem Jahr nicht mehr mit ihrer besten Freundin gesprochen. In der Gruppe beklagte sie sich über die Insensibilität ihrer Freundin. »Ich kann nicht mit ihr reden«, sagte sie. Als wir nachfragten, erkannte Mindy, daß sie normalerweise immer sehr offen mit ihrer Freundin sprechen konnte, daß aber eine Veränderung eingetreten war, nachdem ihre Freundin eine schmerzhafte Trennung durchgemacht hatte. Vielleicht war die Freundin von ihrem eigenen Schmerz überwältigt worden. Als Mindy dies erkannt hatte, schrieb sie ihrer Freundin einen Brief. Eine prompte, positive Antwort führte zu einer Versöhnung, über die Mindy sehr glücklich war.

Wenn ich Patientinnen die Aufgabe stelle, sich etwas Gutes zu tun, entscheiden sich manche dafür, Briefe an Freunde oder Familienangehörige zu schreiben, von denen sie sich getrennt hatten. Sie erkennen, daß die Trennung eine Form der Selbstverleugnung war und die Wiederherstellung der Verbindung ein Weg ist, ihre eigenen Bedürfnisse anzuerkennen. Eine Verbindung wiederherzustellen bedeutet allerdings oft, daß man alten Groll loslassen muß. So gesehen ist Vergebung eine Geist-Körper-Praxis, die das Herz heilt und körperliche Erstarrung löst. »Durch Verzeihen«, schreibt Joan Borysenko, Ph. D., eine frühere Kollegin, »erleben wir Glück und heitere Gelassenheit, weil wir so den unaufhörlichen Drang des Egos, uns selbst und andere zu beurteilen, überwinden.«

Wenn ich Frauen ermutige, Ärger und Groll loszulassen, rate ich ihnen damit nicht, ihre Wut auf Freundinnen und Freunde oder Angehörige zu verleugnen. Ich ermutige sie eher dazu, sich ihre Wut anzuschauen und auszudrücken, damit sie sie schließlich loslassen und anderen verzeihen können. Stephen Levine, ein Kollege, der mit an lebensbedrohlichen Krankheiten leidenden Menschen arbeitet, gibt im Hinblick auf Vergebung folgenden Rat – einen Rat, der für jede Frau, ganz gleich, ob krank oder gesund, hilfreich sein kann: »Man sollte nicht versuchen, Wut oder Angst mit Hilfe einer ›Vergebungstechnik‹ zuzudecken. Es bringt uns nicht weiter, wenn wir versuchen, Vergebung zu forcieren, etwas mit Vergebung zu berühren, dem wir uns kaum mit klarem Bewußtsein nähern können. Vergebung ist dann am wirksamsten, wenn sie zum rechten Zeitpunkt geschieht. Zuerst müssen wir uns bewußt unserer Wut, unserem Mißtrauen, unserem Festhalten stellen, bevor die starke Kraft der Vergebung so tief wie möglich reichen kann.«

Dr. Herbert Benson zitierte einen großen Weisen, als er einmal zu mir sagte, niemand solle einen anderen Menschen verurteilen, bevor er nicht zwanzig Kilometer in dessen Schuhen gelaufen sei. Wenn wir uns das Leid derjenigen bewußt machen, die unser Leiden verursachten, hören wir auf zu urteilen. Das bedeutet nicht unbedingt, daß unsere Wut gegenstandslos ist. Wir können uns unsere Wut betrachten und sie ausdrücken (entweder allein oder in Gegenwart des Objekts unserer Frustration) und damit den Boden für die Vergebung bereiten. Aber es ist nur die Vergebung, die zerbrochene oder vernachlässigte Beziehungen heilt. Und Vergebung ist nicht das gleiche wie stillschweigendes Gutheißen verletzenden oder schädlichen Verhaltens. Wir verzeihen nicht, weil wir mit der Insensibilität oder Bösartigkeit eines anderen einverstanden sind. Wir verzeihen, um sowohl unsere eigenen Wunden zu heilen als auch die Wunden anderer anzuerkennen.

In manchen Fällen (obwohl das eher die Ausnahme ist) sind Freundschaften oder Ehen so destruktiv, daß wir uns ganz von einem Menschen trennen müssen, wenn wir gut zu uns selbst sein wollen. Eine meiner Patientinnen, Camille, wurde gleichzeitig mit ihrer besten Freundin Arlene schwanger. Camille erlitt eine Fehlgeburt, während Arlene ein gesundes Baby zur Welt brachte. Camille beklagte sich in der Gruppe über Arlenes erstaunliche Insensibilität. Arlene sprach unaufhörlich darüber, wie glücklich sie mit ihrer Tochter war und wie sehr sie das Leben mit dem Baby genoß, ohne sich dafür zu interessieren, wie Camille mit ihrer Situation fertig wurde. Camille hatte eine weitere Fehlgeburt, doch ihre Freundin verhielt sich weiterhin sehr egozentrisch, was schließlich dazu führte, daß die Freundinnen im Streit auseinandergingen. Die Auseinandersetzung war so schrecklich gewesen, daß sie sechs Monate lang kein Wort miteinander sprachen.

In unserer Geist-Körper-Gruppe begann Camille, ihre Gefühle zu bearbeiten, und entschloß sich, Arlene zu schreiben. In ihrem Brief drückte sie aus, daß sie Arlene alles Glück der Welt wünschte, daß es aber sehr schwierig für sie sei, Arlene von ihrem Baby sprechen zu hören. Camille erzählte von ihrem tiefen Schmerz, den ihre Verluste ausgelöst hatten, und drückte die Hoffnung aus, daß sie sich treffen könnten. In einem kurzen Antwortschreiben dankte Arlene Camille dafür, daß sie sich gemeldet hatte, aber sie erkannte Camilles Schmerz nicht an und drückte auch nicht den Wunsch nach einem Wiedersehen aus. Camille war tief verletzt, aber sie sagte zu uns, daß sie dennoch froh war, geschrieben zu haben, weil sie nun diese Beziehung ganz hinter sich lassen konnte. Sie trauerte sechs Monate um die verlorene Freundschaft, aber sie hatte nun erkannt, daß Arlene nicht für sie dasein konnte.

Oft kann uns Vergebung jedoch helfen, Freundschaften zu heilen. Wir können allmählich den Groll und die oft kleinlichen Ressentiments loslassen, welche uns von Menschen trennen, die uns eigentlich wichtig sind. So können wir auch Unsicherheiten überwinden, die uns den Mut rauben, alte Freundschaften wiederzubeleben und neue Verbindungen zu stärken.

Wenn wir mit Freunden und Familienmitgliedern in Kontakt treten, sollten wir daran denken, daß die meisten Menschen, die uns etwas bedeuten, sich darüber freuen. Das gilt meistens auch für neue Freunde und Bekannte. Telefonanrufe und Briefe werden wahrscheinlich Freude auslösen, obwohl es natürlich auch Ausnahmen gibt. Doch wir sollten unser Handeln (oder Nichthandeln) nicht von unserer Angst abhängig machen, ab und zu vielleicht die kalte Schulter gezeigt zu bekommen. Wenn wir das tun, führen wir ein Leben in stiller Verzweiflung, wie es Henry David Thoreau so passend beschreibt.

Besonders Frauen genießen es, neue Verbindungen zu knüpfen oder alte wiederzubeleben. Bei unserem hektischen Versuch, Arbeit und Familienpflichten unter einen Hut zu bringen, verlieren wir häufig nicht nur Freunde und Bekannte aus den

Augen, wir verlieren auch die Lust (und Zeit) zu spielen. Meine gestreßten Patientinnen bekommen nicht genug Gelegenheit, mit anderen Frauen zu spielen, mit ihnen gemeinsam Erfahrungen der Art zu machen, die sie als Kinder und Jugendliche genossen hatten.

Sehnen Sie sich nach diesen sorgenfreien Verbindungen zurück? Danach, mit den Mädels »herumzuhängen« und ausgelassen über alles mögliche zu lachen? Wenn ja, geht es Ihnen wie meinen Patientinnen und den meisten anderen Frauen, die ich kenne. In den letzten Jahren wurde so viel über das innere Kind geschrieben und geredet. Was ist mit dem inneren Jugendlichen? Ich empfehle Ihnen hier nicht zu regredieren, sondern eher, diese «innere Jugendliche» in Ihre erwachsene Persönlichkeit zu integrieren. Wenn Sie sich innerlich erst einmal zu diesen Wünschen bekannt haben, werden Sie Frauen treffen, die die gleichen Wünsche haben. Ergreifen Sie die Gelegenheit, etwas zu genießen, das einige meiner Patientinnen »Mädel-Abend« nennen.

Vermeiden Sie die Fallen, die zu Isolierung führen: Neid, Negativität und Angst

Ein Hindernis für Freundschaften zwischen Frauen ist die Konkurrenz oder der Neid, die plötzlich aufflammen können, wenn wir begonnen haben, uns in der Ehe oder im Beruf zu etablieren. Manche meiner Patientinnen isolieren sich, weil sie eifersüchtig auf Freundinnen sind, die Dinge zu besitzen scheinen, welche sie selbst gern hätten. Sie möchten nicht mit Frauen zusammensein, die im Beruf bereits weiter vorangekommen sind, die konfliktfreie Partnerschaften zu haben scheinen oder über körperliche Vorzüge verfügen, die sie sich für sich selbst wünschen.

Wenn Neid Sie daran hindert, enge Verbindungen mit anderen Frauen (oder Männern) einzugehen, ist es an der Zeit, Ihr Denken zu restrukturieren. Auf den ersten Blick würden wir alle gerne mit Claudia Schiffer oder Prinzessin Diana tauschen. Auf den zweiten Blick sieht es aber schon anders aus. Würden wir uns wirklich all die Übergriffe der Medien, die öffentlich ausgetragenen Schlammschlachten und schmerzhaften Scheidungen im Austausch für Reichtum, Berühmtheit und perfekte Haut wünschen? Wenden Sie einmal die gleiche Logik auf Ihre Freundschaften an. Vielleicht konzentrieren Sie sich auf Aspekte im Leben Ihrer Freundin, die Sie neidisch machen. Aber wären Sie auch bereit, jeden Aspekt Ihres Lebens gegen jeden Aspekt des Lebens Ihrer Freundin einzutauschen? Wenn Sie sich einer Freundin in einem bestimmten Bereich unterlegen fühlen, sollten Sie sich auf Ihre eigenen Stärken und Talente besinnen. Sie werden den materiellen und immateriellen Besitz Ihrer Freundin anerkennen und akzeptieren können, wenn Sie Ihren eigenen nicht aus den Augen verlieren.

Wenn wir ein falsches Bild von Freunden oder Angehörigen mit uns herumtragen, entstehen Mißverständnisse. Eine meiner Patientinnen, Mara, machte nach ihrer dritten Fehlgeburt eine besonders schlimme Zeit durch. Kurze Zeit später schauten sie und ihr Mann Brandan eines Abends bei einer Freundin vorbei, als sie auf dem Weg ins Kino waren. Als die beiden ins Haus der Freundin kamen, fanden sie diese zwischen zwei schreienden Kindern vor. Doch die Freundin war nicht nur mit ihren Kleinkindern beschäftigt, sie war außerdem noch ziemlich unfreundlich zu dem Ehepaar. Später sprach Mara über ihre Verletztheit und ihren Ärger. »Warum sind Leute mit Kindern immer so gehässig?« Sie räumte ein, daß sie ihre Freundin um ihre Kinder beneidete und der Ärger ihre Sicht getrübt hatte. Als wir Mara in unserer Geist-Körper-Gruppe noch eine paar Fragen über diese Begegnung stellten, erklärte sie, daß die Stimmung ihrer Freundin sich sofort verschlechtert hatte, nachdem Mara und Brandan erwähnt hatten, daß sie auf dem Weg ins Kino seien. Mara war so auf ihr eigenes Unglück fixiert, daß ihr der Gedanke, ihre Freundin könnte eifersüchtig auf *sie* sein, gar nicht in den Sinn kam. Die Freundin dachte wahrscheinlich: »Hätte *ich* nur auch die Freiheit, mit *meinem* Mann ins Kino zu gehen!« Das ist ein perfektes Beispiel dafür, wie unter Frauen Mißverständnisse über die Motive und Handlungen der jeweils anderen entstehen können, weil beide blind vor Eifersucht sind.

Eine andere Falle, die besonders häufig Frauenfreundschaften betrifft, ist das, was ich eine »Jammer- und Stöhnbeziehung« getauft habe. Eine meiner Patientinnen, Valerie, hatte eine beste Freundin, der sie vertrauen konnte. Als Valerie schließlich den richtigen Mann traf – Marty –, verlobte sie sich nach einjähriger Beziehung mit ihm. Als Valerie ihrer Freundin erzählte, sie würde bald heiraten, erwiderte diese: »Du heiratest *Marty*? Aber du hast dich doch bisher immer nur über ihn und eure ständigen Streitereien beklagt!« Valerie war überrascht, weil sie Marty liebte und von Anfang an das Gefühl gehabt hatte, daß die Beziehung eine Zukunft hatte. Sie erkannte plötzlich, daß ihre Freundin ein völlig verzerrtes Bild von der Beziehung haben mußte, weil sie mit ihr immer nur dann über Marty gesprochen hatte, wenn sie unzufrieden mit ihm gewesen war.

Es ist zwar wichtig, Freunde zu haben, mit denen man auch seine Ängste und seinen Ärger teilen kann, aber was ist mit der Freude, der Hoffnung, der Begeisterung und Erfüllung. Wenn wir nur unsere jammernde und stöhnende Seite zeigen können, wird jede unserer Freundschaften zu einem Hort des Unglücks. Freundschaften, die ausschließlich auf schlechten Nachrichten basieren, sind ebenso unecht wie solche, die nur auf guten Nachrichten beruhen. Wir sollten in der Lage sein, in all unseren engen Beziehungen das ganze Spektrum der Gefühle und die vielen Facetten unserer Persönlichkeit auszudrücken. Das ist in der realen Welt nicht immer möglich, aber es ist ein lohnendes Ziel, das man im Auge behalten sollte.

Einer der Pioniere auf dem Gebiet der Geist-Körper-Medizin, George F. Solomon, M. D., bemerkt, daß viele von uns wunderbare Freundschaften und Familien haben und dennoch einsam bleiben, weil sie sich diesen Menschen nicht öffnen. Wir halten sie mit einer stoischen Haltung über unsere Schmerzen

und Probleme auf Distanz: »Ich will sie nicht beunruhigen.«
»Weshalb sollte ich sie mit meinen Schwierigkeiten behelligen?«
»Sie müssen schon mit so vielen Problemen fertig werden, ich
will sie nicht noch mehr belasten.«

Kürzlich beschrieb Dr. Solomon in einer Konversation unsere
Tendenz zur Zurückhaltung und ihre Auswirkung auf unser
Wohlbefinden mit folgenden Worten: »Wenn Sie einen guten
Freund haben, der Sie fragt, wie es Ihnen geht, und Sie antworten: ›Hervorragend‹, wird er wahrscheinlich erwidern: ›Großartig, wir sehen uns nächste Woche.‹ Wenn Sie aber sagen: ›Mir
geht es wirklich furchtbar‹, sagt er vielleicht: ›Was kann ich tun,
um dir zu helfen?‹ ›Was brauchst du?‹ Wenn Sie mit Ihrem unterstützenden Netzwerk nicht kommunizieren, kann es nicht
unterstützend sein.«

Sich bei der Familie Hilfe holen

Wenn Sie nicht mit Ihrer Familie kommunizieren, kann auch
Ihre Familie Sie nicht unterstützen.

Miriam, eine Patientin, die in ihrem Beruf als Krankenschwester enormem Streß ausgesetzt war, galt in ihrer Familie
als »kalter Fisch«. Sie nahm sich das zu Herzen und begann, sich
selbst als kalten Fisch zu sehen. Doch noch schlimmer war, daß
das Werturteil ihrer Eltern und Geschwister zu einer selbster-
füllenden Prophezeiung wurde. Da sie sie als kalten Fisch betrachteten, fühlte sich Miriam von ihnen nie wirklich akzeptiert
und wurde wirklich kühl und distanziert – aber das war nur ein
Verteidigungsmechanismus. Miriam durchschaute diese Zusammenhänge erst, als sie in unsere Geist-Körper-Gruppe kam.
Mit unserer Hilfe entwickelte sie ein neues Selbstbild. »Die
Gruppe half mir zu erkennen, daß mein Verhalten meinen Angehörigen gegenüber eine Bewältigungsstrategie war, eine Methode, mich zu schützen«, sagte sie. »Es entsprach nicht meinem
wirklichen Charakter. Ich bin Krankenschwester, und meinen

kranken Patienten gegenüber verhalte ich mich nicht wie ein kalter Fisch. Auch im Zusammensein mit anderen Menschen war ich nicht kühl und distanziert. Aber ich hatte das Gefühl, mich von meiner Familie distanzieren zu müssen.«

Nachdem sie mehr Mitgefühl und Verständnis für ihre Rolle in der Familie entwickelt hatte, fühlte Miriam, daß ihre Rückzugstendenzen und ihr Groll nachließen. Allmählich begann sie, sich einigen Familienmitgliedern gegenüber zu öffnen. Das war nicht leicht, weil ihre Mutter seit langem ihre Brüder und ihre Schwester bevorzugt hatte und ihr Vater sie stets auf Distanz gehalten hatte. Doch schließlich begann Miriam, ihre Probleme am Arbeitsplatz mit ihrer Mutter zu besprechen, und nahm auch die Verbindung mit ihrer Schwester nach Jahren der Distanziertheit wieder auf. Obwohl sie ihrem Vater und ihren Brüdern gegenüber vorsichtig blieb, hielt sie nicht mehr an ihrem alten Groll fest.

Miriams Kontaktaufnahme mit bestimmten Familienmitgliedern half ihr, einige tiefe Wunden zu heilen. Das wirkte sich auch positiv in anderen Lebensbereichen aus, sie wurde bewußter und gewann mehr Selbstvertrauen. Das zeigte sich auch an ihrem Arbeitsplatz. Die Beziehungen zu ihren Kollegen und Kolleginnen verbesserten sich, sie fühlte sich vitaler und weniger gestreßt.

Familienbande können dazu beitragen, daß wir gesund bleiben oder unsere Genesung von Krankheiten fördern. Doch sie sind sowohl in medizinischer als auch emotionaler Hinsicht kaum hilfreich, wenn wir sie nicht auf positive Weise »nutzen«. Das bedeutet, sich die Unterstützung von Familienmitgliedern zu sichern, wenn man sie am meisten braucht, den Angehörigen zu vertrauen und Konflikte mit ihnen durchzuarbeiten. Frauen sollten allerdings nie das Gefühl haben, daß sie sich Familienmitgliedern öffnen *müßten*. Manche von uns haben Eltern, Großeltern, Geschwister oder andere Verwandte, die immer wieder unsensibel, gleichgültig oder aufdringlich sind. Wir können ihr Verhalten nicht einfach ignorieren und sie vertrauensvoll und offen um ihre Unterstützung bitten. Doch viele schwierige Familienmitglieder sind auch zu Veränderungen bereit, und wir können versuchen, schmerzhafte Konflikte durchzuarbeiten, um alte Wunden zu heilen.

In manchen Fällen, besonders wenn wir an einer körperlichen Krankheit leiden, entscheiden wir uns vielleicht bewußt dafür, alten Groll hinter uns zu lassen, um zu einer Versöhnung mit einem Elternteil, einem Bruder oder einer Schwester zu gelangen. Der höhere Wert familiärer Heilung und das starke Bedürfnis nach der Unterstützung des nahen Angehörigen stehen dann im Vordergrund. Ideal ist es, wenn wir unter solchen Umständen mit einem Familienmitglied wieder zusammenkommen, endlich unsere Konflikte bereinigen können und dadurch zu einer tieferen Ebene der Kommunikation gelangen. Ich habe das oft bei meinen Patientinnen beobachtet.

Lila kam in eine meiner Geist-Körper-Gruppen für Frauen, die mit Hilfe von künstlicher Befruchtung (In-vitro-Fertilisation) versuchten, ein Kind zu bekommen. Lila hatte acht intrauterine Inseminationen und vier IVF-Prozeduren hinter sich, die alle nicht zum Erfolg geführt hatten. Sie hatte Schwierigkeiten, ihre Erfahrungen mit ihren Eltern oder Geschwistern zu teilen, weil sie ihre Familie nicht emotional belasten wollte. Ihr Bruder, der zwei Kinder hatte, war stets bestürzt, wenn er von ihren Problemen hörte. Als Lila jedoch herausfand, daß die Frau ihres Bruders wieder schwanger war und die beiden diese Neuigkeit vor ihr geheimgehalten hatten, weil sie ihre emotionale Reaktion fürchteten, erkannte Lila, daß dies zu weit ging. So zerbrechlich war sie nun auch wieder nicht, dachte sie. »Ich sagte ihm, daß ich es nicht von anderen Leuten erfahren wollte, wenn seine Frau schwanger sei«, erzählte sie. »Wir hatten uns immer nahegestanden, und deshalb machte das für mich keinen Sinn.«

Das Gespräch zwischen Schwester und Bruder brachte die beiden einander näher. »Er sagte zu mir: ›Ich wollte, ich könnte ein Kind für dich bekommen‹«, erinnerte sich Lila. »Seine Frau bot mir tatsächlich an, für uns ein Baby auszutragen, aber meine Gebärmutter war ja nicht das Problem. Doch ihr Angebot berührte mich wirklich tief.«

Lila hatte ein anderes Problem mit ihrer Mutter, die darauf bestand, jede Einzelheit über Lilas High-Tech-Unfruchtbarkeitsbehandlungen zu erfahren. »Sie wollte wissen, wie viele Eier ich hatte, wie viele Embryos befruchtet wurden und so weiter. Ich wollte gar nicht über diese Dinge reden.« Um die Kommunikation mit ihrer Mutter zu verbessern, mußte Lila klare Grenzen ziehen. Also sagte sie ihrer Mutter in ruhigem Ton, daß sie ihre Probleme und Erfahrungen mit ihr teilen würde, wenn ihr danach zumute sei. Ansonsten würde sie mit ihr lieber über andere Bereiche ihres Lebens sprechen. Ihre Mutter war einsichtig, und Lila mußte sich nicht mehr gegen so viele aufdringliche Fragen wehren. Die Beziehung zwischen ihr und ihrer Mutter verbesserte sich.

Wir alle haben komplexe Familienbeziehungen und müssen uns jeder einzelnen auf ganz besondere Weise zuwenden, denn jede von ihnen ist einzigartig. Aber ganz allgemein müssen wir gegenseitig die Bedürfnisse und Grenzen des anderen respektieren. Wir können in jedem Fall ein sensibles Gleichgewicht zwischen Nähe und Distanz herstellen – manche Beziehungen erfordern mehr Nähe, andere mehr Distanz. Wenn wir auf diese Balance achten, verbessert sich die Qualität unserer Familienbeziehungen, jener Verbindungen, die wir brauchen, um widerstandsfähig und gesund zu bleiben, und die uns im Krankheitsfall über die schwersten Zeiten hinweghelfen können.

Anderen helfen

So wie wir andere in schwierigen Zeiten um Unterstützung bitten können, können wir uns auch anderen mitfühlend zuwenden, wenn sie unsere Hilfe brauchen. Im Gegensatz zu einer weitverbreiteten Ansicht fällt nicht jede hilfreiche Tat unter die

Kategorie »Co-Abhängigkeit«. Es ist unbestritten, daß viele Frauen, insbesondere innerhalb ihrer Familie, in der Rolle der Versorgerin steckenbleiben, doch das heißt nicht, daß wir nicht davon profitieren können, Mitglieder unserer Gemeinden oder gesellschaftliche Netzwerke zu unterstützen. Kürzlich durchgeführte Untersuchungen weisen darauf hin, daß das Helfen – wenn es bewußt gewählt wird und in einer Haltung der Offenheit geschieht – für den Helfer genauso hilfreich sein kann wie für die Person, der geholfen wird. Das regelmäßige Engagement und die Hilfe für andere kann sogar helfen, unsere eigene körperliche Gesundheit zu verbessern.

Im letzten Kapitel erwähnte ich eine Langzeitstudie (»Das Frauenrollen-und-Wohlfühl-Projekt«), die Phyllis Moen, Ph. D., an 427 Ehefrauen und Müttern im Staat New York durchführte. Dr. Moen beobachtete diese Frauen über einen Zeitraum von dreißig Jahren und fand heraus, daß diejenigen von ihnen, die sich freiwilligen Hilfsorganisationen angeschlossen hatten, weniger schwere Krankheiten durchlitten, psychisch stabiler waren und länger lebten als die anderen. Die überraschende Verbindung zwischen altruistischem Engagement und Langlebigkeit zeigt, welches heilende Potential in der Hinwendung zu anderen Menschen steckt.

Dr. Moen ist auch der Ansicht, daß die freiwilligen Helferinnen »gesellschaftlich besser integriert« und daher weniger einsam und isoliert waren. Dadurch, daß wir anderen helfen, entstehen soziale Bindungen, sowohl zwischen uns und anderen freiwilligen Helfern als auch zwischen uns und den Menschen, um die wir uns kümmern.

Ich ermutige meine Patientinnen dazu, anderen zu helfen, solange sie dabei nicht ihre eigenen emotionalen und körperlichen Ressourcen strapazieren. Eine meiner Krebspatientinnen, Nicole, erholte sich nach schwerem Kampf von ihrer Krankheit. Als sie sich wieder gesund fühlte und genügend Energie hatte, entschied sie sich für eine ehrenamtliche Tätigkeit bei einer örtlichen Rechtshilfeorganisation für Krebspatienten. Dieser Verein vertrat nicht nur die rechtlichen Interessen der Patienten, sondern organisierte auch unterstützende Selbsthilfegruppen. Nicole begann, hinter den Kulissen zu arbeiten, und traf sich manchmal mit anderen Patienten und Patientinnen. Wenn Nicole über sie und die anderen freiwilligen Helfer sprach, bezeichnete sie sie stets als »die liebenswertesten Menschen, die ich je im Leben getroffen habe«.

Wenn das Knüpfen und Pflegen gesellschaftlicher Verbindungen allerdings nur dem Zweck dient, die eigenen Bedürfnisse zu befriedigen, wird es zu einer Übung in Narzißmus. Die Pflege sozialer Kontakte bedeutet, eine Straße mit Gegenverkehr zu bauen – anderen zu helfen, daß der Verkehr in beiden Richtungen fließen kann. Suchen Sie sich eine informelle oder formelle Gelegenheit zu helfen. Allan Luks, der Autor des Buches »*The Healing Power of Doing Good*«, empfiehlt seinen Lesern, sich Möglichkeiten zu suchen, anderen zu helfen, bei denen persönlicher Kontakt zustande kommt. Schecks auszuschreiben ist sicher eine gute Sache, aber es knüpft keine menschlichen Verbindungen. Es gibt viele Möglichkeiten: Sie können in einer Suppenküche arbeiten, Zeit mit bedürftigen Kindern verbringen oder im örtlichen Krankenhaus aushelfen. Wofür Sie sich auch entscheiden – Sie können von Ihrem Altruismus emotional, spirituell und körperlich genauso profitieren wie die Menschen, denen Sie helfen.

Paarkommunikation

Ganz gleich, ob Streß, Krankheit, eine schwierige Lebensphase oder alles zusammen Ihr Problem ist, es ist in jedem Fall wichtig, daß Sie die Kommunikationswege zu Ihrem Ehe- oder Lebenspartner (falls Sie einen haben) offenhalten. Seine oder ihre Unterstützung kann von großer Bedeutung für Ihre Gesundheit und Ihr Wohlbefinden sein.

Auf der Grundlage meiner eigenen Forschung und klinischen Erfahrung sowie der Forschungsergebnisse anderer habe ich einige Richtlinien für die Kommunikation zwischen Paaren entwickelt. Diese Richtlinien sind sowohl in der Ehe als auch in jeder anderen Form der Zweierbeziehung anwendbar. Sie beruhen auf weithin akzeptierten Prinzipien, die von Psychologen, Familientherapeuten und Paarberatern gelehrt werden. Ganz besonders wichtig sind sie aber für Paare, die aufgrund bestimmter Lebensphasen oder Erkrankungen unter extremem Streß stehen. Es folgen in kurzer Zusammenfassung die sieben Grundprinzipien:

1. *Drücken Sie Ihre Bedürfnisse aus.* Erwarten Sie nicht von Ihrem Partner, daß er Ihre Gedanken liest.
2. *Zuhören, nicht lösen.* Erwarten Sie nicht von Ihrem Partner, daß er Ihre Probleme löst oder Ihnen Ihren Schmerz abnimmt. Ebensowenig können Sie seine oder ihre Schmerzen übernehmen. Auf Bedürfnisse zu reagieren bedeutet nicht, dafür zu sorgen, »daß alles gut wird«. Es bedeutet für Sie wie auch für Ihren Partner zuzuhören, einfühlsam und offen zu sein.
3. *Vermeiden Sie Schuldzuweisungen.* Versuchen Sie, nicht mit dem Finger auf Ihren Partner zu zeigen, wenn er oder sie nicht so reagiert, wie Sie es sich erhofft haben. Nehmen Sie Ihre Verletztheit oder Ihre Wut wahr und drücken Sie sie aus, aber beschuldigen Sie nicht Ihren Partner. (Im nächsten Kapitel finden Sie einige Richtlinien über den gesunden Ausdruck von Wut.) Wenn Sie Ihren Partner beschuldigen, verstärken Sie die Botschaft, daß es seine Aufgabe ist, Sie glücklich zu machen. So machen Sie sich selbst zum Opfer und bereiten den Boden für Enttäuschungen.
4. *Keinen Mißbrauch akzeptieren.* Akzeptieren Sie weder Mißbrauch noch schlechte Behandlung durch Ihren Partner. Fragen Sie sich, ob Sie es hier mit menschlichen Schwächen und Unzulänglichkeiten oder nackter Destruktivität zu tun haben. Letzteres ist absolut inakzeptabel. Eignen Sie sich Selbstbe-

hauptungsstrategien an, damit Sie für Ihre Rechte einstehen können. (Im nächsten Kapitel finden Sie Richtlinien zur Selbstbehauptung.)

5. *Ziehen Sie sich die Schuhe Ihres Partners an.* Wenn Sie sich falsch behandelt fühlen, sollten Sie sich fragen, ob Ihr Partner gerade etwas durchmacht, das seine Kurzsichtigkeit, Unsensibilität oder seinen Egoismus erklärt. Unterdrücken Sie Ihre eigenen Gefühle nicht, sondern arbeiten Sie sie auf gesunde Weise mit Hilfe der aufgeführten Kommunikationstechniken durch. Dann sind Sie in der Lage, sich in Ihren Partner hineinzuversetzen. Erinnern Sie sich an Zeiten, in denen Sie selbst kurzsichtig, unsensibel oder egoistisch waren. Das läßt Sie erkennen, daß Ihr Partner an der gleichen Krankheit leidet wie Sie selbst – daran, ein Mensch zu sein.

6. *Wenden Sie sich auch an andere.* Versuchen Sie, in Ihren Beziehungen eine Balance herzustellen, und erwarten Sie nicht von Ihrem Partner, daß er alle Ihre Bedürfnisse erfüllt. Ihr Partner wird nie perfekt sein. Niemand ist so vielseitig, daß er jede Facette unserer vielfältigen Persönlichkeit abdecken kann. Gibt es beispielsweise ein Thema, über das Sie mit ihm nicht reden können, ein Gefühl, das Sie mit ihm nicht teilen können, oder eine Aktivität, die ihn absolut nicht interessiert, sollten Sie einen Freund oder eine Freundin finden, um diese Bedürfnisse zu befriedigen.

7. *Das Positive verstärken.* Teilen Sie Ihre Freuden, Vergnügungen und Ihren Sinn für Humor mit Ihrem Partner. Lassen Sie nicht zu, daß schmerzvolle Ereignisse oder negative Gedanken und Gefühle die Substanz ihrer Beziehung ausmachen. Das Leben, das Sie mit Ihrem Partner teilen, umfaßt viel mehr als die letzte Krise.

Die Sprache des anderen lernen

Nachdem bei Serena Brustkrebs diagnostiziert und eine Brust amputiert worden war, hatte ihre Beziehung zu ihrem Ehemann Jeff eine Zerreißprobe zu bestehen. Jeff dachte, daß Serena nichts anderes hören wollte als die Versicherung, daß alles gut werden würde. In Wirklichkeit wollte sie aber nur, daß er zuhörte, wenn sie über ihre Ängste sprach. »Er redete und redete und versuchte, mir zu helfen«, sagte Serena. »Aber es ist schwer für Männer, das zu verstehen. Ich mache ihm keine Vorwürfe. Er macht das ja nicht durch. Meistens sagte er zu mir etwas wie: ›Es wird dir wieder gutgehen.‹ Dann dachte ich immer: ›Woher *weißt* du, daß es mir wieder gutgehen wird?‹«

Die Situation änderte sich, als Serena und Jeff anfingen, »gepaartes Zuhören« zu praktizieren, eine Technik, die ich in meinen Gruppen und in Paarsitzungen lehre. Bei dieser Technik hört der eine Partner zu, während der andere fünf Minuten oder länger spricht. Der Partner, der an der Reihe ist zu sprechen, kann alles sagen, was er will, kann Beziehungskonflikte ansprechen, Gefühle ausdrücken, kann darüber sprechen, was er am Partner oder der Beziehung mag. Der Partner, der an der Reihe ist zuzuhören, muß still bleiben. (Eine ausführlichere Beschreibung der Technik folgt weiter unten.)

Die Anwendung dieser Technik führte zu einem tiefen Verstehen zwischen Serena und Jeff. Er versicherte Serena nicht länger, daß alles gut werden würde, bevor sie überhaupt fertig war, über ihre Ängste und ihre Trauer zu sprechen, und sie hatte nicht länger das Gefühl, daß er »nichts begriff«. Obwohl sie weiterhin auf unterschiedliche Art und Weise kommunizierten, lernten sie, diese Unterschiede zu respektieren und gleichzeitig ein paar grundlegende Anpassungen vorzunehmen, die ihnen ermöglichten, sich auf einer bestimmten Ebene zu treffen. Jeff begann zuzuhören, anstatt verzweifelt zu versuchen, die Dinge in Ordnung zu bringen. Serena hörte auf, seine Reaktionen zu kritisieren, und begann ebenfalls, ihm mit größerer Offenheit zuzuhören.

»Unsere Beziehung hat sich sehr verbessert«, sagte Serena. »Wir kommunizieren mehr und bringen mehr Verständnis und Geduld füreinander auf. Bevor ich an der Geist-Körper-Gruppe teilnahm, hatte unsere Beziehung diese Qualitäten verloren. Wenn ich etwas sagte, hatte ich immer das Gefühl, daß er es nicht so verstand, wie ich es meinte. Jetzt glaube ich, daß er versteht.« Serenas und Jeffs Beziehungsschwierigkeiten sind beispielhaft für die vielen Diskrepanzen in männlichen und weiblichen Kommunikationsstilen, wie sie Deborah Tannen, Ph. D., in ihrem Buch »Du kannst mich einfach nicht verstehen« beschreibt:

Wenn Erwachsene ihr Gesprächsverhalten schon als Kinder in getrennten Welten sozialer *Peer*-Kontakte lernten, dann ist Kommunikation zwischen Männern und Frauen interkulturelle Kommunikation. Obwohl jeder Stil im Rahmen seiner eigenen Gesetzlichkeit gut funktioniert, kommt es zu Mißverständnissen, weil die Stile sich unterscheiden ...

Wenn wir die Unterschiede im Gesprächsstil erkennen, werden sie nicht verschwinden, aber wir können gegenseitige Mißverständnisse und Schuldzuweisungen vermeiden. Zu verstehen, warum unsere Partner, Freunde und sogar Fremde sich auf eine bestimmte Art und Weise verhalten, ist tröstlich, auch wenn wir ihre Haltung nicht teilen können. Es macht die Welt zu einem vertrauteren Territorium. Und wenn andere verstehen, warum wir selbst so sprechen und handeln, wie wir es tun, bewahrt uns das vor der schmerzlichen Erfahrung, auf Unverständnis und Kritik zu stoßen.

Die auf Seite 260 f. aufgeführten Richtlinien sollen nicht dazu dienen, die Kommunikationsstile von Männern und Frauen zu verändern, sondern sollen uns helfen, die Unterschiede zu akzeptieren, während wir gleichzeitig Gemeinsamkeiten entdekken. Tannen betont, daß Frauen (in den meisten Fällen) in einer Welt der Verbindungen leben, in der Nähe und Intimität an erster Stelle stehen. Im Gegensatz dazu leben Männer (in den meisten Fällen) in einer von Status bestimmten Welt, in der Unabhängigkeit an erster Stelle steht. Viele Unterschiede zwischen männlicher und weiblicher Kommunikation sind auf diese unterschiedlichen Prioritäten zurückzuführen, die tief in unserer Kultur und, wie manche behaupten, in unserer Natur verwurzelt sind. Doch auch Männer brauchen Nähe und Intimität, und auch Frauen streben nach Unabhängigkeit. Deshalb ist es möglich, eine gemeinsame Ebene der Verständigung zu finden.

Tannen empfiehlt uns, die Falle zu meiden, die darin besteht, daß wir glauben, wir müßten den Kommunikationsstil von Männern ändern. (Das gilt umgekehrt natürlich auch für Männer.) Statt dessen tun wir gut daran, uns mit dem Kommunikationsstil des anderen vertraut zu machen, damit wir seine Botschaften klarer interpretieren können. Natürlich können Männer davon profitieren, ihre Bedürfnisse nach Nähe auszudrücken, und für viele Frauen ist es wichtig, daß sie ihr Bedürfnis nach Autonomie anerkennen. Laut Tannen können Männer von Frauen lernen, »gegenseitige Abhängigkeit zu akzeptieren, ohne sie als Bedrohung ihrer Freiheit zu betrachten«, und Frauen können von Männern lernen, »bestimmte Konflikte und Unterschiede zu akzeptieren, ohne sie als Bedrohung der Intimität zu betrachten«. Auch wenn wir viel voneinander zu lernen haben, sollten wir nicht versuchen, unsere Partner zu ändern. Wenn wir das tun, vermitteln wir die Botschaft: »Mit dir stimmt etwas nicht.«

In Paarsitzungen frage ich die Partner oft: »Wie gingen Ihre Eltern mit Konflikten um, auf welche Weise drückten sie Gefühle aus?« Die Ursprünge des Kommunikationsstils der beiden Partner – oder ihre diesbezüglichen Einschränkungen – können leicht bis zu ihren frühen Rollenvorbildern zurückverfolgt werden. Meine Patientinnen beklagen sich beispielsweise häufig darüber, daß ihre Ehemänner »keine Gefühle zeigen«. Wenn ich dann dem Mann einige Fragen über seine Eltern stelle, beschreibt er oft einen Vater (und manchmal eine Mutter), der/die nicht in der Lage war, Gefühle auszudrücken. Das Verstehen dieses klaren Zusammenhangs ermöglicht es der Frau, mehr Mitgefühl für ihren Mann aufzubringen, und dem Mann, mehr Mitgefühl für sich selbst aufzubringen. Das Erforschen der frühen Rollenvorbilder ist deshalb ein hilfreiches Mittel gegen Schuldzuweisungen und Rachewünsche, die in vielen Partnerschaften an der Tagesordnung sind.

Wenn wir unsere Bedürfnisse klar ausdrücken, eher zuhören, anstatt Lösungen anzubieten, Schuldzuweisungen vermeiden, Mißbrauchsverhalten zurückweisen und einfühlsam mit unseren Partnern umgehen, schaffen wir die Voraussetzungen für ein Verstehen, nach dem wir uns *beide* sehnen. Ungeachtet der Unterschiede, wünschen sich die meisten Männer und Frauen das gleiche: in einer Atmosphäre gegenseitigen Respekts und Vertrauens zueinander zu finden.

Die Technik »gepaartes Zuhören«

Vielleicht möchten Sie den Prozeß des Zueinanderfindens mit Hilfe der von mir erwähnten Methode, die ich »gepaartes Zuhören« nenne, jetzt gleich beginnen. Wie ich bereits anmerkte, sind die Grundregeln ganz einfach. Sie sprechen über eine Situation, ein Gefühl oder eine Erfahrung, die für Sie von Bedeutung sind. Dieses Gefühl oder diese Erfahrung kann Ihre Beziehung oder eine andere Angelegenheit oder Beziehung betreffen. Ihr Partner hört zu, ohne ein Wort zu sagen, und damit meine ich, er gibt nicht einen Pieps von sich. Statt dessen konzentriert er (oder sie) sich total auf das, was Sie in diesen fünf Minuten zu sagen haben. Danach tauschen Sie die Rollen, und nun ist es an Ihnen, Ihrem Partner zuzuhören, während er (oder sie) fünf Minuten lang spricht.

Sie müssen diese Übung nun nicht täglich für den Rest Ihres

Lebens machen. Machen Sie sie ein paar Tage lang oder auch länger, wenn Sie das Bedürfnis danach haben. Der Zweck der Übung besteht darin, sich daran zu gewöhnen, frei zu sprechen, ohne unterbrochen, interpretiert oder verbal angegriffen zu werden, und zuzuhören, ohne zu unterbrechen, zu interpretieren oder anzugreifen. So bekommen Sie mehr und mehr das Gefühl, daß Sie gehört und verstanden werden.

Wenden Sie diese Methode, nachdem Sie sie ein paarmal mit Ihrem Partner geübt haben, auch in Ihrem Alltagsleben an. Wenn ein wichtiges Problem auftaucht, nehmen Sie sich fünfzehn oder zwanzig Minuten Zeit zu sprechen, während Ihr Partner zuhört oder umgekehrt. Frauen haben oft das Gefühl, daß sie nicht genügend Gelegenheit bekommen, mit ihren männlichen Partnern über Gefühle oder Probleme zu reden. Männer haben dagegen häufig das Gefühl, daß ihre Frauen unaufhörlich über Gefühle und Probleme reden. Wenn eine bestimmte Zeitspanne für konzentriertes Zuhören festgelegt wird, werden die Bedürfnisse beider erfüllt: das Bedürfnis der Frau, gehört zu werden, und das Bedürfnis des Mannes nach zeitlicher Begrenzung.

In meinen Gruppen für Unfruchtbarkeitspatientinnen wende ich oft eine sehr wirkungsvolle Kommunikationstechnik an, die ich von Steven Maurer gelernt habe. Diese Übung dient dazu, das Positive an einer Partnerschaft wieder ins Blickfeld zu rücken. Wir legen einen Sonntag fest, an dem die Ehemänner ihre Frauen zu einer ganztägigen Sitzung in Streßbewältigung begleiten. Es stehen natürlich auch vergnügliche Aktivitäten auf dem Programm. Zu einem bestimmten Zeitpunkt fordere ich jedes Paar auf, sich für zwölf Minuten in einen separaten Raum zu begeben. Die beiden sollen dort ein Gespräch führen, bei dem jeder Partner sechs Minuten lang spricht. Ich bitte sie, in dieser Zeit drei Themen anzusprechen und sich etwa zwei Minuten Zeit für jedes Thema zu nehmen. Beim ersten Thema geht es um »etwas, das Sie an ihrem Ehepartner lieben, ihm/ihr aber nie gesagt haben«. Beim zweiten sprechen sie über »etwas, das Sie an sich selbst mögen, ihm/ihr aber nie gesagt haben«. Zum Schluß enthüllen beide »etwas, das Sie an der Beziehung lieben, ihm/ihr aber nie gesagt haben«.

Diese Übung demonstriert, daß bei unseren Gesprächen nicht die – geschriebene oder ungeschriebene – Regel existiert, daß wir immer über Traumata, Tragödien, Irritationen, Groll oder andere unangenehme Dinge sprechen müssen. (Paare, die unter ihrer Unfruchtbarkeit leiden, haben verständlicherweise oft bereits *Jahre* damit zugebracht, sich auf Ängste, Spannungen und tiefe Enttäuschungen zu konzentrieren.) Natürlich muß man negativen Gefühlen Luft machen, doch das gleiche gilt auch für positive Gefühle. Dabei entdecken besonders Ehemänner, daß Zuhören nicht gleichbedeutend ist mit Negatives anhören.

Eine solche Sitzung führt meistens zu bemerkenswerten Ergebnissen. Normalerweise kommen beide wie auf Wolken schwebend aus dem Raum zurück. Viele von ihnen haben seit dem Beginn ihrer Beziehung nicht mehr so liebevolle Worte von ihrem Partner gehört. Falls Sie gerade eine schwierige Phase durchleben – ganz gleich, ob die Ursachen in Spannungen am Arbeitsplatz, finanziellen Schwierigkeiten, familiären Konflikten, sexuellen Problemen, Unfruchtbarkeit oder Krankheit liegen –, sollten Sie diese Übung mit Ihrem Partner ausprobieren. Vielleicht hilft sie Ihnen, Ihr Engagement für die Beziehung aufrechtzuerhalten, indem sie Sie daran erinnert, was Ihre Partnerschaft einmal war und wieder werden könnte.

»Neuigkeiten und gute Dinge«

Eine weitere Übung zum Wiederentdecken des Positiven im täglichen Leben lernte ich von meiner Kollegin Margaret Ennis, M. A. Die Übung heißt »Neuigkeiten und gute Dinge«.

Denken Sie einmal an einen typischen Tag aus Ihrem Leben. Wieviel von dem, was an diesem Tag geschieht, ist positiv, negativ oder neutral (das bezieht sich auch auf Ihre daraus resultierende Stimmung)? Obwohl von Tag zu Tag natürlich erhebliche Schwankungen auftreten, können Sie wahrscheinlich einen Durchschnittstag ungefähr einschätzen. Vielleicht sind siebzig Prozent neutral, fünfzehn Prozent negativ und fünfzehn Prozent positiv (diese Antwort höre ich oft). Aber auf welchen Anteil konzentrieren Sie sich am meisten, wenn Sie abends mit Ihrem Mann oder Partner zusammen sind? Wenn es nicht das Negative ist, dann gehören Sie zu einer Minderheit.

Die Übung »Neuigkeiten und gute Dinge« ist ein einfaches Gegenmittel gegen die Negativität, die intime Beziehungen schleichend vergiften kann. Wenn Ihr Partner nach Hause kommt, fragen Sie ihn oder sie: »Ist heute für dich etwas Neues und Gutes passiert?« Danach fragt Ihr Partner Sie, was Ihnen an Gutem und Neuem begegnete.

Was ist, wenn nichts Gutes geschah? Wenn sich Ihre Definition von »gut« auf eine Beförderung, eine Gehaltserhöhung oder einen Gewinn in der Lotterie beschränkt, werden Sie diese Übung eher selten durchführen können. Doch diese Technik fordert Sie heraus, sich Ihren Tag genauer anzuschauen.

Eine meiner Patientinnen, Leslie, hatte das großartige Talent, selbst an schwierigsten Tagen kleine »Juwelen« zu entdecken. Diese schenkte sie jeden Abend ihrem Mann Lee. Zum Beispiel erinnerte sie sich an einem Tag, an dem sie wirklich nichts Gutes entdecken konnte, an einen Augenblick am frühen Morgen. Sie hatte gehört, wie ihr Hund einen ungeheuren Rülpser von sich gab, und schaute auf der Terrasse nach. Da entdeckte sie, daß der Hund eine ganze Dose Sonnencreme leergefressen hatte. Auf der einen Seite ist die Entdeckung, daß Ihr Hund Ihre Sonnencreme gefressen hat, zwar etwas Neues, aber kaum etwas Gutes. Doch als Leslie sah, was geschehen war, fand sie das so witzig, daß sie lachte, bis ihr die Tränen kamen. Als Lee abends nach Hause kam, erzählte sie ihm davon, und sie kringelten sich vor Lachen. Das Herauspicken dieser einen Minute aus ihrem Tagesablauf bildete einen positiven Auftakt für ihren gemeinsamen Abend, auch wenn Leslie die übrige Zeit des Tages wenig zu lachen gehabt hatte.

Die Übung »Neuigkeiten und gute Dinge« bringt Sie dazu, sich an den kleinen, köstlichen Augenblicken festzuhalten: eine angenehme Begegnung mit einem Kollegen oder einer Kollegin, ein großartiger neuer Witz oder ein Fortschritt bei einem künstlerischen Projekt. Das Neue und Gute könnte an einem Tag etwas so Einfaches sein wie der Augenblick, in dem Sie die Schönheit eines sonnenüberfluteten Horizonts, eines klaren Morgenhimmels, eines blühenden Baumes wahrnehmen. Die Konzentration auf etwas Neues und Gutes zwingt sie, Ihren Tag mit neuen Augen zu sehen. (Es ist eine Form der kognitiven Restrukturierung für Paare.) Darüber hinaus verbessert es Ihren ersten Feierabend-Kontakt mit Ihrem Partner. Die Übung »Neuigkeiten und gute Dinge« schafft eine Atmosphäre, die Ihrem Wachstum als Paar und Ihrer Fähigkeit, gemeinsam Freude zu empfinden, förderlich ist.

Die Unterstützung durch eine Gruppe

Seit über acht Jahren leite ich Geist-Körper-Gruppen für Frauen. Ich habe »allgemeine« Gruppen geleitet, deren Teilnehmerinnen an den verschiedensten Beschwerden und Krankheiten litten, aber auch Gruppen für Frauen mit spezifischen Beschwerdebildern. In all diesen Gruppen lehre ich Geist-Körper-Techniken, deren Wirksamkeit erwiesen ist. Doch in jeder dieser Gruppen gibt es noch einen heilenden Faktor, der nichts mit Techniken zu tun hat. Es ist die Atmosphäre der gegenseitigen Unterstützung, die entsteht, wenn Frauen sich zusammentun, um sich gemeinsam mit Streß und Krankheit zu konfrontieren. Diese Unterstützung leistet einen unschätzbar wertvollen Beitrag zu ihrer emotionalen und körperlichen Heilung.

Es wurde bereits viel über die positiven psychologischen Auswirkungen von Selbsthilfe- und Psychotherapiegruppen geschrieben. Deshalb möchte ich mich darüber nicht in allen Einzelheiten auslassen. Doch ich möchte Ihnen hier noch einmal ein paar Grundelemente erfolgreicher Geist-Körper-Gruppen vermitteln und Ihnen einige Informationen liefern, die darauf hinweisen, daß die Unterstützung durch eine Gruppe sich auf Menschen mit schweren Krankheiten sowohl physisch als auch psychisch äußerst positiv auswirkt.

Einige dieser Nachweise erbrachte ich im Rahmen meiner bereits erwähnten eigenen Untersuchungen, die zeigen, daß die Teilnahme an Geist-Körper-Gruppen das emotionale Leiden unfruchtbarer Frauen lindert. Da meine Gruppen mehrere hilfreiche Elemente umfassen – einschließlich der Vermittlung von Geist-Körper-Techniken –, kann man nicht sicher sagen, in welchem Maße die Unterstützung durch die Gruppe allein zu diesen positiven Ergebnissen beiträgt. Ich weiß jedoch, daß die Unterstützung durch andere Frauen einen wesentlichen Teil des allgemeinen Erfolgs dieser Gruppe ausmacht.

Andere Studien demonstrierten die Wirksamkeit des Gruppenprozesses bei Frauen und Männern, die an schweren, sogar lebensbedrohlichen Krankheiten leiden. In den frühen achtziger Jahren initiierte der Psychiater David Spiegel, M. D., von der *Stanford University*, ein Gruppentherapieprogramm für Frauen mit fortgeschrittenem Brustkrebs. Spiegel war ziemlich sicher, daß sein Programm diesen Frauen helfen würde, mit ihrer Krankheit umzugehen, und er war ebenso sicher, daß sein Programm ihnen *nicht* helfen würde, länger zu leben. Spiegel war so verärgert über Leute, die behaupteten, daß psychologische Behandlung das Leben von Krebspatienten verlängern könnte, daß er ihnen das Gegenteil beweisen wollte. Er verglich seine erste, aus Teilnehmerinnen mit fortgeschrittenem Brustkrebs zusammengesetzte Gruppe (von denen keine eine Überlebenschance zu haben schien) mit einer Kontrollgruppe – Frauen mit der gleichen Krankheit und Prognose, die nicht an seiner Gruppentherapie teilnahmen. Nachdem er die beiden Gruppen zehn Jahre lang beobachtet hatte, war Spiegel von seinen eigenen Forschungsergebnissen schockiert: Die Teilnehmerinnen der Therapiegruppe hatten noch doppelt so lange gelebt wie die Frauen der Kontrollgruppe. Nur drei Frauen hatten den Krebs überlebt, und alle drei waren Teilnehmerinnen seiner Therapiegruppe. In Kapitel 15 werde ich noch näher auf Spiegels Entdeckung eingehen. Wie meine eigenen Gruppen setzten sich auch Spiegels Therapiegruppen aus vielen verschiedenen Elementen zusammen, und es ist schwer zu sagen, welche von ihnen zur Verbesserung des Gesundheitszustands seiner Patientinnen beitrugen. Spiegel selbst ist jedoch davon überzeugt, daß die emotionale Unterstützung, die die Gruppenmitglieder sich gegenseitig boten, eine wesentliche Rolle bei der Verbesserung ihres psychischen und körperlichen Zustands spielte.

Andere Forscher haben den Nachweis erbracht, daß Gruppentherapien sich bei Patienten mit anderen, ähnlich bedrohlichen Krankheiten ebenfalls positiv auswirken. Ein Forschungsteam der *University of California* fand heraus, daß Patienten mit Melanomen (eine potentiell tödliche Form des Hautkrebses), die an einer Geist-Körper-Gruppe teilnahmen, ein dreifach geringeres Risiko hatten, einen Rückfall zu erleiden oder an ihrer Krankheit zu sterben. Forscher der *University of Miami* entdeckten, daß HIV-Patienten, die Geist-Körper-Gruppen besuchten, ein stärkeres Immunsystem behielten als andere HIV-Patienten. Dean Ornish, M. D., der Leiter des *Instituts für Präventive Medizin* in Sausalito, Kalifornien, wies in einer aufsehenerregenden Studie nach, daß Herzpatienten, die sich seinem Behandlungsprogramm unterzogen, ihre Herzerkrankung tatsächlich rückgängig machen konnten. Dieses Programm setzte sich zusammen aus einer fettarmen Ernährung, körperlicher Bewegung, Streßbewältigung und der Unterstützung durch eine Gruppe.

Zusammengenommen weisen diese Forschungsergebnisse darauf hin, daß die Unterstützung durch eine Gruppe in Verbindung mit Geist-Körper-Techniken zu einer deutlichen Verbesserung des emotionalen und körperlichen Zustands bei Menschen mit schweren Krankheiten beitragen kann.

Gruppen sind nicht einfach deshalb so hilfreich, weil sie uns Unterstützung bieten, sondern weil die Art der Unterstützung uns das Gefühl gibt, mit unseren Problemen nicht mehr so allein dazustehen. Indem wir uns mit anderen verbünden, die an denselben Schmerzen oder Krankheiten leiden – ganz gleich, ob es sich dabei um Alltagsstreß oder einen lebensbedrohlichen Tumor handelt –, fühlen wir uns verstanden. Wenn die Atmosphäre stimmt, wirken diese Gruppen durch die Reaktionen der anderen Teilnehmerinnen, die unsere Erfahrungen bestätigen wie ein mitfühlender Spiegel.

Wenn wir uns mit einem Lebensproblem oder einer Krankheit isolieren, haben wir oft das Gefühl, daß mit uns etwas nicht stimmt. Wir verknüpfen unser Leid mit der inneren Überzeugung, daß wir irgendwie unzulänglich, seltsam oder vielleicht sogar schlecht sind. In dem Augenblick, da wir unseren Schmerz, unsere Schwierigkeiten, unsere Symptome oder unseren Kampf im Gesicht oder in den Worten eines anderen Menschen wiedererkennen, ändert sich unsere Perspektive. Das Zusammensein mit einer Gruppe von Frauen, die die gleichen Schwierigkeiten, das gleiche Leid durchmachen, hilft uns, unsere Gefühle zu normalisieren.

Das erste, was Frauen mit frauenspezifischen Beschwerden häufig miteinander teilen, ist dieses ungesunde, quälende Schamgefühl. Frauen in den Wechseljahren schämen sich oft ihrer Hitzewallungen, Brustkrebspatientinnen schämen sich ihrer Brustamputation. Unfruchtbare Frauen schämen sich für ihre Kinderlosigkeit. Wenn wir unsere Scham in Gegenwart anderer ausdrücken, die sie unmittelbar »begreifen«, erzielen wir damit einen bemerkenswerten Effekt: Die Scham schwindet. Es ist, als könne sie nicht sehr lange überleben, wenn sie von einer Gruppe mitfühlender Frauen ans Tageslicht gelockt und gemeinsam betrachtet wird. Haben wir uns erst einmal von der Last der Scham befreit, können wir unsere emotionalen Reaktionen auf Streß, Schmerz oder Krankheit akzeptieren und ausdrücken. Wir führen nicht länger Krieg mit unserem eigenen

Geist und Körper, so daß der Prozeß emotionaler Heilung einsetzen kann.

Nina, die als Mechanikerin bei einer Telefongesellschaft arbeitete, kam in eine meiner »allgemeinen« Geist-Körper-Gruppen, weil sie an Panikattacken und zermürbenden Migräneanfällen litt. Sie selbst und die restlichen Gruppenmitglieder wußten, daß Ninas Gefühle der Einsamkeit und Wertlosigkeit ihre Symptome verstärkten. Aufgrund ihrer Unsicherheit war für Nina der Einstieg in unsere Gruppe äußerst schwierig gewesen. Nina beschrieb ihre erste Erfahrung in der Gruppe mit folgenden Worten:

> Immer, wenn man sich in eine solche neue Situation begibt, fragt man sich, wie es sein wird. Wird man sich fremd fühlen oder sich genieren? Wird man zu Dingen aufgefordert werden, die einem angst machen? Wird man sich seltsam fühlen? Doch ich war absolut bereit, es zu versuchen, denn wenn man an einer chronischen Krankheit leidet, wird man irgendwann ziemlich verzweifelt. Anfangs war es für mich in der Gruppe so schwer, daß ich glaubte, meine Gefühle seien auf merkwürdige Weise unnormal. Das hing damit zusammen, daß ich versuchte, mir Klarheit über so viele Dinge zu verschaffen, die in meinem Leben geschehen waren. Ich hatte Angst, ein wenig seltsam auf die anderen Gruppenmitglieder zu wirken. So saß ich da und fühlte mich, als würde mein Inneres für alle sichtbar nach außen gekehrt. Doch nach kurzer Zeit begann ich mich wohl zu fühlen. Wir waren alle hier, weil wir unter Streß und Krankheiten litten, und wir alle wußten, daß jede von uns versuchte, Möglichkeiten der Bewältigung zu finden. Allmählich wurde in mir das Gefühl immer stärker, daß die Gruppe ein sicherer Ort war.

Nina reagierte positiv auf viele Elemente des Gruppenprogramms, einschließlich der Entspannungsübungen, der Techniken der kognitiven Restrukturierung und des emotionalen Ausdrucks. Sie halfen ihr, ihr Leben und ihre Symptome in den Griff zu bekommen. Doch die Tatsache, daß sie diese Methoden in einer Gruppe von Frauen erlernte, die ihre inneren Kämpfe aufgrund eigener Erfahrungen nachvollziehen konnten und sich in gegenseitigem Vertrauen miteinander verbanden, ließ den Prozeß zu einer positiven Erfahrung werden. Wenn andere Gruppenteilnehmerinnen von ihren kleinen Siegen berichteten, wurde Nina in ihrer Hoffnung und ihrem Engagement bestärkt. Nach und nach lernte sie, mit ihren Angstattacken und Migräneanfällen umzugehen.

Falls es Ihnen nicht möglich sein sollte, eine solche Gruppe zu finden, können Sie Ihren Arzt fragen. Wenn er (oder sie) keine solche Gruppe kennt, sollten Sie versuchen, ein Verbindungsnetz zu knüpfen, um andere Frauen zu treffen (oder zumindest mit ihnen zu sprechen), die an den gleichen Beschwerden litten oder leiden. Wenn Sie Ihr Leiden für sich behalten, werden Sie nie jemanden treffen oder nie mit jemandem sprechen können, der Ihre Erfahrungen teilt. Wenn Sie aber Ihre Freunde und Familienmitglieder über Ihren Zustand informieren und nachfragen, ob diese andere Frauen kennen, die im gleichen Boot sitzen, können Sie diese wichtigen Verbindungen knüpfen.

Falls Sie an einer relativ seltenen Krankheit leiden, sollten Sie nicht aufgeben, bevor Sie nicht mindestens eine Person mit einem ähnlichen Krankheitsbild gefunden haben. Ich selbst habe schon Frauen »zusammengeführt«, die »selektive Reduktionen« hinter sich hatten (ein bei Mehrlingsschwangerschaften angewendetes Verfahren, bei dem einer oder mehrere Föten selektiv abgetrieben werden). Solche Frauen durchleben ein ganzes Spektrum schmerzlicher Gefühle, die meistens mit Schuld zu tun haben. Ich habe auch unfruchtbare Frauen, bei denen es um eine »Eierspende« ging, Frauen mit Hochrisikoschwangerschaften und Frauen, die um ein vor der Geburt gestorbenes Kind trauerten, zusammengebracht. Wenn Sie bei einem aufgeschlossenen Gynäkologen oder Geburtshelfer in Behandlung sind, können Sie ihn fragen, ob er bereit ist, Sie mit einer Frau oder Frauen zusammenzubringen, die das gleiche durchgemacht haben oder durchmachen wie Sie selbst.

Für gestreßte Frauen gibt es ein vielfältiges Gruppenangebot mit verschiedenen Schwerpunktthemen. Überall im Land schießen Streßbewältigungsgruppen wie Pilze aus dem Boden (viele auch in Krankenhäusern). Suchen Sie sich in Ihrer Nähe eine Gruppe, die Ihren Bedürfnissen entspricht. In den meisten werden Entspannungsmethoden – auch Meditationstechniken und Achtsamkeit – gelehrt. Die Zwölf-Schritte-Programme bringen Sie mit Menschen zusammen, die durch Streß zu Süchtigen wurden, ganz gleich, ob es sich bei dieser Sucht um den Mißbrauch von Stoffen (Alkohol, Drogen etc.) oder Verhaltenszwänge (Co-Abhängigkeit, chronische Wutanfälle, Sexsucht oder ähnliches) handelt. Falls Sie das Gefühl haben, daß Sie sich aufgrund von überwältigendem Streß und Schmerz emotional und/oder in bezug auf Ihr Verhalten nicht mehr unter Kontrolle haben, sollten Sie die Teilnahme an einer solchen Gruppe in Erwägung ziehen.

Denken Sie daran, daß Gruppenunterstützung nur eine von mehreren Möglichkeiten darstellt, sich Hilfe zu holen, wenn der Streß überhandnimmt oder eine Krankheit uns niederzwingt. Wir brauchen auch Freunde und Angehörige. Nutzen Sie die Vorschläge und Übungen, um sich ein starkes Netz unterstützender Beziehungen zu knüpfen.

Viele von uns schlucken Vitaminpillen, beobachten zwanghaft ihr Gewicht, achten auf regelmäßige körperliche Bewegung und rauchen nicht – alles im Namen der Gesundheit. Doch nur selten schenken wir unseren unterstützenden Netzwerken die gleiche Aufmerksamkeit, und auch unsere Ärzte lassen diesen wichtigen Faktor meistens außer acht. Irgendwann wird die Ärzteschaft schließlich erkennen, daß Unterstützung durch soziale Kontakte und Beziehungen ein ebenso wirksamer Heilungsfaktor ist wie irgendein pharmazeutisches Medikament. Bis es soweit ist, können wir selbst für unsere Gesundheit und unser Wohlergehen sorgen, indem wir uns mit neuem Engagement um unsere Beziehungen kümmern.

8

Emotionaler Ausdruck

Candace sollte sich zum zweitenmal in ihrem Leben einer schweren Operation unterziehen. Vier Jahre zuvor hatte man bei ihr Brustkrebs im Frühstadium diagnostiziert und eine Brust amputiert. Nun riet ihr der Arzt zur Entfernung der Gebärmutter, nachdem er bei einer Untersuchung eine verdächtige Masse entdeckt hatte. Die Brustoperation hatte Candace gut bewältigt, doch aus irgendeinem Grund, sie wußte nicht einmal weshalb, versetzte die Aussicht auf diese Operation sie in Angst und Schrecken.

Candace war fünfzig und hatte zwei halbwüchsige Kinder. Ihre Angst wurde also nicht durch die Vorstellung ausgelöst, ihre Fortpflanzungsorgane zu verlieren. Selbst die Möglichkeit, daß es sich bei der entdeckten Masse um Krebs handeln könnte, brachte Candace nicht aus der Fassung, denn ihr Arzt war ziemlich sicher, daß sie durch die Operation geheilt werden würde, selbst wenn die Wucherung sich als bösartig herausstellte. Nein, es war einfach der Gedanke an die Narkose und die Operation selbst, bei dem sie vor Furcht weiche Knie bekam.

Mit ihrem Mann Sam konnte sie nicht über ihre Ängste sprechen. Immer wenn sie das Thema anschnitt, beeilte er sich, beruhigende Worte zu finden. »Er unterstützte mich sehr und meinte es gut«, sagte Candace. »Aber er erwiderte immer das gleiche, egal was ich sagte: ›Mach dir keine Sorgen. Es wird alles gut werden.‹ Aber ich machte mir Sorgen. Er sagte gewöhnlich: ›Du hast das doch schon einmal durchgemacht. Du wirst es wieder schaffen.‹ ›Ja, vielleicht, aber diesmal fühle ich mich ganz anders.‹« Sams automatischer Trost war nicht das, was Candace in dieser Situation brauchte.

Als ihr Gynäkologe ihren Zustand erkannte, überwies er sie zu mir. Zu diesem Zeitpunkt war Candace kaum noch in der Lage, zu essen oder zu schlafen. Um gegen die Flutwelle ihrer Angst anzukämpfen, brachte ich ihr bei, wie man die Entspannungsreaktion auslöst, und bot ihr an, sie ins Krankenhaus zu begleiten und bei ihr zu bleiben, während sie für die Operation vorbereitet wurde. Candace beruhigte sich dadurch soweit, daß sie erkennen konnte, welche Gefühle sich unter der Oberfläche ihres Panikzustandes verbargen. Sie brach in meiner Praxis in Tränen aus und wurde durch einen Strudel von Gefühlen zum Ursprung ihres Problems geführt: dem Tod ihres Vaters vor einigen Jahren.

Candace hatte eine enge Beziehung zu ihrem Vater gehabt, der ein paar Monate vor ihrer Brustkrebsdiagnose ganz plötzlich an einem Herzanfall gestorben war. Sie hatte diesen Verlust nicht genügend betrauert – zum Teil aufgrund ihrer eigenen gesundheitlichen Krise und zum Teil wegen ihrer Mutter, die seit dem schmerzlichen Verlust ihres Mannes ständig betreut werden mußte. Es war alles zuviel gewesen, und die Aussicht auf die Gebärmutterentfernung brachte Candace an ihre Grenzen. Jetzt mußte sie den Gefühlen, die sie lange zurückgehalten hatte, freien Lauf lassen.

»Ich habe nach dem Tod meines Vaters meine Gefühle nie ausgedrückt«, sagte sie. »Ich habe alles hinuntergeschluckt, habe versucht, für alle anderen stark zu sein, und habe meine Tränen unterdrückt, damit meine Mutter sich nicht so schlecht fühlen mußte.«

Candace' Angst vor der Operation war vergleichbar mit der Angst eines kleinen Kindes: eines Kindes, das einen liebevollen Elternteil an seiner Seite brauchte, um gehalten zu werden und versichert zu bekommen, daß alles gut war. Der Elternteil, nach dem sie sich sehnte, war ihr Vater. Als Candace sich endlich erlaubte, diesen Verlust zu betrauern, konnte sie die Angst des kleinen Kindes überwinden. Um die Operation durchzustehen, brauchte sie trotzdem noch meine Unterstützung, ganz zu schweigen von einem Beruhigungsmittel. Aber sie wurde nicht mehr von einem Gefühl inneren Horrors überwältigt, das ihre psychische Stabilität bedrohte.

Die Wucherung in Candace' Unterleib stellte sich als gutartig heraus. Die Blutungen, an denen sie vor der Operation gelitten hatte und die durch die Wucherung verursacht worden waren, kamen völlig zum Stillstand. Sie erholte sich viel schneller, als der behandelnde Chirurg erwartet hatte. Die Operation hatte sie nicht nur von den körperlichen Beschwerden befreit, auch ihr psychischer Zustand verbesserte sich deutlich. Sie war sehr froh darüber, daß ich sie ins Krankenhaus begleitet und sie bis zu dem Moment, in dem sie in den Operationssaal gerollt wurde, betreut hatte. (Ich war froh darüber, daß sie mich um meinen Beistand gebeten hatte und ihn annehmen konnte.) Candace war auch überzeugt davon, daß sich das Zulassen der Trauer über den Tod ihres Vaters positiv auf ihren psychischen Zustand ausgewirkt hatte. »Es tut immer noch weh, da ist noch Schmerz«, sagte Candace kürzlich. »Mein Herz trauert noch, aber ich kann darüber sprechen. Ich werde ihn immer vermissen. Aber es ist viel besser geworden.«

Candace' Beispiel demonstriert die vielfältigen positiven Auswirkungen des emotionalen Ausdrucks. Während allgemein akzeptiert wird, daß das Ausdrücken von Gefühlen gut für unsere Psyche und unsere geistige Gesundheit ist, erkennen nur wenige, daß es ebenso wichtig für unsere körperliche Gesundheit ist. In drei verschiedenen europäischen Studien wurden die psychischen Profile von Frauen untersucht, bei denen ein Knoten in der Brust diagnostiziert worden war – und zwar, bevor die Ergebnisse der Biopsien bekannt waren. Im großen und ganzen brachten alle drei Studien ähnliche Ergebnisse hervor: Im Gegensatz zu den Frauen, deren Knoten sich als gutartig herausstellten, tendierten die Frauen mit Brustkrebs dazu, »ihre Wut zu unterdrücken« und »Konflikte und Schwierigkeiten zu vermeiden«.

Diese und andere Untersuchungen weisen darauf hin, daß das Ausdrücken negativer Gefühle (wie beispielsweise Wut) die Abwehrkräfte des Körpers stärkt. Doch es gibt eine weitere faszinierende Studie, die die andere Seite der Medaille beleuchtet. Als sie am *Pittsburgh Cancer Institute* arbeitete, beobachtete Sandra Levy, Ph. D., den Krankheitsverlauf von 36 Frauen, die Brustkrebs gehabt und einen Rückfall erlitten hatten. Sieben Jahre später waren zwei Drittel von ihnen verstorben. Bei dem überlebenden Drittel entdeckte Levy ein gemeinsames Merkmal: Zu Beginn der Studie hatten sie mehr *Freude* ausgedrückt. Dieser einzelne Faktor – Freude – war bestimmender für das Überleben der Frauen als mehrere andere medizinische Faktoren, die die Ärzte für das Erstellen einer Prognose heranziehen. Doktor Levy ist überzeugt, daß diese Frauen hoffnungsvoller und optimistischer waren.

Was können wir aus diesen Untersuchungsergebnissen ableiten? Der gemeinsame Nenner heißt *Ausdruck* – sowohl von negativen als auch positiven Gefühlen. Frauen, die ein ganzes Spektrum von Emotionen erfahren und offen artikulieren, scheinen über größere psychische und physische Widerstandskraft zu verfügen.

In diesem Kapitel untersuche ich die Bedeutung des Gefühlsausdrucks für die seelische und körperliche Gesundheit von Frauen. Aufgrund der oben erwähnten Studien und meiner eigenen klinischen Erfahrungen glaube ich nicht, daß manche Emotionen gut für unsere Gesundheit sind und andere eher schaden. Wenn wir sogenannte negative Gefühle wie Trauer oder Wut unterdrücken, können wir depressiv und hoffnungslos werden – und das kann unsere Gesundheit beeinträchtigen. Ich möchte an dieser Stelle betonen, daß Depressionen und Hoffnungslosigkeit keine Emotionen sind. Es sind (oftmals chronische) Geisteszustände, die durch unsere Unfähigkeit, Emotionen zu integrieren, hervorgerufen werden. Wenn wir Gefühle wie Trauer und Wut anerkennen, ausdrücken und schließlich auflösen, ist die Wahrscheinlichkeit, daß wir depressiv oder hoffnungslos werden, wesentlich geringer.

Trauer ist ein Beispiel für ein Gefühl, das ausgedrückt und aufgelöst werden muß. Hatten sie je den Tod eines geliebten Menschen zu beklagen? Wenn ja, können Sie vielleicht verstehen, was Candace durchmachte. Solange Sie über Ihren Verlust nicht richtig weinen können und offen mit einem mitfühlenden Menschen darüber sprechen, tragen Sie diese Trauer mit sich herum und werden von ihr niedergedrückt. Sie äußert sich in verschiedenen Formen: als Angst, die Sie nicht abschütteln können, als Kloß im Hals, als dunkler Schatten der Melancholie, als wiederkehrender Kopfschmerz, als ein Gefühl der Leere, das Sie mit Essen und Trinken zu füllen versuchen. Es wird Ihnen nicht gelingen, sich von diesen Symptomen und Manifestationen zu befreien, solange Sie sich nicht direkt mit Ihrer Trauer konfrontieren. Wenn Sie das tun, wird die Last allmählich leichter, und die Symptome verschwinden. Manchmal werden Sie noch traurig sein, vielleicht verschwindet diese Traurigkeit auch nie mehr völlig, aber sie wird nicht länger an Ihren psychischen Kräften zehren oder Sie krank machen.

Dieses Beispiel läßt sich auch auf andere Gefühle anwenden. Wenn wir Wut über irgendeine Ungerechtigkeit oder Beleidigung mit uns herumtragen, wird sie in uns schwelen, bis wir einen konstruktiven Weg finden, diese Wut zu untersuchen und auszudrücken. Finden wir keinen Weg, so verwandelt sich die Wut in permanenten unterschwelligen Groll, in Feindseligkeit und schließlich Haß. Wenn wir versuchen, primäre Gefühle wie Trauer, Angst und Wut zu leugnen, verschwinden sie nicht, sondern sinken ins Unterbewußtsein und erzeugen ein chronisches Gefühl des Unglücklichseins, das uns herunterzieht.

Wir sollten unsere primären Gefühle also nicht bewerten oder sie in »gute« und »schlechte«, »positive« oder »negative« einteilen. Doch wir können positive Strategien entwickeln, um negative Emotionen zu bewältigen. Wenn man sein Herz den falschen Leuten ausschüttet oder am Arbeitsplatz jeden anschreit, der einem auf die Nerven geht, so sind das Beispiele für den destruktiven Umgang mit dem Ausdruck von Gefühlen. Ich werde in Kürze noch auf die Frage zurückkommen, wie man schwierige Gefühle am besten kommuniziert. An dieser Stelle möchte ich zunächst einfach darauf hinweisen, daß ein konstruktiver Gefühlsausdruck ein Segen für die Gesundheit von Frauen sein kann. Um es mit den Worten der Geist-Körper-Klinikerin Rachel Naomi Remen, M. D., auszudrücken: »Das einzige schlechte Gefühl ist ein blockiertes Gefühl.«

Denn es sind die blockierten Emotionen, die es uns schwermachen, überhaupt Gefühle wahrzunehmen. Es geschieht etwas Ähnliches wie bei einem Unfall im Feierabendverkehr, durch den sich eine vierspurige Schnellstraße verengt, Krankenwagen und Polizeiautos treffen ein, sperren Fahrspuren ab, bis nur noch eine übrig ist. Der Verkehr verlangsamt sich, bis er zum Erliegen kommt. Es gelingt nur noch wenigen Autos durchzukommen. Wir kreieren eine ähnliche Verengung, wenn wir den Fluß eines »starken« Gefühls wie Trauer oder Wut abschneiden. Dann gelingt es auch anderen Gefühlen wie Freude und Hoffnung kaum noch, in unser Bewußtsein durchzudringen.

Oder stellen Sie sich Ihre Gefühle als die vielen verschiedenen Farben auf einer Farbpalette vor. Wenn wir anfangen, die hellen, leuchtenden Töne am einen Ende des Spektrums wegzuwischen, bleiben uns nur noch die grauen und dunklen. Um wirklich menschlich – und gesund – zu sein, brauchen wir Zugang zum vollen Spektrum unserer Gefühle.

Gefühle aufschreiben – ein Gesundheitsrezept

Eine der wirkungsvollsten Geist-Körper-Techniken ist verblüffend einfach. In meinen Gruppen überreiche ich jeder Teilnehmerin ein leeres Blatt Papier und bitte sie, sich still hinzusetzen und nur über ein Thema zu schreiben. »Ich möchte, daß ihr euch das traumatischste Ereignis, das mit eurem Gesundheitszustand in Verbindung steht, ins Gedächtnis ruft«, sage ich. »Schreibt eure tiefsten Gefühle und Gedanken über dieses Ereignis nieder. Schreibt zwanzig Minuten lang ununterbrochen, laßt den Stift übers Papier wandern, und macht euch keine Gedanken über Grammatik oder Stil.« Die Gruppenmitglieder suchen sich einen ruhigen Platz, und für eine ganze Weile ist im Raum nichts zu hören als das Geräusch der Stifte auf dem Papier. Doch bald schon höre ich gedämpftes Schluchzen von Frauen, die im Prozeß des Schreibens ihre Hemmungen verloren haben.

Zum Schluß sprechen wir darüber, was die Frauen beim Schreiben erlebten. Manche teilen den Inhalt ihres Blattes mit den anderen, andere nicht. Wir respektieren die Privatsphäre jeder Frau. Diejenigen, die ihre Erfahrungen mitteilen, berichten jedoch oft, daß sich Gefühle wie Trauer, Angst oder Wut, die in ihrem Geist und Körper eingefroren waren, gelöst hätten. Die Schleusen öffneten sich, und sie entdeckten Gefühle oder Konflikte, von deren Existenz sie nicht einmal etwas wußten.

Auf diese Weise gewannen die Frauen neue Einsichten über sich selbst, und sie erkannten neue Möglichkeiten, den mit ihrer Krankheit oder ihrem Zustand verbundenen Streß zu bewältigen. Die gleichen Patientinnen berichteten später, daß die Schreibübung zu einer dauerhaften Verbesserung ihres emotionalen und physischen Zustands geführt habe.

Ich habe diesen Ansatz nicht selbst entwickelt, und ich bin nicht die einzige, die solche Ergebnisse beobachtet. Die Methode stammt von James W. Pennebaker, Ph. D., einem Professor der Psychologischen Fakultät an der *Southern Methodist University* in Dallas. Pennebaker hat ganz verschiedene Gruppen durch einen ähnlichen Prozeß geführt. Er bat die Teilnehmer, ihre tiefsten Gedanken und Gefühle über das traumatischste Ereignis, an das sie sich erinnern können, niederzuschreiben. Pennebaker ließ die Probanden zwanzig Minuten lang schreiben und diese Prozedur an den nächsten vier Tagen wiederholen.

Die Versuchspersonen in Pennebakers Studien erlebten durch das Niederschreiben traumatischer Ereignisse bemerkenswerte positive Veränderungen. Nicht nur ihr emotionaler Zustand, sondern auch ihr körperlicher verbesserte sich deutlich. Im Vergleich mit Kontrollgruppen, die über banale Ereignisse schrieben, zeigte sich, daß die Versuchspersonen, die Traumata niederschrieben, noch Monate danach weniger Arztbesuche benötigten und über weniger Krankheitssymptome klagten. Im Rahmen einer aufsehenerregenden Studie fanden Pennebaker und seine Kollegen heraus, daß die T-Helferzellen der Versuchspersonen – Immunzellen, die unseren inneren Kampf gegen Krankheitserreger führen – noch sechs Wochen nach dem Experiment vitaler waren.

In einer Studie nach der anderen wies Pennebaker nach, daß das Ausdrücken von Gefühlen den körperlichen Gesundheitszustand verbessern kann. Er demonstrierte den positiven Effekt der Offenlegung von Traumata unter seinen Studenten, arbeitslosen Managern, Universitätsangestellten und Holocaust-Überlebenden. Pennebaker fand heraus, daß nicht nur das Schreiben, sondern auch das Sprechen über Traumata heilend wirken kann. »Bereits das In-Worte-Fassen aufwühlender Erfahrungen«, erklärte er kürzlich, »bringt tiefgreifende positive psychische und körperliche Auswirkungen für unsere Probanden mit sich.«

Wieso bewirkt das Ausdrücken von Gefühlen eine Verbesserung des körperlichen Gesundheitszustandes? Pennebaker zeigte, daß das Zurückhalten von Gedanken und Gefühlen Kraft kostet. Es ist *körperliche* Arbeit – unser Blutdruck und unsere Herzfrequenz erhöhen sich, und die Muskelspannung nimmt zu, wenn wir Gefühle permanent unterdrücken. Auch unser Immunsystem kann darunter leiden. Pennebakers Theorie lautet, daß wir eine große Last von unserem Geist und unserem Körper nehmen, wenn wir lange unterdrückte Gedanken und Gefühle offenlegen. Seine Forschungsergebnisse bestätigen ihn. Ganz gleich, ob wir Gefühle niederschreiben oder darüber sprechen, ihr Ausdruck hilft uns nicht nur, uns besser zu fühlen, sondern kann auch unser Herz und unser Immunsystem stärken und unser Allgemeinbefinden verbessern.

Laut Pennebaker kann seine »Tagebuch-Methode« zur Heilung vergangener Traumata dienen, aber auch bei Streß angewandt werden, der aufgrund gegenwärtiger Ereignisse oder Lebensumstände besteht. Ich habe diese Methode auf Frauen mit Gesundheitsproblemen zugeschnitten, denn ich bitte sie, ihre Gefühle über das aufwühlendste Ereignis in Verbindung mit ihrer Krankheit niederzuschreiben. Aber ich empfehle diese Technik auch Frauen, die einfach von Streß überwältigt werden: Die Tagebuch-Methode kann die Behandlung von Angstzuständen und Depressionen wirkungsvoll unterstützen.

Eine meiner Patientinnen, Brenda, eine Abteilungsleiterin, fühlte sich nicht in der Lage, mit kleineren Konflikten am Arbeitsplatz oder in ihrer Partnerschaft umzugehen. Ihr Streßniveau war außerordentlich hoch, und sie begann, körperliche Symptome wie Kopfschmerzen sowie schwere Menstruationskrämpfe zu entwickeln. Auf meinenVorschlag hin begann sie, ihre Gefühle über ihre Probleme aufzuschreiben. Nach einigen »Schreibsitzungen« fühlte sie sich deutlich von ihrem Streß und ihren Beschwerden befreit.

Brenda arbeitete weiter mit dieser Methode und machte noch tiefere Erfahrungen damit. Sie erkannte, daß sie den Verlust einer lieben Freundin, Patricia, die vor einem Jahr an Krebs gestorben war, noch nicht genügend betrauert hatte. Patricia war eine Seelengefährtin gewesen, ein Mensch, mit dem Brenda all ihre Gefühle teilen konnte. Nach Patricias Tod fühlte Brenda sich hilflos, als könne die Leere, die nun in ihrem Leben entstanden war, nie mehr gefüllt werden. Sie begann, ihren Kummer zu Papier zu bringen, und die Tränen flossen in Strömen.

Nach ein paar Schreibsitzungen, die Brenda als »kathartisch« bezeichnete, veränderte sich der Prozeß. Anstatt *über* den Verlust ihrer geliebten Freundin zu schreiben, schrieb sie *an* Patricia. Sie berichtete ihr von gegenwärtigen Ärgernissen, sagte

Dinge, die sie zu niemand anderem hätte sagen können. Die Briefe an Patricia hatten den merkwürdigen Effekt, daß Brenda sich weniger einsam fühlte.

Viele meiner Patientinnen, die diese Schreibübung machen, erleben eine Katharsis, die ihnen fast unmittelbar Erleichterung verschafft. Sie gewinnen tiefere Einsichten in ihre gegenwärtigen Streßmuster und Symptome und haben das Gefühl, ihr emotionales Haus in Ordnung zu bringen. Doch einige machen diese Erfahrung nicht. Ich kann mich sogar an Patientinnen erinnern, die mir erzählten, daß sie sich nach dem Schreiben schlechter fühlten, so, als hätte sich die Büchse der Pandora geöffnet und könne nun nicht mehr geschlossen werden. Viele dieser Patientinnen weinen ebenfalls beim Schreiben, aber die ans Licht gekommene Wunde scheint nicht zu heilen. Den Grund dafür fand ich mit der Zeit heraus: Als ich begann, Pennebakers Methode in meinen Geist-Körper-Gruppen anzuwenden, forderte ich die Patientinnen auf, ihre Gefühle während einer unserer wöchentlichen gemeinsamen Sitzungen niederzuschreiben. Doch ich sagte ihnen nicht direkt, daß sie diesen Prozeß mehrere Tage lang fortsetzen sollten. Bald erkannte ich, daß diese Frauen nur an der Oberfläche tief verschütteter und sehr schmerzhafter Emotionen gekratzt hatten, und so blieben sie natürlich mit offenen Wunden zurück.

Als ich begann, den Frauen zu raten, den Schreibprozeß mehrere Tage lang fortzuführen – wie Pennebaker es bei seinen Untersuchungen gemacht hatte –, waren die Ergebnisse deutlich besser. Indem die Frauen an drei oder vier aufeinanderfolgenden Tagen zwanzig Minuten lang über ihre Gefühle schrieben, konnten sie ihre Trauer, Angst und Wut durcharbeiten. Meistens geschah in der zweiten oder dritten Schreibsitzung eine Veränderung. Nachdem sie ihre Gefühle herausgelassen hatten, waren sie nun in der Lage, die Auswirkungen eines bestimmten Traumas oder Streßfaktors auf ihr Verhalten oder ihr Leben besser zu verstehen. Die Veränderungen, die sich beispielsweise bei Brenda im Verlauf mehrerer Schreibsitzungen zeigten, spiegelten einen Heilungsprozeß, bei dem die emotionale Kartharsis schließlich zu Einsicht, Akzeptanz und Mut führte.

Doktor Pennebaker weist darauf hin, daß viele Menschen Widerstände entwickeln, in ihr Tagebuch zu schreiben, weil sie wissen, daß sie dadurch mit schmerzhaften Problemen und Emotionen konfrontiert werden, und weil sie nicht über dieses anfängliche Unbehagen hinaussehen können. Kürzlich sagte er dazu folgendes: »Insgeheim denken manche Leute: ›Heute will ich nicht in mein Tagebuch schreiben. Ich weiß, daß ich mich dabei schlecht fühlen werde.‹ Und Sie wissen, daß diese Leute recht haben. Wenn wir unsere Gefühle nur an einem Tag niederschreiben, werden wir uns schlechter fühlen.« Alle von Pennebaker durchgeführten Studien weisen darauf hin, daß es notwendig ist, den Prozeß des Schreibens drei oder vier Tage lang durchzuhalten, damit der Umschwung von Angst und Schmerz zu innerer Akzeptanz erfolgen kann. Es ist nicht möglich, Traumata aus der Vergangenheit in einer Sitzung zu verarbeiten.

Empfehlungen für die Schreibübung

Wenn Sie glauben, daß diese Übung Ihnen helfen kann, Gefühle zu bewältigen, die Ihr mentales und physisches Wohlbefinden beeinträchtigen, sollten Sie den oben genannten Richtlinien folgen. Sind Sie körperlich gesund, schreiben Sie einfach über das stressigste Ereignis oder Problem, mit dem Sie in Ihrem gegenwärtigen Leben konfrontiert sind. Wenn Sie überzeugt sind, daß Ihre gegenwärtigen Probleme hauptsächlich vergangenen Ereignissen entspringen, sollten Sie die traumatischen Lebensumstände oder Situationen aus der Vergangenheit zu Papier bringen. Schreiben Sie nieder, was damals geschah und wie Sie sich fühlten oder heute noch fühlen. Schreiben Sie nicht nur Fakten oder nur Gefühle nieder, sondern beides. Das Aufschreiben reiner Fakten wirkt nicht befreiend, und wenn Sie nur über Ihre Gefühle schreiben, wird es Ihnen schwerfallen, Ihre Erfahrungen zu verstehen. Bei diesem Prozeß geht es sowohl um emotionale Katharsis als auch um Einsicht.

Jede »Schreibsitzung« sollte zwanzig Minuten lang dauern und an drei oder vier aufeinanderfolgenden Tagen wiederholt werden. Wenn Sie das Gefühl haben, daß das Fortsetzen dieser Übung weiterhin fruchtbar sein könnte, können Sie sie auch eine Woche lang täglich durchführen. Wenn Sie ein traumatisches Ereignis oder eine streßerzeugende Situation durchgearbeitet haben, wenden Sie sich dem nächsten zu, das Sie vielleicht noch unter Druck setzt, und untersuchen auch dieses.

Falls Sie an einer Krankheit leiden, die emotionalen Streß auslöst, schreiben Sie das traumatischste Ereignis oder den streßerzeugendsten Aspekt dieser Krankheit nieder. Dann folgen Sie den gleichen Richtlinien wie oben beschrieben und führen die Übung mindestens drei bis vier Tage lang durch.

Gefühle »auftauen«

Psychiater und Psychologen sprechen heute oft vom sogenannten posttraumatischen Streßsyndrom. Diese Störung ist dadurch gekennzeichnet, daß die betreffenden Patienten mit einem traumatischen Ereignis in Zusammenhang stehende Erinnerungen und Gefühle unterdrücken und dadurch jahrelang unter hartnäckigen Symptomen leiden können. Einige von uns leiden vielleicht an schwächeren Formen des posttraumatischen Syndroms, die keine psychiatrische Behandlung erfordern, doch die psychische Dynamik ist ähnlich. Ein in der Vergangenheit geschehenes Ereignis oder eine Reihe von Ereignissen, wie beispielsweise Vernachlässigung durch die Eltern, ist vielleicht so schmerzhaft, daß der Betreffende es zum Zeitpunkt des Geschehens nicht akzeptieren konnte. Solche Emotionen und Erinnerungen blenden wir aus, aber sie existieren in einem Teil unserer Psyche weiter. Sie werden dort sozusagen eingefroren – und gleichzeitig mit ihnen auch unsere Fähigkeit, andere emotionale

Erfahrungen voll zuzulassen. Der gleiche Prozeß kann sich natürlich auch bei Ereignissen abspielen, die nicht so lange zurückliegen, wie beispielsweise eine Scheidung, der Verlust des Arbeitsplatzes, eine Krebsdiagnose, die Konfrontation mit Unfruchtbarkeit, mehrere Fehlgeburten oder chronische Schmerzen.

Viele von uns verschließen diese Erinnerungen und Gefühle in ihrem Innern, wo sie jedoch weiterwirken, bis wir sie aus ihrem Verlies befreien. Manche von uns sprechen zwar mit Freunden oder Freundinnen oder mit Familienmitgliedern über ihre Verletzungen und ihren Groll, fühlen sich aber dennoch nicht von den festsitzenden Emotionen und Erinnerungen befreit. Ja, es ist sogar möglich, unaufhörlich über diese Dinge zu sprechen, ohne Erleichterung zu verspüren, weil man die Gefühle nicht auf einer tieferen Ebene verarbeitet. (Als Candace mit ihrem Mann Sam beispielsweise über ihre Ängste sprach, war sein Übereifer, sie zu trösten, zwar gut gemeint, half ihr aber nicht, zum Kern ihres Problems vorzudringen.)

Eine Möglichkeit, schwierige oder schmerzhafte Emotionen durchzuarbeiten, besteht darin, die Hilfe eines professionellen Psychotherapeuten in Anspruch zu nehmen, der genau weiß, wie er Ihnen beim »Auftauen« dieser eingefrorenen Gefühle und Erfahrungen helfen kann. Die Schreibübung sollte *nicht* als Ersatz für Psychotherapie betrachtet werden. Wenn Sie unter chronischen Angstzuständen oder Depressionen leiden, sollten Sie Ihren Hausarzt aufsuchen und ihn um eine Überweisung zu einem Psychotherapeuten bitten.

Sie können die Schreibübung jedoch mit oder ohne Therapie nutzen, um Widerstände zu überwinden und Emotionen aufzutauen. Wenn Sie dabeibleiben, wird das Schreiben zu einer Reise werden, die Sie auf ganz natürliche Weise von tiefen Gefühlen zu Einsicht und Annahme führt. Es ist, als ob Sie einer vorgegebenen Straße folgen, die Sie von dem Ausgangspunkt Ihres Problems – einem traumatischen Ereignis oder einer traumatischen Situation – zum Ziel bringt: zu einer Heilerfahrung, die in bewußtem Gewahrsein, Selbstvergebung und in manchen Fällen auch Vergebung für andere wurzelt.

Die Schreibübung half vielen meiner Patientinnen auch dabei, bestimmte Entscheidungen zu treffen. Wenn beispielsweise unfruchtbare Patientinnen ihre Gefühle niederschreiben, können sie dadurch zu einer inneren Klarheit gelangen, die es ihnen möglich macht, sich entweder für die Fortsetzung medizinischer Behandlungen, für eine Adoption oder für den Verzicht auf Kinder zu entscheiden. Patientinnen mit Brustkrebs im Frühstadium, mit Hitzewallungen oder PMS kann die Schreibübung helfen, sich im Hinblick auf die medizinische Behandlung für eine sinnvolle Alternative zu entscheiden, insbesondere dann, wenn die Ärzte verschiedene Behandlungsvorschläge machen.

Unterdrückte Trauer und unterdrückte Wut können unser Bewußtsein ganz besonders trüben und uns daran hindern, mit innerer Klarheit und Überzeugung auf unserem Weg voranzuschreiten. Wenn wir uns dieser Gefühle erst einmal voll bewußt sind, können wir sie sorgfältig untersuchen und bewerten. Das versetzt uns meistens in die Lage, mit Klarheit eine wichtige Entscheidung zu treffen. Eine gesunde Entscheidungsfindung beruht auf bewußtem Abwägen zwischen der Stimme des Kopfes *und* des Herzens.

Als Technik zur Verarbeitung schwieriger Gefühle kann die Schreibübung auch während Übergangszeiten hilfreich sein. Betrachten wir uns den Fall von Viola, die wegen einer Depression, die ihre Lebensqualität beeinträchtigte, bei mir Einzelsitzungen nahm. Viola war 38 Jahre alt und hatte einen Posten als Managerin auf der mittleren Führungsebene eines Konzerns inne. Sie liebte ihre Arbeit, aber gleichzeitig litt sie darunter, daß sie keinen Ehemann hatte. Sie sehnte sich nach einem Mann, den sie lieben konnte, aber keine ihrer Beziehungen hatte sie ihrem Ziel nähergebracht. Der Richtige war einfach nicht dabei gewesen. Ihre Unfähigkeit, einen Lebenspartner zu finden, war die Hauptursache für ihr Gefühl des Unglücklichseins.

Ich empfahl Viola, regelmäßig die Schreibübung zu praktizieren. Sofort begann sie, ihre Gefühle zu Papier zu bringen, und wurde dabei unmittelbar mit intensiven Wutgefühlen konfrontiert – Wut über ihre Situation und über die Männer, die sie bisher gekannt hatte. Sie untersuchte auch ihre Gefühle der Einsamkeit und befreite sich von ihnen. »Es fühlte sich an, als ob ich mich von einer großen Last befreite, so als könnte ich den ganzen Müll auf die Seiten des Tagebuchs werfen«, sagte sie. Der Schreibprozeß selbst milderte auf seltsame Weise ihre Einsamkeit. »Wenn ich nach Hause kam, hatte ich einen Gefährten«, meinte Viola. »Es war das Notizbuch, in das ich jeden Abend meine Gefühle schrieb.« Die Schreibübung erlaubte Viola, Dampf abzulassen, aber gleichzeitig half sie ihr auch, ihre Fassung wiederzugewinnen. Auf meinen Vorschlag hin schrieb sie auch nieder, was sie an sich selbst mochte, so daß sie nicht nur in der Lage war, ihren tiefsitzenden Groll auf Männer loszulassen, sondern gleichzeitig auch ihre Selbstachtung wiederzugewinnen.

Neun Monate, nachdem Viola mit der Schreibübung begonnen hatte, ging sie eine Beziehung mit Allan ein, einem Wirtschaftsprüfer, mit dem sie viele Interessen teilte. Ein Jahr später heirateten die beiden. Viola ist sehr glücklich über diese Wendung der Dinge. Obwohl der Prozeß des Schreibens sicher nichts mit den Wegen des Schicksals zu tun hatte, die dazu führten, daß sie ihrem späteren Ehemann begegnete, ist sie doch überzeugt, daß das Schreiben sowohl ihre Einstellung als auch ihre Ausstrahlung tiefgreifend verändert hat und sie so für Allan anziehender machte. »Ich hatte mein Gepäck zu Hause gelassen«, sagte sie.

Viola meinte: »Die Leute spüren, ob du ein glücklicher, ein ängstlicher oder ein depressiver Mensch bist. Und sie werden nicht unbedingt empfänglich für jemanden sein, der angespannt oder depressiv ist. Als ich Allan traf, trug ich diese Last nicht mehr ständig mit mir herum. Ich hatte einen Zeitpunkt und einen Platz gefunden, wo ich sie abladen konnte – mein Tagebuch.«

Frauen können in jeder Lebenslage von diesem Prozeß des Schreibens profitieren: Wenn sie sich einsam fühlen, wütend sind, am Arbeitsplatz oder in ihrer Beziehung Kämpfe auszufechten haben oder an einer Krankheit leiden. Es ist ein außerordentlich effektiver Ansatz, der zu Einsichten und dadurch zu geistigem, emotionalem und physischem Wohlbefinden führen kann.

Wut als Verbündeter

Auch wenn es eine Verallgemeinerung ist: Den meisten Frauen fällt es schwer, mit Wut umzugehen. Nach meiner Erfahrung haben die meisten von ihnen Angst davor, Wut auszudrücken, und sei es auch auf die konstruktivste Art und Weise. Eine Minderheit hat allerdings das entgegengesetzte Problem: Diese Frauen werden schon beim geringsten Anlaß wütend und drücken diese Wut oft auf destruktive Art aus. Die erstgenannten Frauen können sich selbst »nicht zum Kochen bringen«, die letztgenannten können nicht verhindern, daß sie wie ein Dampfdrucktopf, der auf der heißen Herdplatte vergessen wurde, explodieren.

Da die meisten meiner Patientinnen Schwierigkeiten haben, Wut zu äußern, konzentriere ich mich in meinen Seminaren auf die positiven Aspekte der Wut und die konstruktiven Möglichkeiten, sie zu kanalisieren und mitzuteilen.

Positve Aspekte der Wut? In ihrem wunderbaren Buch »Wohin mit meiner Wut« half die Psychologin Harriet Goldhor Lerner, Ph. D., Wut für Frauen neu zu definieren und ihr das Mystische zu nehmen:

Wut ist ein Signal – und zwar eines, das es wert ist, beachtet zu werden. Unsere Wut kann eine Botschaft sein, die uns sagt, daß wir verletzt werden, daß unsere Rechte mißachtet werden, daß unsere Bedürfnisse oder Wünsche nicht angemessen erfüllt werden oder einfach, daß irgend etwas nicht in Ordnung ist. Unsere Wut kann uns auch sagen, daß wir der Konfrontation mit einer wichtigen emotionalen Angelegenheit aus dem Weg gehen oder daß wir zuviel von uns selbst – unsere Überzeugungen, Werte, Wünsche oder Bestrebungen – in einer Beziehung aufgeben. Unsere Wut kann uns auch signalisieren, daß wir mehr tun oder geben, als für uns selbst zuträglich ist. Sie kann uns aber auch warnend darauf hinweisen, daß andere zuviel für uns tun – auf Kosten unserer eigenen Kompetenz und unseres eigenen Wachstums.

Wenn Wut ein beachtenswertes Signal ist, warum fürchten oder unterdrücken so viele Frauen dann ihre Wut oder versuchen, sie sich auszureden? Eltern und Gesellschaft haben den Frauen beigebracht, daß Wut nicht »ladylike« ist. Uns wurde die Botschaft vermittelt, daß unsere Wut nicht angemessen ist und vielleicht sogar etwas, für das wir uns schämen sollten. Wut ist ein Gefühl, das hauptsächlich Männern vorbehalten war, während Frauen eher zugestanden wurde, traurig und ängstlich zu sein.

Dieses Ungleichgewicht müssen wir nun in uns selbst korrigieren, und zwar sowohl durch eigene Bemühungen als auch durch die Hilfe und Unterstützung anderer Frauen. Der erste Schritt auf diesem Weg besteht darin, die positiven Aspekte der Wut zu erkennen. Wie Doktor Lerner betont, ist Wut ein Signal, das uns nützliche Informationen über unsere Bedürfnisse, unsere Beziehungen und unsere Umwelt übermittelt. Außerdem ist Wut ein belebendes Gefühl, eines, das uns oft aus der Depression oder Hoffnungslosigkeit herausholen kann.

In ihrem Buch »Das befreite Herz« beschreibt Gabrielle Roth gesunde Wut: »Gesunde Wut ... ist schnell, klar, bedarf keiner Erklärung. Es ist das entblößte Gebiß einer Hündin, die ihre Jungen beschützt, der gebogene Rücken und das Fauchen einer Katze, die von einem Kojoten bedroht wird. Es gibt nichts Reineres, Effektiveres als angemessene Wut. Authentische Wut ist spezifisch und berechtigt, und ihr direkter Ausdruck stellt Unrichtiges klar und verteidigt die Integrität auf eine Weise, von der alle profitieren.«

Wurden Sie je von einem Liebespartner oder einem Freund, einer Freundin zutiefst verletzt? Wen Sie in einem solchen Fall passiv reagieren, verfallen Sie vielleicht in einen Zustand der Unsicherheit oder Verzweiflung. Reagieren Sie aber aktiv, dann passiert etwas – Sie erheben sich, um sich selbst kraftvoll und entschlossen zu verteidigen. Gesunde Wut ist ein schützendes Gefühl, mit dem man sich selbst und anderen signalisiert: »Ich bin es wert, verteidigt zu werden. Meine Bedürfnisse und Gefühle sollten respektiert werden.«

Frauen, die an einer körperlichen Krankheit leiden, sind oft wütend auf ihren Körper. In den Wechseljahren sind sie wütend, weil ihr Körper ihnen Hitzewallungen beschert. Wenn sie an PMS leiden, sind sie wütend auf ihren Körper, weil sie keine Kontrolle mehr über ihn haben. Patientinnen mit chronischen Schmerzen sind wütend auf ihren Körper, weil er sie ununterbrochen leiden läßt. Wenn sie Krebs haben, sind Frauen wütend auf ihren Körper, weil er einen Tumor produziert hat. Bei Unfruchtbarkeit hassen sie ihn, weil er kein Baby produziert.

Wenn Sie sich durch Wut, die mit solchen Krankheiten oder Situationen in Verbindung steht, belastet fühlen, können Sie folgendes tun: Erkennen Sie zunächst Ihre Wut an. Es hilft Ihnen nicht weiter, so zu tun, als existierte sie nicht. Wenden Sie dann die Technik der kognitiven Restrukturierung an, um gnadenlose negative Gedanken über Ihren Körper in realistischere, positivere umzuwandeln. Ja, Sie fühlen sich von Ihrem Körper verraten. Doch Sie müssen Ihrer Biologie ihre Unvollkommenheit zugestehen; Sie sind kein Roboter.

Wenn Sie Ihren Körper für das von Ihnen wahrgenommene Versagen hassen, verraten Sie ihn und lassen ihn im Stich. Doch Sie können die Spaltung zwischen Körper und Geist allmählich heilen. Stephen Levine, Autor vieler Bücher über das Heilen, veranschaulicht diese Spaltung mit einem einfachen Beispiel.

Was geschieht, so fragt er, wenn wir uns den Zeh stoßen? Wir senden Wutenergie in diese Zehe. Der Schmerz ist intensiv, und wir senden Haß in den Schmerz. Doch was wäre, wenn wir freundliche Gefühle in diesen Zeh schicken würden? Was wäre, wenn wir diese Empfindungen, statt sie zu bekämpfen, mitfühlend und verzeihend akzeptieren würden? Vielleicht würde der Schmerz schneller nachlassen.

Ohne Güte und Freundlichkeit befinden sich Geist und Körper ständig im Krieg. Eine Art, diese Güte auszudrücken, besteht darin, das Bedürfnis des Körpers nach Entspannung zu erfüllen. Nutzen Sie die in Kapitel 3 beschriebenen Entspannungstechniken, um sich wieder in einem besänftigten Körper wohl zu fühlen, einem Körper, der Freude und Dankbarkeit empfinden kann.

Frauen, die am Arbeitsplatz oder in ihren Beziehungen permanent unter Streß stehen, hegen häufig ständigen Groll gegen andere. Das kann ebenfalls bei Frauen der Fall sein, die an körperlichen Krankheiten leiden und sich über ihren unter Zeitdruck stehenden Arzt ärgern, die ihre Freundinnen um ihre Gesundheit oder ihre Kinder beneiden oder die sich über Ehemänner ärgern, die einfach nichts begreifen. Diese Art des Grolls ist keine reine, klare Wut. Sie hat nichts mit dem offenen, direkten Ausdruck und der Befreiung durch eine nützliche Emotion zu tun. Ärger oder Groll ist blockierte Wut, die wie ein uneingeladener Gast herumhängt und Schwierigkeiten macht.

Joan Borysenko verglich einen Menschen, der chronischen Groll mit sich herumschleppt, mit jemandem, der eine heiße Kohle herumträgt und auf eine Gelegenheit wartet, sie demjenigen, der seine schlechten Gefühle auslöste, in die Hand zu drücken. Die Frage ist nur, wer verbrennt sich die Finger?

Falls auch Sie Groll wie eine heiße Kohle mit sich herumtragen, sollten Sie die Schreibübung machen, um Brandverletzungen zu vermeiden. Stellen Sie sich beim Schreiben folgende Fragen: Wie fühlt sich mein Groll an? Ist die Person, gegen die ich Groll hege, die einzige Ursache für meinen inneren Aufruhr? Erinnert mein Ärger mich daran, wie ich mich in anderen Situationen fühlte? Welche grundlegende Wut steckt hinter meinem Groll? Kann ich mir vorstellen, meinen Groll loszulassen? Nutzen Sie das Tagebuchschreiben, um Ihre Wut herauszulassen und tiefere Gefühlsschichten zu erforschen, die zu Ihrem inneren Zustand chronischen Ärgers beitragen.

Vielleicht ist es auch notwendig, daß Sie Ihre unterschwellige Wut den Menschen, die Ihren Schmerz verursacht haben, direkt mitteilen. Es ist jedoch außerordentlich hilfreich, diese Emotionen durch Niederschreiben oder in einem Gespräch mit einer Freundin oder einer Therapeutin zuerst durchzuarbeiten, weil Sie der betreffenden Person dann mit größerer Klarheit und Überzeugungskraft entgegentreten können. Die Wahrscheinlichkeit, daß Sie grundlos explodieren, daß Sie Dinge tun oder sagen, die Sie schon bald darauf bereuen, wird geringer. Es gibt bestimmte Richtlinien für einen gesunden Ausdruck von Wut, die ich im Abschnitt »Selbstbehauptung« aufführe.

Für Frauen, die dazu neigen, grundlos zu explodieren, sind diese Selbstbehauptungstechniken in Verbindung mit der kognitiven Restrukturierung ein außerordentlich wichtiges Hilfsmittel. Ich zeige diesen Frauen, wie sie mit Wut umgehen und Bedürfnisse und Gefühle mitteilen können, ohne andere in die Flucht zu schlagen. Ich zeige ihnen außerdem, wie sie negative Gedankenmuster verändern können, die sonst zu einem Teufelskreis von Beschuldigung und Gegenbeschuldigung führen. Frauen, die im Gegensatz dazu ihre Wut fürchten und unterdrücken, bestärke ich darin, ihre unterschwelligen Gefühle zu würdigen. Ich mache ihnen klar, daß Wut ein menschlicher Reflex ist, den man nicht ignorieren kann.

Beiden Gruppen von Frauen zeige ich bestimmte Übungen, die zu einer ausgeglichenen Wahrnehmung und dem Annehmen von Wut führen. Wenn Ihnen Wut in Ihren Alltagsbeziehungen oder in Ihrem Kampf gegen eine körperliche Krankheit Probleme verursacht, können Sie diese Übungen anwenden.

Übungen zur Wahrnehmung und Annahme von Wut

Die folgenden Übungen, zu denen auch eine Phantasiereise gehört, lernte ich von Joan Borysenko. Sie sollen Frauen helfen, ihre Wut klarer wahrzunehmen und sie effektiver auszudrükken. Vervollständigen Sie zunächst die beiden folgenden Sätze, um mehr Klarheit zu gewinnen.

1. Es macht mich wütend, wenn ...

2. Wenn ich wütend werde, befürchte ich, daß ...

Versuchen Sie, beim Vervollständigen des ersten Satzes ein grundlegendes Reaktionsmuster zu finden, das für Sie typisch ist. Macht es Sie wütend, wenn ein Freund/eine Freundin oder ein Familienmitglied etwas sagt oder tut, das Sie verletzt oder das Sie als unfair empfinden? Macht es Sie wütend, wenn eine nahestehende Person Sie beleidigt? Vernachlässigt? Ihre Bedürfnisse nicht erfüllt? Welcher Faktor oder welche Faktoren lösen letztendlich Ihre Wut aus? Gewöhnlich fallen diese Auslöser in eine der folgenden Kategorien: Mangel an Unterstützung, unfaires Verhalten, Mißachtung oder offensichtlicher Mißbrauch. Benutzen Sie diese innere Erforschung aber nicht dazu, um sich in dem Gefühl, ein Opfer zu sein, zu bestärken. Nutzen Sie sie vielmehr dazu herauszufinden, welche Beziehungen und Situationen Ihre Wut auslösen, inwieweit Sie selbst diese Situationen oder Umstände kreieren und inwieweit andere dafür verantwortlich sind. Nutzen Sie sie auch, um herauszufinden, wie Sie Ihre Bedürfnisse und Rechte mit mehr Nachdruck und größerer Klarheit äußern können.

Suchen Sie beim Vervollständigen des zweiten Satzes ebenfalls nach verborgenen Mustern. Wenn Sie tatsächlich Angst davor haben, Wut auszudrücken, sollten Sie sich fragen, wo der wahre Ursprung dieser Angst liegt. Sind Sie überzeugt davon, daß die Person, der gegenüber Sie Wut ausdrücken, Sie zum Teufel jagen, ablehnen oder verlassen wird? Befürchten Sie, daß immer mehr Wut hervorbrechen wird, wenn Sie das Ventil erst einmal geöffnet haben? Haben Sie Angst, die Kontrolle zu verlieren und jemanden emotional oder physisch zu verletzen? Befürchten Sie, daß Ihre Wut eine Beziehung zerstören könnte?

Frauen, die Angst davor haben, ihre Wut auszudrücken, äußern gewöhnlich eine oder mehrere dieser Ängste. Einige sind durchaus real. (Wenn Sie sich gewalttätige Wutausbrüche gestatten, können Sie damit tatsächlich eine Beziehung gefährden.) Doch viele dieser Ängste sind irrational. In den meisten Fällen wird angemessen geäußerte Wut nicht dazu führen, daß andere Sie ablehnen oder verlassen.

Sie werden nicht in der Lage sein, die gesunden, positiven Aspekte der Wut zu akzeptieren, solange Sie sich nicht mit Ihren Ängsten in bezug auf Wut konfrontieren. Betrachten Sie sich einmal, wie Sie die beiden Sätze vervollständigt haben. Das zeigt Ihnen, wie tief verwurzelt diese Ängste sind und wie viele davon irrational sind. Vielen von uns wurde schon in der Kindheit beigebracht, daß Wut ein falsches, schlechtes, verrücktes, unkontrollierbares Gefühl ist, das sich für ein Mädchen nicht schickt. In Anbetracht dieser frühen Botschaften sollte uns unser hartnäckiges Festhalten an der Überzeugung, daß Wut unweigerlich Zerstörung oder Verlassenheit nach sich ziehen muß, nicht überraschen.

Wir müssen also zunächst einmal zwischen rationalen und irrationalen Ängsten unterscheiden. Dabei werden Sie feststellen, wie viele dieser Ängste jeder Grundlage entbehren. Außerdem bereiten Sie damit den Boden für die nächste Stufe des Lernens, nämlich den positiven Umgang mit Wut, das heißt, Sie lernen, Wut auszudrücken, ohne andere anzuklagen, zu beschuldigen, destruktive Wutanfälle zu bekommen oder gewalttätig zu werden.

Es folgt nun eine Visualisierungsübung, die Ihnen helfen soll, die Hintergründe Ihrer Beziehung zur Wut zu erforschen. Setzen

Sie sich in einen bequemen Sessel, und stellen Sie sich vor, daß Sie über eine wunderschöne Wiese mit hohem, im Wind wogendem Gras gehen. Nun nähern Sie sich dem Rand der Wiese, die in einen Eichen- und Kiefernwald übergeht. Sie entdecken einen schmalen Pfad, der in die Tiefen des Waldes führt, und folgen ihm eine Weile zwischen den Bäumen hindurch, bis Sie zu einer Höhle kommen. Bleiben Sie stehen, und beobachten Sie still, wie Wut aus der Höhle auftaucht. Die Wut kann jede Form und Gestalt haben, es kann eine Person, ein Tier, ein großes haariges Monster, eine mythologische Gestalt, ein Feuerball oder eine dichte, schwarze Wolke sein. Lassen Sie Ihrer Phantasie freien Lauf, um ein Bild der Wut zu erschaffen, das für Sie stimmig ist.

Stellen Sie sich jetzt vor, daß Sie sich Ihrem Bild der Wut nähern und es an der Hand nehmen. Gehen Sie mit ihm gemeinsam durch den Wald zurück bis zu dem freien Feld. Setzen Sie sich dort mit der Wut nieder und unterhalten Sie sich mit ihr. Versuchen Sie etwas über Ihre Wut herauszufinden. Seien Sie für die Vorstellung offen, daß die Wut Ihnen in der Kindheit als Schutz diente. Sie verteidigte Sie gegen Beleidigungen, Verletzungen und schlechte Behandlung. Wenn Sie die schützende Eigenschaft der Wut entdecken, können Sie ihr danken, daß sie Ihnen auf diese Weise gedient hat. Danken Sie der Wut dafür, daß sie da ist.

Sagen Sie ihr, was sie für Sie getan hat, aber daß Ihnen auch noch andere Emotionen und Bewältigungsstrategien zur Verfügung stehen, die Sie ebenfalls schützen können. Als Erwachsener haben Sie andere Möglichkeiten: Durchsetzungsfähigkeit, Überzeugungskraft, Kontrollvermögen. Sie können sich artikulieren. Sagen Sie der Wut, was sie für Sie tun kann und was nicht.

Wenn Sie Ihr Gespräch mit der Wut beendet haben, stehen Sie auf und gehen wieder zum Rand der Wiese. Laufen Sie ein Stück über die Wiese, und drehen Sie sich dann noch einmal um, um zu sehen, was jetzt aus der Wut geworden ist. Hat sie sich wieder in die Höhle zurückgezogen, oder steht sie noch am Waldrand? Wenn Sie sich ein Bild davon gemacht haben, setzen Sie Ihren Weg über die Wiese fort.

Diese Übung hilft Frauen, ihre Ängste in bezug auf Wut abzubauen. In dem Augenblick, in dem die Frau ihre Wut bei der Hand nimmt, wird das furchterregende Monster oft zu einem freundlichen Frankenstein, schrumpft der riesige Feuerball, wird der riesige Bär kleiner und zottiger und beginnt, eher einer Figur aus einem Kinderbuch zu ähneln.

Der Zweck dieser Übung besteht darin, auf einer imaginären und nicht intellektuellen Ebene die Botschaft zu verankern, daß Wut ein Verbündeter und kein Feind ist. Ja, Wut kann außer Kontrolle geraten, und wir benötigen bestimmte Strategien, um sie in gesunde Bahnen zu lenken. Aber es hat einen Grund, daß Menschen überhaupt Wut empfinden können, und jede Frau kann erkennen lernen, daß ihre Wut ein natürlicher Teil ihres emotionalen Repertoires ist – nämlich jener Teil, der ihr half, mit Streß oder Bedrohungen ihrer Integrität oder ihres Wohlbefindens umzugehen. Es genügt jedoch oft nicht, zu *wissen*, daß Wut ein Verbündeter ist, viele Frauen müssen das auch im Bauch *spüren*. Der Dialog mit der Wut hilft ihnen, wieder eine »freundliche« Beziehung zu ihrer Wut aufzubauen, und nimmt ihnen die Angst, daß Wut ein Feind ist, der andere unweigerlich verletzen und sie selbst verschlingen wird.

Viele Frauen gelangen auf dieser Phantasiereise zu tiefen Einsichten. Eine Patientin, Geraldine, mußte ziemlich lange warten, bis die Wut aus der Höhle herauskam. Als sie sie schließlich erblickte, erschrak sie zutiefst: Die Wut war in Gestalt ihrer Mutter erschienen. Doch dieses erschreckende Bild bescherte Geraldine eine Reihe von Erkenntnissen über ihre ungeheure Angst vor Wut. Sie fürchtete nichts mehr, als so zu werden wie ihre Mutter: eine rasende Furie, die sie mit plötzlichen erschreckenden Ausbrüchen ängstigte. Deshalb hatte sich Geraldine allmählich von ihrer eigenen Wut abgeschnitten. Sie opferte ihren eigenen Selbstschutzmechanismus, weil sie ihn mit ihrer oft außer Kontrolle geratenden Mutter assoziierte. Die Übung half Geraldine, Beziehungsprobleme und Schwierigkeiten am Arbeitsplatz zu bereinigen, die sie seit Jahren belastet hatten.

Nach der Übung frage ich die Frauen stets, auf welche Weise sich das Bild der Wut veränderte – vom Augenblick ihres Auftauchens aus der Höhle bis hin zu dem Moment, in dem sich die Frauen herumdrehten, um zu sehen, was aus ihrer Wut geworden war. In den meisten Fällen hatte sich die Wut radikal verändert, wenngleich das nur schrittweise geschehen war. Anfangs wurde die Wut gewöhnlich als überdimensionales, oft monströses Bild wahrgenommen, das jedoch kleiner und freundlicher wurde, wenn man es bei der Hand nahm, und das am Ende des Dialogs noch kleiner und freundlicher war. Eine Frau erlebte die allmähliche Verwandlung einer erschreckenden Erscheinung in Casper, den freundlichen Geist. Für die meisten Frauen wird eine gefährliche Erscheinung bald zu einer beschützenden, kommunikativen, manchmal sogar knuddeligen Gestalt.

Wenn Sie diese Phantasieübung praktizieren möchten, sollten Sie keine bestimmten Erwartungen bezüglich ihres Ausgangs haben. Obwohl die oben beschriebenen Reaktionsmuster ziemlich typisch sind, darf man nicht vergessen, daß jede Frau auf einzigartige, individuelle Weise reagiert. Folgen Sie Ihrer Intuition, erforschen Sie Ihre Reaktionen, und werten Sie hinterher Ihre Gedanken und Gefühle aus.

Da Wut uns die Botschaft vermittelt, daß in unserer inneren oder äußeren Welt etwas nicht in Ordnung ist, liegt es in unserer Verantwortung, diese Botschaft zu beachten. Wut wird nicht dadurch abgebaut, daß wir ihre Existenz leugnen, sondern dadurch, daß wir ihre Mahnung ernst nehmen und versuchen herauszufinden, welche Bedürfnisse nicht erfüllt oder welche Rechte beschnitten werden. Wenn wir unsere Wut erst einmal richtig interpretieren, können wir unser Wissen über ihre Botschaften nutzen, um klarer zu kommunizieren, Veränderungen vorzunehmen, Mißstände zu beheben oder Unausgewogenheiten in unseren Beziehungen zu beseitigen.

Selbstbehauptung – Wut konstruktiv nutzen

Wenn wir erst einmal gelernt haben, unsere Wut bewußt wahrzunehmen, ihre Botschaften zu interpretieren und ihre Explosivität zu entschärfen, können wir sie, besonders in unseren Beziehungen, als Mittel zur Veränderung nutzen. Das bedeutet nichts anderes als zu lernen, uns zu behaupten. Selbstbehauptung ist der angemessene Kanal für Wut. Selbstbehauptung bedeutet in Beziehungen unsere Wut konstruktiv zu nutzen. Wenn wir unsere Bedürfnisse und Rechte auf klare und ausgeglichene Weise äußern, verringert sich die Wahrscheinlichkeit beträchtlich, daß wir die Menschen in unserer Umgebung vor den Kopf stoßen oder befremden, ganz gleich, ob es sich um Arbeitskolleginnen, Freundinnen oder Familienmitglieder handelt.

Die Fähigkeit zur Selbstbehauptung ist natürlich ein Zeichen psychischer Gesundheit, aber das selbstbewußte Äußern unserer Bedürfnisse kann auch unser Immunsystem stärken und ausgleichen. Vor dreißig Jahren führte George F. Solomon, M. D., eine vergleichende Studie an Frauen mit rheumatoider Arthritis und ihren Schwestern durch, die nicht an dieser Krankheit litten. Da die Geschwister jeweils das gleiche genetische Erbe mitbrachten – ein Faktor, der bei rheumatoider Arthritis eine wichtige Rolle spielen kann –, fragte sich Doktor Solomon, ob Unterschiede in der psychischen Verfassung erklären könnten, warum eine der Schwestern erkrankte, während die andere gesund blieb. Bei seiner vergleichenden Studie setzte er Rollenspiele und psychologische Tests ein. »Wir stellten in jedem einzelnen Fall fest«, sagte Solomon, »daß die gesunde Frau eine größere Fähigkeit zur Selbstbehauptung hatte als ihre an Arthritis leidende Schwester.« In später durchgeführten Studien wies Solomon nach, daß durchsetzungsfähigere HIV-Patienten länger überleben als andere und daß durchsetzungsfähigere ältere Menschen eine höhere Chance haben, vital und gesund zu bleiben.

Hier noch eine jener Verallgemeinerungen, die wahr sind – aber nur aufgrund gesellschaftlicher Indoktrination: Die meisten Frauen haben größere Schwierigkeiten damit, sich selbst zu behaupten, als Männer. Trotz der großen Fortschritte, die Frauen im Hinblick auf die Gleichberechtigung der Geschlechter gemacht haben, existieren immer noch soziale Hierarchien, die Frauen nicht gerade ermutigen, für ihre Rechte einzutreten. Überdies wird die Entwicklung einer gesunden Durchsetzungsfähigkeit bei Frauen häufig bereits in der Kindheit durch familiäre Konditionierung behindert, denn kleinen Mädchen wird es deutlich weniger zugestanden, Wut zu zeigen oder klare Grenzen zu ziehen. Sie haben gelernt, daß es falsch ist, wütend zu sein, sich selbst zu behaupten oder durchzusetzen, und daß andere Menschen sie ablehnen, verlassen oder sogar hassen werden, wenn sie es wagen, zu sagen, was sie denken und fühlen.

Frauen können anfangen, Selbstbehauptung zu trainieren, indem sie lernen, was Selbstbehauptung eigentlich ist – das Gegenteil von Passivität, aber nicht ungezügelte Wut oder Aggression. Selbstbehauptung bedeutet, die eigenen Bedürfnisse, Gefühle und Überzeugungen direkt zu äußern, ohne zu explodieren, andere zu beschuldigen oder »auszurasten«. Die Verhaltenswissenschaftler Edward A. Charlesworth, Ph. D., und Ronald D. Nathan, Ph. D., haben passives, selbstbewußtes und aggressives Verhalten verglichen:

PASSIVITÄT: Sie vermeiden es, zu sagen, was Sie wollen, denken oder fühlen. Wenn Sie es tun, äußern Sie sich auf eine Weise, mit der Sie sich selbst herabsetzen. Sie benutzen häufig entschuldigende Phrasen mit verborgenen Bedeutungen, machen vage Andeutungen oder schweigen ganz. Ihre Sätze beginnen oft mit »Weißt du«, »also, wenn ich das sagen darf«, »ich meine« und »es tut mir leid«. Sie erlauben anderen, für Sie zu wählen.

SELBSTBEHAUPTUNG: Sie sagen ehrlich und auf konstruktive Weise, was Sie wollen, denken und fühlen. Sie treffen Ihre Wahl selbst. Sie kommunizieren mit Takt und Humor. Sie benutzen »Ich-Botschaften«. Ihre Worte sind klar und objektiv. Sie reden nicht zuviel und wählen Ihre Worte sorgfältig.

AGGRESSIVITÄT: Sie sagen zwar, was Sie wollen, denken und fühlen – aber auf Kosten anderer. Sie benutzen »geladene Worte« und »Du-Botschaften«, mit denen Sie andere beschuldigen oder in Schubladen stecken. Sie setzen Drohungen oder Anklagen ein. Sie wählen für andere.

Selbstbehauptung ist ein ausgewogener und angemessener Weg, Wut und Frustration zu kanalisieren. Beginnen Sie, Ihre passiven Reaktionsweisen zu erkennen, und arbeiten Sie daran, sie in selbstbewußte umzuwandeln. Dieses Bemühen erfordert die Bereitschaft, für sich selbst einzustehen. Bemühen Sie sich aber auch darum, Ihre aggressiven Reaktionen zu erkennen und umzuwandeln. Dieses Bemühen erfordert die Bereitschaft, sich im stillen mit Ihren aggressiven Impulsen auseinanderzusetzen, während Sie anderen gegenüber auf eine klare, nicht anklagende und gewaltlose Art und Weise Stellung beziehen und für sich einstehen.

Für viele Frauen ist *Nein* ein »schmutziges« Wort. Doch es ist ein Wort, das Grenzen zieht, Ihre Autonomie bestätigt und andere wissen läßt, wo Sie stehen. *Nein* schützt Sie vor unangebrachter Selbstaufopferung und vor lähmenden Verpflichtungen. Neinsagen zu lernen ist also der erste Schritt zur Selbstbehauptung.

Um meinen Patientinnen zu helfen, das Neinsagen zu lernen, benutze ich in meinen Gruppen eine Übung, die ich von dem Geist-Körper-Praktiker Matthew Budd, M. D., übernommen habe. Ich fordere die Patientinnen auf, sich eine Partnerin zu suchen und sich einander gegenüberzusetzen. Jedes Paar bekommt von mir ein Blatt Papier ausgehändigt, auf dem 25 Fragen aufgelistet sind. Jede Frage ist eine Bitte, die man anderen nur schwer abschlagen kann. Eine Partnerin stellt nun der anderen diese Fragen, die diese mit *Nein* beantworten muß. Danach wird die Übung mit vertauschten Rollen noch einmal durchgeführt. Die Liste der Fragen enthält unter anderem Bitten wie: Kannst du mir zwanzig Pfennig für ein Telefongespräch borgen? Würdest du heute mit mir zu Abend essen? Würdest du mir bitte die Adresse deines Friseurs geben? Könntest du deinen Stuhl ein wenig näher heranrücken, damit ich dich besser verstehen kann? Innerhalb unserer Gesellschaftsstruktur ist es normalerweise nicht akzeptabel, solche Bitten abzuschlagen, und deshalb fällt es den Frauen selbst in einem Rollenspiel außerordentlich schwer, diese Fragen mit Nein zu beantworten.

Während der zweiten Phase der Übung fordere ich die antwortende Teilnehmerin auf, ihr Nein auf jede erdenkliche Weise zu begründen, und sage der fragenden Teilnehmerin, daß sie weiter versuchen soll, ihre Partnerin dazu zu bewegen, die jeweilige Bitte zu erfüllen. Manchmal sind die Antworten absurd bis zur Lächerlichkeit. In einem Fall fragte eine Frau ihre Partnerin, ob sie ihr zwanzig Pfennig für ein Telefongespräch geben könne. Die Partnerin sagte Nein. Daraufhin erwiderte die Bittende: »Aber ich sehe doch, daß du eine Jackentasche voll Kleingeld hast.« Die Partnerin antwortete: »Aber ich habe jedes dieser Fünfzig- und Zehn-Pfennig-Stücke bereits verplant.« Einige Fragen zwingen die Partnerinnen, bizarre Entschuldigungen zu erfinden, während andere Fragen nicht so schwierig sind und mit realitätsnäheren Erklärungen abgelehnt werden können. Viele Frauen lehnen eine Einladung zum Abendessen ab, weil sie bereits andere Pläne haben.

In der dritten und letzten Phase dieser Übung fordere ich die antwortende Partnerin auf, Nein zu sagen, aber gleichzeitig Alternativen anzubieten. Die Frau, die von ihrer Partnerin um Kleingeld fürs Telefonieren gebeten wurde, sagte: »Ich habe nur ein Fünfzig-Pfennig-Stück für ein Telefongespräch bei mir, und es könnte sein, daß mein Piepser gleich losgeht und ich telefonieren muß. Aber ich kann dir einen Geldschein geben. Da vorne an der Ecke ist ein Gemischtwarenladen, wo du sicher Wechselgeld bekommen kannst.«

Diese Übung zeigt uns, daß es drei Möglichkeiten gibt, Nein zu sagen: Erstens ein einfaches Nein; zweitens Nein, weil ...; und drittens Nein, aber wie wäre es mit ... Zum Schluß fordere ich meine Patientinnen auf, diese drei Methoden zu üben, denn sie bieten ihnen Alternativen, um sich vor Bitten und Forderungen zu schützen, die ihre eigenen Bedürfnisse, Grenzen oder Energiereserven überrollen.

Die »Nein-Übung« verstärkt bei Frauen das Gefühl, Wahlmöglichkeiten zu haben – auf verschiedene Weisen Nein sagen zu können, die andere nicht verletzen und sich nicht zerstörerisch auf Beziehungen auswirken. Die Übung zeigt den Frauen auch, daß es Zeiten gibt, in denen ein einfaches Nein notwendig und ausreichend ist. Wenn ein Arbeitskollege Sie so oft auffordert, mit ihm auszugehen, daß es schon an Belästigung grenzt, ist ein einfaches Nein sicher die beste Lösung, sich zu behaupten. Mit zu vielen Erklärungen geben Sie einer solchen Person Raum, mit Ihnen einen Kampf zu beginnen – etwas, das Sie gerade vermeiden möchten.

Unser Wunsch, anderen gefällig zu sein oder andere zu schützen, würde ein einfaches Nein jedoch oft sehr schmerzlich und schwierig machen. In diesen Fällen können wir Grenzen ziehen, ohne uns selbst und andere unnötig zu verletzen. Wenn nötig, können wir eine Erklärung (Methode 2) mit einem alternativen Angebot (Methode 3) verbinden. Wir können beispielsweise sagen: »Nein, ich kann heute abend nicht mit dir essen gehen, weil ich zu erschöpft bin. Aber wir können einen anderen Termin ausmachen.« »Nein, ich kann meinen Stuhl nicht näher an deinen heranrücken, weil ich starke Rückenschmerzen habe. Kannst du deinen näher an meinen heranrücken?« »Nein, ich weiß, daß du meine gebratenen Hähnchen gerne ißt, aber ich bin heute abend zu müde, eins zuzubereiten. Warum gehen wir nicht einfach eine Pizza essen?«

Hier bestätigt sich ein seltsames, aber logisches Paradoxon: Je selbstbewußter wir unseren Standpunkt vertreten, desto weniger wütend werden wir. Warum? Weil sich die Wut in unserem Innern aufstaut, wenn wir fortfahren, Ja zu sagen, obwohl wir eigentlich dringend Nein sagen müßten und wollen. Wenn wir uns kaum gestatten, Ärger oder Wut auszudrücken, zieht sich unsere anwachsende Wut in den Untergrund zurück, von wo aus sie unser emotionales und sogar körperliches Gleichgewicht ins Wanken bringen kann. Und doch sagen wir weiterhin Ja, während unsere Wut sich kleine Ventile verschafft, indem wir verdeckt rebellieren und Pflichten und »gute Taten« mit kaum verhüllter Frustration erledigen.

Dieser verschleierte Ausdruck unterschwelliger Wut ist gemeinhin als *passive Aggression* bekannt. Da die meisten von uns nur sehr wenige akzeptierte Ventile für berechtigten Ärger haben, werden wir zu passiv-aggressiven Märtyrerinnen. Doch wir sollten versuchen, den Ursprung unseres Vehaltens zu ergründen, anstatt uns dafür zu schämen.

Versuchen Sie, Ihre eigenen passiv-aggressiven Verhaltensmuster zu erkennen und sie zu verändern, indem Sie Ihre Bedürfnisse und Rechte selbstbewußt verteidigen! Wenn Ihr Ja von Herzen kommt, dann sollten Sie natürlich auch Ja sagen. Suchen Sie nicht nach Gelegenheiten, Nein zu sagen, nur um sich selbst zu beweisen, daß Sie in der Lage sind, sich zu behaupten. Diese Übung soll nicht dazu dienen, die Hartherzigkeit in der Welt zu bestärken. Achten Sie jedoch bei jedem »Ja« auf Anzeichen, die sie darauf hinweisen, ob Sie sich verkaufen: ein schleichendes Gefühl der Bedrückung, Erschöpfung oder des Ärgers. In manchen Fällen bedeutet ein »Nein« gegenüber jemand anderem ein »Ja« zu sich selbst, wie es meine Kollegin Ann Webster einmal ausdrückte.

Das Einstehen für die eigenen Bedürfnisse und Rechte ohne Schuldzuweisungen kann schließlich der Beweis für eine gute Fähigkeit zur Selbstbehauptung sein. Harriet Goldhor Lerner hat auf diesem Gebiet die klarsten Richtlinien erarbeitet. Hier einige kritische Punkte aus ihrem Buch »Wohin mit meiner Wut«:

- *Benutzen Sie keine Taktiken, die unter die Gürtellinie zielen.* Dazu gehören Reaktionen wie anschuldigen, interpretieren, diagnostizieren, etikettieren, analysieren, predigen, moralisieren, befehlen, warnen, unterbrechen, lächerlich machen und belehren.
- *Benutzen Sie »Ich-Botschaften«.* Lernen Sie zu sagen: »Ich denke ...«, »Ich fühle ...«, »Ich will ...« anstatt: »Du tust nicht ...« oder »Du bist ...« Eine echte »Ich-Botschaft« sagt etwas über das eigene Selbst aus, ohne die andere Person zu beschuldigen oder zu kritisieren oder für die eigenen Gefühle oder Reaktionen verantwortlich zu machen. Achten Sie auf Pseudo-»Ich-Botschaften« oder verschleierte »Du-Botschaften«. (»*Ich* denke, *Du* bist kontrollierend und egozentrisch.«)
- *Akzeptieren Sie, daß jeder Mensch für sein Verhalten selbst verantwortlich ist.* Machen Sie der neuen Frau Ihres Vaters keinen Vorwurf, weil sie »nicht zuläßt«, daß er Ihnen nahe ist. Wenn Sie wütend über die emotionale Distanz sind, die zwischen Ihnen und Ihrem Vater herrscht, liegt es in Ihrer Verantwortung, neue Möglichkeiten zu finden, mit der Situation umzugehen. Nicht die Frau Ihres Vaters ist für sein Verhalten verantwortlich – er selbst ist es.
- *Sagen Sie einem anderen Menschen nicht, was er oder sie denkt oder fühlt oder denken oder fühlen »sollte«.* Wenn eine andere Person auf eine von Ihnen vorgenommene Veränderung wütend reagiert, sollten Sie seine oder ihre Gefühle nicht kritisieren oder ihm oder ihr das Recht absprechen, wütend zu sein. Es ist besser zu sagen: »Ich verstehe, daß du wütend bist, und wenn ich du wäre, wäre ich wahrscheinlich auch wütend. Aber ich habe über die Sache nachgedacht und mich so entschieden.«

Wenden Sie diese Kommunikationstechniken in Ihren Beziehungen zu Vorgesetzten und Arbeitskollegen, Ehemännern und Partnern, Kindern und Eltern, Geschwistern und Freunden an. Wenn Sie ein medizinisches Problem haben – insbesondere ein chronisches, das viele Arztbesuche oder häufigen Kontakt mit anderen Gesundheitsexperten nötig macht –, sollten Sie Wege finden, selbstbewußt zu kommunizieren, um für Ihre Rechte als medizinischer Konsument und als Mensch einzustehen.

Wenn Sie einen Krankenhausaufenthalt überstehen müssen, sind Ihre Fähigkeiten der Selbstbehauptung und selbstbewußten Kommunikation besonders gefordert. Ärzte und Krankenschwestern wollen genausowenig beschuldigt werden wie Ehemänner und Partner, vertreten Sie Ihre Bedürfnisse und Rechte also mit Klarheit. Verschaffen Sie sich Informationen, aber vermeiden Sie es, andere zu belehren oder lächerlich zu machen. Um Verantwortung für Ihre eigene Gesundheit übernehmen zu können, müssen Sie respektvoll und fest darauf bestehen, bei jeder medizinischen Entscheidung, die Ihr Wohlergehen beeinflußt, einbezogen zu werden.

Das gesamte Spektrum der Gefühle erfahren

Der Zugang zum vollen Spektrum unseres menschlichen Gefühlsrepertoires ist ein lohnendes Ziel, das uns letztendlich ein reicheres und gesünderes Leben beschert. Doch manchmal ist der Weg dorthin außerordentlich schwierig. Die von mir empfohlenen Übungen und Methoden können Ihnen zwar helfen, auf diesem Weg Fortschritte zu machen, aber es kann dennoch sein, daß Sie die Hilfe eines Therapeuten brauchen, um die individuellen Gründe für Ihre persönlichen Blockaden oder Schwierigkeiten zu erforschen. Manche Dinge können Sie aber auch auf eigene Faust herausfinden. Fragen Sie sich: Welche Gefühle kann ich ausdrücken? Welche kann ich nicht ausdrücken? Wo habe ich diese Verhaltensweisen oder Neigungen erlernt oder entwickelt?

In meinen Geist-Körper-Gruppen fordere ich die Teilnehmerinnen auf, alle Emotionen, die sie sich vorstellen können, zu benennen. Diese schreibe ich dann an die Tafel: Wut, Freude, Liebe, Haß, Angst, Furcht, Traurigkeit, Schmerz, Eifersucht, Ekel, Hoffnung, Ekstase und so weiter. Die Liste enthält unweigerlich viele negative und viele positive Gefühle. Ich bitte die Teilnehmerinnen dann, sich an ihre Kindheit zu erinnern und sich zu fragen: Haben meine Eltern diese Gefühle ausgedrückt? Hatte ich ein Vorbild für den Ausdruck von Gefühlen? Hatte ich als Kind die Erlaubnis, positive und negative Gefühle auszudrücken?

Die Antworten sind unterschiedlich, aber nur sehr wenige Frauen haben Eltern, die als Vorbild für den angemessenen Ausdruck des vollen Spektrums negativer und positiver Gefühle dienen konnten. Es ist kein Wunder, daß Frauen (und in etwas anderer Form auch Männer) so große Schwierigkeiten haben, sich auszudrücken. Ohne solche frühen Vorbilder können Sie nicht erwarten, daß es Ihnen jetzt leichtfällt. Es ist eine Übung, die Frauen Einblick in ihre gegenwärtigen Muster gibt und ihnen hilft, den begrenzenden Einfluß dieser Muster zu erkennen.

Frauen, die an einer körperlichen Krankheit leiden, fühlen sich vielleicht von intensiven Gefühlen überwältigt – insbesondere von Schmerz oder Wut –, mit denen sie nicht umgehen können. Wenn Sie sich in einer solchen Gefühlsverstrickung befinden, sollten Sie Ihre Geschichte auf die einfache, oben beschriebene Weise erforschen, um sich Ihre Muster bewußt zu machen und, was noch wichtiger ist, Mitgefühl für sich selbst zu entwickeln. Wenn es um den Ausdruck von Gefühlen geht, sollten uns unsere Begrenzungen nicht überraschen: Niemand hat uns gezeigt, wie wir Gefühle ausdrücken können. Wenn überhaupt über Gefühle gesprochen wurde, dann wurde den meisten von uns nur beigebracht, Wut, Traurigkeit, Angst oder Freude zu unterdrücken.

Eine meiner Patientinnen in den Wechseljahren, Janice, war im Hinblick auf emotionalen Ausdruck in einer ziemlich typischen Familienkonstellation aufgewachsen: In ihrer Familie konnte der Vater Wut ausdrücken, die Mutter jedoch nicht. Als

Janice klein war, wurde ihr weder vom Vater noch von der Mutter gestattet, offen wütend zu sein. Jetzt, da sie sich mit dem »Wechsel« des Lebens konfrontiert sah, der mit vielen Symptomen, mit Selbstmitleid und Konflikten mit medizinischen Fachkräften einherging, stellte Janice fest, daß sie wütend war – auf ihren Körper, ihre jüngeren Freundinnen und auf ihre Ärzte. Doch sie wußte nicht, wie sie mit ihrer Wut umgehen sollte.

Als Janice sich dieses Vermächtnis ihrer Familie genauer betrachtete, durchfuhr sie plötzlich ein Gefühl des Wiedererkennens. Sie hatte ein Aha-Erlebnis – einen Moment des Erkennens, in dem die Verbindungen zwischen früher Erziehung und gegenwärtigen Problemen plötzlich deutlich ins Blickfeld rückten. »Jetzt weiß ich, warum das so verdammt schwer für mich war«, sagte sie. Wenn Väter Wut ausdrücken, Mütter aber nicht, übernehmen junge Mädchen von ihrem Rollenvorbild – der Mutter – folgende Botschaft: »Halt den Deckel drauf.«

Doch jede Familie ist anders, und es gibt eine unendliche Vielfalt von Konstellationen. Wenn die Mutter eine Furie war, hat die Tochter vielleicht Angst vor ihrer eigenen Wut. Oder sie wird selbst zu einer Furie und entwickelt dadurch das entgegengesetzte Problem und explodiert beim kleinsten Anlaß. Vielleicht drückt sie ihre Wut auf unangemessene Art und Weise aus, während sie unfähig ist, andere Gefühle wie Traurigkeit oder Freude überhaupt auszudrücken. Wenn Väter gewalttätig oder mißbrauchend sind, können Töchter mit der Angst aufwachsen, daß jeglicher Ausdruck von Wut, ja selbst schon leichte Gereiztheit, einen anderen Menschen zu wütender Raserei provozieren könnte. Diese Frauen verwenden einen Großteil ihrer Lebensenergie darauf, selbst den kleinsten Anflug von Frustration oder Unstimmigkeit im Keim zu ersticken.

In manchen Familien herrscht eine Atmosphäre, die es weiblichen Kindern unmöglich macht, Gefühle wie Angst, Trauer, Wut – also jegliche »unerfreuliche« Emotion – anzunehmen. Von den Eltern hört man dann oft: »Ich will dieses Gejammere nicht hören.« In anderen Familien herrscht wiederum eine

Atmosphäre vor, die es Mädchen schwermacht, uneingeschränkte Freude zu zeigen, Triumphe zu feiern oder offen stolz
über ihre Erfolge zu sein. Von den Eltern dieser Kinder hört man
oft: »Ich will diese Prahlereien nicht hören.«

Wenn wir beim Erforschen unserer persönlichen Vergangenheit solche Aha-Erlebnisse haben, können wir anfangen, uns
von der Tyrannei dieser in der Kindheit aufgenommenen Botschaften zu befreien. Diese Botschaften und Lehrsätze waren
nicht nur einschränkend, sondern beruhten auch auf falschen
Annahmen. Die authentische Äußerung von Angst, Trauer oder
Wut ist kein »Gejammere«. Ebensowenig ist unser authentischer Aussdruck von Freude, Stolz und Begeisterung ein Prah-
len. Doch wir verinnerlichen diese Botschaften so vollständig,
daß wir bestimmte Emotionen aus unserem Repertoire, ja sogar
aus unserem Bewußtsein verbannen. Der verstorbene englische
Psychiater R. D. Laing verstand die Mechanismen, mit denen
wir die Wahrnehmung und Äußerung von Gefühlen blockieren.
»Zuerst vergessen wir«, sagte er, »und dann vergessen wir, was
wir vergessen haben.« Vielleicht können wir uns aus dieser Verstrickung befreien, indem wir uns schließlich daran erinnern,
wie alles begann.

Wir können auch Entspannungstechniken einsetzen, um unsere »Oberflächenspannung« zu reduzieren, die die Emotionen
in Schach hält. Wenn die Spannungen sich lösen, kommen die
Gefühlsschichten zum Vorschein. Oft kommt als erstes eine
flammende Wut über vergangene oder gegenwärtige Demüti-
gungen oder Traumata an die Oberfläche. Wird diese Wut anerkannt und ausgedrückt, zeigt sich als nächste Schicht häufig
Trauer. Denn wenn wir wiederholt verletzt oder traumatisiert
werden, verteidigen wir uns zuerst mit Hilfe von Wut, doch
unter dieser Wut liegt der Schmerz – das Gefühl des Verlustes,
das wir verspüren, wenn unsere grundlegenden Bedürfnisse
nach Liebe, Genährtwerden und Respekt nicht erfüllt wurden.
Wir können verschiedene Geist-Körper-Techniken miteinander
kombinieren, um diese Schichten nacheinander abzutragen.

Die Streßfaktoren und Traumata, die zu einem Aufstauen negativer Gefühle führen, können mit frühen Kindheitserlebnissen, fortwährenden Schwierigkeiten am Arbeitsplatz oder in Beziehungen und natürlich auch mit medizinischen Problemen in Verbindung stehen. Viele meiner Patientinnen wurden zweimal traumatisiert – zuerst durch traumatische Ereignisse in ihrem Leben und dann durch ihre Krankheit. Diese Patientinnen machen oft die Erfahrung, daß sie nach dem Abtragen der alten Gefühlsschichten zu einem inneren Seelenkern vordringen, der wieder Frieden und Freude empfinden kann.

Wenn Sie sich auf den Weg zu emotionaler Heilung machen, sollten Sie sanft mit sich selbst umgehen. Auch sollten sie es vermeiden, falsche oder unvernünftige Erwartungen zu nähren. Wenden Sie die Schreibübung an, die Übungen für den Umgang mit Wut, die Phantasiereisen und die Selbstbehauptungstechniken. Benutzen Sie sie als Stützpfeiler bei ihrem allmählichen, aber lohnenden Wachstumsprozeß. Auch wenn diese Techniken Ihnen Momente der Offenbarung bescheren können, sind sie keine Pillen, die über Nacht wirken. Die emotionale Heilung jeder Frau verläuft ganz individuell mit unerwarteten Entwicklungen, Zeiten der Niedergeschlagenheit und freudigen Sprüngen der Lösung und Erkennntis. Wenn die Straße keine Schlaglöcher hat, könnte es in der Tat sein, daß Sie in die falsche Richtung fahren. Es gibt keinen einfachen und schnellen Weg zu emotionaler und körperlicher Gesundheit.

Eine meiner Sterilitätspatientinnen, Holly, drückte es besser aus, als ich es könnte: »Ich wollte, ich wäre die Serienheldin aus dem Fernsehen, die ihre Gefühle alle schön ordentlich auf die Reihe bekommt«, sagte sie. »Das ist das Problem der Fernsehgeneration, in der wir aufwuchsen. Man vermittelt uns diese unrealistischen, fast moralistischen Ideale. Aber das Leben funktioniert nicht so. Ich würde mich selbst gerne als diese tolle Heldin sehen, die die richtigen Gefühle im richtigen Augenblick in der richtigen Reihenfolge hat. Aber ich weiß, daß *mein* Leben nicht so funktioniert.«

Holly hatte kein Drehbuch als Vorlage, sie bewegte sich auf ihrer eigenen holprigen Straße mit großem Mut vorwärts. Am Anfang des von ihr gewünschten neuen Lebensabschnitts kündigte sie ihre gut bezahlte Arbeit und entschied sich dafür, ein Kind zu bekommen und einen Studienabschluß in einem ganz anderen Fach zu machen. Doch ihre ausgeklügelten Pläne und ihre Hoffnungen auf ein Familienleben und eine zweite Karriere wurden zunichte gemacht, als sie erleben mußte, daß sie auch nach Jahren hochtechnisierter Sterilitätsbehandlungen nicht schwanger werden konnte. Ihre familiären Beziehungen waren aufs äußerste gespannt, als ihre Geschwister, die alle Kinder hatten, nicht verstanden, welche Art von Einfühlsamkeit Holly brauchte.

Doch sie kam in unsere Geist-Körper-Gruppe und war wild entschlossen, sich durch ihre tiefe Enttäuschung hindurchzuarbeiten und am anderen Ende des Tunnels mit neuer Hoffnung und Lebenskraft wieder aufzutauchen. Und genau das tat sie. Sie und ihr Mann ziehen eine Adoption in Erwägung, aber jetzt will Holly zuerst einmal einfach nur leben. Sie gab sich endlich »die Erlaubnis, zu fühlen, was ich fühle«, komme, was da wolle. Trotz allem, was geschah, all der unerwarteten Wendungen und enttäuschten Hoffnungen, hat Holly etwas gefunden, das zu finden sie nie erwartet hätte: ihren friedvollen inneren Kern.

9

Bewußte Ernährung,
maßvolles Körpertraining

Ernährung und körperliche Bewegung haben für Frauen eine Bedeutung, die weit über Faktoren wie Nährstoffe, Stoffwechsel, Krebsverhütung und Fitneß hinausgeht. Was wir essen und wie wir unseren Körper bewegen, hat enorme Auswirkungen auf unsere Art zu denken, zu fühlen, zu funktionieren und das Leben zu bewältigen. Diese geistigen und seelischen Zustände beeinflussen unsere Gesundheit wiederum auf einer anderen Ebene – über die biologischen Korridore der Geist-Körper-Verbindung. Wenn wir uns wegen unserer Ernährung und unseres Gewichts miserabel fühlen und uns nicht ausreichend bewegen, werden sich unsere negativen Stimmungen unweigerlich auf unsere Gesundheit auswirken. Wenn wir mit unserer Ernährung und unserem Gewicht zufrieden sind und uns täglich bewegen, wird die daraus resultierende positive Stimmung unweigerlich unser Wohlergehen, unsere physische Vitalität und unsere Fähigkeit, Krankheiten abzuwehren, fördern.

Es gibt unzählige Bücher über die Bedeutung gesunder Ernährung und ausreichender Bewegung zur Gesunderhaltung des Körpers, und ich stimme vielem, was auf diesem Gebiet geschrieben wurde, zu. Insbesondere Frauen müssen sich darüber informieren, auf welche Weise Ernährung und körperliche Bewegung sie in allen Phasen des Lebens fithalten und Herzkrankheiten, Krebs, Osteoporose und anderen Krankheiten vorbeugen kann. Doch gerade Frauen werden durch eine ungesunde Ernährung, eine gestörte Beziehung zum Essen, eine besessene Beschäftigung mit ihrem Gewicht und einen Mangel an körperlicher Aktivität auch psychisch beeinträchtigt. Deshalb lehre ich bewußtes Essen und maßvolles Körpertraining. Ich betrachte beides als Gesundheitsrezept, das Seele und Körper der Frauen nähren soll.

Um von einem vernünftigen Ernährungsprogramm profitieren zu können, müssen wir unsere häufig gestörte Beziehung zum Essen in Ordnung bringen. Im Laufe ihres Lebens geraten Frauen oft in ein endloses Sperrfeuer gegensätzlicher kultureller Botschaften über Ernährung und Gewicht: Werbeanzeigen verführen uns zum Konsum fettreicher Nahrungsmittel, die Medien ergötzen uns mit Bildern steckendünner Schönheiten, und Zeitschriften und Bücher überschütten uns mit immer mehr wunderwirkenden Schlankheitsdiäten. Was soll eine Frau also tun? Je angespannter und ängstlicher wir in bezug auf unsere körperliche Erscheinung sind, desto anfälliger sind wir dafür, große Mengen ungesunder Nahrungsmittel in uns hineinzustopfen, um uns damit zu trösten. Je mehr Gewicht wir zulegen, desto mehr brauchen wir Schlankheitskuren, um den allgegenwärtigen Schönheitsvorbildern zu entsprechen. Wir wissen heute, daß traditionelle Diäten im allgemeinen nicht funktionieren, also werden wir in dem Moment, in dem wir versagen und wieder zunehmen, zurück in den Teufelskreis geschleudert.

Und wir drehen Runde um Runde, bis unsere Gesundheit Schaden nimmt und manche von uns gravierende Eßstörungen entwickeln. In Kapitel 14 befasse ich mich ausführlich mit den medizinischen und psychischen Auswirkungen von Eßstörungen und der Frage, welche Rolle die Geist-Körper-Medizin bei ihrer Behandlung spielt. Obwohl die meisten Frauen keine klinisch-diagnostizierten Eßstörungen entwickeln, leidet eine riesige Anzahl von Frauen unter einer gestörten Beziehung zu Nahrung und Körpergewicht – wir essen zuviel oder zuwenig oder ernähren uns unausgewogen. Viele von uns sind Opfer des Jo-Jo-Effekts und pendeln zwischen Schlankheitsdiät und Gewichtszunahme. Wenn diese Probleme unvermindert anhalten, werden sie schließlich zu voll ausgeprägten Eßstörungen.

Für viele von uns sind Ernährung und Körpergewicht Streßfaktoren, die in ihrer Bedeutung nicht hinter Eheproblemen, Familienkonflikten, Arbeitsplatzproblemen oder körperlichen Krankheiten zurückstehen. Angesichts unserer Sucht nach bestimmten Nahrungsmitteln und unserer Gewichtsschwankungen verlieren wir das Gefühl, die Dinge unter Kontrolle zu haben – jenen wichtigen Faktor für psychisches Wohlbefinden. Letztendlich müssen wir lernen, daß wir die Kontrolle nicht durch traditionelle Schlankheitskuren wiedererlangen können. Ernährungsexperten und Verhaltenspsychologen haben herausgefunden, daß Schlankheitskuren in der Tat die *Ursache* vieler Eßstörungen sind. Wenn Sie die Regeln einer Schlankheitsdiät ein paarmal übertreten haben, fühlen sich Frauen oft so schuldig, daß sie »das Handtuch werfen« und anfangen, sich zwanghaft vollzustopfen. Junge Frauen, die an Anorexia nervosa leiden – Nahrungsverweigerung, die extreme Mangelerscheinungen nach sich zieht –, entwickeln diese Störung häufig nach mehreren Schlankheitskuren.

Wie aber können wir ein gesundes Maß an Kontrolle über unser Eßverhalten und unser Körpergewicht erlangen? Zunächst einmal, indem wir andere Wege finden, in unserem hektischen Leben Kontrolle auszuüben. Zweitens, indem wir mit Hilfe von Entspannungstechniken und Bewältigungsstrategien jene Spannungen lindern, die uns zu zwanghaftem Essen verleiten. Und drittens müssen wir uns um eine ausgewogene Aufnahme von essentiellen, also lebensnotwendigen Nährstoffen und gesunden Nahrungsmitteln bemühen und zu einer flexiblen inneren Haltung finden, mit der wir die restriktive Logik der Schlankheitsdiäten zurückweisen können. Ein solches gesundes Ernährungsmuster (keine *Diät*) können wir eher durch allmähliche Veränderung erreichen als durch künstliche Einschränkung.

Ich bezeichne diese Veränderungen als »Ernährungsübergänge«, denn es geht dabei um kleine Schritte und erreichbare Ziele. Mit Hilfe einer verhaltenstherapeutischen Methode, die ich noch genauer beschreiben werde, können Frauen im Verlauf mehrerer Wochen jeweils ein ungesundes Nahrungsmittel durch ein gesundes ersetzen und auf diesen kleinen Erfolgen allmählich aufbauen. Diese Methode half vielen meiner Patentinnen, ihre Ernährungsgewohnheiten im Laufe der Zeit umzustellen. Eine solche allmähliche Umstellung ist darüber hinaus viel gesünder und verspricht dauerhafteren Erfolg, wenn man ein vernünftiges Körpergewicht halten will. Man umgeht damit den durch radikale Schlankheitskuren entstehenden Jo-Jo-Effekt und vermeidet es, sich in Schuldgefühlen zu verstricken, wenn man die Ernährungsregeln einmal übertritt und eine »verbotene« Nascherei zu sich nimmt.

Für manche Frauen ist es tatsächlich wichtig, Gewicht zu verlieren, um das Risiko von Herzkrankheiten, hohem Blutdruck, Diabetes, Arthritis und bestimmten Krebsformen zu verringern. (Eine Frau gilt als fettleibig, wenn sie ihr Normalgewicht um mehr als zwanzig Prozent überschreitet.) Für diese Frauen ist es sicher notwenig, sich ernsthaft und ausdauernd um eine Veränderung zu bemühen, doch auch in diesen Fällen kann das Ziel durch sanfte Übergänge erreicht werden. Viele Frauen müssen allerdings bei weitem nicht so viel Gewicht verlieren, wie sie glauben, oder sie müssen gar nicht abnehmen. Solche Frauen können ihre Ernährung umstellen, um folgendes zu erreichen:

• Eine gesunde Fähigkeit, sich selbst zu nähren.

• Gesunde Nahrungsmittel für einen optimalen Energiehaushalt und psychisches Wohlbefinden zu sich zu nehmen.

• Eine gut ausgewogene Ernährung, die den Körper mit allen notwendigen Nährstoffen versorgt, Krankheiten vermeiden hilft und die Spannkraft erhält.

Das Erreichen dieser Ziele erfordert ein ausgewogenes Vorgehen, bei dem Schuldgefühle durch Mitgefühl für sich selbst ersetzt werden und das Vorhaben nicht durch unrealistische Erwartungen von vornherein zum Scheitern verurteilt ist. Zu diesem

Zweck habe ich ein gesundes Ernährungsprogramm entwickelt, das leicht zu befolgen ist und Frauen in bezug auf ihr Eßverhalten von Streß befreit. Es ist ein Modell für eine gesunde Beziehung zur Nahrung, das Frauen ein Leben lang begleiten kann. Das Programm ist darüber hinaus darauf ausgerichtet, Herzkrankheiten, hohen Blutdruck, Osteoporose und (wie durch einige Studien bestätigt) Brust- und Unterleibskrebs zu verhüten.

Der Achtzig/Zwanzig-Plan

Im Hinblick auf Gewichtszunahme und Krankheitsrisiken gibt es einen ganz offensichtlichen Übeltäter: fettreiche Ernährung. Den meisten von uns ist diese grundlegende Tatsache bekannt, und doch fällt es uns außerordentlich schwer, die notwendigen Veränderungen vorzunehmen. Es besteht kein Zweifel mehr darüber, daß eine fettreiche Ernährung – bei der über dreißig Prozent der Gesamtkalorien in Form von Fett aufgenommen werden – ein Hauptrisikofaktor für Herzkrankheiten und Krebs ist, jene Krankheiten, die sowohl bei Männern als auch bei Frauen an erster Stelle der Todesursachen stehen. Die in Nahrungsmitteln tierischer Herkunft enthaltenen Fette (hauptsächlich in Fleisch und Milchprodukten) sind die größten Übeltäter, denn sie treiben den Cholesterinspiegel in die Höhe und tragen zur Entstehung von Arteriosklerose und Herzerkrankungen bei.

Die Nahrungsmittelforscher sind sich über manches nicht einig. Es gibt Studien, die eine fettreiche Ernährung mit der Entstehung von Brustkrebs in Verbindung bringen, während andere diesen Zusammenhang verneinen. Manche Studien identifizieren die gesättigten Fette als die schlimmsten Krankheitsverursacher, während andere die in pflanzlichen Ölen enthaltenen mehrfach ungesättigten Fette mit der Entstehung bestimmter Krankheiten in Verbindung bringen. Doch kein einziges Forscherteam hat bisher folgende unbestreitbare Tatsache in Zweifel gezogen: *Wir müssen unseren Fettverbrauch insgesamt senken*, ganz gleich, ob wir tierische oder pflanzliche Fette zu uns nehmen. Die amerikanische Durchschnittsfrau nimmt 36 bis 42 Prozent ihrer Gesamtkalorien in Form von Fetten zu sich, und das ist bei weitem zuviel. Selbst wenn sich herausstellen sollte, daß ein hoher Fettverzehr nicht einer der Hauptfaktoren bei der Entstehung von Brustkrebs ist, sollten wir uns fragen, ob es nicht bereits genügt, daß eine übermäßig fettreiche Ernährung unser Risiko für Dickdarmkrebs, Fettleibigkeit, Diabetes, hohen Blutdruck, hohen Cholesterinspiegel und Herzleiden erhöht?

Vielleicht nehmen wir die Verwirrung zum Anlaß, wegen mangelnder Klarheit gar nichts zu tun, weil es leichter ist, das Handtuch zu werfen, als süchtiges Eßverhalten zu ändern. Immer wieder höre ich folgenden Satz: »Täglich liest man andere Empfehlungen. Diese Wissenschaftler wissen einfach nicht, was sie wollen. Ich werde einfach essen, was ich will.« Andererseits sind einige der Richtlinien zur Reduzierung des Fettverbrauchs so rigide, daß wir zu Recht gegen sie rebellieren.

Der in unserem Kulturkreis grassierende Perfektionismus trifft Frauen am härtesten im Bereich des Essens: Eine falsche Bewegung, und wir fühlen uns als Versagerinnen, die entweder durch eine Krankheit oder lebenslange Schuldgefühle über ihren unvollkommenen Körper bestraft werden.

Doch es ist gar nicht so schwer, sich aus dieser Verstrickung zu befreien. Wir können und sollten zwar unseren Fettverbrauch reduzieren – das ist keine Frage –, aber wir müssen auch Extremismus und Selbstbestrafung »im Namen der Gesundheit« vermeiden. Denn wir leiden nicht nur emotional unter dieser Art von Tyrannei, die an sich bereits ein Gesundheitsrisiko darstellt, sondern wir versagen gewöhnlich ohnehin und geben unsere diesbezüglichen Bemühungen auf, bis unser Selbsthaß uns wieder in den Teufelskreis hineintreibt. Eine einfache Methode zur Fettreduzierung und gesunden Ernährung kann uns aus diesem Teufelskreis von Besessenheit und Diätterror befreien. Die einfache allgemeine Richtlinie, die ich empfehle, übernahm ich von zwei Ernährungsexperten, die diesen Ernährungsplan in einem Vortrag, den ich 1986 besuchte, vorstellten. Ihr Ansatz, der auch der Achtzig/Zwanzig-Plan genannt wird, erschien mir so sinnvoll, daß ich ihn seither meinen Patientinnen vermittle: Wenn achtzig Prozent dessen, was Sie zu sich nehmen, sich aus gesunden, fettarmen, nahrhaften Nahrungsmitteln zusammensetzt, können Sie sich erlauben, bei den restlichen zwanzig Prozent Ihrer Nahrungsaufnahme bescheidene Portionen Ihrer Lieblingsgerichte zu genießen. Manche dieser Nahrungsmittel werden mehr Fett enthalten, als wünschenswert ist, aber im Rahmen des Achtzig/Zwanzig-Plans wird Ihre Aufnahme an Fettkalorien sinken und relativ niedrig bleiben.

Öffentliche Institutionen wie die *American Heart Association*, die *American Cancer Society* und das *National Heart, Lung and Blood Institute* empfehlen ausnahmslos, die Aufnahme von Fettkalorien auf dreißig Prozent oder weniger zu reduzieren. Es gibt jedoch einige Hinweise darauf, daß wir unser Risiko, an einer Herzkrankheit oder bestimmten Krebsformen zu erkranken, deutlich senken können, wenn wir unseren Fettverbrauch sogar noch stärker, auf höchstens 25 oder 20 Prozent senken. Einige meiner Patientinnen schaffen dies, und Frauen, die sich für eine vegetarische Ernährung entscheiden, können sogar noch unter diesen Werten bleiben. Doch viele Frauen haben Schwierigkeiten, ihren Fettverbrauch in kurzer Zeit so drastisch zu verringern, und ich befürchte, daß sie alle ihre Bemühungen aufgeben werden, weil das Ziel nicht erreichbar und der Weg zu diesem Ziel nicht praktikabel ist.

Das Problem besteht darin, daß es sehr schwer ist, den Prozentsatz der Fette in unserer Gesamtkalorienaufnahme zu überwachen. Sie müssen bereit sein, den Fettanteil auf jeder Packung oder jedem Glas zu überprüfen, und genug Zeit und Engagement aufbringen, um die Zahlen zu addieren und so Ihre Gesamtfettaufnahme pro Tag zu bestimmen. Ich spende den Frauen Beifall, die diese Praxis durchhalten, aber ich kenne nicht viele, denen das über einen längeren Zeitraum gelingt.

Mit dem Achtzig/Zwanzig-Plan kann man zwar die Fettreduktion in der Ernährung nicht ganz so präzise bestimmen, aber ich habe festgestellt, daß alle Frauen, die sich an diesen Rahmen halten, ihren Fettverbrauch deutlich senken konnten. Das Wesentliche hierbei ist, daß es Frauen bedeutend leichter fällt, diese Methode beizubehalten, als eine Praxis aufrechtzuerhalten, die zu viele Berechnungen erfordert.

Welches sind nun die gesunden Nahrungsmittel, aus denen unsere Ernährung sich zu achtzig Prozent zusammensetzen sollte?

- Hähnchen ohne Haut, Fisch, mageres Fleisch, Gemüse und Sojaprodukte als Eiweißquellen.
- Komplexe Kohlenhydrate, einschließlich roher Früchte, Gemüse und Getreide.
- Stärkereiche komplexe Kohlenhydrate, einschließlich Brot, Getreideflocken, Kartoffeln und Nudeln.
- Fettfreie oder fettarme Milchprodukte, einschließlich Milch, Käse und Joghurt.

Die zwanzig Prozent an Nahrungsmitteln, die nicht in diese Kategorie fallen, können verschiedene Fettquellen enthalten, einschließlich Ölen, Margarine und Butter. Dazu gehören auch Vollmilchprodukte, rotes Fleisch, Gebäck und Knabbereien. Das heißt nicht, daß ich Ihnen nun rate, diese zwanzig Prozent zu benutzen, um in extrem fettreicher Nahrung zu schwelgen. Falls Sie das tun, werden Sie wahrscheinlich zunehmen und Ihre Bemühungen um eine gesündere Ernährung untergraben. Sie sollten die zwanzig Prozent eher als eine Art Spielraum betrachten. Es ist beispielsweise in Ordnung, ab und zu einen Hamburger oder ein Steak zu essen, etwas Butter auf die Kartoffeln zu tun, die Nudeln mit Olivenöl und Knoblauch zu verfeinern und bescheidene Desserts zu genießen.

Der Zwanzig-Prozent-Spielraum gibt Ihnen eine gewisse Flexibilität und verhindert, daß Sie sich wie im »Ernährungsgefängnis« fühlen, ein Ort, an dem sicher niemand von uns sein möchte. Ich sage meinen Patientinnen, daß es durchaus in Ordnung ist, gelegentlich einen Fruchteisbecher zu genießen, wenn ihr Mittagessen aus einem gegrillten Hähnchen ohne Haut mit Salat und einem Glas Mineralwasser bestand. Frauen, die sich nach dem Achtzig/Zwanzig-Plan richten, werden nie das Gefühl haben, daß ein Plätzchen hier und da als sträfliche Sünde zu betrachten ist. Die Aufnahme von achtzig Prozent gesunder Nahrung ist ein erreichbares Ziel.

Der Achtzig/Zwanzig-Plan beinhaltet noch andere klar definierte Ziele – Ziele, die auf einer Verringerung anerkannter Risikofaktoren für bestimmte Krankheiten und der Erhaltung eines optimalen Gesundheitszustandes beruhen. Zusätzlich zu einer allgemeinen Verringerung des Fettverbrauchs wird also folgendes angestrebt:

- Ein vernünftiges Gleichgewicht zwischen Eiweißquellen, komplexen Kohlenhydraten, stärkereichen Kohlenhydraten und Milchprodukten.
- Die Verwendung von Olivenöl und anderen Pflanzenölen zum Kochen, für Salate, Aufstriche, Soßen etc.
- Ein geringer bis mäßiger Verbrauch von raffiniertem Zucker (enthalten in den meisten Desserts, Kuchen, Torten, Eiscreme und einigen Sorten von Frühstücksflocken).
- Ein mäßiger Salzverbrauch.
- Eine mäßige Aufnahme von Koffein (enthalten in Kaffee, Schwarztee, Erfrischungsgetränken und Schokolade).
- Mäßiger Alkoholgenuß.

Diese Ziele sind weithin anerkannt als wesentlicher Beitrag zu einer gesunden Ernährung, und einige sind besonders für Frauen erstrebenswert.

Ein hoher Verbrauch von raffiniertem Zucker – der hauptsächlich in Süßigkeiten und Knabbereien steckt – ist vor allem deshalb problematisch, weil er zur Entstehung von Fettleibigkeit beiträgt, die wiederum einen Risikofaktor für Frauen darstellt. (Zuckerhaltige Nahrungsmittel enthalten normalerweise auch viel Fett.) Einige Studien weisen auf einen Zusammenhang zwischen Fettleibigkeit und Bluthochdruck, Diabetes und Herzkrankheiten hin. Eine von der *American Cancer Society* durchgeführte Langzeitstudie weist auf eine Verbindung zwischen Fettleibigkeit und einer erhöhten Sterblichkeitsrate aufgrund von Brustkrebs oder Unterleibskrebs hin. Zucker verursacht diese Krankheiten anscheinend nicht direkt, aber ein hoher Zuckerkonsum kann zu deutlicher Gewichtszunahme führen, die zur Entstehung der Krankheit beitragen *kann*. Auch bei Krankheitsbildern wie Diabetes oder Hypoglykämie (zu niedriger Blutzuckerspiegel) spielt Zucker eine Rolle. Frauen, die an diesen Krankheiten leiden, wissen, daß sie ihren Zuckerverbrauch kontrollieren müssen.

Obwohl Nahrungsmittel, die hauptsächlich aus stärkereichen Kohlenhydraten bestehen wie Brot, Nudeln und weißer Reis, wenig Fett enthalten, sind viele Ernährungexperten heute der Ansicht, daß ein übermäßiger Verzehr davon bei manchen Menschen zu einer Überproduktion von Insulin führen kann, eines Hormons, das vom Körper produziert wird, um einfache Zucker und Stärken zu verarbeiten. Je mehr Insulin Ihr Körper produziert, desto wahrscheinlicher ist es, daß Sie Kalorien in Körperfett umwandeln. Nicht jede Frau hat dieses Problem, aber bei denjenigen, die davon betroffen sind, führt ein übermäßiger Stärke- und Zuckerverzehr zu Insulinresistenz, erhöhten Blutfettwerten, Übergewicht und der Unfähigkeit, Gewicht zu verlieren. Für viele Frauen ist es ratsam, die Aufnahme von stärkehaltiger Nahrung einzuschränken und mehr Vollkornprodukte, frisches Obst und Gemüse zu essen.

Natürlich braucht unser Körper unbedingt einige Fette, insbesondere die »essentiellen Fettsäuren« wie z. B. Linolsäure. Einige kürzlich durchgeführte Studien weisen darauf hin, daß ein Mangel an Linolsäure in der Ernährung zu einer Verhärtung der Arterien führen kann. Die Lösung? Stellen Sie sicher, daß Sie genügend grünes Blattgemüse, Samen und Nüsse, Fisch, Sojabohnen und Pflanzenöl zu sich nehmen, denn all diese Nahrungsmittel enthalten einen hohen Anteil an essentiellen Fettsäuren.

Eine Verringerung des Salzverbrauchs ist besonders für Frauen in den Wechseljahren wichtig, weil sich in dieser Zeit ihr Risiko, an Herzleiden zu erkranken, vervielfacht. Frauen, in deren Familie gehäuft Fälle von hohem Blutdruck auftraten, sollten sich auf jeden Fall von ihrem Arzt bezüglich des Salz- und Natriumverbrauchs beraten lassen.

Übermäßiger Alkoholgenuß zieht fast alle unsere biologischen Kreisläufe in Mitleidenschaft, verursacht Magen-Darm-Störungen, Leberkrankheiten sowie Erkrankungen des Gehirns und des Herzens. Bei Frauen kann Alkoholkonsum zu menstruellen Unregelmäßigkeiten, frühen Fehlgeburten und Schwangerschaftskomplikationen führen. Die Kinder von Frauen, die während der Schwangerschaft Alkohol trinken, können Geburtsschäden entwickeln, die als fötales Alkoholsyndrom bekannt sind. Ein hoher Konsum alkoholischer Getränke erhöht das Risiko, an hohem Blutdruck zu erkranken. Darüber hinaus weisen kürzlich durchgeführte Forschungen darauf hin, daß wir unser Risiko, an Brustkrebs zu erkranken, erhöhen, wenn unser Alkoholkonsum ein bis zwei Gläser pro Tag übersteigt. (Näheres über den Zusammenhang zwischen Alkoholkonsum und Brustkrebs finden Sie in Kapitel 15.) Es ist zwar richtig, daß mäßiger Alkoholgenuß sich positiv auf das Herz-Kreislauf-System auswirken kann, doch es ist unbestritten, daß übermäßiges Trinken schlecht für unser Herz ist.

Auch bei der Aufnahme von Koffein sollten Frauen aus verschiedenen Gründen nicht übertreiben. Wenn Sie mehr als ein paar Tassen Kaffee pro Tag trinken, können Sie damit Angstzustände provozieren oder verstärken. Frauen, die an einem Metralklappenprolaps (Herzklappenvorfall), einer gutartigen Herzveränderung, leiden, können anfällig für nicht lebensbedrohliche, aber nichtsdestoweniger unangenehme Herzrhythmusstörungen sein. Diese Neigung kann in manchen Fällen durch übermäßigen Kaffeegenuß verstärkt werden. – Falls Sie dieses Problem haben, sollten Sie versuchen, Ihren Kaffeeverbrauch einzuschränken oder allmählich ganz auf Kaffee zu verzichten, um zu überprüfen, ob die Symptome sich verringern. Die beste Methode, die Koffeinaufnahme zu reduzieren, ohne an Entzugserscheinungen zu leiden, besteht darin, den Kaffeeverbrauch pro Woche um etwa eine halbe Tasse zu reduzieren. – Darüber hinaus kann eine hohe Aufnahme von Koffein die Qualität der Knochensubstanz verschlechtern. Deshalb sollten Frauen in den Wechseljahren, die befürchten, an Osteoporose zu erkranken, versuchen, ihren Kaffeeverbrauch einzuschränken.

Über den angenommenen Zusammenhang zwischen Koffeinaufnahme und Brustschmerzen oder Brustzysten (die sogenannte fibrozystische Krankheit) wurde schon viel geschrieben. In ihrem wunderbaren Buch »Das Brustbuch« erklärt Doktor Susan Love, daß die über diesen Zusammenhang gesammelten Daten einer wissenschaftlichen Überprüfung nicht standhalten. Doch sie bestätigt, daß manche Frauen nach einer Reduzierung der Koffeinaufnahme über eine Verbesserung ihres Zustands berichten. Obwohl natürlich jede Frau anders reagiert, ist es sicher einen Versuch wert, den Kaffee-, Tee- und Schokoladengenuß einzuschränken oder ganz aufzugeben, wenn man wirklich unter diesen Symptomen leidet.

Im großen und ganzen bieten die Achtzig/Zwanzig-Richtlinien einen klaren Rahmen, lassen aber gleichzeitig viel Spielraum. Vielleicht haben Sie bemerkt, daß ich nicht zu einem *völligen Verzicht* auf gesättigte Fette, Zucker, Salz, Koffein und Alkohol rate. Denn ich bin nicht der Ansicht, daß alle Frauen in der Vorstellung leben sollten, selbst kleine Mengen der oben genannten Nahrungsmittel müßten gemieden werden, als seien sie giftig. (Eine klare Ausnahme bildet der Alkoholkonsum während der Schwangerschaft, weil dieser zu schweren Geburtsschäden führen kann.) In großen Mengen können diese Nahrungsmittel unsere Gesundheit allerdings schädigen. Doch ebenso schädlich für unsere Gesundheit ist es, wenn wir permanent das Gefühl haben, unsere Unfähigkeit, bestimmten hohen

Standards zu entsprechen, bedeute, daß wir willensschwach seien und uns dafür schämen müßten.

Ernährungsübergänge – Sieg in kleinen Schritten

Anstelle einer extrem restriktiven Ernährung biete ich meinen Patientinnen eine Orientierungshilfe auf dem Weg der langsamen Wandlung an, eine Methode, mit der sie das Ziel des Achtzig/Zwanzig-Plans erreichen können. Diese Methode zur Veränderung der Eßgewohnheiten ist außerordentlich praktikabel, weil sie Frauen nicht in ein enges Korsett der Selbstverleugnung zwängt.

Ernährungsübergänge sind kleine, nach und nach durchgeführte Veränderungen, die unser Gefühl verstärken, die Nahrungsaufnahme unter Kontrolle zu haben und uns erlauben, eine gesunde Beherrschung unserer Ernährungsmuster und unseres Gewichts zu erlangen. Auf diesem Weg der allmählichen Übergänge geht es hauptsächlich darum, fettreiche Nahrungsmittel durch solche zu ersetzen, die einen mäßigen oder geringen Fettanteil haben oder fettfrei sind.

Eine meiner Patientinnen, Louise, rührte jeden Morgen Vollmilch in ihren Kaffee und ihre Frühstücksflocken. Ein Viertelliter Vollmilch enthält etwa zehn Gramm Fett – und zwar hauptsächlich gesättigte Fette. Ich bat Louise, die Vollmilch in der folgenden Woche durch zweiprozentige Milch zu ersetzen, die etwa halb soviel Fett enthält. Noch eine Woche später ging sie zur einprozentigen Milch über und nahm so mit der gleichen Milchmenge nur noch 2,5 Gramm Fett auf. Am Ende des Monats benutzte Louise nur noch Magermilch. Diese Veränderung erschien Louise nicht so drastisch, weil sie sich allmählich an den Geschmack immer fettärmerer Milchprodukte gewöhnt hatte. Ich bestätigte ihr, daß sie eine bedeutsame Veränderung vorgenommen hatte, über die sie sich freuen könne, selbst wenn sie jahrzehntealte Ernährungsgewohnheiten nicht plötzlich geändert hatte. Es gelang ihr, weiterhin kleine Veränderungen vorzunehmen, bis sie ihren Fettverbrauch deutlich reduziert hatte. In der Tabelle auf Seite 329 ff. finden Sie viele der Ernährungsübergänge, die ich normalerweise empfehle. Falls diese umfangreiche Liste ein bestimmtes fettreiches Nahrungsmittel, das Sie gerne mögen, nicht enthält, können Sie innerhalb der gleichen Nahrungsgruppe Ihre eigenen Übergänge kreieren. Wenn Sie beispielsweise Sahneeis mögen und zwei Portionen pro Woche essen, könnten Sie es durch fettfreies, erfrischendes Fruchteis ersetzen. Ein- oder zweimal im Monat können Sie dann getrost Ihrem Verlangen nach Sahneeis nachgeben.

Für jeden der folgenden Übergänge sollten Sie sich zwei bis vier Wochen Zeit lassen, bevor Sie beginnen, ein anderes Nahrungsmittel zu ersetzen. Dieser Weg der »kleinen Schritte« ermöglicht es Ihnen, sich jeweils ein fettreiches, kalorienreiches Nahrungsmittel vorzunehmen, ohne einen allzu großen Mangel zu verspüren. Beachten Sie, daß der Übergang in vielen Fällen in zwei Schritten geschieht: von einem sehr fettreichen Nahrungsmittel hin zu einem mit mittlerem Fettgehalt und dann zu einem mit geringem Fettgehalt. Falls der zweite Schritt Sie überfordert, machen Sie einfach nur den ersten Schritt. Wenn sie beispielsweise Vollkornreis nicht ausstehen hönnen, bleiben Sie bei weißem Reis, verzichten aber auf chinesischen gebratenen Reis.

Vergessen Sie nicht, daß das Ziel letztendlich nicht darin besteht, im Laufe von Monaten oder Jahren jegliches Fett aus Ihrer Ernährung zu verbannen. Der Zweck der Übung ist lediglich, das übergeordnete Ziel des Achtzig/Zwanzig-Plans so gut wie möglich zu erreichen. Es folgen einige Beispiele für Ernährungsübergänge. Versuchen Sie, hauptsächlich bei jenen Nahrungsmitteln Erfolge zu erzielen, die Sie am häufigsten essen und deren Verbrauch Sie gerne reduzieren würden.

Beginnen Sie damit, ein fettreiches Nahrungsmittel, das Sie oft verzehren, zu ersetzen. Um sich diesen Prozeß so leicht wie möglich zu machen, müssen Sie nicht mehr als eine Ernährungsveränderung pro Monat vornehmen. Auf diese Weise werden Sie keinen Mangel verspüren. Wenn Ihnen der Verzicht auf ein bestimmtes Nahrungsmittel extrem schwerfällt, beginnen Sie einfach mit einem, auf das Sie leichter verzichten können. Haben Sie sich dann im Laufe einiger Wochen oder eines Monats an die Umstellung gewöhnt, können Sie anfangen, ein weiteres Lebensmittel zu ersetzen. Nehmen Sie im Laufe der Zeit so viele Umstellungen wie möglich vor, mit dem Ziel, eine ausgewogene Ernährungsweise zu erreichen, die in den Rahmen des Achtzig/Zwanzig-Plans paßt und Ihnen hilft, Ihren Fettverbrauch auf das für Sie richtige und erreichbare Niveau zu senken. Setzen Sie sich für den Zeitraum mehrere Monate keine Ziele, die Sie nicht erreichen können.

Und was noch wichtiger ist: Erlauben Sie sich, sich über jede einzelne Ernährungsumstellung zu freuen. Bewerten Sie sich nicht nach den Kriterien der Schlankheitsindustrie, die Ihnen suggerieren will, daß Sie mit einer Diät möglichst schnell möglichst viele Pfunde verlieren müssen. Unsere Methode der »Ernährungsübergänge« beruht auf Prinzipien der Verhaltensmedizin, die darauf hinweisen, daß wir Menschen in der Lage sind, im Laufe der Zeit mehr und mehr kleine Veränderungen vorzunehmen, *wenn wir von uns selbst und anderen positive Rückmeldung erhalten.* Betrachten Sie dieses Buch als die Stimmen der »anderen«, die Ihnen den Wert jeder einzelnen Veränderung bestätigen. Und gehen Sie auch in sich, um von sich selbst eine positive Rückmeldung für Ihre Bemühungen, ein gesünderes Eßverhalten zu entwickeln, zu bekommen.

Ich möchte Ihnen außerdem eine weitere Empfehlung mitgeben: Essen Sie achtsam. Das heißt, nehmen Sie bewußt wahr, was Sie essen und wie Sie essen. Ihre Wahl sollte nicht von Angst, sondern von Bewußtheit bestimmt sein. Essen Sie langsam, schmecken Sie jeden Bissen. Genießen Sie jede Geschmacksempfindung, und schlingen Sie das Essen nicht in sich hinein, bis der letzte Krümel vom Teller verschwunden ist und Sie sich erlauben durchzuatmen.

Ernährungsübergänge

Von	Zu	Zu
Fleisch, Geflügel, Fisch		
Hamburger	Magerer Hamburger	Geflügelhamburger
Rindfleisch-frikadellen	Frikadellen aus 50% Geflügelhack und 50% Rinderhack	Frikadellen aus Geflügelhack (100%)
Stark marmoriertes Steak	Schwach marmor. Steak	Mageres Roastbeef
Würstchen (Rind oder Schwein)	Fettreduzierte Würste	Fettfreie oder Geflügelwürstchen
Gebratenes Hähnchen mit Haut	Gegrilltes Hähnchen mit Haut	Gegrilltes Hähnchen ohne Haut
Gebratener Lachs mit Sauce Hollandaise	Gebr. Lachs ohne Sauce Hollandaise	Pochierter Lachs mit Zitrone
Gebratener Kabeljau	Gekochter Kabeljau mit Butter	Gekochter Kabeljau mit Zitrone
Fettes Fleisch oder Geflügel bei jeder Mahlzeit	Mageres Fleisch und Hähnchen ohne Haut bei jeder Mahlzeit	Magerer Fisch oder fleischlose Eiweißquellen zwei- bis dreimal pro Woche
Fette und Öle		
Butter, Margarine	Olivenöl, Pflanzenöle	Marmelade, Gelee auf Brot oder Brötchen; braten und backen in Teflonpfannen und -formen

Von	Zu	Zu
Milchprodukte		
Vollmilch	Fettarme Milch	Magermilch
Vollmilchjoghurt	Fettarmer Joghurt	Magerjoghurt
Crème Fraîche	Saure Sahne	Fettarmer oder Magerjoghurt
Hartkäse	Fettreduzierte Käsesorten	Magerkäse
Weichkäse 60%	Weichkäse 40%	Weichkäse 10%
Vollfettquark	Fettreduzierter Quark	Magerquark
Frischkäse	Hüttenkäse	Magerer Hüttenkäse
Streichkäse	Fettreduzierter Streichkäse	Marmeladen, Gelees anstelle von Käse
Sahneeis	Fettreduziertes Eis	Frucht- oder Wassereis
Sahneeis	Fettreduzierter gefrorener Joghurt	Gefrorener Magerjoghurt
Sahneeis	Sorbet	Gefrorene Fruchtsaftstangen
Brot, Getreideflocken, Nudeln, Gebackenes, Nüsse		
Weißbrot und -brötchen	Roggenbrot und -brötchen	Vollkornbrot und -brötchen
Croissants	Rosinenbrötchen	Vollkornbrötchen
Weiße Nudeln	Spinatnudeln	Vollkornnudeln

Von	Zu	Zu
Chinesischer gebratener Reis	Weißer Reis	Vollkornreis
Pommes frites	Gebackene Kartoffeln mit Butter	Geback. Kartoffeln mit Magerjoghurt
Müslimischungen mit hohem Fett- und Zuckergehalt	Müslimischungen mit niedrigem Fett- und Zuckergehalt	Fettfreie, zuckerarme Müslimischungen mit hohem Ballaststoffanteil
Butterkekse	Kekse ohne Butter	Vollkornkekse
Kuchen, Plätzchen	Fettreduzierte Plätzchen	Frisches Obst
Gesalzene, in Öl geröstete Nüsse	Frische ungesalzene Nüsse	Weniger Nüsse, mehr frisches Obst

Praktizieren Sie einmal die in Kapitel 3 beschriebene Achtsamkeitsübung, bei der Sie langsam und bewußt einen Schokoriegel essen. (Sie können natürlich auch eine Rosine oder eine Orange auf die gleiche Weise essen.) Lassen Sie diese Übung in Ihre täglichen Eßgewohnheiten einfließen.

Zu schnelles, unachtsames Essen ist Teil jenes Musters, bei dem wir Nahrung zur Streßbewältigung benutzen und versuchen, durch Essen Ängste zu besänftigen oder eine emotionale Leere zu füllen. Dabei gibt es nur ein Problem: Die Nahrungszufuhr kann uns zwar momentan trösten, aber sie kann keine Probleme lösen, die Ängste hervorrufen oder eine emotionale Leere verursachen. Sie werden feststellen, daß achtsames, bewußtes Essen Ihnen wieder Appetit auf gesündere Nahrung macht (einschließlich Gemüse, Obst und Getreide).

Wenn Sie bei Ihrer Ernährungsumstellung bleiben, verbannen Sie aus Ihrem Leben: den Streß, der mit ungesunden Eßgewohnheiten und Gewichtszunahme verbunden ist; den durch Schlankheitskuren verursachten Streß und die Erschöpfung, die mit dem Teufelskreis von Diät und Gewichtszunahme einhergeht; die Angst vor Krankheiten, die mit einer fettreichen, kalorienreichen Ernährung und mit Fettsucht in Verbindung gebracht werden. So geht es bei diesem Sieg in kleinen Schritten nicht vorrangig um Gewichtsabnahme, sondern um Selbstachtung, Verbesserung des Gesundheitszustandes, inneren Frieden und die Fähigkeit, sich selbst Gutes zu tun.

Vitamine und Mineralstoffe für Frauen

Ernährungsexperten und Biochemiker sind die ersten, die uns sagen, daß Lebensmittel zweifellos die besten Quellen für lebenswichtige Nährstoffe darstellen. Doch wie den meisten von uns bekannt ist, erhält unser Körper nicht immer die optimalen Mengen bestimmter Vitamine und Mineralstoffe aus der Nahrung allein – entweder weil wir an manchen Tagen einfach nicht genug frische Nahrungsmittel zu uns nehmen, weil wir auf Reisen sind oder häufig außer Haus essen oder weil die verarbeiteten Nahrungsmittel, die wir zu uns nehmen, nicht genug Vitamine oder Mineralien enthalten. Bestimmte Vitamine und Mineralstoffe sind besonders wichtig zur Verhütung und Linderung der frauenspezifischen Beschwerden. Deshalb kann die zusätzliche Einnahme dieser Stoffe in manchen Fällen eine gesunde Ernährung ergänzen.

Vitamin A und Betacarotin

Vitamin A und seine chemische Vorstufe im Körper, das Betacarotin, die überwiegend in dunkelgrünen Blättern sowie gelben und orangefarbenen Früchten und Gemüsen vorkommen, sind äußerst wichtig für die Gesunderhaltung unseres Immunsystems. Das Betacarotin ist ein wirkungsvolles Antioxidationsmittel, das heißt, es schützt unsere Zellen vor der Zerstörung durch freie Radikale, jene instabilen Moleküle, die durch die normalen Stoffwechselprozesse freigesetzt werden. Unter verschiedenen Bevölkerungsgruppen durchgeführte Studien zeigten, daß Menschen, die große Mengen von an Betacarotin reichen Nahrungsmitteln zu sich nehmen, seltener an den verschiedensten Krebsarten erkranken als andere. Deshalb raten viele Ernährungsexperten zu einer erhöhten Aufnahme dieser Nahrungsmittel, die heute sowohl mit der Krebsverhütung als auch der Herzgesundheit in Zusammenhang gebracht werden. Die besten Nahrungsquellen für Betacarotin und andere Carotinoide sind die dunkelgrünen Blattgemüse, Karotten, rote Paprika, Spargel und Süßkartoffeln.

Weitere Studien belegten, daß Menschen, die mit ihrer Nahrung nicht genug Vitamin A und Betacarotin aufnahmen, ein höheres Risiko haben, an verschiedenen Krebsarten zu erkranken (einschließlich Gebärmutterhalskrebs). Diese Studien sagen allerdings nichts darüber aus, ob es sinnvoll ist, anstatt in der Nahrung, Vitamin-A- oder Betacarotin-Präparate einzunehmen. Was wissen wir über die Nützlichkeit und Unbedenklichkeit solcher Nahrungsergänzungen?

Es liegen schon eine Menge Daten vor, die den gesundheitlichen Wert von Betacarotin bestätigen. Doch zu endgültigen Ergebnissen ist man noch nicht gekommen. Forschungen, die gegenwärtig an der *Harvard Medical School* und an anderen Instituten durchgeführt werden, werden genauere Daten darüber liefern, ob Betacarotin-Präparate verschiedene Krebsformen verhüten können. Bei einer Langzeitstudie an 22 000 männlichen Ärzten wurde jedoch bereits eine überraschende Entdeckung gemacht: Bei den Versuchspersonen, die ein Betacarotin-Präparat einnahmen, traten Herzattacken und Schlaganfälle nur halb so häufig auf wie erwartet.

Bis uns genauere Informationen vorliegen, können wir Vitamin-A- oder Betacarotin-Präparate nicht als sichere Mittel zur Verhütung von Krebs empfehlen. Die Aufnahme aus der Nahrung scheint weiterhin der vernünftigste Weg zu sein. Falls Sie sich jedoch für die Einnahme eines Betacarotin-Präparates entscheiden, sollten Sie die als unbedenklich betrachtete Menge von 25 000 i. E. (internationale Einheiten) nicht überschreiten. Gehen Sie jedoch vorsichtig mit Vitamin-A-Präparaten um. Eine kürzlich durchgeführte Studie zeigte, daß eine tägliche Vitamin-A-Zufuhr von über 10 000 i. E. Ungeborene im Mutterleib schädigen kann. Es gibt sogar Hinweise darauf, daß die Einnahme von Vitamin-A-Präparaten in den Wochen und Monaten *vor* der Empfängnis ein Risiko für den zukünftigen Fetus darstellen kann. Darüber hinaus kann die Einnahme hoher Vitamin-A-Dosen schwere Nebenwirkungen auslösen. Im Gegensatz dazu wird Betacarotin erst im Körper in Vitamin A umgewandelt – und zwar in Mengen, die der Körper braucht und tolerieren kann.

Die Vitamine der B-Gruppe

Wir benötigen alle Vitamine der B-Gruppe, um gesund und vital zu bleiben. Die physiologischen Wirkungen dieser Vitamine sind mannigfach, doch einige von ihnen sind besonders hilfreich bei frauenspezifischen Krankheitsbildern. Im allgemeinen brauchen Frauen mit hohem Östrogenspiegel mehr B-Vitamine, weil die Leber diese Vitamine benötigt, um das Hormon Östrogen aufzuspalten und zu inaktivieren. Frauen, die am Prämenstruellen Syndrom leiden, haben häufig einen höheren Östrogenspiegel, Frauen, die unter Wechseljahrsbeschwerden leiden, nehmen hingegen Präparate ein, die ihren Östrogenspiegel erhöhen. Für diese Frauen könnten Vitamin-B-Komplex-Präparate oder ein Multivitamin-Präparat mit Vitamin-B-Komplex eine gute Lösung sein.

Einige Studien wiesen insbesondere darauf hin, daß Vitamin

B6 einige Symptome des Prämenstruellen Syndroms lindern kann (siehe Kapitel 10). Das Vitamin B6 spielt auch eine wesentliche Rolle bei der Gesunderhaltung unseres Immunsystems. Sie sollten jedoch nicht mehr als 200 Milligramm dieses Vitamins einnehmen, weil sonst die Gefahr von Nebenwirkungen besteht.

Folsäure, ein Vitamin aus der B-Gruppe, hat ebenfalls eine besondere Bedeutung für Frauen erlangt. Zumindest in einer Studie wurde nachgewiesen, daß zusätzliche Gaben von Folsäure bei Frauen mit zervikaler Dysplasie (einem Krankheitsbild, das unbehandelt zu Gebärmutterhalskrebs führen kann) präkanzeröse Veränderungen verlangsamen oder zurückbilden konnten. Die Forscher entdeckten darüber hinaus, daß werdende Mütter, die an einem Folsäuremangel leiden, ein höheres Risiko haben, Babys mit Geburtsschäden zur Welt zu bringen. Viele Ernährungsexperten empfehlen heute eine Nahrungsergänzung mit Folsäure-Präparaten vor und während der Schwangerschaft, wobei die tägliche Dosis etwa bei 400 Mikrogramm liegen sollte. Doch da wir häufig nicht genügend Folsäure mit der Nahrung aufnehmen, sollten vielleicht alle Frauen die zusätzliche Einnahme von 400 Mikrogramm Folsäure pro Tag in Erwägung ziehen (die offiziell empfohlene Tagesdosis). Kürzlich durchgeführte Forschungen ergaben Hinweise auf eine andere positive Auswirkung von Folsäure: die Verhütung von Arteriosklerose, welche zu Herzkrankheiten führen kann.

Nahrungsmittel, die reichlich Vitamine der B-Gruppe enthalten, sind: Vollkornprodukte, Getreideflocken, Bierhefe, Bohnen, Erbsen, Fleisch, Fisch, Geflügel, Leber, Eier und Milchprodukte.

Vitamin C

Dieses heiß umstrittene Vitamin wird gerühmt für seine angebliche Fähigkeit, Erkältungen zu verhüten und Erkältungssymptome zu lindern. Obwohl der Nachweis dieser Wirkung weiterhin ein Streitpunkt bleibt, besteht kein Zweifel daran, daß Vitamin C ein Nährstoff ist, der unsere Gesundheit an mehreren Fronten verteidigt. Es ist ein äußerst wirksames Antioxidans, Immunstimulans und wirkt antiviral (virenabtötend) und entgiftend. Außerdem spielt es eine wichtige Rolle bei der Kollagenbildung und -reparatur, ein wesentlicher Faktor bei der Verlangsamung des Alterungsprozesses. Eine Aufnahme an hohen Vitamin-C-Dosen aus Nahrungsquellen wird mit der Resistenz gegen verschiedene Krebsformen in Verbindung gebracht, und zwar insbesondere Magenkrebs, Speiseröhrenkrebs, Dickdarmkrebs, Rektumkrebs, Blasenkrebs, Mundkrebs und Kehlkopfkrebs.

Bei Frauen, die viele an antioxidativen Nährstoffen reiche Nahrungsmittel (einschließlich Vitamin C) zu sich nehmen, wurde beobachtet, daß diese Ernährungsform zervikale Dysplasien verhüten und in manchen Fällen sogar zurückbilden kann. Die antiviralen Eigenschaften von Vitamin C könnten auch – obwohl das vorerst nur eine Hypothese ist – eine Rolle bei der Bekämpfung des Gebärmutterhalskrebses spielen, der ja durch bestimmte Stämme des Humanen Papillomavirus (HPV) verursacht werden kann.

Frisches Obst und Gemüse sind die besten Nahrungsquellen für Vitamin C. Ganz oben auf der Liste stehen Zitrusfrüchte, Melonen, Erdbeeren, Spargel, Brokkoli, dunkelgrüne Blattgemüse, Weißkohl, Blumenkohl, Rosenkohl, rote und grüne Paprika, Süßkartoffeln und Tomaten. Manche Ernährungsexperten empfehlen eine zusätzliche Vitamin-C-Einnahme von 500 bis 1 000 Milligramm pro Tag. Andere raten zu weit höheren Dosen, doch sind hier die Beweise für eine positive Wirkung nicht ausreichend, so daß ich eine solche Empfehlung nicht aussprechen kann. Es scheint sich jedoch zu bestätigen, daß wasserlösliches Vitamin C einige Nebenwirkungen haben kann, beispielsweise können bei sehr hohen Dosen Vergiftungserscheinungen im Darm auftreten, die sich als Durchfall äußern, was aber verschwindet, wenn man die Dosis verringert.

Vitamin D

Es hat sich gezeigt, daß Dickdarm-, Rektum- und Brustkrebs in jenen Gegenden am häufigsten auftreten, die sehr arm an natürlichem Licht sind, das ja eine wesentliche Rolle bei der Bildung von Vitamin D im Körper spielt. Es scheint, daß Vitamin D, das im Körper unter anderem für die Aufnahme und den Transport von Kalzium gebraucht wird, die genannten Krebsarten verhüten hilft, obwohl wir allerdings noch nicht genügend gesicherte Daten haben, um behaupten zu können, daß die Einnahme von Vitamin-D-Präparaten tatsächlich Dickdarm- oder Brustkrebs verhütet.

Da das Vitamin D in die Aufnahme und den Transport von Kalzium involviert ist, können wir davon ausgehen, daß es auch bei der Verhütung von Osteoporose eine Rolle spielt. Gute Vitamin-D-Quellen sind mit diesem Vitamin angereicherte Milch- und Getreideprodukte sowie Pilze, Leber und fette Fischsorten. Falls Sie nur geringe Mengen dieser Nahrungsmittel zu sich nehmen und sich auch nicht oft in der Sonne aufhalten (ganz gleich, ob aufgrund des Klimas, einer Abneigung gegen Sonnenbestrahlung oder aus Angst vor Hautkrebs), ist es vielleicht ratsam, pro Tag zusätzlich 300 bis 400 i. E. Vitamin D einzunehmen. Diese Dosis sollten Sie jedoch nicht überschreiten, weil sonst Nebenwirkungen auftreten können.

Vitamin E

In den sechziger Jahren wurde das Vitamin E als Allheilmittel gepriesen. Im Zuge der unweigerlich folgenden Ernüchterung entpuppte sich Vitamin E allmählich als ein Mikronährstoff mit hohem Potential zur Krankheitsverhütung und Aufrechterhaltung der Gesundheit – und zwar besonders für Frauen.

Im Rahmen zweier Studien, die von Forschern der *Harvard*

School of Public Health und vom *Brigham and Women's Hospital* in Boston durchgeführt wurden, wurden etwa 120 000 Männer und Frauen, die Vitamin-E-Präparate einnahmen, über einen längeren Zeitraum beobachtet. Die Forscher fanden heraus, daß die Probanden mit der höchsten Tagesdosis (100 bis 200 i. E. Vitamin E) ein um vierzig Prozent geringeres Risiko hatten, an Herzleiden zu erkranken, als vergleichbare Männer und Frauen, die die niedrigste Vitamin-E-Dosis zu sich nahmen. Da bei Frauen nach den Wechseljahren das Risiko, an Herzleiden zu erkranken, ansteigt, sollten sie dann vielleicht die Einnahme eines Vitamin-E-Präparates in Erwägung ziehen. Die Harvard-Wissenschaftler wiesen allerdings darauf hin, daß ihre Forschungen noch nicht soweit gediehen sind, um allgemeine Empfehlungen zu geben, und sie warnen vor zu hoher Dosierung. Allerdings merkten sie auch an, daß Probanden 400 i. E. Vitamin E pro Tag einnahmen, ohne daß Nebenwirkungen auftraten.

Zumindest eine wissenschaftliche Studie zeigt die positiven Wirkungen von Vitamin E bei der Behandlung von Menstruationskrämpfen, PMS und Brustzysten. Manche Kliniker berichten von Verbesserungen des Zustandes menopausaler Patientinnen, die gegen ihre Hitzewallungen Vitamin-E-Präparate einnahmen. Obwohl diese Aussichten ermutigend sind, haben diese Daten und klinischen Berichte zusammengenommen noch nicht genügend Beweiskraft, was sich natürlich im Laufe der kommenden Jahre ändern kann.

Vitamin E kommt vor in Vollgetreide, Weizenkeimen, dunklem Blattgemüse, Leber, Walnüssen, Mandeln, Erdnüssen und Pflanzenölen. Die Vitamin-Expertin Patricia Hausman, M. S., die die wissenschaftlichen Daten über die sicheren Dosen von Vitaminpräparaten ausgewertet hat, weist darauf hin, daß eine tägliche Einnahme von 400 i. E. Vitamin E eine »gute, sichere Dosis« darstellt.

Kalzium

Kalzium spielt eine wesentliche Rolle für die Gesunderhaltung der Knochen und die Verhütung von Osteoporose bei Frauen. Je früher Sie die Aufnahme kalziumhaltiger Nahrungsmittel steigern und Kalziumpräparate einnehmen, desto besser sind Sie gegen die Degeneration Ihrer Knochen und die begleitenden Symptome wie Körperschrumpfung, Wirbelsäulenverkrümmung, Rückenschmerzen sowie Hüft- und Rückenfrakturen gewappnet.

Kalzium wird darüber hinaus für die Gesunderhaltung des Herzens, die Übertragung von Nervenimpulsen und für die Muskelkontraktionen benötigt. Angesichts der Schwierigkeit, ausreichende Mengen von Kalzium zu erhalten, empfehle ich sowohl den Verzehr kalziumreicher Nahrungsmittel als auch die Einnahme von Kalziumpräparaten. Zu den kalziumreichsten Nahrungsmitteln gehören fettarme oder fettfreie Milchprodukte, dunkle Blattgemüse wie Brokkoli und Grünkohl; Feigen und Rhabarber, Sojabohnenprodukte sowie Lachs und Ölsardinen. Viele Ernährungsexperten empfehlen die Einnahme zusätzlicher Kalziumdosen von 1000 bis 1500 Milligramm pro Tag, um Knochenabbau zu verhüten. Manche Kalziumpräparate werden vom Körper leichter aufgenommen, insbesondere Kalziumkarbonat oder Kalziumcitrat, die beide stets während einer Mahlzeit eingenommen werden sollten, um Magenbeschwerden zu vermeiden. Frauen, die Kalzium einnehmen, sollten auch die Einnahme von Magnesiumpräparaten in Erwägungen ziehen, die ebenfalls zur Aufrechterhaltung der Knochengesundheit beitragen können. (In Kapitel 13 finden Sie weitere Informationen über Magnesium und die Verhütung von Osteoporose.)

Eisen

Jüngere Frauen benötigen oft mehr Eisen aufgrund des Blutverlustes während der Menstruation. Ob diese Frauen zusätzliche Eisenpräparate brauchen oder nicht, hängt davon ab, wie groß ihr Blutverlust jeweils ist. In vielen Fällen ist das mit der Nahrung aufgenommene Eisen ausreichend.

Zu den eisenreichen Nahrungsmitteln gehören rote Fleischsorten, Hähnchen, Fisch, Leber, Spinat und andere grüne Blattgemüse, Kidneybohnen und gefleckte Bohnen sowie Vollkornprodukte. Der gleichzeitige Verzehr Vitamin-C-reicher Nahrungsmittel ist empfehlenswert, weil dieses Vitamin die Aufnahme von Eisen im Körper erleichtert. Falls Ihr Eisenverlust durch die Menstruation beträchtlich ist und zu einer Blutarmut geführt hat, können Sie zehn bis fünfzehn Milligramm Eisen pro Tag zusätzlich einnehmen.

Auch schwangere Frauen benötigen mehr Eisen, etwa die Hälfte von ihnen entwickelt eine Eisenmangelanämie. Bei Schwangeren ist die Eisenzufuhr durch die Nahrung in der Regel nicht ausreichend, so daß hier eine zusätzliche Einnahme von Eisenpräparaten angezeigt ist – besonders während der zweiten Hälfte der Schwangerschaft – und von vielen Geburtshelfern und Ernährungsexperten empfohlen wird. Nach den Wechseljahren benötigen Frauen gewöhnlich weniger Eisen und sollten daher Eisenpräparate – selbst das in Multivitamin- oder Mineralstoffpräparaten enthaltene Eisen – meiden. Allgemein ist zu sagen, daß nur solche Frauen Eisenpräparate einnehmen sollten, die diese zusätzliche Zufuhr unbedingt benötigen. Kürzlich durchgeführte Studien weisen darauf hin, daß überschüssiges im Körper gespeichertes Eisen unser Immunsystem beeinträchtigen und zur Entstehung der koronaren Herzkrankheit beitragen kann. Wir entdecken auch gerade, daß ein Eisenüberschuß im Körper weit häufiger auftritt als bisher angenommen. Deshalb möchte ich zusammenfassend noch einmal betonen, daß Sie Eisenpräparate nur einnehmen sollten, wenn Ihr Arzt Ihren Verdacht, an Eisenmangel zu leiden, durch entsprechende Untersuchungen bestätigt hat.

Selen

Wie die Forschung gezeigt hat, spielt dieser Mineralstoff eine wichtige Rolle bei der Krebsverhütung. Während der wissenschaftliche Nachweis, daß Selenpräparate Brustkrebs verhüten können, noch aussteht, ist inzwischen erwiesen, daß japanische Frauen, die durch ihre Nahrung viel Selen aufnehmen, ein geringeres Brustkrebsrisiko haben. Es hat sich gezeigt, daß ihr Brustkrebsrisiko dramatisch ansteigt, wenn sie in die USA auswandern, wo das Angebot an Selenquellen in der Nahrung wesentlich geringer ist. (Zu dieser Veränderung trägt allerdings auch der in den USA übliche höhere Fettverzehr bei.) Bei verschiedenen Tierversuchen zeigte sich, daß Ratten oder Mäuse, die Selenpräparate verabreicht bekamen, seltener Brusttumore entwickelten. Im Rahmen einer 1943 in Harvard durchgeführten Studie wurden Blutproben gesunder Freiwilliger untersucht und die Probanden dann über einen Zeitraum von zehn Jahren beobachtet. Diejenigen, die zu Beginn der Studie die höchsten Selenspiegel im Blut aufwiesen, hatten ein fünfzig Prozent geringeres Risiko, eine Krebskrankheit zu entwickeln, als diejenigen mit den niedrigsten Selenblutspiegeln.

Die meisten Experten betrachten eine zusätzliche tägliche Selengabe von 100 bis 200 Mikrogramm als unbedenklich. Selenreiche Nahrungsmittel sind Fisch, Weizenprodukte, Vollkornprodukte, Spargel, Pilze und Knoblauch.

Um Ihre tägliche Vitaminaufnahme zu vereinfachen, könnten Sie folgendermaßen vorgehen: Nehmen Sie ein Multivitamin- und ein Mineralstoffpräparat mit den benötigten Dosen von Vitamin A, C, E und B ein. Fügen Sie dem nur noch ein Kalziumpräparat hinzu. Wenn Sie vorhaben, schwanger zu werden, oder bereits schwanger sind, sollten Sie zusätzlich Folsäure zu sich nehmen.

Bewegung – eine Wohltat für Körper und Seele

»Könnte man Bewegung in Pillenform verabreichen, wäre das wahrscheinlich die am häufigsten verschriebene und segensreichste Medizin im Land«, sagte einst Robert N. Butler, M. D., von der *Mount Sinai Medical School* in New York.

Einige der positiven Auswirkungen körperlicher Bewegung sind hinreichend bekannt: So kann regelmäßiges Körpertraining den Cholesterinspiegel, den Blutdruck sowie das Risiko für Herzkrankheiten senken, Schlaflosigkeit beseitigen, den Blutzuckerspiegel ins Gleichgewicht bringen, die Verdauungstätigkeit fördern, Kraft und Beweglichkeit erhöhen und nicht zuletzt dazu beitragen, überschüssige Pfunde zu verlieren.

Doch andere, besonders für Frauen bedeutsame, positive Auswirkungen sind weniger bekannt. Körperliche Bewegung spielt eine Rolle bei der Gesunderhaltung des Knochenapparats und der Verhütung von Osteoporose. Frauen, die regelmäßig körperlich trainieren, sind wahrscheinlich weniger anfällig für Brustkrebs, Gebärmutter-, Vaginal-, Eierstock- und Gebärmutterhalskrebs. Darüber hinaus wird körperliches Training inzwischen als ausgezeichnetes Antidepressivum betrachtet. Alle diese Aussagen werden von den folgenden wissenschaftlichen Nachweisen erhärtet:

- In vielen kürzlich durchgeführten Studien wurde bewiesen, daß regelmäßiges Körpertraining die Knochenmasse vor und nach der Menopause vermehren kann.
- Dr. Rose E. Frisch, Professorin der Soziologie an der *Harvard School of Public Health*, untersuchte 5398 Frauen, die zwi-

schen 1925 und 1981 ihren Universitätsabschluß gemacht hatten. Athletinnen, die natürlich jede Menge Bewegung hatten, hatten ein zweieinhalbmal geringeres Risiko, Gebärmutter-, Eierstock-, Vaginal- und Gebärmutterhalskrebs zu entwickeln, und ein zweimal geringeres Brustkrebsrisiko als ihre Geschlechtsgenossinnen, die ihre Zeit mehr im Sitzen verbracht hatten. Diese Ergebnisse waren unabhängig davon, ob die Frauen Antibabypillen oder Östrogenpräparate einnahmen, rauchten oder ob in der Familie gehäuft Krebsfälle aufgetreten waren.

• Eine Reihe von Studien, die der Psychiater John Griest, M. D., an der *University of Wisconsin* leitete, zeigte, daß körperliche Bewegung bei der Behandlung leichter Depressionen ebenso wirksam sein kann wie Psychotherapie. Andere Forscher kamen zu ähnlichen Ergebnissen.

Inzwischen mehren sich die wissenschaftlichen Hinweise darauf, daß körperliche Bewegung dazu beiträgt, Osteoporose und frauenspezifische Krebsformen zu verhüten. Wenn wir uns einmal betrachten, welche Rolle körperliches Training als Antidepressivum und Mittel zur Streßbewältigung spielt, wird uns klar, daß physische Aktivität sich auf vielen verschiedenen Ebenen heilsam auswirkt. In mehreren Studien wurde nachgewiesen, daß Körpertraining Angstzustände reduziert. In einem Experiment mit 15 Versuchspersonen zeigte sich, daß ein 15minütiges Training den Angstpegel unter das vor dem Training herrschende Niveau senkte. Kenneth Cooper, M. D., M. P. H., Autor des Buches »Bewegungstraining«, zitiert verschiedene Studien, um seine Überzeugung zu untermauern, daß aerobes Körpertraining die Reaktionen unseres Körpers auf Streß und die Kampf-oder-Flucht-Reaktion mildert.

»Höhere Herz-Kreislauf-Fitneß wirkt sich wie ein Regulator auf den Effekt aus, den die Hormonausschüttungen der Nebennieren auf das Herz haben können«, sagt Cooper. Diese Streßhormone, einschließlich Adrenalin, werden in Spannung, Angst oder Wut erzeugenden Situationen in den Blutstrom ausgeschüttet. Sie erhöhen die Herzfrequenz, doch dieser Effekt kann durch regelmäßige körperliche Bewegung abgemildert werden, so daß der Betreffende dann auch in Streßsituationen eine niedrigere Herzfrequenz beibehält.

Wenn wir emotional überreagieren, reagiert auch unser Herz extrem, pumpt schneller und arbeitet härter. Darüber hinaus können Streßhormone zu Verkrampfungen der Koronargefäße führen und die Neigung zu Blutverklumpungen erhöhen, beides Faktoren, die zur Entstehung von Arteriosklerose und Herzkrankheiten beitragen. Regelmäßige körperliche Bewegung hilft, unser Herz vor den negativen Auswirkungen von Streß zu schützen, indem sie wie ein Puffer für die oben genannten Effekte wirkt.

Inzwischen wurde auch der wissenschaftliche Nachweis erbracht, daß Körpertraining das Immunsystem stärken kann – insbesondere die»natürlichen Killerzellen«, die eine wichtige Rolle beim Schutz vor Viren, Bakterien und Krebszellen spielen. Killerzellen verhalten sich wie freischaffende Attentäter, die eindringende Krankheitserreger ohne die Hilfe irgendwelcher anderer Immunzellen vernichten können.

Immer mehr Ärzte und Fitneßexperten gehen nun dazu über, ihren Patienten gegen leichte bis mäßige Depressionen körperliche Bewegung zu verordnen. Zahlreiche Studien bestätigen, daß diese Empfehlungen sinnvoll sind. Ich habe festgestellt, daß meine depressiven Patientinnen von regelmäßigem Körpertraining enorm profitieren können, und zwar unabhängig davon, ob sie zusätzlich noch an einem anderen Krankheitsbild leiden. Natürlich kann körperliche Bewegung allein diese Krankheiten nicht heilen – Psychotherapie, und manchmal auch medikamentöse Behandlung, ist notwendig. Körperliches Training hat jedoch indirekte psychische und direkte physiologische Auswirkungen, die helfen können, depressive Zustände zu mildern. Regelmäßige körperliche Aktivität kann die Stimmung aufhellen, die Vitalität steigern, das Selbstwertgefühl erhöhen und die geistige Klarheit schärfen.

Die stimmungsaufhellenden Effekte aerober Körperübungen könnten auf Veränderungen in der Biochemie des Gehirns zurückzuführen sein. So konnten mehrere Forscher nachweisen, daß körperliche Bewegung die Hirnanhangdrüse zur vermehrten Ausschüttung von Endorphinen anregt, jenen stark wirkenden Schmerzkillern und Stimmungsaufhellern, deren chemische Zusammensetzung dem synthetischen Morphin ähnelt. Menschen, die regelmäßig laufen oder joggen, scheinen besonders häufig von diesen Endorphinstößen zu profitieren, die Muskelverspannungen lindern und Gefühle der Euphorie auslösen – das sogenannte »Hochgefühl des Läufers«. Menschen, die regelmäßig joggen, berichten, daß eine längere Unterbrechung ihres Trainings ähnliche Symptome hervorbringt, wie sie bei Drogenentzug bekannt sind, Symptome, die darauf hindeuten, daß die Jogger tatsächlich süchtig nach den regelmäßigen Endorphinstößen sind.

Angesichts der Tatsache, daß wir mit körperlicher Bewegung Streß, Angstzustände und Depressionen reduzieren und gleichzeitig die Stimmung und das Selbstwertgefühl anheben können, können wir heute sagen, daß regelmäßiges Körpertraining nicht nur für unsere Muskeln, Knochen und unser Herz gut ist. Es wirkt sich ebenso positiv auf unser psychisches und sogar unser spirituelles Wohlergehen aus, was wiederum andere positive Rückwirkungen auf alle Körpersysteme mit sich bringt.

Das richtige Training

Frauen stehen der Vorstellung, ihren Körper regelmäßig zu trainieren, oft ablehnend gegenüber. Dafür werden viele Gründe genannt: zuwenig Zeit, Scham in bezug auf den eigenen Körper, die Furcht vor anstrengender Aktivität, die Angst vor Verletzungen oder eine angebliche Unfähigkeit, sich »in meinem Alter« noch zu ändern. Glücklicherweise gibt es Möglichkeiten, diese Hindernisse zu überwinden und in den Genuß der positiven Auswirkungen körperlicher Bewegung zu kommen.

Regelmäßiges Körpertraining erfordert zwar ein gewisses Durchhaltevermögen, doch viele Frauen werden durch Bilder in den Medien abgeschreckt, die Marathonläufer(innen), Non-Stop-Aerobic, Gewichtheben, intensives Körpertraining und so weiter zeigen. Doch Sie müssen sich zu keiner dieser Aktivitäten zwingen, um in den Genuß der positiven biologischen und psychischen Auswirkungen körperlicher Bewegung zu kommen. Vor ein paar Jahren verkündeten das *Center for Desease Control* (Amerikanisches Institut zur Krankheitsüberwachung) und das *American College of Sports Medicine*, daß neueste Forschungen darauf hinweisen, daß ein bescheidenes Körpertraining, mehrmals am Tag durchgeführt, die gleichen positiven Auswirkungen hat wie ein festgelegtes, zeitlich andauerndes Training. Das heißt, wenn Sie dreimal täglich zehn Minuten lang eine Treppe hinauf- und hinuntergehen oder -rennen, erzielen Sie die gleichen physiologischen Effekte, als hätten sie ein intensives halbstündiges Training durchgeführt.

Lassen Sie sich also nicht einreden, mäßiges Körpertraining könne Ihre Gesundheit und Ihr Wohlbefinden kaum verbessern. Jeder Versuch, Ihre sitzende Lebensweise zu ändern, lohnt sich. Wenn sie körperliche Bewegung regelmäßig in Ihren Tagesablauf integrieren, werden die offensichtlichen positiven Auswirkungen wie gesteigerte Vitalität, geistige Klarheit und größere Selbstachtung Sie zum Weitermachen motivieren. Die positiven Ergebnisse regen Sie vielleicht sogar dazu an, Ihr Engagement und Ihr Aktivitätsniveau noch um ein paar Grade zu steigern. Ich muß an dieser Stelle jedoch hinzufügen, daß Sie auf jeden Fall mit Ihrem Arzt sprechen sollten, bevor Sie mit *irgendeinem* Trainingsprogramm beginnen.

Es wurde schon viel über die Notwendigkeit aeroben Körpertrainings geschrieben. Aerobes Training ist jede über einen bestimmten Zeitraum aufrechterhaltene Aktivität, bei der Sauerstoff verbraucht wird und die Herzfrequenz in einen sogenannten

Zielbereich ansteigt. Fünfzehn bis zwanzig Minuten Jogging, schnelles Gehen, Schwimmen oder Radfahren kann Ihre Herzfrequenz in den aeroben Bereich bringen, und Frauen, die ihre Herz-Kreislauf-Fitneß verbessern wollen, sollten daher solche Aktivitäten in Erwägung ziehen. Doch beachten Sie: Verzichten Sie bitte nicht auf jegliche körperliche Aktivität, nur weil Ihnen aerobe Sportarten nicht zusagen. Und falls Sie gerne einen aeroben Sport ausüben möchten, aber nicht gut in Form oder nicht an ein regelmäßiges Training gewöhnt sind, können Sie sich ganz allmählich an ein aerobes Niveau heranarbeiten.

Im Gegensatz dazu zählen zum anaeroben Training, bei dem kein erhöhter Sauerstoffverbrauch stattfindet, hochintensive Aktivitäten von kurzer Dauer. Jede Übung beginnt mit einem kurzen Spurt anaerober Aktivität, doch wenn man diese Aktivität über einen gewissen Zeitraum auf einem bestimmten Intensitätsniveau hält, wird sie aerob, was sich nicht nur positiv auf das Herz-Kreislauf-System auswirkt, sondern auch die Fettverbrennung ankurbelt. Frauen, die Gewicht verlieren möchten, sollten daher versuchen, ein aerobes Trainingsniveau zu erreichen. Anaerobe Aktivitäten, bei denen gespeicherte Glukose (Zucker) verbrannt wird, dienen der Muskelbildung.

- AEROBE SPORTARTEN: Gehen, Joggen, Rudern, Schwimmen, Radfahren, Aerobic, Ski-Langlauf.
- ANAEROBE SPORTARTEN: Gewichtheben, Kurzstreckenlaufen oder -schwimmen, Callanetics, Liegestützen und ähnliche Übungen.

Sportexperten empfehlen, die sportlichen Aktivitäten so zu wählen, daß siebzig bis achtzig Prozent des Trainings aerob und die restlichen zwanzig bis dreißig Prozent anaerob sind. Kürzlich durchgeführte Studien zeigten, daß eine Kombination aus aeroben Übungen und Gewichtstraining das Verhältnis zwischen Fett- und Muskelmasse effektiver verbessert, als jeder Ansatz für sich genommen.

Darüber hinaus hat sich gezeigt, daß Frauen in den Wechseljahren mit gewichttragenden Übungen ihre Knochen stärken und der Osteoporose vorbeugen können. Dazu zählt jede Aktivität, bei der man sein eigenes Gewicht trägt, wie beispielsweise Gehen, Rennen, Tanzen und in gewissem Maße auch Radfahren. Der Zweck dieser Übungen besteht darin, das Knochensystem, einschließlich der Hüften, des Beckens und der Wirbelsäule, durch Gewichtsbelastung zu trainieren.

Gewichtheben steigert die Knochendichte. Darüber hinaus stärkt es die Muskeln, was wiederum zur Verhütung jener Stürze beitragen kann, bei denen ältere Frauen sich häufig die Hüfte oder einen Rückenwirbel brechen. Das Training mit kleinen Hanteln stärkt die Handgelenke, die besonders anfällig für Brüche sind. Für an Arthritis oder Gelenkschmerzen leidende Frauen, denen rasches Gehen oder Rennen Schwierigkeiten bereitet oder nicht möglich ist, ist Schwimmen eine wunderbare Alternative. Wasser trägt und stützt die Muskeln und Gelenke, erleichtert die Bewegungen und hilft, Spannungen zu lösen. Da beim Schwimmen und bei Wasseraerobic das gewichttragende Element fehlt, sollten Frauen, die Osteoporose verhüten wollen, diese Sportarten nicht als Hauptaktivitäten wählen.

Ich empfehle aerobes Training, aber ich weiß, daß viele Frauen sich nur ganz langsam und allmählich zu jener Aktivität und Dauer heranarbeiten können, die nötig ist, damit sie ihre Ziel-Herzfrequenz erreichen können. Sie können mit täglichem mäßigem Training beginnen – *selbst wenn es nur ein paar Minuten pro Tag sind*. Die beste mäßige Aktivität ist zweifellos das Gehen.

Gehen als Sprungbrett in ein aktives Leben

Mit Ausnahme von Frauen, die an schwerer Arthritis oder Herzkrankheiten leiden, eine Verletzung haben oder auf andere Weise eingeschränkt sind, kann jede Frau ein Geh-Training durchführen. Jedenfalls können die Freuden und positiven Auswirkungen des Gehens nicht genug betont werden. Man muß nicht in einen teuren Fitneßclub eintreten, braucht keine Ausrüstung, keinen Trainer, keinen Trainingspartner. Wenn Sie zu jenen Frauen gehören, die das Gefühl haben, kaum Zeit für Freizeitaktivitäten zu finden, sollten Sie folgendes bescheidene Engagement in Betracht ziehen: fünf bis zehn Minuten Gehen pro Tag. Gehen Sie um Ihren Wohnblock herum oder Ihre Straße entlang, und nehmen Sie die Eindrücke, Klänge, Geräusche und Gerüche wahr. Wenn Sie Kinder zu versorgen haben, können Sie sie mitnehmen: Denken Sie daran, daß selbst diese fünf bis zehn Minuten sich positiv auf Ihre Gesundheit auswirken.

Nachdem Sie das einen Monat lang regelmäßig gemacht haben, sollten Sie das Gehen auf fünfzehn Minuten ausdehnen. Im Laufe einiger Monate (oder länger) sollten Sie Ihr Bestes tun, um Ihr tägliches Geh-Training auf dreißig Minuten zu steigern. Irgendwann sind Sie dann vielleicht soweit, daß Sie 45 Minuten pro Tag gehen können, falls Ihr Zeitplan das erlaubt.

Versuchen Sie bei Ihrem täglichen »Geh-Ritual«, die Geschwindigkeit zu steigern, bis Sie tatsächlich Ihr Herz schlagen fühlen – ein Zeichen für aerobe Aktivität. Um Zeit zu sparen und der physischen Aktivität eine weitere Dimension hinzuzufügen, können Sie auch Ihre tägliche mentale Entspannungsübung in Ihr Geh-Training oder in eine andere physische Aktivität integrieren. Nehmen Sie Ihre Atmung und Ihre Umgebung bewußt wahr. Wiederholen Sie Ihr Fokuswort oder Ihren Fokussatz, während Sie atmen und gehen. Wenn Sie von sorgenvollen Gedanken abgelenkt werden, bringen Sie Ihre Aufmerksamkeit sanft zu Ihrem Atem und der Bewegung zurück. Die rhythmische Wiederholung der Bewegungen beim Gehen oder bei anderen Trainingsarten, wie Joggen, Schwimmen oder Radfahren, erleichtert es Ihnen, sich bewußt zu entspannen und achtsam zu atmen.

Damit Sie Ihr Geh-Training erfolgreich in Ihren Tagesablauf integrieren können, rate ich Ihnen dringend, unrealistische Erwartungen zu vermeiden. Beginnen Sie mit »kleinen Schritten«, und steigern Sie sich allmählich. Ihr Training sollte Ihnen Spaß machen; vielleicht haben Sie Lust, sich eine Partnerin oder einen Partner zu suchen, mit der oder dem Sie das Gehen gemeinsam genießen könnten. Ich stelle oft fest, daß Frauen, die ihr Geh-Training gemeinsam absolvieren, sich gegenseitig zur Regelmäßigkeit »erziehen« – eine positive Form von »Druck«, wenn er von einer guten Freundin oder einem guten Freund ausgeübt wird.

Ich empfehle das Gehen, weil es so einfach ist, daß die Wahrscheinlichkeit sehr hoch ist, daß Frauen ihr regelmäßiges Geh-Training beibehalten. Gehen können Sie zu jeder Zeit und wann immer Sie möchten. Die positiven psychischen und physischen Auswirkungen verspüren Sie unmittelbar. Wenn sie sowohl die Dauer als auch die Intensität Ihres Geh-Trainings steigern, verstärken sich diese kurzfristigen und langfristigen positiven Effekte – und sie werden es merken.

Versuchen Sie es einmal mit körperlichem Training. Betrachten Sie es als eine Geist-Körper-Therapie höchster Ordnung, die Ihr Herz- und Krebsrisiko senken und Ihnen den klimakterischen Übergang erleichtern kann. Die Ihr Immunsystem stärkt, Ihren Energiepegel anhebt, Streß reduziert und Depressionen lindert sowie Ihre Stimmung und Ihr Selbstwertgefühl anhebt. Wie die Entspannungsreaktion ist auch körperliches Training eine Bewältigungsstrategie, die Sie einsetzen können, um ein Gefühl der Kontrolle zu erlangen. Wenn Ihre Innenwelt oder Außenwelt Sie in einen Zustand der Hilflosigkeit zu versetzen droht, ist körperliche Bewegung ein Gegenmittel, das sich auf mehreren Ebenen unmittelbar positiv auswirkt. Wählen Sie körperliche Aktivitäten aus, die Ihnen wirklich Spaß machen, denn wenn körperliches Training Vergnügen bereitet, der Selbstregulation dient und das Selbstwertgefühl steigert, wird es aufgrund bewußter Wahl zu einem festen Bestandteil des Lebens. Wenn das geschieht, kommt die Motivation von innen, wird das Engagement zu einem natürlichen Prozeß, und Körper und Geist profitieren auf eine Weise, die kaum zu ermessen ist.

TEIL II
Frauenspezifische Krankheiten und ihre Behandlung

Hinweis für die Leserin

In Teil II wird in den einzelnen Kapiteln jeweils auf ein weitverbreitetes frauenspezifisches Krankheitsbild eingegangen. Der beschriebene ganzheitliche Ansatz für jedes dieser Krankheitsbilder besteht aus einer patientinnengerechten Kombination von Geist-Körper-Techniken, wie sie in Teil I beschrieben sind. Die Anleitungen zu den einzelnen Geist-Körper-Methoden finden Sie in den jeweiligen vorangegangenen Kapiteln. (Zur Vereinfachung sind in bestimmten Fällen Seitenzahlen angegeben.) Dieser Ansatz bietet ein integriertes, sorgfältig ausgearbeitetes Programm für jedes Krankheitsbild.

10
Prämenstruelles Syndrom

Jeden Monat passiert das gleiche: Etwa acht Tage vor Beginn Ihres Menstruationszyklus kriecht dieses Gefühl der Beklommenheit in Ihnen hoch und bedroht Ihr Wohlgefühl und Ihre Ausgeglichenheit. Jeden Tag bis zum Einsetzen Ihrer Periode fühlen Sie sich entweder innerlich unruhig oder erschöpft. Sie sind schnell gereizt und bekommen Streit mit Ihrem Partner, obwohl Sie in den letzten Wochen bestens miteinander ausgekommen sind.

Werden Sie nicht von Unruhe oder Gereiztheit geplagt, dann ist es eine depressive Grundstimmung, die von Ihnen Besitz ergreift und alles öde und grau erscheinen läßt. Ihr Bauch ist gebläht, und Ihre Brüste sind besonders schmerzempfindlich. Von einem Moment auf den anderen kommt ein heftiges Verlangen nach Süßem oder Salzigem in Ihnen auf. Spricht man Sie auf Ihr Empfinden an, so wünschten Sie, die Person würde sich um ihre eigenen Angelegenheiten kümmern.

Sobald Ihre Periode eingesetzt hat, verschwinden diese Gefühle und Symptome wie die Wolken nach einem klärenden Gewitter.

Wenn Sie ähnliche Symptome haben oder hatten, dann ist Ihnen das prämenstruelle Syndrom oder PMS aus eigener Erfahrung bekannt. Diese spezielle Häufung von Symptomen entstammt der Akte einer typischen PMS-Patientin. Wenn auch die Symptome in ihrer Komplexität von Frau zu Frau unterschiedlich sind, so haben doch Millionen von Frauen nachweisliche

Beschwerden dieser Art. Schätzungen zufolge sind bei fünf Prozent der amerikanischen Frauen mit PMS die Beschwerden derart gravierend, daß sie buchstäblich nicht mehr in der Lage sind, normal zu funktionieren. Eine weitaus größere Zahl weist überhaupt spezifische PMS-Symptome auf: Zwischen einem Drittel und der Hälfte aller erwachsenen Frauen unter 50 Jahren klagen über psychische oder physische Beschwerden in den Tagen vor Ihrer Menstruation. Mit anderen Worten, etwa zehn bis vierzehn Millionen Frauen leiden an PMS.

An PMS leidende Frauen werden oft belächelt, die Beschwerden an sich sind aber keinesfalls zum Lachen. Mit etwas Humor gelingt es zwar, die PMS-Symptome in einem anderen Licht zu sehen, wir sollten aber nicht vergessen, daß das Syndrom real ist und die Lebensqualität von Frauen ernsthaft beeinträchtigen kann.

Das prämenstruelle Syndrom ist ein lästiger Zustand. Die Behandlung kann schwierig sein, denn die genauen Ursachen sind uns nach wie vor unbekannt. Wir wissen, daß PMS, das einen schwachen bis gravierenden Verlauf nehmen kann, eine Gruppe von Symptomen umfaßt, die während der späten Lutealphase des Menstruationszyklus von Frauen auftreten, gewöhnlich in der Woche vor dem Einsetzen der Periode. Sie können aber auch zwei Wochen vor der Regel auftreten und in manchen Fällen noch ein bis zwei Tage nach dem Einsetzen der Regel anhalten. Die häufigsten Symptome sind psychischer Art: Gereiztheit, Unruhe und Depressionen. Ebenfalls verbreitet sind physische Symptome wie Übelkeit, Durchfall, Kopfschmerzen, Schwellungen der Gelenke, Brüste und Genitalien, Hautprobleme, heftige Essensgelüste, Gewichtszunahme und Mattigkeit.

Die Schulmedizin bietet Frauen mit PMS Hilfe an, doch diese Hilfe ist begrenzt. Es gibt kein »Wundermittel« für dieses Leiden. Die Umstellung der Ernährung und körperliche Bewegung wirken sich in manchen Fällen positiv aus. Dagegen haben die unterschiedlichen Behandlungsarten, einschließlich der Verabreichung von Vitaminen, bestimmten Hormonen und Antidepressiva, bislang keine eindeutig positiven Ergebnisse erbracht. Erst in der jüngeren Vergangenheit hat eine neue Generation von Antidepressiva – allen voran das Mittel Prozac – einem hohen Prozentsatz von PMS-Patientinnen Erleichterung verschafft. Laut einer 1995 im »*New England Journal of Medicine*« veröffentlichten Studie geht man davon aus, daß Prozac bei mehr als der Hälfte von PMS-Patientinnen die Symptome lindert.

Hier stellt sich allerdings eine entscheidende Frage: Wie viele Frauen sind bereit, über Jahre oder Jahrzehnte hinweg täglich Prozac einzunehmen, um Symptomen vorzubeugen, die lediglich während einer Woche im Monat auftreten?

Der hippokratische Eid verpflichtet Ärzte dazu, »vor allen Dingen nicht zu schaden«. Wir sollten, mit anderen Worten, die harmloseste Art der Behandlung anwenden, die eine gute Chance auf Erfolg hat, bevor wir zu Behandlungen schreiten, die risikoreich sind oder erhebliche Nebenwirkungen zeigen. Das Mittel Prozac ist nicht extrem risikoreich, es ist aber teuer und kann in der Tat Nebenwirkungen haben.

Doch es gibt bei PMS glücklicherweise einen sehr effektiven Ansatz, der völlig ohne Nebenwirkungen bleibt: die Geist-Körper-Medizin. In Zusammenarbeit mit Herbert Benson, M. D., und mir selbst wies meine 1994 verstorbene Kollegin Irene Goodale, Ph. D., nach, daß durch Tiefenentspannung eine beachtliche Verringerung der PMS-Symptome zu erzielen ist. In unserer 1990 in der Fachzeitschrift »Obstetrics and Gynecology« veröffentlichten Studie stellten wir fest, daß bei Frauen mit schwerem PMS die Symptome um 58 Prozent zurückgingen.

Wie wirkt sich Entspannung im Vergleich zu Prozac auf das prämenstruelle Syndrom aus? Ein absoluter Vergleich erweist sich als schwierig, da unsere Studie die einzige über Entspannung bei PMS ist, während inzwischen eine Reihe von Prozac-Studien durchgeführt wurden. Die »New England Journal«-Studie von 1995, bei der drei verschiedene Maßnahmen und zwei verschiedene Dosierungen angewandt wurden, belegt, daß die Patientinnen durchschnittlich zwischen 39 und 52 Prozent weniger Symptome hatten.

Weitere Untersuchungen über Prozac bei PMS liefern unterschiedliche Ergebnisse: ein Teil zeigte bessere und ein Teil schlechtere Ergebnisse als die »New England Journal«-Studie. Insgesamt ist festzustellen, daß Prozac zweifellos vielen an PMS leidenden Frauen hilft. Auch ich empfehle die Einnahme von Prozac bei Frauen mit schwerem PMS, *bei denen andere Behandlungsarten erfolglos geblieben sind.* Doch ich bin der Überzeugung, daß wir Frauen eine harmlose Methode anbieten sollten, um ihre Symptome zu verringern, eine Methode, die wenig oder nichts kostet und frei von Nebenwirkungen ist, *bevor* wir zu einem teuren Medikament mit potentiellen Nebenwirkungen greifen.

Wie effektiv kann Entspannung sein? Tracy, eine juristische Hilfskraft, verheiratet und Mutter eines kleinen Sohnes, suchte mich auf, da PMS ihr Leben unerträglich machte. Bis zehn Tage vor dem Einsetzen ihrer Regel fühlte sie sich normalerweise wohl. Dann schien alles aus den Fugen zu geraten. Obwohl sie erschöpft war, konnte sie keinen Schlaf finden. Spannungskopfschmerzen plagten sie, und ihr Körper war so aufgedunsen, daß ihr fast keine Kleider mehr paßten.

Traceys schlimmste Symptome waren jedoch emotionaler Art. Sie wurde extrem launisch und gereizt und wurde beim geringsten Anlaß wütend auf ihren Mann und ihren Sohn. Nicht nur, daß sie kein Interesse mehr an Sex hatte, sie redete kaum mehr mit ihrem Mann. Zwar verschwanden Tracys Launen mit dem Einsetzen ihrer Periode, doch der angerichtete Schaden blieb: Die Spannungen innerhalb der Familie verschwanden nicht auf ebenso magische Art und Weise wie Tracys Symptome. Ihr Mann und sie entfremdeten sich immer mehr, und ihre Ehe geriet in eine Krise.

Tracy suchte mich auf, und ich erklärte ihr den Entspannungsansatz und zeigte ihr einige Techniken: Beobachtung des Atems, *Body Scan* und progressive Muskelentspannung. Ich gab ihr Lehrkassetten mit Anleitungen zu den Übungen für zu Hause. Tracy war über die Auswirkungen des prämenstruellen Syndroms auf ihr Leben so verzweifelt, daß sie sehr motiviert war, die Entspannungsmethoden regelmäßig durchzuführen, und sie folgte diesem neuen Weg sehr diszipliniert.

Ihr Engagement zahlte sich aus. Nach acht Wochen regelmäßigen Übens hatten Tracys prämenstruelle Symptome erheblich nachgelassen. Sie hatte zwar nach wie vor launische Phasen, war aber nicht mehr so gereizt und aufbrausend. Die Schmerzempfindlichkeit ihrer Brüste und die Aufgedunsenheit ließen spürbar nach.

Am wichtigsten war jedoch, daß Tracys Entspannungsübungen den Teufelskreis ihrer Ausbrüche gegenüber ihrer Familie durchbrachen. Sie konnte jene zehn Tage ohne größere destruktive Episoden mit ihrem Mann oder Sohn überstehen. Folglich verbesserte sich das emotionale Klima in ihrer Ehe. Mit der Zeit konnten Tracy und ihr Mann ihr Gefühl der Verbundenheit zurückgewinnen.

Tracys Geschichte verdeutlicht, was Entspannungstechniken für an PMS leidende Frauen in vielen Fällen bewirken können.

Hilfreich waren für Tracy auch die kognitive Restrukturierung und einige grundlegende Anleitungen zum Umgang mit Wut. Der Schwerpunkt ihrer Geist-Körper-Behandlung lag aber auf der Entspannung.

Nach meiner klinischen Erfahrung setzt sich die effektivste nicht-medikamentöse Behandlung von PMS aus der Kombination folgender Elemente zusammen:

- *Entspannung*: In erster Linie regelmäßige Übungen zur Tiefenentspannung.
- *Streßbewältigung:* Anderweitige Geist-Körper-Methoden, einschließlich kognitiver Restrukturierung, Bewältigung von Wut, Für-sich-selbst-sorgen, Unterstützung durch Mitmenschen.
- *Ernährung:* Eine relativ fett- und zuckerarme Ernährung mit

einem hohen Anteil an komplexen Kohlenhydraten – frisches Obst, Gemüse und ein gewisses Maß an stärkehaltigen Lebensmitteln.

* *Bewegung:* Regelmäßiges, nicht zu anstrengendes oder zu anspruchsvolles Körpertraining, wie beispielsweise Spazierengehen.

Erinnern wir uns noch einmal daran, daß allein schon durch Entspannung – wenn sie regelmäßig praktiziert wird – PMS-Symptome wesentlich abgeschwächt werden. Wird Entspannung nun mit diesen zusätzlichen Elementen in einem solchen »Paket«, wie wir es nennen, kombiniert, so ist die Wirkung noch viel beeindruckender. Studien belegen die hilfreiche Rolle einer gesunden Ernährung und Bewegung bei der Bewältigung von PMS, und die übrigen Geist-Körper-Methoden sind einfach einleuchtend. Frauen, die nicht in der Lage sind, ihre Launen und ihre Wut zu kontrollieren, profitieren eindeutig von kognitiver Restrukturierung und Wutbewältigungsstrategien.

Bei meinen Ausführungen darüber, was unter einer ganzheitlichen Geist-Körper-Behandlung von PMS zu verstehen ist, werde ich noch auf jedes einzelne dieser Elemente zurückkommen. Wenden wir uns zunächst aber einigen Fakten über dieses Syndrom zu, und betrachten wir die Forschungsergebnisse, die einen Geist-Körper-Ansatz stützen.

PMS: Fakten und Symptome

Wenn im Hinblick auf das prämenstruelle Syndrom auch vieles nach wie vor ein Rätsel ist, gibt es doch einige gesicherte Fakten. PMS kann bei Frauen jederzeit zwischen Menarche (erste Menstruation) und Menopause auftreten. Doch sind die meisten Frauen, die ihren Arzt wegen ernsthafter prämenstrueller Symptome aufsuchen, zwischen 30 und 40 Jahre alt, und die Beschwerden nehmen mit dem Alter zu. PMS tritt eher bei Frauen auf, bei denen im Vorfeld Depressionen oder Angstzustände aufgetreten sind. (Bei 57 Prozent der Frauen mit PMS liegen vorausgehende emotionale Störungen vor.) PMS ist jedoch nicht gleichzusetzen mit Depressionen oder Angstzuständen; es handelt sich um ein eigenständiges Syndrom, das sich mit bestimmten psychologischen Beschwerden überschneiden und sich dadurch verschlimmern kann. Mit anderen Worten: Frauen, die bereits unter emotionalen Störungen litten, haben ein höheres PMS-Risiko, und ihr prämenstruelles Syndrom kann schwerwiegender verlaufen.

Was verursacht PMS oder trägt dazu bei? Mögliche Faktoren sind hormonelle Störungen, falsche Ernährung und emotionaler Streß. Wenngleich Streß in den meisten Fällen nicht die primäre Ursache ist, scheint er doch in vielen Fällen mitverursachend zu sein. In drei getrennt durchgeführten Untersuchungen zeigte sich, daß Frauen um so mehr prämenstruelle Symptome hatten, je mehr streßbeladene Situationen es in ihrem Leben gab.

Die *American Psychiatric Association* (Amerikanische Psychiatrische Vereinigung) unterschied kürzlich zwischen PMS als einer relativ milden Version des Syndroms und PDS als einer »prämenstruellen dysphorischen Störung«. Frauen mit PDS machen jene fünf Prozent aus, deren spezifische prämenstruelle Symptome derart gravierend sind, daß sie ihren Alltag erheblich beeinträchtigen. So ist eine Frau mit PDS nicht mehr in der Lage, auf eine Weise zu arbeiten, zu schlafen oder mit anderen in Beziehung zu treten, wie sie das normalerweise tut. Die Auswirkungen betreffen alle Lebensbereiche und beeinträchtigen somit ihre Lebensqualität insgesamt.

Die folgende Checkliste beinhaltet Symptome, die bei Frauen mit PMS und PDS häufig auftreten, wobei der einzige Unterschied darin liegt, daß die PDS-Symptome gravierender sind:

Körperliche Veränderungen bei PMS

- schmerzempfindliche Brüste
- Aufgedunsenheit, Gewichtszunahme von mehreren Pfunden
- veränderter Appetit
- Schwächegefühl, Mattigkeit, Lethargie
- Kopfschmerzen (einschließlich Migräne
- verändertes Schlafmuster
- Gelenk- und Muskelschmerzen

Emotionale oder psychische Veränderungen bei PMS

- Wut, Gereiztheit (die häufigsten emotionalen Symptome)
- Angstzustände, Panik, Nervosität
- Stimmungsschwankungen, Gefühlsausbrüche
- Intoleranz, Ungeduld
- Pessimismus
- Weinerlichkeit, Depression, Rückzug
- Konzentrationsschwäche, Vergeßlichkeit

Benutzen Sie diese Checkliste als Leitfaden, um die Art und auch den Schweregrad Ihrer prämenstruellen Symptome zu bestimmen.

Zeichnen Sie darüber hinaus alle Ihre Symptome zwei Monate lang jeden zweiten Tag auf für Anmerkungen über Ihre psychischen und physischen Beschwerden. Sie werden genau sehen, zu welchem Zeitpunkt in der Lutealphase Ihres Zyklus diese auftreten und welche am quälendsten sind. Mit Hilfe dieser Tabelle können Sie in Gesprächen mit Ihrem Arzt oder Ihrer Ärztin wie auch in Ihren Behandlungsentscheidungen spezifischer auf Ihre Situation eingehen.

Sie sollten auch überprüfen, ob Sie an PDS, der gravierenderen Formen des prämenstruellen Syndroms, leiden. Wenn ja, kommt Ihrem Behandlungsplan besondere Bedeutung zu, denn Ihre Fähigkeit, im Alltag voll zu funktionieren und das Leben zu genießen, mag davon abhängen, ob Sie sich Linderung verschaffen können. Das Geist-Körper-Programm bietet Ihnen in jedem

Fall die Aussicht auf tatsächliche Besserung*, ebenso wie Medikamente helfen, wenn andere Methoden keinen Erfolg zeigen. Das »Diagnostische und Statistische Handbuch« *(»Diagnostic and Statistical Manual DSM-IV«)*, herausgegeben von der Amerikanischen Psychiatrischen Vereinigung, ermöglicht es Fachleuten, spezifische Störungen exakt zu diagnostizieren. Im Fall von PDS sind die Richtlinien klar: Wenn Sie fünf der nachfolgenden elf Symptome aufweisen und durch diese in Ihrem normalen Funktionieren beeinträchtigt sind, leiden Sie an PDS. Auch sollten diese Symptome ein bis zwei Wochen vor Ihrer Periode auftreten und ziemlich abrupt mit dem Einsetzen Ihrer Periode verschwinden. Überlegen Sie, welche dieser Gefühlszustände oder Probleme während dieses Zeitraumes Ihren Alltag beeinträchtigen**:

1. Deutlich depressiv, hoffnungslos oder selbstabwertend.
2. Sehr ängstlich, angespannt, unter Hochspannung nervös.
3. Plötzlich traurig, weinerlich, sensibler als gewöhnlich gegenüber Zurückweisung.
4. Auffällig oder permanent wütend, gereizt oder anfällig für persönliche Konflikte.
5. Vermindertes Interesse an den üblichen Aktivitäten wie Arbeit, Hobbys, Freundschaften oder Schule.
6. Konzentrationsschwierigkeiten.
7. Lethargisch, leicht ermüdet, schwach.
8. Deutlich veränderter Appetit. Tendenz zu übermäßigem Essen oder Heißhunger.

---

* Unsere Studie über Entspannung und PMS zeigte insbesondere gute Ergebnisse bei Frauen mit schwerer PMS, wenngleich unsere Kriterien für PMS sich nicht exakt mit den Kriterien decken, die für PDS zugrunde gelegt werden. Ich vermute jedoch, daß eine weitgehende Entsprechung besteht.
** Diese Liste ist eine Überarbeitung aus T. C. Semler, »*All About Eve: The Complete Guide to Women's Health and Well-Being*« (New York: HarperCollins, 1995).

9. Größeres Schlafbedürfnis oder Schlaflosigkeit.

10. Ein Gefühl von Überwältigung oder Kontrollverlust.

11. Physische Beschwerden wie Brustschmerzen, Schwellung der Brust, Kopfschmerzen, Mattigkeit, Aufgedunsenheit, Gelenk- oder Muskelschmerzen.

Wenn Sie Zweifel darüber haben, ob Sie an PMS oder der gravierenderen Form PDS leiden, sprechen Sie mit Ihrem Internisten, Ihrer Gynäkologin oder Ihrer Therapeutin darüber. Im Zweifelsfall wird sie oder er auch dabei helfen, Ihre Symptome von anderen Problemen wie depressiven Störungen, Angstzuständen oder Panikattacken zu unterscheiden.

Ich werde im folgenden nur noch den Begriff PMS verwenden und beziehe mich dabei sowohl auf PMS als auch PDS. Wenngleich die Unterscheidung aus medizinischer Sicht wichtig ist, so ist der von mir empfohlene Behandlungsplan für beide Krankheitsbilder im wesentlichen gleich.

Zwar wissen wir wenig über die tatsächlichen Mechanismen des prämenstruellen Syndroms, man nimmt aber an, daß es durch Sexualhormonschwankungen ausgelöst wird, die während der Lutealphase – dem Zeitraum zwischen Eisprung und Menstruation – auftreten. Diese Hormonschwankungen können ihrerseits die verschiedenen Chemikalien des Gehirns aus dem Gleichgewicht bringen und somit unsere Gefühlslage verändern. Streß scheint in diesem Prozeß eine Rolle zu spielen. Frauen reagieren nachweislich während der späten Lutealphase körperlich sensibler auf Streß: mit einem Anstieg der Herzfrequenz, des Blutdrucks und der Ausschüttung von Streßhormonen.

Beachtenswert ist das folgende Untersuchungsergebnis: Einige Tage vor Beginn der Regel werden Frauen anfälliger für die negativen Effekte des Streßhormons Noradrenalin. Dieses Hormon wird mit bestimmten Gefühlszuständen assoziiert, mit Gereiztheit, Angstzuständen und Wut. Kommt noch Streß hinzu, so kann die Reaktion von Frauen jene bekannten prämenstruellen Episoden von emotionalem Chaos auslösen.

Weshalb ist dieses Ergebnis so bedeutsam? Ich erinnere an die von Dr. Herbert Benson und Dr. John Hoffman durchgeführte Forschung (vgl. Kapitel 2), die zeigte, daß *mit Hilfe des Entspannungsansatzes die Reaktion auf Noradrenalin reduziert werden kann.* Dieses Ergebnis liefert eine wichtige Erklärung dafür, weshalb Entspannung PMS lindern kann. Die PMS-Patientin, die regelmäßige Entspannungstechniken praktiziert, kann ihre eigene Reaktion auf Noradrenalin herabsetzen, die einer der biologischen Faktoren für ihre Gereiztheit, Angstzustände und Wut ist. Zwar ist diese Theorie noch nicht bewiesen, doch alle Studien, die ich genannt habe, deuten in diese Richtung.

Was es auch sein mag, das uns Forscher motiviert, neue Wege zu gehen, eines ist klar: *Entspannung kann dazu beitragen, sowohl die physischen als auch die psychischen Symptome des prämenstruellen Syndroms zu lindern.*

Entspannung und PMS

Frauen, die unter PMS leiden, brauchen keine Studien, die ihnen erklären, daß Streß eine Rolle bei ihren Beschwerden spielt. Sie brauchen aber sehr wohl Studien, die belegen, daß etwas gegen den Streß und seine Auswirkungen auf ihre empfindliche Physiologie und emotionale Verfassung in den Tagen vor der Menstruation getan werden kann.

Für die 1990er Studie wählten meine Kollegen 46 Frauen mit nachgewiesenem PMS aus und verteilten sie nach dem Zufallsprinzip auf drei Gruppen. Alle Gruppen zeichneten die während ihres Menstruationszyklus auftretenden Symptome auf, die zweite Gruppe nahm außerdem zweimal am Tag leichte Lektüre zur Hand, und die dritte Gruppe praktizierte zweimal täglich eine Technik zur Auslösung der Entspannungsreaktion.

So konnten wir überprüfen, ob die Entspannungsübungen tatsächlich etwas bewirkten, oder ob die Frauen positive Ergebnisse erzielten, weil sie lediglich ihre Symptome aufzeichneten oder sich Zeit für *irgendeine* Aktivität, wie Lesen, nahmen. Alle drei Gruppen zeichneten ihre Symptome während des fünfmonatigen Untersuchungszeitraumes sorgfältig auf und füllten Fragebögen zur Auswertung der Symptome aus. Nach Abschluß der Untersuchung zeigten sich folgende Ergebnisse:

- Die Frauen, die das Entspannungskonzept angewandt hatten, konnten einen wesentlich stärkeren Rückgang der körperlichen Symptome von PMS verzeichnen als Frauen der »Aufzeichnungs- und Lesegruppe«.
- Frauen mit schwerem PMS, die das Entspannungskonzept praktiziert hatten, verzeichneten bedeutende Verbesserungen der emotionalen Symptome und zogen sich sozial weniger zurück. Vergleichbare deutliche Verbesserungen waren in der Lese- oder Aufzeichnungsgruppe *nicht* festzustellen.
- Frauen mit schwerem PMS, die das Entspannungskonzept angewandt hatten, zeigten eine Verbesserung von 58 Prozent bei allen PMS-Symptomen im Vergleich zu 27 Prozent Verbesserung in der Lesegruppe und 17 Prozent Verbesserung in der Aufzeichnungsgruppe. (Die Verbesserung in der Aufzeichnungsgruppe überraschte nicht: Verhaltensforscher haben wiederholt nachgewiesen, daß bloßes Beobachten und Sichbewußtmachen von Symptomen positive Veränderungen bewirkt, möglicherweise durch ein verstärktes Gefühl von Kontrolle. Die Verbesserungen in der Entspannungsgruppe waren aber bedeutend größer.)

Die 58prozentige Verbesserung bei den Frauen, die das Entspannungskonzept anwandten, ist ebensogut wie oder sogar besser als die Ergebnisse der meisten Prozac-Studien im Hinblick auf die schwere Form des prämenstruellen Syndroms. Die Tatsache, daß die Ergebnisse in der Entspannungsgruppe so viel besser ausfielen als die Ergebnisse der Lese- und Aufzeichnungsgruppe, macht deutlich, daß das Entspannungskonzept besondere Qualitäten aufweist, die über jene der Selbstbeobachtung und des Sichzeitnehmens für eine Freizeitbeschäftigung hinausgehen.

Die Studie bekräftigt unsere Theorie, daß Entspannungsübungen die Reaktion von Frauen auf Norepinephrin herabsetzen, jenem Streßhormon, das zu den emotionalen und physischen Symptomen während der prämenstruellen Phase beizutragen scheint. Des weiteren stellten wir fest, daß Entspannung bei Frauen mit gravierenden Symptomen besonders wirksam ist und somit jenen, die am stärksten unter PMS und PDS leiden, medizinische Alternativen und Hoffnung bietet.

Geist-Körper-Medizin bei PMS

Das Auslösen der Entspannungsreaktion sollte zwar das wichtigste Element der Geist-Körper-Behandlung bei PMS sein, am wirksamsten ist jedoch eine Kombination aus Entspannungstechniken und anderen Geist-Körper-Methoden, gesunder Ernährung und körperlicher Bewegung. Im Jahre 1994 veröffentlichte der australische Forscher Robert J. Kirkby die Ergebnisse seiner Studie, einem Vergleich zwischen Geist-Körper-Behandlung bei PMS, Bewegungstherapie sowie einer Kontrollgruppe. Alle drei Gruppen zeigten positive Ergebnisse, wobei das Geist-Körper-Programm – mit Schwerpunkt auf kognitiver Restrukturierung, Entspannungsübungen und anderen Bewältigungsstrategien – deutlich besser abschnitt.

Patientinnen der Geist-Körper-Behandlungsgruppe beeindruckten durch eine 60prozentige Reduzierung der PMS-Symptome.

Integrieren Sie diese Elemente in Ihren Alltag und legen Sie den Schwerpunkt auf das, was Ihren Bedürfnissen und Symptomen am meisten entspricht: ein Entspannungskonzept, das für

Sie am besten funktioniert; Bewältigungsstrategien zur besseren Kommunikation und Äußerung von Gefühlen; Wutbewältigung sowie ein heilsames Aufarbeiten von Familienproblemen im Zusammenhang mit ihrem prämenstruellen Syndrom.

Entspannungstechniken für PMS-Patientinnen

»Tun Sie das, was Ihnen guttut«, lautet mein Motto, wenn ich Frauen Entspannungstechniken für ihre medizinischen Probleme empfehle.

Probieren Sie die in Kapitel 3 beschriebenen Entspannungsmethoden aus und wählen Sie für sich die Methoden, die sich gut anfühlen. Verändern sich Ihre Bedürfnisse und/oder Ihre Symptome, wählen Sie eine andere Methode. In diesem wie in allen nachfolgenden Kapiteln teile ich mit Ihnen meine Erfahrung und mein Wissen darüber, welche Techniken bei einem bestimmten Krankheitsbild am besten zu funktionieren *scheinen*. Nehmen Sie meine Empfehlungen als lockere Richtlinien, nicht als strikte Anweisungen. Ich kann wahrscheinlich nicht oft genug auf den Grundsatz hinweisen, daß jede Frau ein einzigartiges Individuum ist.

Interessanterweise habe ich festgestellt, daß bei Frauen mit PMS bestimmte Techniken während der Follikularphase ihres Zyklus (von der Menstruation bis zum Eisprung) und andere während der Lutealphase greifen. Die Gründe hierfür sind einleuchtend. Während der Follikularphase haben die Frauen keine PMS-Symptome, und es fällt ihnen dann leichter, »ruhige« Entspannungsmethoden wie Meditation oder Achtsamkeit zu praktizieren. Meinen PMS-Patientinnen gelingt es gewöhnlich, ihren Kopf ausreichend zu beruhigen, so daß sie von diesen Ansätzen, die Zentrierung und Aufmerksamkeit erfordern, profitieren.

Sind diese Patientinnen aber in der späten Lutealphase ihres Zyklus – in der PMS-Symptome wie Gereiztheit und physische Beschwerden auftreten –, verändert sich die Situation. Sie brauchen dann oft Techniken, die *ihnen* eine Zentrierung geben, damit sie sich nicht so anstrengen müssen, ihre aufgewühlte Psyche zu beruhigen – Techniken, die darauf ausgerichtet sind, den Geist zu zentrieren, während der Körper entspannt. Auf diese Weise wird der unruhige Geist mit etwas anderem als seiner eigenen Unruhe beschäftigt. Im Laufe dieses Prozesses führt die körperliche Entspannung schließlich zur geistigen.

Wenn Ihre Symptome am quälendsten sind, sollten Sie sich nicht mit stiller Meditation abmühen, es sei denn, sie zeigt den gewünschten Erfolg. Praktizieren Sie die progressive Muskelentspannung, bei der Sie jeden Teil Ihres Körpers sukzessive anspannen und entspannen. Oder machen Sie Phantasiereisen, was insbesondere Frauen mit PMS-bedingter Erschöpfung hilft. Sie können auch Yoga praktizieren. Das bringt Sie vom Kopf in den Körper. Lassen Ihre Symptome nach, wählen Sie irgendeine Technik, die für Sie funktioniert (einschließlich der »ruhigeren« Entspannungstechniken wie Meditation). Vielleicht ist es nicht erforderlich, die Techniken beim Übergang der Follikularphase in die Lutealphase zu verändern, wenn Symptome auftreten. Wenn Sie es aber tun, sollten Sie wissen, daß Sie auf den sich verändernden Rhythmus von Geist und Körper reagieren.

Sie mögen sich fragen: »Warum soll ich während meiner Follikularphase, wenn ich keine PMS-Symptome habe, Entspannungstechniken praktizieren?« Die Antwort ist einfach – Sie werden nicht die gleiche positive Wirkung während Ihrer Lutealphase erzielen, wenn das prämenstruelle Syndrom Sie mit der Wucht eines Vorschlaghammers treffen kann. Unsere Studie wie auch meine eigene Erfahrung haben gezeigt, daß sich PMS wesentlich lindern läßt, wenn Entspannungsübungen und sonstige Veränderungen des Lebensstils während des gesamten Zyklus beibehalten werden.

Ich kann nicht genug betonen, wie wichtig die innere Motivation bei der ganzheitlichen Behandlung ist. Ich habe viele Patientinnen gehabt, die das Interesse verloren, sobald ihre Periode eingesetzt hatte und ihre Symptome verschwunden waren. »Es geht mir doch gut«, denken sie und lassen Entspannungstechniken und alle weiteren Praktiken, die sie in Angriff genommen hatten, fallen. Folglich machen sie nicht die Erfahrung der langfristigen Streßreduzierung, die für die Linderung von PMS zentral ist. Und dann denken sie: »Dieser ganzheitliche Kram funktioniert nicht.« Als Alternativen bleiben entweder Leiden oder Medikamente mit möglichen Nebenwirkungen. Aus diesem Grund rate ich meinen Patientinnen, die Geist-Körper-Methoden während des ganzen Monats zu praktizieren. Innerhalb von wenigen Monaten zeigt sich dann, ob ihre kontinuierlichen Bemühungen Erfolg haben. Meistens ist dies der Fall.

Betrachten Sie Ihre Bemühungen als einen zwei Phasen umfassenden Prozeß: In der ersten Phase leiden Sie akut an PMS-Symptomen und brauchen Linderung. Sie praktizieren also Entspannungsübungen und andere Techniken. In der zweiten Phase, dem Rest des Monats, sind Sie symptomfrei. Während dieser Zeit behalten Sie Ihre Praktiken bei, um sich in jeder Phase Ihres Lebens besser – entspannter und zuversichtlicher – zu fühlen. Als Lohn hierfür mag Ihnen die schwere Form des prämenstruellen Syndroms erspart bleiben.

Iris war eine PMS-Patientin, die mich vor einigen Jahren aufsuchte. Sie war als Partnerin in einer angesehenen Bostoner Anwaltskanzlei tätig und eine sehr energische und sehr gestreßte Frau. Sie litt jeden Monat fünf Tage lang an gravierenden PMS-Symptomen; den Rest des Monats fühlte sie sich »normal«. Aber »normal« bedeutete für Iris eine rasende Tretmühle – zuviel Arbeit und zu viele Aktivitäten.

Ich schlug ihr vor, sich etwas – irgend etwas – zu suchen, das sie mit Achtsamkeit tun solle. Ich hoffte, sie dadurch in ihrem Tempo zu bremsen, so daß sie sich über ihre Sinne und ihren Körper erden könne. Sie entschied sich für das Duschen. Das war eine perfekte Entscheidung. Iris war eine Frau, die um sechs Uhr morgens aufstand, eine Minute nach sechs im Badezimmer war, zwei Minuten nach sechs in der Dusche, acht Minuten nach sechs mit Duschen fertig und fünfzehn Minuten nach sechs komplett angezogen. Duschen bedeutete für Iris sechs Minuten notwendige Hygiene – nicht mehr und nicht weniger.

Als ich sie das nächste Mal sah, strahlte sie vor Begeisterung. »Ich hätte mir nicht träumen lassen, wie wunderschön eine Dusche sein kann«, sagte sie. »Das Duschgel riecht so herrlich. Das warme Wasser auf meiner Haut ist prickelnd, richtig belebend. Ich spüre, wie das Blut an die Oberfläche meines Körpers dringt. Dann trockne ich mich langsam mit einem Handtuch ab und fühle, wie das Baumwolltuch über meine Haut streicht. Das Ganze ist nun eine vollkommen andere Erfahrung.«

Zuvor war Iris beim Duschen nicht im Hier und Jetzt gewesen. In Gedanken war sie bereits durch den bevorstehenden Tag mit Plänen, Terminen und Strategien geeilt. Ihr Körper und ihre Sinne waren währenddessen zurückgeblieben. Nun hatte Iris sechs Minuten frenetischer geistiger Aktivität in fünfzehn Minuten reine, unverfälschte Entspannung umgewandelt.

Durch diese Praxis und weitere Entspannungstechniken gelang es Iris, ihr prämenstruelles Syndrom in den Griff zu bekommen. Ihre sich über den gesamten Monat erstreckende Veränderung machte die Tage vor ihrer Periode viel einfacher. In der Folge veränderte sich auch ihre Einstellung zum Leben. Sie integrierte Achtsamkeit in ihren Tag und nahm sich Zeit, um sinnliche Erfahrungen zu genießen und um Arbeit, Beziehungen und gewöhnliches Vergnügen harmonischer miteinander zu verbinden.

Die PMS-Denkmuster verändern

An PMS leidende Frauen sind überzeugt, die Dinge nicht unter Kontrolle zu haben, und fürchten, daß durch ihre Verhaltensweisen ihre Beziehungen und möglicherweise sogar ihre berufliche Karriere ruiniert werden. Kognitive Restrukturierung kann diesen Frauen helfen, das negative Gedankenmuster, welches die PMS-bedingte Depression und Wut noch verschlimmert, zu verändern. Es mag Ihnen jedoch schwerfallen, Ihre Gedanken in der stärksten symptomatischen Phase zu restrukturieren. Ist dies der Fall, sollten Sie versuchen, Ihr negatives Denkmuster vor und nach dem Auftreten von PMS-Symptomen zu verändern. Das wird Ihnen helfen, im akuten Fall gelassener mit den Symptomen umzugehen.

Erinnern Sie sich vor allem daran – so, wie ich meine Patientinnen erinnere –, daß Sie sich Hilfe holen können und diese auch bekommen werden, um PMS zu lindern. Geist-Körper-Techniken, Ernährungsumstellung und Bewegungsübungen bieten eine ausgezeichnete Chance, sich Linderung zu verschaffen. Sollten sie sich als unzureichend erweisen, können Sie jederzeit auf Medikamente zurückgreifen. Wiederholen Sie sich immer wieder wie ein Mantra: »PMS wird mein Leben nicht zerstören. Es wird mir gelingen, meine Symptome unter Kontrolle zu bringen.«

Tracy aus unserem Beispiel am Anfang des Kapitels dachte ständig: »Mein Mann wird mich verlassen.« Als ich ihr half, ihre Gedanken zu restruktieren, sagte ich ihr nicht: »Machen Sie sich keine Gedanken, Ihr Mann wird Sie nie verlassen.« Ich schlug ihr vielmehr folgende Ersatzgedanken vor: »Ich kann anfangen, mein PMS zu kontrollieren. Gelingt mir das, werde ich in der Lage sein, meine Ehe neu zu beleben, und mein Mann wird mich nicht mehr verlassen *wollen*.« Tracy machte sich diese Gedanken zu eigen, die zu einer positiven, sich selbst erfüllenden Prophezeiung wurden. Es gelang ihr, ihr PMS zu kontrollieren und ihre Ehe wiederzubeleben.

Ein weitverbreiteter negativer Gedanke bei PMS-Patientinnen ist: »Ich bin zu dick. Ich sehe schrecklich aus.« Diese Frauen leiden an Angstzuständen, Heißhunger und Wassereinlagerungen. Addieren Sie diese Faktoren, und das Ergebnis ist übermäßiges Essen und rapide Gewichtszunahme. Die meisten dieser Frauen sind nicht wirklich dick; sie haben lediglich ein paar Pfund Übergewicht.

Wenn Ihnen diese Denkweise nur allzu bekannt ist, sollten Sie

Ihre negativen Gedanken restrukturieren. Hören Sie auf, sich selbst dafür zu bestrafen, daß Sie physiologisch bedingten Impulsen und Gelüsten ausgesetzt sind. Machen Sie sich dann klar, daß Sie Ihre Ernährung schrittweise, aber stetig ändern können, was Ihnen helfen wird, die überflüssigen Pfunde loszuwerden, die Ihnen soviel Elend bescheren. (Siehe Kapitel 9.)

Die Veränderung der PMS-Denkmuster bedeutet auch, negativen Gefühlen nachzugehen und sie auszudrücken. Unterdrückte oder verdrängte Gefühle der Trauer, Furcht und Wut können in der Phase gesteigerter Empfindlichkeit während jener prämenstruellen Tage hervorbrechen. Einige PMS-Patientinnen sind in der Lage, der Depression, den Ängsten und der Wut, die während dieser Zeit vulkanartig hervorkommen, etwas Positives abzuringen. Sie schreiben oder nutzen andere Wege, um diesen emotionalen Zustand zu erforschen und entdecken Dinge an sich, die sie andernfalls nie gesehen hätten.

Die Wut bewältigen

Zwar ist es für PMS-Patientinnen hilfreich, Gefühle herauszulassen, aber ein Gefühl, nämlich Wut, kann leicht außer Kontrolle geraten. Jenen unter Ihnen, die in den Tagen vor der Periode gereizt sind oder eine explosive Wut verspüren, sind die Konsequenzen nur allzu bekannt. Ehen, familiäre Beziehungen und Freundschaften sind bis aufs äußerste belastet. Wenn es geschieht, wissen Sie genau, daß Sie die Kontrolle verlieren, Sie fühlen sich aber außerstande, mit dem, was Sie tun, aufzuhören.

Schuldzuweisungen sind an der Tagesordnung, da beide, Sie und Ihr Partner, einen munteren Tanz von Anschuldigung und Vergeltung beginnen. Aber den Frauen ist verständlicherweise sogar stärker daran gelegen, ein Gegenmittel zu finden, als ihren Ehemännern und Partnern.

Es gibt zwar keine »Heilbehandlung« für prämenstruelle Wut, aber eine vernünftige Empfehlung: die Wut bewältigen.

Wenn Sie die in Kapitel 8 dargestellten Richtlinien zur Wutbewältigung befolgen, wird Ihnen klar sein, wann Sie die Grenze zwischen Dampfablassen und Feuerspeien überschreiten.

Sie sind immer noch in der Lage, ein bestimmtes Maß an Kontrolle auszuüben, auch wenn es für Sie durch prämenstruelle physiologische Veränderungen schwierig sein kann. Denken Sie auch daran, daß Ihre Entspannungsübungen Ihnen helfen werden, freigesetzte Wut im Keim zu ersticken.

In Kapitel 8 haben wir Harriet Goldhor Lerners Orientierungshilfen zum angemessenen Ausdruck von Wut und Selbstbewußtsein dargestellt (siehe S. 307). Vermeiden Sie, soweit es Ihnen möglich ist, sarkastische Bemerkungen und Schuldzuweisungen. Teilen Sie Ihre Wünsche deutlich mit, indem Sie Formulierungen wie »Ich möchte ...« oder »Ich habe das Gefühl ...« benutzen, anstatt »Nie tust du ...« und »Immer tust du ...«.

Sie werden sich vielleicht fragen: »Aber was mache ich mit all meiner brodelnden Wut?« Stellen Sie zuallererst fest, inwieweit Ihre Bedürfnisse real sind und Ihre Wut berechtigt ist. Atmen Sie tief durch oder ziehen Sie sich für diese Überlegung einen Augenblick zurück. Teilen Sie Ihre tatsächlichen Bedürfnisse und Frustrationen mit der größtmöglichen Klarheit und der kleinstmöglichen Schuldzuweisung mit. Nehmen Sie dann Ihre brodelnde, außer Kontrolle geratene Wut in einen privaten Schutzraum mit und schreiben Sie sich alles von der Seele. Oder tanzen Sie die Wut zu wilder Musik heraus oder schlagen Sie auf Kissen ein. Finden Sie Ihre persönliche ungefährliche und effektive Ausdrucksweise. Falls nötig, teilen Sie Ihre Wut mit einem Berater oder Therapeuten. Aber trennen Sie zwischen Ihrer berechtigten Verärgerung über andere und Ihrer irrationalen Wut, die in Wirklichkeit nichts mit »diesen Personen« zu tun hat. Widmen Sie sich jeder einzelnen Ebene mit Bewußtheit und Sorgfalt, und Sie werden in der Lage sein, die potentiell störendsten Symptome von PMS zu entschärfen.

Oft ist PMS eine Angelegenheit, die die gesamte Familie betrifft. Die Symptome der Frau wirken sich nicht nur auf den Ehemann oder Liebhaber aus, sondern auch auf die Kinder. Die Ausbrüche von Wut und Tränen können auf nahestehende Menschen schockierend wirken und eine Spirale von Groll und Unmut in Gang setzen, die in einem normalerweise gesunden Familiensystem zu gestörten Beziehungen führen kann.

Aus diesem Grunde beginnt man jetzt damit, die »PMS-Familie« zu behandeln. Sowohl die Patientin als auch ihre Angehörigen profitieren erheblich von den Beratungsgesprächen mit einem Fachmann oder einer Fachfrau, die ihnen die Vorgänge erklärt. Die gesamte Familie erfährt, daß ihre Erfahrungen und Gefühle ganz typisch sind. So wie es für die Frau mit PMS normal ist, emotional aufgewühlt zu sein und manchmal förmlich »auszurasten«, ist es auch für ihre Angehörigen normal, darauf mit Schuldgefühlen, Besorgnis, Verwirrung, Angst und Groll zu reagieren.

Beratende und therapeutische Unterstützung kann für »PMS-Familien« über einen langen Zeitraum erforderlich sein, um diese Spirale von Verletzungen zu heilen. Allein das Wissen um diese Dynamik hilft den Frauen und ihren Familien, sich besser zu fühlen. Berater oder Therapeuten vermitteln viele der von mir in diesem Buch empfohlenen Methoden, wie Wutbewältigung und andere Bewältigungsstrategien, mit Hilfe derer die Familienmitglieder lernen, erneut in einer Sprache gegenseitigen Verstehens miteinander zu kommunizieren.

Ernährung und Bewegung bei PMS

Ernährung und Bewegung sind in Verbindung mit Geist-Körper-Techniken grundlegende Elemente eines umfassenden Behandlungsplans bei PMS. Die Frage, inwieweit diätetische Maßnahmen PMS beeinflussen können, ist Gegenstand intensiver Diskussionen. Doch die Umstellung der Ernährung hilft vielen

Frauen, und meiner Erfahrung nach wirkt sie am besten in Zusammenhang mit anderen Selbsthilfemaßnahmen. Wir dürfen nicht vergessen, daß das, was während der späten Lutealphase passiert, Einfluß darauf nimmt, wie wir uns den Rest des Monats fühlen. Wenn wir aufgrund des PMS-bedingten Heißhungers Pfunde ansetzen, müssen wir uns mit diesem zusätzlichen Gewicht die ganze Zeit herumschlagen. Wir müssen also einen Weg finden, mit diesem Heißhunger so umzugehen, daß wir unsere Gesundheit nicht gefährden oder nicht mehr an Gewicht zunehmen, als sich für uns gut anfühlt.

Ernährung

Die Ernährungsrichtlinien bei PMS entsprechen den grundlegenden Ernährungsempfehlungen für eine gesunde Herztätigkeit, zur Vermeidung von Übergewicht, zur Stärkung des Immunsystems wie auch für eine gesunde Psyche. Beachten Sie folgende wichtige Punkte:

Nehmen Sie mehr komplexe Kohlenhydrate und weniger Zukker zu sich. Untersuchungen haben gezeigt, daß an PMS leidende Frauen Verlangen nach Kohlenhydraten haben, und hierfür gibt es einen Grund: Kohlenhydrate regen biochemische Veränderungen an, die ihre emotionalen Beschwerden verringern. Kohlenhydrate scheinen eine chemische Kettenreaktion in Gang zu setzen, die zu einem Anstieg von Serotonin im Gehirn führt, einem Neurotransmitter, der uns zu emotionaler Stabilität verhilft. In dieser Weise sind auch Prozac und andere ähnliche Medikamente wirksam, weil sie ermöglichen, daß Serotonin im Gehirn seine Funktion erfüllt. Obwohl Kohlenhydrate auf andere Weise wirken, beeinflussen sie den Serotoninspiegel ebenfalls positiv. Mit anderen Worten, wenn sie Verlangen nach Süßigkeiten und stärkehaltigen Snacks haben, versuchen Sie unbewußt, sich selbst zu kurieren!

Das Ganze hat aber einen Haken. Der Genuß großer Mengen Süßigkeiten, die einfache Kohlenhydrate, sprich raffinierten Zucker, enthalten, verursacht ein rasches Ansteigen und Abfallen des Blutzuckers, was zu noch größerer Erschöpfung und Gereiztheit führt. Darüber hinaus sind die meisten süßen Snacks – Schokoriegel, Eis, Kuchen und ähnliches – extrem fetthaltig. Sie nehmen folglich zu, was sowohl Ihre körperliche Gesundheit als auch ihr Selbstwertgefühl beeinträchtigen kann. Fett- und zuckerreiche Lebensmittel fördern auch die Einlagerung von Wasser – die Ursache vieler lästiger PMS-Syndrome. Außerdem wird ein hoher Fettkonsum mit einem Überschuß an Östrogen und einer Unterversorgung mit Progesteron in Zusammenhang gebracht, was ebenfalls zu PMS beitragen kann.

Glücklicherweise gibt es eine relativ einfache Lösung. Komplexe Kohlenhydrate, wie sie in Brot, Nudeln, frischem Obst und Gemüse enthalten sind, scheinen den gleichen positiven Effekt auf unsere Gehirnchemie und unseren Gemütszustand zu haben wie Süßigkeiten, aber ohne deren nachteilige Auswirkungen. Sie müssen nicht zu Schokoriegeln greifen, um sich besser zu fühlen. Gönnen Sie sich statt dessen viel Gemüse und Nudelgerichte. Mit einem Vorbehalt: Jüngste Untersuchungen deuten darauf hin, daß ein hoher Konsum von stärkereichen Kohlenhydraten eine Gewichtszunahme bewirken kann. Greifen Sie also hauptsächlich zu frischem Obst und Gemüse. Genießen Sie Ihr Brot und Ihre Nudelgerichte, aber üben Sie hier etwas Zurückhaltung.

Vielleicht fällt es Ihnen schwer, Ihr Verlangen nach Süßem völlig unter Kontrolle zu bringen. Ein Keks, wenn Ihnen danach ist, wird nicht schaden. Wichtig ist, daß Sie eine bewußte Auswahl treffen; tun Sie ihr Bestes, um zucker- und fettreiche Zwischenmahlzeiten durch fettarme zu ersetzen. Schauen Sie noch einmal im Kapitel 9 nach, wie man eine solche Auswahl trifft. Selbst wenn Sie nur Sahneeis durch Fruchteis oder Kartoffelchips durch fettarme Brezeln ersetzen, haben Sie einen Schritt in die richtige Richtung getan.

Maßvoller Verzehr von Fleisch. In einigen Untersuchungen wird auch zu einer Reduzierung von tierischem Eiweiß geraten, das heißt, weniger rotes Fleisch, Geflügel und Fisch zu essen. In einer kürzlich durchgeführten Studie wurde festgestellt, daß Frauen, die normalerweise wenig Protein zu sich nehmen, sich vor und während der Periode wohler fühlen als andere. Zuviel Protein kann außerdem Ihre Fettwerte erhöhen. Angesichts des gegenwärtigen Forschungsstands würde ich zwar nicht zu drastischen Einschränkungen von Proteinen raten, würde Ihnen aber empfehlen, sich beim Verzehr von rotem Fleisch, das ohnehin einen hohen Anteil an gesättigten Fettsäuren hat, zu mäßigen. Wenn Sie anfangen, mehr frisches Obst und Gemüse zu essen, werden Sie ohnehin »weniger Platz« für Fleisch haben.

Reduzieren Sie Ihren Alkohol- und Kaffeekonsum. Manche Frauen versuchen, ihre emotionalen PMS-Symptome mit Alkohol zu lindern. Kliniker wissen jedoch, daß Alkohol die Dinge sowohl auf der emotionalen als auch auf der körperlichen Ebene nur noch verschlimmert. Übermäßiger Alkoholgenuß senkt den Blutzuckerspiegel und kann Angstzustände, Gereiztheit, Schwindel und Kopfschmerzen auslösen. Zuviel Kaffee kann ebenfalls solche Symptome hervorrufen und außerdem zu Schlafstörungen führen. Wenn Sie nicht ganz darauf verzichten können, sollten Sie sich in Selbstbeherrschung üben: Reduzieren Sie Ihren Kaffeekonsum schrittweise auf ein bis zwei Tassen pro Tag.

Vermeiden Sie übermäßigen Salzgenuß. Zuviel Salz führt zu Wassereinlagerungen – ein Grund dafür, daß so viele Frauen über Aufgedunsenheit in der prämenstruellen Phase klagen. Wassereinlagerung trägt auch zur Schmerzempfindlichkeit der Brüste bei, über die viele PMS-Patientinnen klagen. Salzige und scharf gewürzte Mahlzeiten und Lebensmittel können diese Symptome verschlimmern. Achten Sie also darauf.

Im Zusammenhang mit der Behandlung von PMS wird die Einnahme einer Reihe von ergänzenden Nährstoffen empfohlen. Bisher ist diesbezüglich allerdings kein eindeutiger Nachweis erbracht worden. Einige Berichte sind jedoch positiv. Üben Sie daher eine gewisse Vorsicht.

VITAMIN B6. Der Einsatz von Vitamin B6 (auch bekannt als Pyridoxin) bei der Behandlung von PMS ergab unterschiedliche Resultate. In einigen Studien zeigten Frauen, die zwischen 100 und 500 Milligramm B6 einnahmen, einen deutlichen Rückgang der psychischen und körperlichen Symptome, während die Frauen, denen ein Placebo verabreicht wurde, nicht die gleichen positiven Ergebnisse hatten. Vitamin B6 mag einigen Frauen helfen, anderen nicht. Wenn Sie sich für die Einnahme von Vitamin B6 entscheiden, sollten Sie mit der Dosierung vorsichtig sein: Eine Dosis von über 200 Milligramm ist wegen möglicher neurologischer Nebenwirkungen wie Kribbeln, Schwindel und Kopfschmerzen nicht empfehlenswert.

KALZIUM. Zur Verhinderung von Osteoporose ist eine ausreichende Kalziumzufuhr für Frauen natürlich ein Muß. Es kann aber auch bei PMS helfen. In einer Studie gaben Frauen, denen 1000 Milligramm Kalzium verabreicht wurden, eine Verbesserung des Gemütszustands sowie eine Reduzierung der Wassereinlagerung und der Schmerzen an. Es sind also weitere Untersuchungen erforderlich. Da die Zufuhr von Kalzium aber in jedem Fall sinnvoll ist, sollten Sie die zusätzliche Einnahme von Kalzium in Verbindung mit fettfreien oder fettarmen Milchprodukten in Erwägung ziehen.

VITAMIN E, MAGNESIUM UND NACHTKERZENÖL. Ganzheitlich orientierte Mediziner empfehlen alle drei dieser Nahrungsergänzungen als nützlich bei der Behandlung von PMS. Der wissenschaftliche Nachweis ist in allen drei Fällen gering – einigen Untersuchungen zufolge scheint sich jedoch die Zufuhr von Vitamin E, Magnesium und der essentiellen Fettsäuren, die im Nachtkerzenöl enthalten sind, durchaus positiv auszuwirken. Geringe Dosen können wahrscheinlich nicht schaden und vielleicht sogar helfen. Jeder dieser Nährstoffe hat natürlich noch andere positive Eigenschaften: Vitamin E ist ein wirksames Antioxidans, Magnesium ist für eine gesunde Herzfunktion erforderlich und essentielle Fettsäuren sind notwendig für bestimmte biochemische Interaktionen im Körper. Erwarten Sie aber keine Wunder und konsultieren Sie Ihren Arzt oder einen ausgebildeten Ernährungsberater, bevor Sie ergänzende Nährstoffe zu sich nehmen.

Bewegung

Es gibt deutliche Hinweise darauf, daß körperliche Bewegung zur Linderung des prämenstruellen Syndroms beiträgt. Mehrere Untersuchungen bestätigen die positiven Auswirkungen gemäßigter bis intensiver körperlicher Aktivität, insbesondere der aeroben. Durch Bewegung wird Schweiß produziert, der seinerseits hilft, Wassereinlagerungen freizusetzen. Die Blutzirkulation wird angeregt, Toxine werden ausgeschieden und die Produktion von Endorphinen angeregt, das heißt, jener Chemikalien im Gehirn, welche den Gemütszustand verbessern und depressive Verstimmungen und Schmerzen verringern. Bewegung fördert die Gewichtsabnahme und bessert die psychische Verfassung – ein offensichtliches Plus für Frauen mit PMS. Es hat sich gezeigt, daß durch regelmäßiges Körpertraining eine ganze Reihe von PMS-Symptomen gelindert werden können.

Extrem anstrengende Übungen sind allerdings nicht empfehlenswert, da sie sich negativ auf Ihren Menstruationszyklus auswirken können. Auch fühlen sich viele Frauen durch ein rigides Trainingsprogramm überfordert. Ich empfehle Ihnen, mit einem Programm von zehn bis fünfzehn Minuten Spaziergehen pro

Tag anzufangen. Steigern Sie im Verlauf von mehreren Wochen allmählich Geschwindigkeit und Dauer.

Medikamente gegen PMS

Wie bereits erwähnt, kann Prozac manchen PMS-Patientinnen helfen. Einigen Schätzungen zufolge bewirkt dieses Medikament bei vielen (nicht allen) Frauen mit PMS eine etwa 50prozentige Reduzierung der Symptome. Bei einigen Patientinnen verschwinden sie fast völlig.

Prozac und verwandte Antidepressiva sollten meiner Ansicht nach erst als letzte Möglichkeit in Betracht gezogen werden. Sie sind teuer und haben in einigen Fällen erhebliche Nebenwirkungen: u. a. verminderte sexuelle Lust, Nervosität, Schlaflosigkeit, Kopfschmerzen und Schwindel. Für Frauen mit milden PMS-Symptomen ist es wahrscheinlich nicht sinnvoll, diese Medikamente den ganzen Monat über zu nehmen. Und Frauen mit gravierenden PMS-Symptomen haben, gemäß unserer Studie, eine sehr gute Chance, sich durch Entspannungstechniken Linderung zu verschaffen. Aus diesem Grunde sollten Prozac und verwandte Medikamente nur als letztmögliche Therapie angewendet werden.

Allerdings ist lediglich Prozac als »letzte Rettung« zu empfehlen, die übrigen Antidepressiva haben recht wenige positive Ergebnisse gebracht. Jahrelang verschrieben die Ärzte z. B. Progesteronpräparate. Klinische Tests haben jedoch ergeben, daß Progesteron keinen nennenswerten Nutzen hat und darüber hinaus Nebenwirkungen wie Gereiztheit, Fleckenbildung und unregelmäßige Monatsblutungen verursacht. Einige Ärzte verschreiben sogenannte natürliche Hormonpräparate und behaupten, damit gute Erfolge zu erzielen. Bisher fehlen jedoch wissenschaftliche Untersuchungen, die diese Behauptungen erhärten.

Angstdämpfende Mittel wie Alprazolam können bei PMS nützlich sein, sie sind jedoch mit Vorsicht anzuwenden, da es beim Absetzen des Medikaments nach einem längeren Einnahmezeitraum zu Entzugserscheinungen kommen kann. Harntreibende Mittel reduzieren zwar Wassereinlagerungen, haben aber ebenfalls Nachteile: Dehydration, Lethargie und verstärkte Kaliumausscheidung sind möglich. Wenn man viel Wasser trinkt und auf ausreichende Bewegung achtet, kann man wahrscheinlich auf harntreibende Mittel verzichten.

Sprechen Sie mit Ihrem Arzt offen über Ihre Bedenken hinsichtlich einer medikamentösen Behandlung von PMS.

Informieren Sie sich, bevor Sie sich entscheiden, und haben Sie kein schlechtes Gewissen, wenn Sie letztlich doch auf Prozac oder eine andere Form von medikamentöser Behandlung zurückgreifen. Es gibt keinen Grund, sich dafür zu schämen, daß man den schulmedizinischen Ansatz wählt; keine Frau sollte unnötigerweise leiden. Doch es lohnt sich, zuerst einmal eine sanftere Methode auszuprobieren.

Martas Geschichte

Ich möchte Ihnen die Geschichte einer Patientin erzählen, der es gelang, ihr eigenes Behandlungskonzept für PMS zu entwickeln. Ihr Weg macht die enge Verbindung deutlich, die im Verlauf des Monatszyklus zwischen unserem Gefühlsleben und den Symptomen besteht, die wir in den Tagen vor unserer Periode durchmachen. Marta, eine zweiunddreißig Jahre alte Filmredakteurin, kam in eine unserer Geist-Körper-Gruppen, die von meiner Kollegin Cynthia Medich, R. N., Ph. D., am *Deaconess Hospital* geleitet wurden. Die Woche vor ihrer Periode war stets eine dunkle Zeit, erfüllt von Depressionen, Angstzuständen und unterschwelliger Wut. Bevor Marta in die Gruppe kam, hatte sie mit Hilfe von Psychotherapie und der Teilnahme an einem

Zwölfschritteprogramm einen emotionalen Heilungsprozeß eingeleitet. Körperlicher Mißbrauch in der Kindheit hatte ihr Leben überschattet, solange Sie denken konnte. Sie reagierte hypersensibel auf unfaire Behandlung oder manipulatives Verhalten anderer, was zu Problemen an ihrem Arbeitsplatz führte. Durch ihre Verletzlichkeit gestalteten sich auch ihre persönlichen Beziehungen schwierig. Seit Jahren hatte sie keine Liebesbeziehung mehr gehabt. Aber Marta arbeitete hart daran, ihre Heilung in die eigenen Hände zu nehmen, die Verletzungen der Vergangenheit zu überwinden und ihre Stärken in der Gegenwart zu entdecken.

Marta war oft den ganzen Monat über deprimiert. Sie litt unter Kopfschmerzen, einem brennenden Gefühl und heftigen Menstruationskrämpfen. Am quälendsten aber war die prämenstruelle Phase, während derer sich all ihre emotionalen und physischen Symptome dramatisch verschlimmerten. Die Psychotherapie und ihr Zwölfschritteprogramm waren zwar hilfreich, doch die prämenstruellen Symptome hielten sich hartnäckig. »Ich benötigte noch mehr Handwerkszeug, um mein PMS in den Griff zu bekommen«, sagte sie.

Marta entschloß sich also, an einer Geist-Körper-Gruppe teilzunehmen, und dort fand sie das benötigte Handwerkszeug. Sie benutzte täglich unsere Meditationskassetten und praktizierte die *Body Scan*-Technik, um ihre körperlichen Verspannungen zu lockern. Sie liebte Yoga und begann mit regelmäßigen Übungen fünfmal die Woche. Die Minis halfen Marta, wenn im Lauf des Tages ein emotionales oder körperliches Problem auftrat.

Ihre Entspannungsübungen ergänzten ihre Psychotherapie und das Zwölfschritteprogramm. Im Verlauf ihrer therapeutischen Behandlung wurden intensive Gefühle – insbesondere eine tiefe Traurigkeit – freigesetzt, die sie dank ihrer Entspannungspraktiken tolerieren und akzeptieren konnte. »Als ich mit der Therapie begann, hatte ich viele schmerzliche Gefühlserlebnisse. Es kamen Gefühle hoch, die mich erschreckten. Die Meditation half mir, mit diesem Schrecken umzugehen.«

Marta entdeckte, daß ihr brennendes Gefühl direkt mit dem in der Kindheit erlittenen körperlichen Mißbrauch zusammenhing. Ihre Depression, Angst und Verletzbarkeit hatten ihren Ursprung in einem familiären Umfeld, in dem sie sich nie sicher gefühlt hatte. Mit dem emotionalen Heilungsprozeß veränderte sich auch die Funktion ihrer Entspannungspraktiken und ihres Yoga – beides diente ihr nun dazu, den Zustand inneren Friedens zu stabilisieren. »Seit ein paar Monaten sind meine Meditation und mein Yoga vorwiegend beruhigend und aufbauend«, sagte sie.

Die Meditation hilft ihr auch, sich von ihren PSM-Symptomen abzulenken. »Ich kann mich von meinem Leiden distanzieren«, sagte sie. »Nicht immer verschwindet es ganz. Es hängt davon ab, was jeweils gerade in meinem Leben passiert. Aber ich weiß, daß ich mich eine halbe Stunde lang vollkommen ablenken kann. Wenn die Entspannungsreaktion ausgelöst wird, verändert sich etwas auf der geistigen wie auf der körperlichen Ebene – ich spüre eine Art spiritueller Verbindung. Ich spüre die physiologischen Veränderungen ganz deutlich. Und dann hilft es bei PMS.«

Marta gelang es, bei der Behandlung ihrer PMS-Symptome eine wunderbare Ausgewogenheit herzustellen. Manchmal brauchte sie Ablenkung, ein anderes Mal half es ihr, in ihre Beschwerden hineinzuspüren. »Ich stelle fest, daß es für mich manchmal das beste ist, mich einfach still hinzusetzen und meine emotionalen und physischen Schmerzen bewußt wahrzunehmen.« Wenn sie sich auf ihre Schmerzen konzentrierte, nahm sie oft deren Schwankungen wahr, bis sie abzuklingen begannen.

In ihren Bemühungen um Heilung vom prämenstruellen Syndrom gelang Marta eine gute Kombination von Geist-Körper-Ansätzen. So bediente sie sich beispielsweise der kognitiven Restrukturierung, um ihr destruktivstes Denkmuster – »Alle wollen mir etwas anhaben« – zu verändern. Nachdem sie den frühen Ursprung dieses Gedankens erkannt hatte, sah sie ihre gegenwärtigen Interaktionen in einem neuen Licht. Sie erkannte, daß *niemand* ihr etwas anhaben wollte. Alle waren mit sich selbst beschäftigt. Durch diese Erkenntnis verschwand das Gefühl der Bedrohung aus Martas Arbeitsbeziehungen. Sie wurde selbstbewußter und wehrte sich gegen ihren Chef, wenn er sie mit Worten verletzte.

Ein paar Monate nach Abschluß unseres Geist-Körper-Programms traf Marta einen jungen Mann, mit dem sie eine Beziehung einging – die erste seit Jahren. Sie war davon überzeugt, daß die Kraft und Stärke, die sie durch die Therapie und die Geist-Körper-Behandlung gewonnen hatte, dies ermöglicht hatten. »Ich spüre, daß die Beziehung gut für mich ist«, sagte sie. »Er behandelt mich gut, er ist ein netter Mann. Aber ich weiß, daß er keines meiner Probleme für mich lösen wird. Das tue ich selbst.«

Martas emotionale Arbeit hatte dazu geführt, daß sie sich nicht länger als Mißbrauchsopfer betrachtete, sondern aus der Opferhaltung herauswuchs und für sich selbst und ihre Entwicklung Verantwortung übernahm. Sie bezweifelt, ob die Beziehung möglich gewesen wäre, wenn sie nach wie vor jemanden gesucht hätte, der »sie rettet«.

Martas Symptome haben sich allesamt verringert. Das brennende Gefühl und die Kopfschmerzen sind nahezu verschwunden, ihre Depressionen und Angstzustände haben erheblich nachgelassen. Wenngleich die PMS-Symptome nicht alle weg sind, so hat sie doch jetzt das Gefühl, sie unter Kontrolle zu haben. Und das ist neu für sie. Insgesamt kann sie mit jedem Monat eine stete Verbesserung ihres Gefühlslebens und ihres körperlichen Wohlbefindens feststellen.

»Als ich das erstemal in die Geist-Körper-Gruppe kam, war mein Leben größtenteils eine Mischung aus Wut, Angst und Depression«, sagte sie. »Es gab nur wenige Momente, in denen ich innerlich ruhig war. Aber ich konnte mich an diese wenigen Momente erinnern, und ich wollte sie wiederhaben. Und ich habe sie wiedergewonnen.«

11

Ungewollte Kinderlosigkeit

Naomi und Arthur wünschten sich so sehr ein Kind, daß alles andere bedeutungslos geworden war. Dennoch blieben ihre Bemühungen, Eltern zu werden, erfolglos, bis sie sich schließlich in einer scheinbar ausweglosen Situation befanden! Sie machten nicht nur bei ihren Zeugungsversuchen keinerlei Fortschritte, sie hatten sich auch in ihrer beruflichen Karriere und ihrem Sexualleben festgefahren. Angesichts ihrer schwindenden Hoffnungen und ihrer wachsenden Verzweiflung und Wut stand Naomis und Arthurs Ehe auf der Kippe.

Die Erfahrung der beiden spiegelt die vieler Paare wider, die mit ungewollter Kinderlosigkeit konfrontiert sind. Naomi war fünfunddreißig, als sie beschloß, schwanger zu werden, und sie erwartete keinerlei Probleme: Sie war bereits zweimal schwanger gewesen und hatte abgetrieben. Arthurs Spermiogramm zeigte keinen gravierenden negativen Befund. Ein Jahr später herrschte bei beiden Verwirrung angesichts des ausbleibenden Erfolgs. Naomi konsultierte einen Spezialisten für Reproduktionsmedizin, der eine Bauchspiegelung vorschlug, um festzustellen, ob bei ihr infolge einer Endometriose oder Beckenentzündung Verwachsungen der Eileiter vorlagen. Es existierten tatsächlich gewisse Verwachsungen, die von ihrem Arzt erfolgreich entfernt wurden. Die Prognose des Spezialisten war eindeutig: »Nun sollte einer Schwangerschaft nichts mehr im Wege stehen.«

Als Naomi trotzdem nicht schwanger wurde, war die Bestürzung des Paares um so größer. Während der folgenden eineinhalb Jahre taten sie alles, was man ihnen angeraten hatte. Sie legten Temperaturkurven an, um den genauen Zeitpunkt von Naomis Eisprung festzustellen, und sie stimmten ihren Sexualverkehr jeden Monat darauf ab, so gut sie konnten. Dies führte zu einem Problem, das bei ungewollt kinderlosen Paaren häufig ist: Ihr Sexualleben verlor an Spontaneität – und zwar nicht nur um die Zeit des Eisprungs herum. Die Fixierung auf die Zeugung des ersehnten Kindes hatte auch während der übrigen Zeit ihre Leidenschaft verebben lassen.

Schlimmer noch war allerdings die Tatsache, daß das allmonatliche Warten und Hoffen sie in ein emotionales Chaos stürzte. Naomi und Arthur machten alles richtig und warteten nervös darauf, daß sich der Erfolg einstelle, nur um dann zutiefst enttäuscht zu sein, wenn Naomis Periode einsetzte. Diese Berg-und-Tal-Fahrt von aufkeimenden Hoffnungen und enttäuschten Erwartungen führte dazu, daß beide schließlich permanent angespannt, deprimiert, wütend und erschöpft waren. »Dieser monatliche Kreislauf ist zerstörerisch für eine Beziehung, und er zerstört auch einen selbst«, bemerkte Naomi. »Man fängt sogar an zu zweifeln, ob man mit dem richtigen Partner zusammen ist. Man wird so hilflos, daß man beginnt, alles zu hinterfragen.«

Eine Freundin von Naomi hatte von unserem Geist-Körper-Programm für Unfruchtbarkeitspatientinnen am *Deaconess Hospital* gehört. Auch Arthur hatte davon gehört. Beide ermutigten sie, einen Versuch zu machen. Naomi hatte hochtechnisierte Hormonbehandlungen in Betracht gezogen, eine Entscheidung, die sie persönlich aber so lange wie möglich hinausschieben wollte. In der Hoffnung, ihre Verzweiflung zu überwinden und weitere ärztliche Behandlungen umgehen zu können, meldete Naomi sich für unsere Gruppe an.

»›Ich werde versuchen‹, sagte ich zu meinem Mann, ›zwölf Monate lang an nichts zu denken – weder an meine Temperatur noch daran, ob wir zum richtigen Zeitpunkt miteinander schlafen –, an rein gar nichts. Ich bin so gestreßt, daß ich das alles nicht mehr ertragen kann. Die nächsten drei Monate werde ich mich nur darauf konzentrieren, meinen Streß zu verringern. Dann sehen wir weiter.‹«

Was Naomi entdeckte, als sie mit unserem Programm begann, überraschte und begeisterte sie schließlich. Sie begriff vom ersten Tag an, daß unser Programm nicht darauf ausgerichtet war, ihre Chancen auf eine Schwangerschaft zu erhöhen. Es war – im Gegenteil – darauf ausgerichtet, von dem Gedanken an Schwangerschaft *wegzukommen*. Das Ziel war, das Leben zurückzugewinnen – die Berg-und-Tal-Fahrt von aufkeimenden Hoffnungen und enttäuschten Erwartungen zu stoppen. Naomi war sowohl wütend als auch deprimiert, und unser Programm half ihr, ihre Wut zu bewältigen und die Depression zu lindern. Sie ließ sich auf unseren Prozeß ein und begann, erneut Kontrolle über ihr Leben zu gewinnen.

Die Unterstützung durch die Gruppe war für Naomi ganz besonders hilfreich. »Ich hatte angefangen zu glauben, daß ich gestört sei«, sagte sie. »Nach einiger Zeit in der Gruppe wurde mir schließlich nicht nur klar, daß ich normal war, sondern daß auch die Reaktionen meines Mannes normal waren – und daß wir tatsächlich bei der Bewältigung dieses Problems Hilfe brauchten.«

Das Sexualleben des Paares kam letztendlich wieder ins Lot. »Jahrelang war das Miteinanderschlafen eine genau überlegte Handlung gewesen, und wir taten es nur dann, wenn der Zeitpunkt richtig war.« Zwei Monate nach Beginn des Programms beschlossen Naomi und Arthur, am Valentinstag zu einem romantischen Abendessen auszugehen, was sie seit ewigen Zeiten nicht mehr getan hatten. Sie tranken Champagner, gingen nach Hause und schliefen miteinander. »Ich wußte nicht, ob es gerade meine fruchtbaren Tage waren«, sagte Naomi. »Der Gedanke kam mir überhaupt nicht.«

Naomi kam zu unserer letzten Gruppensitzung und verkündete, daß sie schwanger sei. Sie stellte im nachhinein fest, daß sie am Valentinstag empfangen hatte, dem einzigen Tag um ihren Eisprung herum, an dem sie miteinander geschlafen hatten. Naomis und Arthurs Tochter ist mittlerweile vier Jahre alt.

Ihre Ehe hat sich gefestigt, und Naomi hat die Geist-Körper-Techniken als »Handwerkszeug fürs Leben« beibehalten.

Naomis und Arthurs Geschichte macht vor allem deutlich, daß ein ganzheitliches Geist-Körper-Programm Frauen helfen kann, ihr Leben aus dem Sog der Unfruchtbarkeit zu befreien und zurückzugewinnen. Wir wissen, daß Sterilität Streß, Depressionen und Ängste verursacht, und wir haben anhand unserer Untersuchungen nachgewiesen, daß unser Programm alle drei Faktoren lindert. Die Geschichte der beiden wirft aber auch folgende Frage auf: »Können Geist-Körper-Methoden ungewollt kinderlosen Frauen zur Geburt eines Kindes verhelfen?«

Wir haben keine endgültige Antwort auf diese spannende Frage, deren Beantwortung aber auch nicht unser primäres Ziel war. Unser Anliegen ist vielmehr das emotionale und körperliche Wohlergehen dieser Frauen. Der Schwerpunkt unserer Untersuchungen lag darauf herauszufinden, ob und inwieweit unsere Maßnahmen den Leidensdruck von ungewollt kinderlosen Frauen verringern. Bei unseren gegenwärtigen Studien gehen wir aber auch der Frage nach, ob dieser Ansatz die Empfängnisrate steigert.

Ich habe mich neun Jahre lang mit der Entwicklung und Erforschung des Geist-Körper-Ansatzes für Unfruchtbarkeitspatientinnen beschäftigt. Angesichts unserer wissenschaftlichen Ergebnisse bin ich davon überzeugt, daß die Geist-Körper-Behandlung unfruchtbaren Frauen ermöglicht, ihr Leben wieder in die eigenen Hände zu nehmen. Die Ergebnisse deuten auch immer stärker darauf hin, daß sich hierdurch die Chancen einer Empfängnis erhöhen. Meiner Ansicht nach geben diese Entwicklungen zahllosen Paaren Hoffnung in einer Zeit, in der das Problem der ungewollten Kinderlosigkeit zunimmt.

Heutzutage hegt jedes sechste Paar – das sind fünfzehn Prozent – einen unerfüllten Kinderwunsch. Ungefähr zehn Millionen Amerikaner sind direkt von Unfruchtbarkeit betroffen, und die Zahlen sind steigend. Dies scheint mehrere Ursachen zu haben: Medizinische Fortschritte verleiten mehr Paare dazu, sich einer

Behandlung zu unterziehen, die somit in der Kategorie Sterilität erfaßt werden. Durch die Verschmutzung der Umwelt kann die Fruchtbarkeit sowohl von Männern als auch von Frauen beeinträchtigt werden. Viele Frauen der Baby-Boom-Generation haben mit Leidenschaft ihre berufliche Karriere verfolgt und sind erst durch das Ticken der biologischen Uhr mit Ende Dreißig oder Anfang Vierzig aufgewacht. Sie haben »das Kinderkriegen« länger aufgeschoben als frühere Generationen, wodurch die Quote der altersbedingten Sterilität gestiegen ist. Daneben gibt es epidemische, durch Geschlechtsverkehr übertragene Krankheiten wie Chlamydien, die Entzündungen im Beckenbereich verursachen können, was wiederum zu Verwachsungen der Eileiter führen kann. Und letztlich könnten unsere streßreichen Zeiten, in dem Maße, in dem Streß die Fruchtbarkeit beeinträchtigen mag, einen gewissen Einfluß auf unsere hohen Sterilitätsraten haben.

Durch die jüngsten bahnbrechenden Erfolge der hochtechnisierten Medizin im Bereich der Befruchtung ist die Situation von Paaren, die früher keine eigenen Kinder hatten haben können, heute hoffnungsvoller. Dennoch bleibt bei fünfzig Prozent der Paare, die sich mit dem Wunsch nach einem Kind in ärztliche Behandlung begeben, eine Empfängnis aus. Diejenigen, bei denen es zu einer Schwangerschaft kommt, haben oft einen mühsamen, langen und teuren Weg zur Elternschaft hinter sich. Paare auf der hochtechnisierten Berg-und-Tal-Fahrt benötigen Unterstützung und Bewältigungsstrategien, ganz gleich, ob sie in ihren Bemühungen erfolgreich sind oder nicht.

Die Geist-Körper-Medizin bietet diese Hilfe. Als ich mit dem Geist-Körper-Programm für Unfruchtbarkeitspatientinnen begann, gab es in der akademischen Welt der Schulmedizin nichts Vergleichbares. Zwar gab es schon seit langem Selbsthilfegruppen, mir waren aber keine anderen Programme bekannt, die Geist-Körper-Techniken vermittelten, die speziell auf ungewollt kinderlose Frauen zugeschnitten waren. Innerhalb der letzten zwei Jahre habe ich begonnen, Fachkräfte in der Gesundheitsfürsorge in verschiedenen Städten in diesen Geist-Körper-Methoden auszubilden, und es ist letztlich mein Ziel, Frauen landesweit den Zugang zu diesem Ansatz zu ermöglichen.

Wie ich bereits erwähnte, kann ich meinen Patientinnen angesichts der gegenwärtig gesicherten Erkenntnisse nicht versprechen, daß sie durch ihre Teilnahme an unserem Programm ihre Chancen auf eine Schwangerschaft definitiv erhöhen. Aber es gibt einen anderen Grund, weshalb ich derartige Behauptungen unterlasse. Sie sind für das emotionale Wohlergehen der Patientinnen kontraproduktiv! Wie im Fall von Naomi und Arthur wird der durch Sterilität hervorgerufene emotionale Schaden weitgehend durch den Kreislauf von aufkeimenden Hoffnungen und enttäuschten Erwartungen verursacht. Meine Patientinnen sagen oft, daß sie in 28-Tage-Zyklen leben, innerhalb derer sie angespannt Testergebnisse, den Zeitpunkt des Eisprungs und die ersten Anzeichen der Periode erwarten. Würde das Geist-Körper-Programm nur als eine weitere verzweifelte Anstrengung in Richtung Schwangerschaft gesehen, so würde es den Streß meiner Patientinnen nur noch vergrößern.

Ich war mir von Anfang an darüber im klaren, daß mein Programm darauf ausgerichtet sein würde, die Frauen behutsam aus der Sterilitätsfalle zu befreien. Der einzige sinnvolle Ansatz war, die Frauen in jeder mir zur Verfügung stehenden Weise daran zu erinnern, daß es ein Leben *jenseits* der Sterilität gibt. Das Geist-Körper-Programm sollte keine weitere enge Sackgasse im Labyrinth von Hoffnung und Hoffnungslosigkeit sein. Es sollte ein Ausweg sein.

In den Gruppen haben die Frauen die Möglichkeit, ihre Gefühle zu äußern, Verständnis zu finden, Mut zu fassen und Entspannungstechniken zu erlernen, damit sie Freude und Sinn in ihren Alltag und ihre Beziehung zurückholen konnten. Ohne das leidige Konzentrieren auf Regelzyklus, Hormonspiegel, Tests und Behandlungsplan konnten diese Frauen mit ihrem Kopf, ihrem Herzen und ihren Sinnen wieder im Hier und Jetzt leben.

Gewiß, viele meiner Patientinnen hegen die Hoffnung, daß ihre Teilnahme die Chancen auf eine Schwangerschaft erhöhen.

Natürlich könnte und würde ich keiner Frau ihre Hoffnung ausreden! Aber ich würde vorschlagen, daß sie ihre Hoffnungen erst einmal wie eine unentschiedene Angelegenheit zurückstellt und sich darauf konzentriert, ihre Lebensfreude zurückzugewinnen. Bevor ich das Geist-Körper-Programm bei Sterilität beschreibe und aufzeige, wie Sie die Übungen selbst anwenden können, möchte ich zunächst auf die gesicherten Erkenntnisse über die Verknüpfungen von Streß, Depression und Sterilität sowie auf die Erfolgsrate unseres Programms eingehen.

Streß, Depression und Unfruchtbarkeit

In der andauernden Diskussion über die psychischen Auswirkungen der Unfruchtbarkeit dominieren zwei Fragen. Erstens: »Verursacht Sterilität Streß und Depression?« Zweitens: »Verursachen Streß und Depression ihrerseits Sterilität?«

Die erste Frage ist weniger kontrovers und leichter zu beantworten. Unser gesunder Menschenverstand sagt uns, daß ungewollt kinderlose Frauen unter Streß stehen und daß sie oft angespannt oder deprimiert sind. Eine meiner Patientinnen, Delores, sagte: »Ich habe das Gefühl, daß sich mein Leben seit acht Jahren im Stillstand befindet.« Es ist traurig genug, sich mit der Aussicht zu konfrontieren, die ersehnten Kinder nicht bekommen zu können. Noch schlimmer aber ist es, wenn dadurch allmählich auch alles andere auf der Strecke bleibt.

Nachdem ich die Entwicklung der Teilnehmerinnen mehrerer größerer Geist-Körper-Gruppen verfolgt hatte, stellte ich fest, daß sie tatsächlich alle angespannt und deprimiert waren, als sie erstmals in die Gruppe kamen. Gegen Ende des Programms waren ihre Testergebnisse in bezug auf Depression und Angst erheblich positiver – ein Beweis dafür, daß das Geist-Körper-Programm funktioniert hat.

Angesichts dieser Ergebnisse wollte ich herausfinden, ob es

möglich wäre, durch rechtzeitige Intervention schwere Depressionen bei ungewollt kinderlosen Frauen ganz zu verhindern. Ich hatte also eine Unterredung mit Vertretern des *National Institute of Mental Health (NIMH)*, der nationalen Behörde, die diese Art von Forschung subventioniert. Ihre erste Frage lautete: »Woher wissen Sie, daß ungewollt kinderlose Frauen depressiver sind als andere Frauen?« Wenngleich die Antwort für mich offensichtlich schien, so war es doch eine Tatsache, daß bisher niemand diesen Umstand wissenschaftlich belegt hatte. Bevor ich mein Forschungsvorhaben weiterführen konnte, mußte ich beweisen, daß ungewollt kinderlose Frauen tatsächlich sehr depressiv sind.

Meine Kollegen und ich stellten eine Gruppe von 338 Frauen zusammen, die wegen Sterilität behandelt wurden, und eine Kontrollgruppe von 39 Frauen, die sich lediglich den routinemäßigen Untersuchungen unterzogen. Sie machten mehrere Depressionstests, und – siehe da – die ungewollt kinderlosen Frauen waren erheblich depressiver als die Frauen der Kontrollgruppe. Die sterilen Frauen hatten, um genau zu sein, ein zweifach höheres Risiko, an Depressionen zu erkranken, als die übrigen Frauen. Ihre Depressionskurve erreichte nach zwei Jahren Unfruchtbarkeit ihren Höchststand.

Als naive Wissenschaftlerin, die ich damals war, ging ich voller Hoffnung und mit einem Leuchten in den Augen zum *NIMH* zurück. Meine Argumentation war im wesentlichen folgende: »Sehen Sie, diese Frauen leiden tatsächlich an Depressionen. Können wir nun also untersuchen, ob die Geist-Körper-Behandlung den Depressionen vorbeugt, welche die Frauen nach ein paar Jahren Sterilität heimsuchen?« Der Leiter meiner Forschungsabteilung am *NIMH* stellte jedoch eine Gegenfrage: »Nun gut, diese Frauen leiden an Depressionen. Woher wissen wir aber, daß sie aufgrund ihrer Sterilität depressiv sind? Vielleicht sind sie ja nur depressiv, weil sie ein medizinisches Problem haben?«

Ich wußte damals nicht, wie ich die Frage beantworten sollte. Es gab keine vergleichenden Studien zwischen ungewollt kinderlosen Patientinnen und Patientinnen anderer Kategorien.

Doch – wie durch einen wundersamen Zufall – hatte eine Kollegin, die Statistikerin Patricia Zuttermeister, kurz zuvor aus einer Laune heraus beschlossen, die psychologischen Testergebnisse unserer Sterilitätspatientinnen mit denen anderer Patientinnen in unseren Verhaltensmedizinprogrammen zu vergleichen – darunter Frauen mit Krebs, Herzerkrankungen, Bluthochdruck, chronischen Schmerzen und positiven HIV-Befunden. Als ich die Statistiken sah, war ich überrascht, und wir dokumentierten daraufhin unsere Ergebnisse in einer gemeinsamen Abhandlung. Wir zeigten auf, daß ungewollt kinderlose Frauen Werte auf der Depressionsskala hatten, die sich grundsätzlich nicht von denen der Frauen mit Krebs, Herzerkrankungen, Bluthochdruck und HIV-Positivbefund unterschieden! Wesentlich angespannter und depressiver als die ungewollt kinderlosen Frauen waren lediglich die Patientinnen mit chronischen Schmerzen.

Vergleich der Streßskala von Patientinnengruppen aus der Verhaltensmedizin

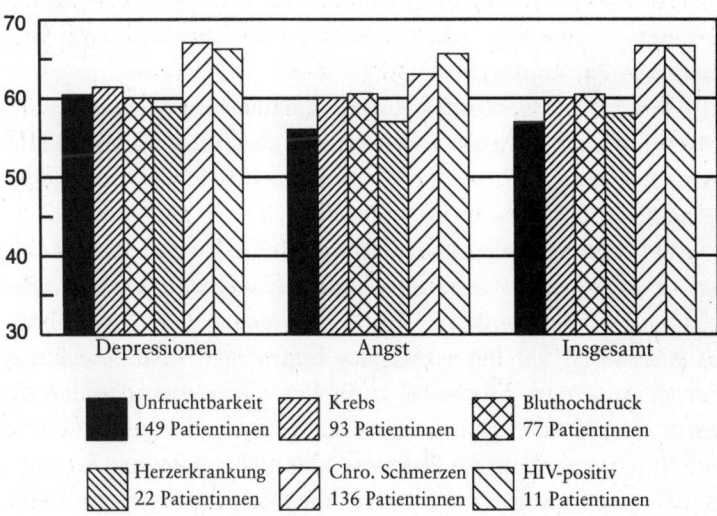

Quelle: Domar, A. D., P. C. Zuttermeister und R. Friedman, »*Journal of Psychosomatic Obstetrics and Gynecology*« 14 (1993): 45–52.

Unsere Schlußfolgerung war eindeutig: Der Tribut, den die Unfruchtbarkeit der Psyche abverlangte, war nicht länger zu unterschätzen. Depressionen waren unter unfruchtbaren Frauen weitaus verbreiteter als unter fruchtbaren. Diese ungewollt kinderlosen Frauen waren genauso depressiv wie Frauen mit Krebs, Herzerkrankungen oder dem Aidsvirus. Unsere Studie wurde veröffentlicht, und 1994 gewährte mir das NIMH eine fünfjährige Finanzierung zur Erforschung der Wirksamkeit unseres Geist-Körper-Programms als Behandlungsform für ungewollt kinderlose Frauen.

Dieser klinische Versuch wird zeigen, ob man mit einer Geist-Körper-Behandlung Streß und Depressionen wirksamer reduzieren kann als mit einer herkömmlichen Selbsthilfegruppe. Wir werden auch definitiv feststellen, ob die Geist-Körper-Medizin die Empfängnisraten steigert. Ist dies der Fall, so können wir mit großer Sicherheit davon ausgehen, daß Streß und Depressionen zur Sterilität beitragen.

Wir haben bereits Hinweise, die diese Annahme erhärten. Es hat sich gezeigt, daß Ärger und Verstimmungen bei Frauen Eileiterspasmen, unregelmäßigen Eisprung und hormonelle Veränderungen verursachen können – allesamt Faktoren, welche die Fruchtbarkeit beeinträchtigen können. Bei Männern wird Streß mit einem drastischen Absinken der Spermienanzahl und einer Verschlechterung der Spermienqualität in Verbindung gebracht.

Weshalb gibt es diese Verbindungen? Wie ich bereits in Kapitel 1 hervorgehoben habe, steuert der Hypothalamus als Teil des Zwischenhirns sowohl die Ausschüttung und Verteilung der Sexualhormone als auch unsere emotionalen Reaktionen auf Streß. Aufgrund von Streß kann sich die Hormonregulation durch den Hypothalamus verändern, was zu Unregelmäßigkeiten führen kann, die die Fruchtbarkeit beeinträchtigen. So kann Streß beispielsweise den Östrogenspiegel (erforderlich für einen normalen Eisprung) und den Progesteronspiegel (notwendig für die Einnistung des Embryos) bei Frauen beeinflussen.

Wissenschaftler, die bei Unfruchtbarkeit nach einer Geist-Körper-Verbindung suchen, haben sich daher auf Fälle konzentriert, bei denen eine offensichtliche hormonelle Störung vorlag. Einer dieser Forscher, Samuel Wasser, Ph. D., ein Reproduktionsbiologe an der *University of Washington* in Seattle, führte mit einer Gruppe von 38 ungewollt kinderlosen Frauen eine Reihe psychologischer Tests durch, bevor die möglichen Ursachen für ihre Kinderlosigkeit durch ärztliche Untersuchungen abgeklärt wurden. Er entdeckte dabei ein verblüffendes Muster. Frauen, deren Unfruchtbarkeit hormonell bedingt war, wiesen ein wesentlich höheres psychosoziales Streßniveau auf als Frauen, bei denen als Ursache für ihre Sterilität anatomische Faktoren wie Verwachsungen der Eileiter vorlagen. Die Frauen mit hormonell bedingter Unfruchtbarkeit erhielten auch weniger soziale Unterstützung, was für eine effektive Streßbewältigung hilfreich ist.

Die Ergebnisse fügten sich perfekt in Wassers Hypothese: Streß spielt *keine* Rolle, wenn das Problem anatomischer Natur (undurchgängige Eileiter) ist; Streß und emotionale Faktoren können aber eine Rolle spielen, wenn das Problem in einer hormonellen Störung begründet liegt. Die Frauen mit hormonell bedingter Sterilität waren angespannter, wütender und ängstlicher. Sie hatten auch weniger tragfähige soziale Kontakte.

Einige wenige Studien sind einer Schlüsselfrage gewidmet: Kann – wenn Streß und emotionale Verstimmung zu Unfruchtbarkeit beitragen – durch eine psychotherapeutische Behandlung eine Empfängnis ermöglicht werden? Im Rahmen einer Studie untersuchte Anfang der achtziger Jahre ein Forscher in Bogotá, Kolumbien, 14 ungewollt kinderlose Paare. Nur sieben dieser Paare erhielten ein individuelles Training in Streß- und Wutbewältigung. Innerhalb von drei Monaten wurden vier der sieben Frauen, die an vorgenanntem Training teilgenommen hatten, schwanger. Von den übrigen sieben Frauen wurde keine schwanger.

Im Rahmen einer weiteren an der *University of Yale* durchgeführten Studie untersuchte Alan DeCherney, Ph. D., der heutige Präsident der *American Fertility Society*, 19 ungewollt kinderlose Paare. Zehn der Paare bearbeiteten mit einer therapeutischen Fachkraft emotionale Fragen in Zusammenhang mit ihrer Sterilität, während die restlichen Paare als Kontrollgruppe fungierten. Eineinhalb Jahre später war es bei sechs der zehn Paare zu einer Schwangerschaft gekommen, aber nur bei einem der neun Paare der Kontrollgruppe.

Diese Studien liefern verblüffende Hinweise darauf, daß durch eine psychologisch-therapeutische Behandlung Paaren geholfen werden kann, deren Sterilität durch Streß und emotionale Faktoren verursacht oder verstärkt wird. Die Studien waren jedoch nicht umfangreich genug, um gesicherte Erkenntnisse zu liefern. Als ich meine Arbeit mit ungewollt kinderlosen Paaren begann, hoffte ich, substantiellere Beweise zur Beantwortung folgender Frage liefern zu können: Kann Unfruchtbarkeit durch eine psychologisch-therapeutische Behandlung geheilt werden?

Das Geist-Körper-Programm für Unfruchtbarkeitspatientinnen

Ich startete das Geist-Körper-Programm für ungewollt kinderlose Frauen unter der Schirmherrschaft der Abteilung für Verhaltensmedizin am *Deaconess Hospital* mit der Hilfe und Unterstützung von Herbert Benson, M. D., und Machelle Seibel, M. D., einer Expertin für Reproduktionsmedizin. Das Programm beinhaltete alle in Teil I dieses Buches beschriebenen Elemente: Entspannungstechniken, kognitive Restrukturierung, Äußerung von Gefühlen, Bewältigungs- und Kommunikationsstrategien sowie die Unterstützung einer Gruppe von Frauen, die mit der gleichen Herausforderung konfrontiert waren und das gleiche Leiden miteinander teilten. Es handelte sich um ein zehnwöchiges Programm mit einer zweieinhalbstündigen Sitzung pro Woche: Während jeder Sitzung wurden neue Kenntnisse und Methoden vermittelt. Eine Gruppe bestand im Durchschnitt aus 15 Frauen, die zusammengekommen waren, um wieder Kontrolle über ihr Leben zu erlangen.

Der einzig wissenschaftliche Weg, meine Ziele zu erreichen, nämlich herauszufinden, ob das Geist-Körper-Programm zu einer Verringerung von Streß, Angstzuständen und Depressionen führte und ob es möglicherweise die Empfängnisquoten verbessern könnte, bestand in der Durchführung eines kontrollierten klinischen Versuchs. Ich mußte ungewollt kinderlose Frauen nach dem Zufallsprinzip einer Behandlungsgruppe und einer Kontrollgruppe zuordnen und die Ergebnisse über einen längeren Zeitraum hinweg vergleichen. Ich hatte gerade mit den Befragungen ungewollt kinderloser Frauen zwecks Aufnahme in unsere Studie begonnen, als meine gut vorbereiteten Pläne über den Haufen geworfen wurden. Nach dem Zufallsprinzip hatte ich die ersten drei Frauen für die Kontrollgruppe ausgewählt, aber nun gab es ein Problem: Die Frauen waren völlig aufgelöst, weil sie wußten, daß andere an einem Streßbewältigungsprogramm teilnehmen würden. Sie selbst suchten derart verzweifelt nach Hilfe, daß der Gedanke, nicht daran teilnehmen zu dürfen, für sie unerträglich war.

Ich hatte damals das Gefühl, daß ich keiner dieser Frauen, denen es so schlechtging und die sich so ausgeliefert fühlten, eine Chance auf Hilfe versagen konnte. Ich legte meine wissenschaftlichen Pläne auf Eis. Statt dessen nahm ich die Frauen in die Behandlungsgruppe auf und beobachtete während des gesamten Zeitraums die Verbesserung ihres psychischen Zustands. Ich zeichnete ihre Empfängnisquoten auf, aber ohne Kontrollgruppe konnte ich nicht beweisen, daß die Geist-Körper-Methoden die Chancen auf eine Schwangerschaft erhöhten. Ich konnte aber sehr wohl zeigen, daß die Geist-Körper-Medizin das emotionale Wohlergehen steigerte.

In unserer ersten Studie untersuchten wir eine Gruppe von 45

Teilnehmerinnen des Programms, indem wir ihre geistige und emotionale Verfassung vor und nach Abschluß des Programms ermittelten. Diese Patientinnen machten die Erfahrung, daß ihre Ängste, Depressionen und Erschöpfungszustände erheblich nachgelassen und daß sie an Kraft gewonnen hatten. Als sie mit dem Programm begannen, hatten viele von ihnen extrem hohe Werte auf der Depressions-, Wut- und Angstskala. Nach Abschluß des Programms bewegten sich ihre Werte im Bereich des Normalen. Es handelte sich um Frauen, die im Durchschnitt seit gut drei Jahren unter ihrer Unfruchtbarkeit litten. Innerhalb von nur sechs Monaten nach Abschluß unseres Programms war ein Drittel – 34 Prozent – schwanger geworden. Wir waren über diese erstaunlich hohe Zahl überrascht.

Durch diese Ergebnisse ermutigt, führten wir die gleiche Studie mit einer neuen Gruppe von 42 Frauen durch. Auch diesmal nahmen die Werte von Depression, Angst und Wut auf der Skala drastisch ab. Und es war kaum zu glauben: Innerhalb von sechs Monaten nach Abschluß unseres Programms war erneut fast ein Drittel (32 Prozent) der Frauen schwanger geworden.

Ohne Kontrollgruppe konnten wir allerdings nicht sagen, ob die Schwangerschaften ein Ergebnis der Teilnahme an unserem Programm waren. Aber wir hatten das Gefühl, daß unsere Schwangerschaftsquote von einem Drittel sehr hoch war – eine Vermutung, die sich durch eine von Dr. John Collins und Dr. Timothy Rowe *(McMaster University* und *University of British Columbia)* durchgeführte Studie bestätigte. Innerhalb einer ähnlichen Gruppe von ungewollt kinderlosen Frauen, die nicht an einem Geist-Körper- oder Entspannungs-Programm teilgenommen hatten, waren innerhalb von sechs Monaten 18 Prozent schwanger geworden.

Ich bin immer wieder überrascht darüber, wie viele meiner Patientinnen unser Programm abschließen und innerhalb kurzer Zeit eine Lösung für ihr Problem finden. Entweder werden sie schwanger, adoptieren ein Kind oder entschließen sich, ihr Leben ohne Kinder zu akzeptieren. In den meisten Fällen kamen

Kinder hinzu, und die Wände meines Büros sind voll mit Bildern von biologischen oder adoptierten Babys. Es gibt für mich keine größere berufliche Genugtuung und persönliche Freude, als von einer Patientin zu erfahren, daß sie nach Jahren des Kämpfens endlich Mutter geworden ist.

Kürzlich erstellten wir eine Übersicht über die Ergebnisse unserer Arbeit aus den ersten sieben Jahren, die insgesamt 284 ungewollt kinderlose Frauen betrifft, von denen uns vollständige Daten vorliegen. Wir stellten folgendes fest:

- Depressionen, Angst, Feindseligkeit und Erschöpfungszustände ließen bei den Frauen erheblich nach. Nach unserem zehnwöchigen Programm waren ihre Werte im allgemeinen vom oberen in den normalen Bereich abgesunken.
- Innerhalb von sechs Monaten nach Abschluß unseres Programms waren 42 Prozent der Frauen schwanger geworden. Insgesamt 36 Prozent trugen das Kind aus.
- Die Frauen, die zu Beginn unseres Programms am meisten depressiv, ängstlich und gestreßt waren, wurden am ehesten innerhalb von sechs Monaten nach Abschluß des Programms schwanger.

Beachtenswert ist, daß unsere psychologisch-therapeutischen Ergebnisse auch in einer großen Gruppe von 284 Frauen Bestand haben und daß die Schwangerschaftsquote mit insgesamt 42 Prozent sogar noch höher liegt, als wir in unseren beiden früheren kleineren Studien ermittelt hatten. Am interessantesten ist aber vielleicht das letztgenannte Ergebnis. Warum wurden die Frauen, die zu Beginn am depressivsten und angespanntesten waren, am ehesten schwanger?

Dieses Ergebnis bestätigt in der Tat unsere Hypothese. Wir wissen, daß unser Programm erfolgreich Streß und Depression bekämpft. Diese Frauen waren extrem aus dem Gleichgewicht geraten, und nachdem sie mit unserer Behandlung begonnen hatten – durch die sie sich besser fühlten und die ihnen Bewältigungsstrategien an die Hand gab –, wurde ein großer Prozentsatz schwanger. Wir können daraus folgern, daß bei diesen Frauen Streß und Depression zur Sterilität beigetragen hatten. Als sich ihr emotionaler Zustand besserte, wurden viele fruchtbar. Bei den Frauen, die weniger gestreßt und/oder depressiv waren, könnten körperliche Faktoren die Hauptursache für ihre Unfruchtbarkeit gewesen sein, und die Geist-Körper-Behandlung konnte somit weniger den Weg für eine Empfängnis freimachen.

Wie hoch war die Schwangerschaftsquote bei den Frauen, die zu Beginn des Programms höchst gestreßt und depressiv waren? Bei einer Reihe von Tests machten die schwanger gewordenen Frauen etwa die Hälfte aus (zwischen 45 und 49 Prozent). In jüngster Zeit haben wir begonnen, einen Standardtest für Depressionen *(The Beck Depression Inventory)* anzuwenden, der als ziemlich exakt gilt. Die letzten 115 Frauen, die am Geist-Körper-Programm teilnahmen, wurden diesem Testverfahren unterzogen. Von den Frauen mit den höchsten Werten auf der Depressionsskala – im obersten Viertel – wurden sage und schreibe 57 Prozent innerhalb von sechs Monaten schwanger!

Was können wir durch diese Ergebnisse lernen? Ich bin der Überzeugung, daß Depressionen – oft eine Folge von chronischem Streß – in der Tat eine Rolle bei Sterilität spielen. Bei einigen ungewollt kinderlosen Frauen kann die Depression ein entscheidender Auslösefaktor sein. Bei anderen kann der Kampf gegen die Unfruchtbarkeit an sich die Depression verursachen, die ihrerseits dann einen Teufelskreis zunehmender innerer Anspannung aufrechterhält, wodurch sich die Chancen einer Empfängnis weiter verringern. In beiden Fällen kann die Depression einen oder mehrere biologische Prozesse wie Eireifung, Eisprung und Einnistung der befruchteten Eizelle behindern, die für eine Befruchtung ausschlaggebend sind. Bekämpfen wir demnach effektiv den Streß und die nachfolgende Depression der Frauen, so haben wir eine gute Chance, ihnen zu einer Schwangerschaft zu verhelfen.

An dieser Stelle muß ich allerdings eine Einschränkung machen. Ich weiß zwar, daß die Geist-Körper-Medizin Streß und Depressionen verringert, und ich glaube, daß diese Verringerung eine positive Wirkung auf die Fortpflanzungsfähigkeit hat, aber es gibt noch andere mögliche Erklärungen, weshalb Frauen, die an unserem Programm teilnehmen, höhere Schwangerschaftsquoten aufweisen als erwartet. Frauen, die sich wohler fühlen, haben womöglich häufiger Sex mit ihren Männern oder Partnern. Sie sind vielleicht durchsetzungsfähiger bei der Suche nach medizinischer Hilfe, und viele meiner Patientinnen werden in der Tat aktiver. Meine gegenwärtige Vermutung ist, daß diese Faktoren ebenso wie Geist-Körper-Faktoren zu unseren Ergebnissen beigetragen haben. Wie ich bereits sagte, wird unsere Fünfjahresstudie definitivere Aussagen hierzu liefern.

Bisher wissen wir, daß die Geist-Körper-Medizin das durch Unfruchtbarkeit verursachte Leiden lindert. Bei einer beachtlichen Zahl von Frauen korreliert diese Linderung mit einer Schwangerschaft. Dennoch ist die Geist-Körper-Medizin kein sicheres Mittel. Unfruchtbarkeit ist, wie auch andere komplexe Krankheitsbilder, ein vielschichtiges Problem und läßt sich nicht auf einen einzelnen Faktor reduzieren. Geist-Körper-Methoden werden nie ein Allheilmittel sein können, vielleicht werden sie aber eines Tages als integraler Bestandteil der Sterilitätsbehandlung anerkannt.

Wir wissen, daß viele gestreßte Frauen schwanger werden. Wir wissen auch, daß einige ruhige, ausgeglichene Frauen ungewollt kinderlos sind. Es gibt keine einfachen Antworten und keine einfachen Zuordnungen. Aber wir haben begonnen zu verstehen, wie Psyche und Fortpflanzung miteinander verknüpft sind, und wir haben einen Ansatz entwickelt, der den Frauen hilft, sowohl ihre emotionale Gesundheit als auch ihre Fortpflanzungsfähigkeit gleichzeitig zu steigern.

Wenn ich über das Geist-Körper-Programm für ungewollt kinderlose Frauen spreche, werde ich oft gefragt: »Wie hoch ist Ihre Erfolgsquote?« Die Leute sind verblüfft, wenn ich antworte: »Oh, etwa 98 Prozent.« Sie sagen dann: »Wollen Sie damit sagen, daß 98 Prozent Ihrer Patientinnen schwanger werden?« »Nein«, erwidere ich, »98 Prozent meiner Patientinnen registrieren nach Abschluß des Programms eine erhebliche Verbesserung ihrer psychischen Verfassung.« Und darin besteht mein Ziel – den Patientinnen zu helfen, ihre Lebendigkeit, ihre Freude und ihre Fähigkeit, ihr Leben auszukosten, wiederzugewinnen. Ich betrachte Mutterschaft, wie auch immer sie erreicht werden mag, als einen wunderbaren – und nicht seltenen – Nebeneffekt.

Das Programm

Die Frauen, die an unserem Geist-Körper-Programm für ungewollt kinderlose Frauen teilnehmen, sind ganz unterschiedliche Lebenswege gegangen, in ihren emotionalen Reaktionen auf ihre ungewollte Kinderlosigkeit sind sie sich aber erstaunlich ähnlich. Alle befinden sich aufgrund ihres Problems in ärztlicher oder fachärztlicher Behandlung: Erhebliche Unterschiede bestehen aber bei der Rangfolge der High-Tech-Behandlungen. Einige haben sich keiner dieser Behandlungsmethoden unterzogen; andere haben gerade mit hochtechnisierten Methoden wie In-vitro-Fertilisation (IVF) begonnen; wieder andere haben bereits mehrere IVF-Zyklen hinter sich oder haben sich anderen Techniken der Reproduktionsmedizin zugewandt, wie GIFT (transuteriner intratubarer Gametentransfer) und TET (transuteriner intratubarer Embryotransfer).

Ich führe mit jeder Frau, die sich für unser Programm anmeldet, ein persönliches Gespräch. Ich möchte wissen, wer die Frauen sind, aus denen sich unsere Gruppen zusammensetzen, und ich möchte sichergehen, daß sie für unser Programm geeignet sind. Nur selten ist eine Frau darunter, die keine gute Kandidatin ist. Ich schätze mich glücklich, da die überwiegende

Mehrheit der Frauen, die an unserem Programm teilgenommen haben, hochmotiviert und engagiert war. Sie machen ihre »Hausaufgaben«, praktizieren regelmäßig eine der Entspannungstechniken, nehmen an Übungen teil, treten mit den anderen Frauen in Beziehung und zeigen Initiative.

Da gibt es Frauen wie Nancy, die sich nach zehn Jahren erfolglosen Bemühens um eine Schwangerschaft zur Teilnahme an unserem Programm für Unfruchtbarkeitspatientinnen entschloß. Sie hatte jede erdenkliche Art medizinischer Behandlung hinter sich, einschließlich drei erfolgloser IVF-Zyklen. Nun, nach einem Jahrzehnt emotionaler Höhen und Tiefen, die an jedem Menschen gezehrt hätten, fühlte Nancy sich wie ausgehöhlt. Ihre Ehe litt, und ihre Arbeit als technische Assistentin in einem biotechnischen Labor befriedigte sie nicht mehr. Nachdem Nancy in unsere Gruppe gekommen war, begann sie, ihren Sinn für Humor, ihre Hoffnung und ihre Orientierung wiederzufinden. Bei unserer letzten Sitzung teilte sie uns mit, daß ihr jüngster – ihr vierter – IVF-Versuch erfolgreich gewesen war. Nancy war schwanger!

Sie und ihr Mann Cal waren außer sich vor Freude, und die Spannungen zwischen ihnen lösten sich auf. Fünf Wochen nachdem sie erfahren hatte, daß sie schwanger war, schien Nancys Leben aus den Fugen zu geraten. Sie bekam einen Anruf von ihrer Mutter, die ihr mitteilte, daß ihre kurz zuvor erkrankte Schwester plötzlich verstorben war. Nancy nahm eine Woche Urlaub, um am Begräbnis teilzunehmen und bei ihrer Familie zu sein. Als sie nach Hause zurückkehrte, erwartete sie der zweite Schock, diesmal per Einschreiben: Es war ein Brief von ihrer Firma, in dem ihr mitgeteilt wurde, daß sie aufgrund von Einsparungen nicht weiterbeschäftigt werden könne. Einen Monat später hatte Cal einen Arbeitsunfall, wodurch er einen Monat lang arbeitsunfähig war und chronische Schmerzen bekam, die ihn deprimierten und ihm die Kraft raubten.

Wie wurde Nancy, die nach so vielen mühevollen Jahren endlich schwanger geworden war, mit diesen plötzlichen Schicksalsschlägen fertig? Sie ging nach innen und aktivierte die gerade erlernten Bewältigungsstrategien. Sie ging aber auch nach außen und fand Unterstützung durch die neuen Freundschaften, die sie in unserer Gruppe geschlossen hatte. Zwar war unser zehnwöchiges Programm bereits beendet, als Nancys Schwester starb, die meisten Gruppenmitglieder trafen sich aber weiterhin. Die 13 Teilnehmerinnen dieser Gruppe waren sich besonders nahegekommen, und die Qualität ihrer gegenseitigen Unterstützung war außergewöhnlich. Nancy teilte mit ihnen ihren Schmerz und ihre Angst, in einer Zeit, in der die Welt um sie herum einzustürzen schien, schwanger zu sein. Sie spürte, daß die Fürsorge und das Mitgefühl der Frauen ihr halfen durchzuhalten. Diese Gruppe von unterschiedlichen Frauen, die ihre verletzbaren Seiten, ihre Stärken und die Fülle ihrer Erfahrungen miteinander teilten, wurde zum Prüfstein für ihre psychische Stabilität inmitten des Chaos.

Nancy kam auch zu einigen Einzelsitzungen zu mir, weil sie bei der Bewältigung ihrer Depression Hilfe brauchte. Sie fragte sich, ob ihre emotionale Verfassung pathologisch sei, und ich versicherte ihr, daß ihre Gefühle angesichts der Dinge, die sie erlebt hatte – und weiterhin erlebte –, normal seien. Ich bestärkte sie in ihrer Entscheidung, nicht sofort einen neuen Arbeitsplatz zu suchen. Sie hatte das Gefühl, daß es für ihre geistige und körperliche Gesundheit und die ihres Kindes wichtig sei, ihre emotionalen und physischen Reserven für den Rest ihrer Schwangerschaft und die darauffolgenden Monate zu bewahren. Dies würde zwar eine finanzielle Einschränkung bedeuten, aber sie und ihr Mann waren sich einig, daß es die Sache wert sei. Durch meine Arbeit mit ihr und – was am wichtigsten war – durch die weiterhin stattfindenden Gruppentreffen gelang es Nancy, ihr psychisches Gleichgewicht aufrechtzuerhalten. »Die Bewältigungsstrategien, die ich in der Gruppe gelernt habe, waren von grundlegender Bedeutung«, sagte Nancy. »Aber die Unterstützung der Gruppe half mir durchzuhalten.«

Mit dieser Unterstützung und der zunehmenden Fähigkeit,

das Leid anzunehmen, aber auch zu transzendieren, war es Nancy möglich, das Wunder ihrer Schwangerschaft nach so vielen Jahren enttäuschter Hoffnungen bewußt zu erleben. Die Geburt ihres Sohnes Jason war ein Wendepunkt, ein freudiges Ereignis, das für Nancy auch ihr eigenes Potential für einen Neuanfang nach all den Jahren voller Streß und Leid symbolisierte.

Je mehr die Teilnehmerinnen über die Geist-Körper-Verbindung und darüber, wie sie in der Praxis umgesetzt werden kann, lernen, desto mehr Nähe entsteht zwischen ihnen. Im Verlauf der zehn wöchentlichen Sitzungen decken wir einen recht großen Bereich ab. (Die regelmäßigen Sitzungen dauern zweieinhalb Stunden, daneben gibt es eine halbtägige und eine ganztägige Sitzung; bei letzterer kommen die Ehemänner und Partner hinzu.) Bevor ich mit einer Sitzung beginne, lasse ich die Teilnehmerinnen eine halbe bis dreiviertel Stunde miteinander reden. Zu Anfang nutzen sie diese Zeit, um sich kennenzulernen. Später besprechen die Frauen in dieser Zeit ihre jüngsten Erfahrungen bezüglich ihrer Unfruchtbarkeit oder sonstige Fragen, die sie beschäftigen. Es entsteht eine Art Miniselbsthilfegruppe, durch die die Beziehungen zwischen den Mitgliedern wachsen und gefestigt werden.

Nach dieser anfänglichen Zeit des Austauschs beginne ich jede Sitzung mit der Demonstration einer Entspannungstechnik. Danach spreche ich über eine bestimmte Geist-Körper-Methode, die Thema der Woche sein wird. (Gegen Ende des Programms habe ich alle in den Kapiteln 4 bis 8 dieses Buches behandelten Methoden vorgestellt.) Ich rede nicht allzulange, denn ich möchte, daß die Teilnehmerinnen kleine Gruppen bilden, um die jeweils behandelte Methode zu üben.

Diese Übungen geben den Frauen die Möglichkeit, sich beim Erlernen und Praktizieren neuer Wege der Bewältigung emotionaler und medizinischer Probleme kennenzulernen. Die Beziehungen, die entstehen, basieren auf mehr als dem Sichaustauschen über die schlimmsten und schmerzlichsten Aspekte der

Unfruchtbarkeit. Während die Frauen die Möglichkeit haben, ihre negativen Gefühle offen auszudrücken, zielen die Übungen in einer konstruktiven Weise auf Wachstum und Akzeptanz ab. All das wird gemeinsam in einer Atmosphäre von Abenteuer und Kameradschaft umgesetzt. In diesem Ansatz unterscheidet sich unser Programm von anderen Selbsthilfegruppen, die zwar hervorragende Arbeit leisten können, aber keine praktischen Geist-Körper-Methoden lehren.

Daneben halte ich kurze informative Vorträge zum Thema Unfruchtbarkeit, spreche beispielsweise über Techniken der Reproduktionsmedizin sowie über Adoptionsverfahren. Meine Kollegin Margaret Ennis, M. A., zeigt den Frauen Yoga-Übungen, die sie alleine praktizieren können. Des weiteren ist Zeit für Essenspausen und informelle Gespräche.

Das von mir soeben beschriebene Programm kann auch auf individueller Basis durchgeführt werden. Ich vermittle meinen Patientinnen oft in Einzelsitzungen den gleichen Ansatz. Ich werde nachfolgend aufzeigen, wie Sie die Geist-Körper-Methoden zum speziellen Zweck der Bewältigung der Unfruchtbarkeit und zur Wiedergewinnung Ihrer Lebensfreude anwenden können. Das einzig fehlende Element ist die Beziehung zur Gruppe, die Sie aber selbst herstellen können, indem Sie an einer Selbsthilfegruppe teilnehmen, in Kontakt mit anderen ungewollt kinderlosen Frauen treten oder sich zumindest mitfühlenden befreundeten Menschen oder Angehörigen gegenüber öffnen.

Über Entspannung ins Leben zurückkehren

Ungewollt kinderlose Frauen brauchen Entspannung wie ein Fisch das Wasser. Viele hatten das Gefühl, derart lange neben sich gestanden zu haben, daß sie vergessen hatten, wie es ist, wenn man atmet, wie man einfache Dinge genießen kann, wie man lacht, wie man still sitzt. Indem die Frauen lernen, die Entspannungsreaktion auszulösen, kehren all diese Fähigkeiten allmählich wieder zurück.

Wenn Sie mit dieser Praxis nach Jahren des Ringens und Sichmühens beginnen, wird es Ihnen vielleicht ähnlich gehen wie meiner Patientin Vera: »Ich stand jahrelang derart unter Streß, daß ich nicht einmal mehr merkte, wie gestreßt ich war.« Zu Beginn kann die Entspannungspraxis – still sitzen und nach innen gehen – Sie auf vorhandene Anspannung in Geist und Körper hinweisen. Lassen Sie sich dadurch nicht beunruhigen. Akzeptieren Sie diese Realität, und machen Sie sich klar, daß Sie eine Menge emotionalen und physischen Aufruhr erlebt haben. Seien Sie sich bewußt, daß Sie mit zunehmender Wahrnehmung und Akzeptanz Ihrer Verspannungen immer näher an den Punkt kommen, an dem sich diese Spannungen auflösen. Es ist nur eine Frage der Zeit.

Tun Sie Ihr Bestes, um sich von dem Gedanken zu distanzieren, daß Sie Entspannung praktizieren, um schwanger zu werden. Wenn Sie sich auf die Schwangerschaft konzentrieren, nehmen Sie sich vielleicht die Chance, wirklich tief zu entspannen. Machen Sie sich immer wieder klar, daß es für Sie darum geht, ins Leben zurückzukehren, was bedeutet, Zeit zu finden, die Gedanken über Sterilitätsbehandlung und Schwangerschaft beiseite zu schieben.

Welche Entspannungsmethoden sind am effektivsten? Jede Methode kann für ungewollt kinderlose Frauen nützlich sein: Sie können sich beim Auswählen der Techniken zur Auslösung der Entspannungsreaktion auf Ihre Intuition verlassen, während Sie sich der seltsamen Schicksalsprüfung, die Ihnen durch die Sterilität auferlegt wurde, stellen.

Die *Body Scan*-Technik ist insbesondere hilfreich, um körperliche Anspannungen, die im Laufe der Jahre auf der Achterbahn der Sterilität entstanden sind, abzubauen. Allein die Unterleibsuntersuchungen, die Bluttests und die medizinischen Eingriffe sind stressig, die emotionalen Höhen und Tiefen aber hinterlassen sowohl in Ihrer Muskulatur wie auch in Ihrem

Kopf ihre Spuren. Wenn Ihre Gedanken abschweifen und Sie eine konkretere Übung brauchen, ist die progressive Muskelentspannung ein Schritt weiter in die richtige Richtung.

Meditation ist für viele Unfruchtbarkeitspatientinnen hilfreich, wenngleich sie die Disziplin regelmäßiger Praxis erfordert. Eine dieser Patientinnen, Yolanda, wählte den Leitsatz »ruhige Beharrlichkeit«. Genau das ist es, was die meisten unfruchtbaren Frauen brauchen, während sie die Behandlungen und das Auf und Ab von Hoffnung und Enttäuschung durchmachen. Eines der wirksamsten Schlüsselworte für Frauen, die im Spannungsfeld ihres Versuchs, schwanger zu werden, gefangen sind, ist gleichzeitig eines der einfachsten: »Loslassen«. In diesem Zusammenhang bedeutet »Loslassen« nicht notwendigerweise »Aufgeben«. Es bedeutet: »Im Augenblick werde ich alle Gedanken und Gefühle bezüglich meiner Unfruchtbarkeit beiseite schieben.«

Meditation kann die ruhige Zentriertheit unterstützen, die den Frauen ermöglicht, bewußt zu einer heilenden Lösung zu gelangen, was immer dies im individuellen Fall bedeuten mag. Eine solche Frau war Maria, die sich nach fünf Jahren erfolgloser Bemühungen, ein eigenes Kind zu empfangen, zur Teilnahme an unserem Programm entschloß. Nach unzähligen Hormoninjektionen, sechs intrauterinen Befruchtungen und vier IVF-Zyklen waren Marias Reserven erschöpft. Nach außen zeigte sie die Haltung: »Ich lasse mich nicht unterkriegen.« Sie war bereit, die High-Tech-Behandlungen so lange fortzusetzen, bis sie damit Erfolg hätte. Doch unter der Oberfläche war sie voller Panik, verletzt und nahezu ohne Hoffnung.

In der Gruppe zeigte Maria uns anfangs nur diese Oberfläche. »Ich verleugne zweifellos die Realität. Ich sagte den Leuten: ›Ich werde den Kampf gewinnen. Ich weiß, ich werde Zwillinge haben.‹ In Wirklichkeit war da aber nichts als Schmerz und Tränen. Mein Mann kam fast um vor Sorge um mich.« Als Maria mit den anderen Gruppenteilnehmerinnen vertrauter wurde, wurden ihre Verteidigungsmechanismen schwächer. Sie begann, ihre Verzweiflung zuzulassen, sich den anderen Frauen gegenüber zu öffnen und deren Unterstützung anzunehmen. »Plötzlich«, sagte Maria, »wurde mir bewußt, was in mir vorging.«

Die Meditation half Maria aufzuwachen. Sie benutzte bei ihren täglichen Meditationssitzungen ein Sanskritmantra, das ihr sowohl Mut gab als auch half, ihre Mitte zu finden. Maria war sehr motiviert. »Ich sorgte dafür, daß mein Mann mich während der Meditationen abschirmte«, sagte sie. »Er kümmerte sich ums Telefon, so daß ich die Zeit nutzen konnte.«

Für Maria war die Meditation eine Übung sowohl des Entspannens als auch des Loslassens. Durch ihre neu gefundene innere Ruhe konnte sie sich ihre Unfruchtbarkeit ohne Wenn und Aber ansehen. Sie und ihr Mann Gregory setzten sich schließlich zusammen und diskutierten ihre Möglichkeiten mit einer Klarheit, die neu für sie war. Nach Abschluß unseres Programms entschied sich das Paar für eine Adoption. Die Meditation hatte Maria geholfen, ihre Spannungen abzubauen – aber auch, ihre Hoffnungen auf ein biologisches Kind loszulassen. Sie wußte, daß es für sie die richtige Entscheidung war, weil sie ihr nicht von außen durch andere Personen oder Einflüsse aufgedrängt worden war, sondern einem inneren, in der Stille gewonnenen Bewußtsein entsprang. Maria und Gregory adoptierten vor über einem Jahr ein Mädchen, und ihre Tochter ist die größte Freude in ihrem Leben.

Um zu innerer Ruhe und spiritueller Verbundenheit zu finden, nutzen einige meiner ungewollt kinderlosen Patientinnen das Gebet und verwenden Wörter und Sätze, die aufgrund ihrer Religion oder ihres Glaubens eine Bedeutung für sie haben. Welche Praxis Sie auch wählen, versuchen Sie, sich auf ein Gebet zu konzentrieren, das Ihnen zu innerem Frieden verhilft.

Die Achtsamkeitsmeditation ist für viele unfruchtbare Frauen, die die Fähigkeit verloren haben, im Hier und Jetzt zu sein und sich an ihrem Körper und ihren Gefühlen zu erfreuen, außerordentlich hilfreich. Eine Patientin, Faith, kämpfte drei

Jahre lang gegen ihre Unfruchtbarkeit an. Sie hatte vier intra-uterine Befruchtungen, drei GIFT-Behandlungen und einen laparoskopischen Eingriff hinter sich, bei dem Ei- und Samenzelle direkt in den Eileiter eingebracht werden. Nach all diesen komplizierten medizinischen Eingriffen (ganz zu schweigen von dem emotionalen Schmerz über die Tatsache, nach wie vor unfruchtbar zu sein) praktizierte Faith Achtsamkeit, um das Hier und Jetzt wiederzuentdecken.

»Ich konnte endlich wahrnehmen, was um mich herum geschah, anstatt nur damit beschäftigt zu sein, was nächste Woche oder nächsten Monat sein würde oder was vor drei Monaten geschehen war und mich immer noch bewegte«, sagte sie. »Die Achtsamkeitsmeditation half mir, im Hier und Jetzt zu sein. Ich fing an, die Dinge klarer zu sehen und meine ganze Situation nicht mehr als so schrecklich zu empfinden.«

Die Achtsamkeitsmeditation ermöglichte es Faith auch, die medizinische Behandlung fortzusetzen, da ihr Handeln nicht mehr ausschließlich vom Leid der Vergangenheit und der Angst vor der Zukunft bestimmt war. Auch während der ärztlichen Behandlung lebte sie im Hier und Jetzt, und schließlich – eineinhalb Jahre nach Abschluß unseres Programms – war es Faith durch ein sogenanntes natürliches IVF-Verfahren möglich, ihr erstes Kind zu empfangen. Ihre Tochter ist heute zwei Jahre alt.

Mit den Techniken gelenkter Phantasie können Sie auf eine Reise in Ihre innere Welt gehen, die sich von der nervenraubenden Berg-und-Tal-Fahrt der Sterilität erheblich unterscheidet. Sie können sich beispielsweise mit Hilfe von Audiokassetten zu einem Phantasiespaziergang an einen wunderschönen Strand oder einen Bergbach einladen lassen. Wenn Kassetten für Sie nicht oder nicht mehr das Richtige sind, entwickeln Sie Ihre eigene Phantasiereise, um Entspannung und inneren Frieden zu finden.

Selena, die fünf Jahre Sterilitätsbehandlung mit chirurgischen Eingriffen und mehreren High-Tech-Prozeduren hinter sich hatte, nutzte Phantasiereisen, um zu entspannen. Und sie brachte ihren Mann dazu, ihr beim Visualisieren der entspannenden Bilder zu helfen. Er führte sie durch die Erinnerungen eines Urlaubs, den sie einmal auf einer tropischen Insel zusammen verbracht hatten. »Er ließ mich am Morgen erwachen, öffnete die Fensterläden, die den Blick aufs Meer freigaben. Das Sonnenlicht durchflutete den Raum. Ich streifte meinen Badeanzug über und ging hinunter zum Meer, vorbei an der Badehütte und dem Pool, bis ich den Strand erreichte. Ich fühlte beim Laufen den Sand unter meinen Füßen, meine Augen wanderten von Muschel zu Muschel, ich nahm die Formen und Farben wahr und bückte mich dann und wann nach einer Muschel, um meiner wachsenden Sammlung eine neue hinzuzufügen.«

Mit Hilfe dieser Urlaubserinnerungen begann Selena dann, alleine entspannende Phantasiereisen zu unternehmen. Sie ließ auch ihre Fruchtbarkeit zum Gegenstand einer Phantasiereise werden, was ihr Seelenfrieden gab. Selena stellte sich vor, sie wäre schwanger. »Ich visualisierte das Säen eines Samenkorns, die Schwangerschaft, die Geburt, wie ich das Kind hielt, wie ich für das Kind sorgte, das gesamte Szenario«, sagte sie. »Ich fühlte mich dadurch wunderbar, denn ich unterzog mich weiterhin intrauterinen Inseminationen und anderen Behandlungen. Die Phantasiereisen ermöglichten mir eine positive Haltung – so, als ob es einen Sinn für all das gäbe.«

Nach einer intrauterinen Insemination wurde Selena schließlich schwanger. Hatte die Entspannung, die sie durch die Phantasiereisen bewirkt hatte, ihr zur Empfängnis verholfen? Wurde sie dadurch in gewisser Weise körperlich »empfänglicher«? Oder wurde dadurch lediglich ihre Motivation zur Fortsetzung der Behandlungen aufrechterhalten? Wir können die Antwort nicht wissen, aber wir wissen wohl, daß Selenas Phantasiereisen eine tiefe beruhigende und ermutigende Wirkung hatten.

Ich kann Selenas Vorgehensweise nicht allen Frauen empfehlen. Wenn Sie versuchen, eine Schwangerschaft zu visualisieren, müssen Sie darauf achten, ob dies den Kreislauf von Hoffnung und Hoffnungslosigkeit verstärkt oder entspannt. Verzichten

Sie auf diese Methode, wenn Sie dadurch noch angespannter werden, und bleiben Sie strikt bei Entspannungstechniken, die sich nicht auf Fruchtbarkeit konzentrieren. Selena war ihrer inneren Stimme gefolgt, und ihre Visualisierung war ihr bei den nachfolgenden ärztlichen Behandlungen eine Hilfe. Lassen Sie sich beim Entwickeln und Anwenden von Phantasiereisen ganz von Ihren eigenen Instinkten und Gefühlen leiten.

Kurze Entspannungsübungen sind sowohl zur Bewältigung alltäglicher Streßsituationen äußerst hilfreich als auch bei belastenden ärztlichen Behandlungen wie Unterleibsuntersuchungen, Bluttests, intrauterinen Inseminationen und jeder einzelnen Phase reproduktiver Techniken. Das Warten auf die Ergebnisse von Hormonauswertungen, Schwangerschaftstests und anderen wichtigen Untersuchungen kann qualvoll sein. Wenden Sie kurze Entspannungsübungen an, um den inneren Leidensdruck zu verringern. Atmen Sie tief in den Bauch, wenn Sie sich durch die ärztlichen Behandlungen oder die mit der Unfruchtbarkeit verbundenen emotionalen Belastungen überwältigt fühlen.

Nehmen Sie sich täglich Zeit für die Entspannungsübungen, und wenden Sie die Methoden an, die am besten wirken. Denken Sie daran, daß regelmäßiges Üben – etwa zwanzig Minuten ein- oder zweimal am Tag – nachhaltige positive Auswirkungen hat. Mit der Zeit werden Sie ein gesundes Gefühl der Kontrolle zurückgewinnen. Geist und Körper werden flexibler, weniger anfällig für Streß und sind eher in der Lage, sich auf die Berg-und-Tal-Bahn zu begeben, ohne der Wut, der Verzweiflung und Erschöpfung anheimzufallen.

Wie Faith einmal sagte, als sie über die Wirkung regelmäßiger Entspannungsübungen sprach: »Mein Leben gehört wieder mir.«

»Ich *könnte* ein Kind haben«
Kognitive Restrukturierung

Das negative Denken unfruchtbarer Frauen kann schrecklich aktiv sein. Strafende Gedankenmuster sind im Überfluß vorhanden. »Ich werde nie eine Mutter sein.« »Ich werde nie ein Kind haben.« Dies sind die häufigsten Varianten. Hier ein paar weitere typische Äußerungen von Patientinnen, die ich im Laufe der Jahre behandelt habe:

- »Ich mache alles falsch.«
- »Es ist meine Schuld, daß ich unfruchtbar bin.«
- »Gott bestraft mich dafür, daß …« (Hier werden sogenannte schlechte Verhaltensweisen eingesetzt, einschließlich Abtreibungen, Sexualverhalten, schlechte Behandlung des Partners oder der Eltern.)
- »Ich bin unfruchtbar, weil ich es nicht verdiene, eine Mutter zu sein.«
- »Wenn ich es nur versucht hätte, als ich jünger war.«

Nutzen Sie die Möglichkeiten kognitiver Restrukturierung, um diese Gedanken, die allesamt sowohl ihrer körperlichen Gesundheit als auch ihrem psychischen Wohlergehen schaden, zu hinterfragen und zu ersetzen. (Siehe Kapitel 5 bezüglich der vier Fragen zum Aufspüren negativer Gedankenmuster.) Stellen Sie sich diese Gedanken als Viren vor, die von einem imaginären »Immunsystem« des Geistes vernichtet werden: Ihre Restrukturierungstrategien können ebenso sicher destruktive Gedankenmuster zerstören, wie Ihre weißen Blutzellen krankmachende Mikroben in Ihrem Körper vernichten.

Gewiß, Gedanken wie »Wenn ich es nur versucht hätte, als ich jünger war«, können einen Kern Wahrheit enthalten. Aber dieser Gedanke kann Ihr Bewußtsein überwältigen und die Wahrheit zu einem Strafgericht gegen Sie selbst werden lassen. Frauen, die sich die Schuld geben, zu lange gewartet zu haben, sind sich all der Anklagen, die sie gegen sich selbst erheben, meistens gar nicht bewußt. Bestimmte Lebensumstände, wie das Aufbauen einer beruflichen Karriere, finanzielle Probleme oder auch die harte Arbeit, die erforderlich ist, um eine gesunde Partnerbeziehung zu entwickeln, sind häufige Gründe für einen späten Start, aber keinesfalls Gründe für eine Selbstabwertung.

Viele dieser negativen Gedankenmuster sind schlichtweg falsch. Die Schuld, die unfruchtbare Frauen auf sich laden, entbehrt jeder rationalen Grundlage. Laurie, eine achtunddreißigjährige Frau, die der Meinung war, die Unfruchtbarkeit wäre irgendwie ihre eigene Schuld, hatte permanent den negativen Gedanken: »Ich mache alles falsch.« Sie wendete die Vierfragenübung an und kam zu folgenden Erkenntnissen: Erstens, dieser negative Gedanke trägt zu meinem Streß bei. Zweitens, er stammte von meiner Mutter, die jene Worte oft benutzte, als ich ein leicht zu beeindruckendes, abhängiges Kind war. Drittens, der Gedanke ist nicht logisch, weil ich in meinem Beruf als Sozialarbeiterin erfolgreich bin, von den Personen, die mit mir arbeiten, bewundert werde, und eine gute Ehe führe mit einem Mann, der mich ebenfalls bewundert. Viertens, der Gedanke entspricht nicht der Wahrheit, da er eine grobe Verallgemeinerung ist, gestützt auf meine Unfähigkeit, ein biologisches Kind zu empfangen. Ihre Sterilität wurde von einem oder mehreren Faktoren bedingt, die außerhalb ihrer unmittelbaren Kontrolle lagen, und deshalb war es nicht »ihre Schuld«. Laurie hatte in der Tat alles versucht, was in ihrer Macht stand, um schwanger zu werden.

Nachdem Laurie sich ihres Gedankenmusters bewußt geworden war, wollte sie aufhören, sich selbst zu verletzen. Sie entwickelte eine perfekte Restrukturierung: »Ich kann nicht *alles* richtig machen.« Sie hörte auf, ihre Unfruchtbarkeit in die Kategorie »Lauries Versagen« zu stecken.

Wenn Sie der Überzeugung sind, daß Ihre Sterilität eine Strafe ist, ganz gleich, ob Ihre Sünde in Empfängnisverhütung, einer

Abtreibung oder einer anderen »Gesetzesübertretung« besteht, müssen Sie diesen Gedanken hinterfragen. Sie können Ihren spirituellen Überzeugungen treu bleiben, ohne sich zu geißeln. Suchen Sie darüber hinaus den Kontakt zu Freunden und Ihnen nahestehenden Angehörigen. Ist Ihr Schuldgefühl in Ihrem religiösen Hintergrund verwurzelt, sprechen Sie mit einem Therapeuten, Berater oder einem Mitglied der Kirche, dem Sie vertrauen. Keine von uns sollte sich für Entscheidungen oder Fehler der Vergangenheit strafen, insbesondere dann nicht, wenn unsere gegenwärtigen Umstände hart genug sind. Ich empfehle auch nachdrücklich, sich Unterstützung in einer Selbsthilfegruppe für unfruchtbare Frauen zu holen.

Das negative Gedankenmuster, das ich am häufigsten höre – »Ich werde nie ein Kind haben« –, erscheint ziemlich logisch für Frauen, die drei, vier, fünf Jahre oder länger erfolglos versucht haben, schwanger zu werden. Ich fordere sie aber auf, diesen Gedanken eingehender zu untersuchen. Nachfolgend ein Dialog zwischen mir und Frauen, die das oben beschriebene Gedankenmuster verinnerlicht hatten:

F: Trägt dieser Gedanke zu Ihrem Streß bei?
A: Absolut.
F: Wo haben Sie diesen Gedanken aufgegriffen?
A: Ich bin nicht ganz sicher.
F: Hat Ihr Arzt gesagt, Sie könnten kein eigenes Kind bekommen?
A: Nein, das hat er nie gesagt. Er ist der Meinung, ich könnte ein Kind bekommen.
F: Ist der negative Gedanke logisch?
A: Ich denke nicht. Meines Wissens bin ich biologisch gesehen immer noch in der Lage, ein Kind zu bekommen.
F: Ist der negative Gedanke wahr?
A: Ich kann nicht hundertprozentig sagen, daß er wahr ist. Er kann wahr sein, er kann falsch sein. Keiner kann die Zukunft vorhersagen.

F: Warum setzen Sie Ihre Sterilitätsbehandlung fort?

A: In der Hoffnung, daß ich ein Kind bekommen kann!

F: Dann muß ein Teil von Ihnen überzeugt sein, daß es möglich ist, oder warum würden Sie sonst soviel Zeit und Energie verschwenden?

A: Ein Teil von mir ist davon überzeugt, daß es möglich ist.

Sie können sehen, daß dieser Dialog keine Übung in »positivem Denken« ist. Die richtige Antwort auf: »Ich werde nie ein Kind haben« ist natürlich nicht: »Selbstverständlich werden Sie ein Kind haben!« Wer könnte das glauben? Aber der Gedanke: »Ich werde nie ein Kind haben« ist in seiner *Extremität* ebenso unlogisch wie: »Natürlich wirst du ein Kind haben.« Für ungewollt kinderlose Frauen, bei denen kein medizinisch nicht behebbares Hindernis für eine Schwangerschaft und Geburt vorliegt, liegt die Wahrheit irgendwo dazwischen. Die ehrliche Restrukturierung lautet: »Ich *könnte* ein Kind haben.« Das reicht oft aus, um die Frauen emotional im Gleichgewicht zu halten, während sie die medizinischen und psychologischen Sterilitätsbehandlungen fortsetzen.

Für das eigene emotionale Wohlergehen sorgen

Ella lebte mit ihrem Mann Jim in einem Landhaus mit einer dieser langen Veranden, ausgestattet mit Holzsesseln und einem Schaukelstuhl. Von der Verandadecke hing, an Ketten befestigt, eine Hängebank, die mit bequemen Kissen ausgelegt war. In den letzten Jahren war das Paar zwischen seinem Zuhause und der Praxis des Spezialisten hin und her gependelt, festgefahren in der allmonatlichen Enttäuschung über die ungewollte Kinderlosigkeit. Hinzu kam für Ella Streß am Arbeitsplatz, so daß sie ständig das Gefühl hatte, daß ihr keine Zeit zum Atmen oder Nachdenken blieb. Gestreßt und erschöpft warf Ella manchmal im Vorbeigehen einen Blick auf die Hängebank, und es gab Momente, wo sie wünschte, sie hätte Zeit, um dort zu sitzen und ihren Gedanken nachzuhängen.

Ella nahm an unserem Geist-Körper-Programm für Unfruchtbarkeitspatientinnen teil und wurde sich während der Sitzungen zum Thema »Für sich selbst sorgen« bewußt, daß sie aufgehört hatte, sich Zeit für sich selbst zu nehmen. Die Aufgabe in jener Woche war, sich ausschließlich schönen und entspannenden Aktivitäten zu widmen. Ella erzählte mir später, daß ihr nichts eingefallen sei, was sie hätte tun können. Zwei Tage später bemerkte sie die Hängebank und erinnerte sich daran, wie oft sie daran gedacht hatte, dort zu sitzen und eine Stunde lang ihren Gedanken freien Lauf zu lassen. Während der restlichen Woche machte sie ihre Hausaufgabe – sie setzte sich jeden Tag, wenn sie von der Arbeit nach Hause kam, auf die Hängebank. Sie begann, diese Zeit zu nutzen, um ihre Gedanken zu sammeln und all die Anspannung und das innere Chaos loszulassen. Sie stellte fest, daß die Hängebank eine fast magische Wirkung auf ihren Geist ausübte. Sich dort niederzulassen wurde gleichbedeutend mit loslassen, entspannen und zu sich selbst zurückfinden.

Die Lektionen zum Thema »Für sich selbst sorgen« sind für Frauen, die es mit Unfruchtbarkeit und Fehlgeburten zu tun haben, von äußerster Wichtigkeit. Einer der Gründe für die Neigung dieser Frauen zu Depressionen und Ängsten ist ihre innere Überzeugung, keinen Anspruch auf die grundlegenden Freuden des Lebens zu haben. Zeit ist Mangelware, die Ehen sind belastet, die Arztbesuche sind unerfreulich, und unter der Oberfläche der alltäglichen Routine breitet sich ein Gefühl von Hoffnungslosigkeit aus.

Wenn diese Beschreibung auf Sie zutrifft, sollten Sie die in Kapitel 6 enthaltenen Richtlinien befolgen und sich jeden Tag mindestens eine halbe Stunde Zeit für Aktivitäten nehmen, die keinem anderen Zweck dienen, als Geist, Körper und Seele zu nähren. Gönnen Sie sich regelmäßig eine Massage. Kaufen Sie sich Blumen. Wählen Sie Nahrungsmittel, die sie mögen. Gönnen Sie sich ein Essen im Restaurant. Lesen Sie einen Kitschroman. Nehmen Sie ein luxuriöses heißes Bad. Fragen Sie sich, welche Musik Sie entspannt oder Ihrer Seele guttut, und hören Sie jeden Tag mehrere – oder wenigstens eines – solcher Musikstücke. Ersetzen Sie übermäßiges Fernsehen durch stilles Nachdenken oder gute Lektüre. Solche Aktivitäten sind keine Zeitverschwendung. Sich Sorgen machen, sich streiten, sich überarbeiten, sich überessen und Ersatzbefriedigungen wie exzessives Fernsehen *sind* hingegen Zeitverschwendung. Nutzen Sie diese Zeit statt dessen, um für sich zu sorgen, und zwar durch wirklich wohltuende Aktivitäten, die Sie in ihrem Selbstwert stärken.

Das Ausdrücken von Gefühlen ist ebenfalls zentrales Thema unseres Programms. Ich habe nur wenige unfruchtbare Frauen getroffen, die nicht auf irgendeiner Ebene mit Wut und Traurigkeit auf ihre Situation reagieren. Viele sind sich dieser Gefühle aber nicht bewußt, weil sie unter der Oberfläche des Bewußtseins existieren. Warum unterdrücken ungewollt kinderlose Frauen diese Gefühle? Weil sie schmerzlich sind und als potentielle Störfaktoren gefürchtet werden, und weil vollkommen unklar ist, wie der Kampf gegen die Unfruchtbarkeit letztendlich ausgehen wird. Ein Teil des Verstandes sagt: »Halt. Vielleicht wirst du ja doch noch schwanger, und dann brauchst du nicht so wütend und traurig zu sein.« Zwar können Wut und Trauer auch wieder verdrängt werden, sie können aber nicht wirklich aus dem eigenen Innern verbannt werden.

Es hilft den Frauen, wenn sie schwierige Gefühle zulassen und mit anderen teilen, auch wenn das Resultat ihrer Bemühungen, ein Kind zu gebären, noch unbekannt ist. Frauen, die ein konstruktives Ventil für ihre Wut und Trauer haben, sind in der Regel hoffnungsvoller und vitaler. Da sie sich mit den schmerzlichen Möglichkeiten auseinandersetzen, macht ihnen die Aussicht auf einen erfolglosen Versuch zu keinem Zeitpunkt soviel angst.

Faith, die Patientin, die die Achtsamkeit nutzte, um in ihrem täglichen Leben wieder Fuß zu fassen, fand auch einen Weg, die unter der Oberfläche existierende Traurigkeit zu akzeptieren. »Man kann die Hoffnungslosigkeit oder Depression, die von Zeit zu Zeit hochkommt, nicht verdrängen«, sagte Faith. »Das bedeutet keinesfalls, daß man im klinischen Sinne depressiv ist. Man kann diese Gefühle zulassen, wenn man weiß, daß man sich nicht endlos so fühlen wird. Man kann eine verständnisvolle Freundin anrufen und mit ihr darüber reden. Danach geht es einem besser.«

Faith setzte nach Beendigung unseres Programms ihre medizinischen Behandlungen fort. Mit Hilfe ihrer neuen Bewältigungsstrategien (einschließlich der Bewußtmachung von Gefühlen) konnte sie jedwede Herausforderung meistern, zu denen auch hochtechnisierte chirurgische Eingriffe gehörten. Faith übernahm auch im Rahmen unserer Gruppen die Funktion einer Beraterin und verbrachte Zeit mit neuen Sterilitätspatientinnen, denen sie ihre Erfahrung, ihr Wissen und ihre Unterstützung anbot. Es tat ihr gut, anderen zu helfen, und heute, zweieinhalb Jahre später, kümmert Faith sich um ihr sechs Monate altes Töchterchen Marissa.

Unfruchtbare Frauen sind oft wütend auf ihren Körper, der sie offenbar im Stich läßt. Sie sind wütend auf ihre Männer, weil diese sie nicht verstehen können. Sie sind wütend auf die Ärzte, die ihnen Prozeduren zumuten, die doch keinen Erfolg haben, und sie sind wütend auf das medizinische Personal, das nicht immer mitfühlend ist. Für diese Frauen ist es sehr wichtig, ihre Wut auf konstruktive Weise auszudrücken und zu bewältigen.

Wenn Sie mit Ihrer Wut arbeiten müssen, sollten Sie anfangen, Tagebuch zu schreiben. Lassen Sie all Ihre Wut heraus: auf die Ärzte, auf unsensible Familienmitglieder, auf Ihren Mann, Freundinnen mit Kindern, Freundinnen, die schwanger sind, auf Ihren Körper oder auf Sie selbst. Schreiben Sie sich alles von der Seele, aber hören Sie nicht nach einer Sitzung auf. Sie würden sich dann vielleicht noch schlechter fühlen. Konzentrieren Sie sich auf die Erfahrungen mit Ihrer Unfruchtbarkeit, die für Sie am schlimmsten waren, und nehmen Sie sich mehrere Tage Zeit, um Ihre Wut und Ihre Verletzung Schicht für Schicht freizulegen. Sie können damit anfangen, indem Sie über vergangene Ereignisse schreiben, die Sie nie verarbeitet haben. (Eine Patientin schrieb über ihre erste erfolglose In-vitro-Fertilisation, die bereits zwei Jahre zurücklag.) Schreiben Sie dann über aktuelle Ereignisse, den allmonatlichen Kreislauf von Hoffnung und Hoffnungslosigkeit. Mit der Zeit wird es Ihnen leichter fallen, die Dinge zu bewältigen, denn Sie haben einen Teil von sich integriert, der zwar verletzt, aber gleichzeitig auch wild und kraftvoll ist.

Das Schreiben half einer meiner ungewollt kinderlosen Patientinnen, Maryann, die verborgene Ursache eines seelischen Konflikts aufzudecken. Sie versuchte seit drei Jahren, schwanger zu werden, und hatte während dieser Zeit zahlreiche erfolglose ärztliche Behandlungen über sich ergehen lassen. Als Maryann erstmals in unsere Geist-Körper-Gruppe kam, war sie völlig deprimiert. Der Gedanke, niemals ein eigenes Kind haben zu können, war ihr unerträglich, und sie erwog noch nicht einmal eine Adoption.

Während der Gruppensitzung, in der ich den Teilnehmerinnen die Tagebuchübung vermittelte, hatte Maryann eine emotionale Katharsis. Sie schrieb über ihre Unfruchtbarkeit, und ihr wurde innerhalb einer Sitzung bewußt, weshalb die gesamte Erfahrung für sie so schmerzlich war. Im Alter von zwanzig Jahren hatte Maryann, die aus einer religiösen Familie kam, eine Abtreibung gehabt. Unmittelbar danach hatte sie sowohl brennende Schuld wie auch tiefen Verlust gefühlt. Sie verdrängte diese Gefühle, die aber in ihrem Unterbewußtsein über ein Jahrzehnt lang weiterschwelten. Sie wünschte sich aus demselben Grund ein biologisches Kind, aus dem so viele andere Paare sich ein eigenes Kind wünschen, aber unbewußt wollte sie mit einer Schwangerschaft auch die Schuld und die Trauer im Zusammenhang mit ihrer Abtreibung ausgleichen. Sie lebte in der Vorstellung, daß durch die Geburt eines Kindes der alte Schmerz irgendwie ausgelöscht würde.

Beim Schreiben ging Maryann diesen Gefühlen und Fragen ohne Wenn und Aber auf den Grund. Sie weinte um ihr nicht geborenes Kind, und ihr wurde klar, wie sehr ihre Schuldgefühle und ihre Trauer ihr Leiden in bezug auf ihre Unfruchtbarkeit vergrößert hatten. Maryann setzte die Schreibübung fort und konnte ihren inneren Kampf nun mit völlig neuen Augen sehen. Schließlich gelang es ihr loszulassen; sie konnte sich klarmachen, daß sie zur Zeit ihrer Abtreibung jung und in Schwierigkeiten war. Und sie versuchte nicht länger, vor dem unterschwelligen nicht akzeptierten Gefühl von Verlust davonzulaufen. Wenig später entschlossen sich Maryann und ihr Mann zur Adoption. Sie hat ihre Entscheidung seither nie bereut.

Nutzen Sie das Schreiben als Ventil für alle ihre Gefühle, nicht nur Schuld oder Wut. Machen Sie Ihr Tagebuch zum Auffangbecken für Wut, Trauer, Erschöpfung, Ekel, Verzweiflung, Hoffnung, Humor und Selbsterkenntnis. Dieser Prozeß kann Ihnen helfen, klarere Entscheidungen zu treffen: Welchen Behandlungen werde ich mich unterziehen und welche werde ich vermeiden; wann handele ich und wann nicht; wann gebe ich die Behandlungen auf und wann entschließe ich mich zur Adoption; will ich ein Kind adoptieren oder meinen Frieden und mein Glück ohne Kinder finden. Das Treffen von Entscheidungen ist eine Angelegenheit des Verstandes *und* des Herzens. Achten Sie auf Ihrer Suche nach den richtigen Wegen zu Elternschaft und persönlichem Wachstum darauf, daß beide Aspekte in Ihre Entscheidungen einfließen.

Heilung für die belastete Partnerschaft

Die Auswirkungen der Unfruchtbarkeit auf Paarbeziehungen sind oft verblüffend ähnlich. Wenn die Frauen in unseren Gruppen zusammenkommen, sind sie sowohl überrascht als auch erleichtert, wenn sie von Eheproblemen hören, die mit ihren eigenen vergleichbar sind. Erleichterung stellt sich dann ein, wenn ihnen klar wird, daß sie keine Sonderexemplare mit seltsamen Schwächen in ihren Partnerbeziehungen sind, Schwächen, die sie und ihre Partner minderwertig machen.

Es ist für Männer schwer zu verstehen, was ungewollt kinderlose Frauen durchmachen: die ärztlichen Untersuchungen, die Nebenwirkungen starker Hormone, das Gefühl von Peinlichkeit und Versagen. Es ist aber auch für Frauen schwer zu verstehen, was ihre männlichen Partner durchmachen: die Hilflosigkeit, weil keine Zeugung erfolgt, die Unsicherheit, wenn sie zum biologischen Problem beitragen, die Machtlosigkeit, wenn es darum geht, ihren Frauen das Leben zu erleichtern. Es ist für beide Partner schwer, mit den Auswirkungen der Unfruchtbarkeit auf ihr Sexualleben, auf ihr gesellschaftliches Leben und auf ihre Fähigkeit, die einfachen Freuden des Lebens gemeinsam zu genießen, zurechtzukommen.

Laut Deborah Tannen ist es noch schwieriger, die Gräben zu überbrücken, wenn Männer und Frauen eine unterschiedliche Sprache sprechen. Die Lösung für ungewollt kinderlose Paare liegt nicht in dem Versuch, den Kommunikationsstil des Partners zu verändern, sondern vielmehr darin, sich hinzusetzen und die Sprache des Partners so zu übersetzen, daß man sie voll und ganz versteht. (Siehe Kapitel 7 für detaillierte Anleitung zur konstruktiven Paarkommunikation.)

Wenn Sie Ihrem Mann oder Partner zuhören, werden Sie aus seinen Worten meistens Hilflosigkeit, Verwirrung oder Scham heraushören. (Letztere ist häufiger, wenn der Mann zur Sterilität beiträgt.) Wenn Ihnen klar wird, wie es ihm geht – selbst wenn Sie der Meinung sind, daß er sich schwer verständlich aus-drückt –, sollten Sie ihm zu verstehen geben, daß Sie ihn ver-standen haben. Daraus wird sich ein konstruktiverer Dialog ent-wickeln.

Eine typische Falle, in die Frauen tappen, ist der unausge-sprochene Wunsch, ihr Partner möge ihre Bedürfnisse im Hin-blick auf die Unfruchtbarkeit erfüllen, ihnen mehr praktische Hilfe, Mitgefühl und emotionale Offenheit entgegenbringen. Das ist ein weiteres Beispiel für den Irrglauben, der andere müsse in der Lage sein, unsere Gedanken zu lesen. Es liegt in Ihrer Verantwortung, Ihre Bedürfnisse klar und deutlich zu äußern – eher als Bitte und weniger als Forderung – und sich rückzuversichern, wenn der andere distanziert oder teilnahms-los reagiert.

Wir beziehen die Männer und Partner in unser Programm ein, indem wir sie zu drei Sitzungen einladen (die erste, die siebte und die neunte), wobei letztere sich über einen ganzen Sonntag erstreckt. Als ich das Programm ausarbeitete, war ich der Mei-nung, daß es in erster Linie den Bedürfnissen der Frauen gerecht werden sollte, indem es ihnen Gelegenheit gibt, mit anderen Frauen zusammenzukommen, um ihre durch die Unfrucht-barkeit erlittenen Verletzungen zu heilen und zum Leben zu-rückzukehren. Aus diesem Grunde konzipierte ich kein Geist-Körper-Programm für Paare, denn Frauen sind im allgemei-nen stärker von der Sterilität betroffen als Männer (womit ich das Leiden der Männer keinesfalls als geringfügig abtun möchte).

Andererseits war mir klar, daß es angesichts der tiefgreifen-den Auswirkungen von Unfruchtbarkeit auf Paare falsch wäre, die Männer auszuschließen. Die Veränderungen, zu denen ich die Frauen in ihrem Alltag ermutigte, sind wesentlich schwerer zu realisieren, wenn ihre Partner keine Ahnung von oder Erfah-rung mit Geist-Körper-Medizin haben. Auf diese Partner mag es befremdlich wirken, wenn ihre Frauen sich für zwanzig Minu-ten zurückziehen, um sich zu entspannen, oder gar bedrohlich, wenn ihre Frauen ihre Bedürfnisse geltend machen und anfangen, besser für sich zu sorgen.

Wenn die Männer in unsere Gruppen kommen, lernen sie unsere Methoden und das, was sie erwartet, persönlich kennen. In einem kurzen Training lernen sie Entspannungstechniken und erfahren die positive Wirkung an sich selbst. So können sie nachvollziehen, auf welche Weise ihre Frauen davon profitieren. Sie entdecken, daß es nicht unser Ziel ist, eine für Frauen reservierte Enklave zu schaffen. Sie sehen, im Gegenteil, daß ihre Frauen daran arbeiten, sich selbst *und* ihre Ehen zu stärken. Sind diese Ziele geklärt, können die Männer hinsichtlich der Teilnahme ihrer Frauen sogar stärker unterstützend sein. Manchmal praktizieren sie längere oder kürzere Entspannungsübungen oder Minis oder kognitive Restrukturierung gemeinsam mit ihren Frauen. Anstatt sich zu einem weiteren zermürbenden Versuch, schwanger zu werden, zusammenzutun, begegnen sie sich endlich wieder auf einer anderen Ebene, um sich von den Monaten und Jahren der Anspannung zu erholen und in ihrer Ehe wieder Spaß zu haben – ein Gefühl, das im Kampf gegen die Unfruchtbarkeit verlorenging.

Während der siebten Sitzung verbringen die Männer Zeit mit einem Psychologen. Sie können ihre Gefühle äußern und Unterstützung von anderen Männern bekommen, die die gleichen Erfahrungen in bezug auf Unfruchtbarkeit gemacht haben. Die ganztägige Sonntagssitzung hat einen wunderbaren Effekt. Die ersten eineinhalb Stunden verbringen wir mit sanftem Yoga-Stretching. Dann schauen wir uns gemeinsam einen lustigen Film über Loretta Laroches Methode, mit Humor den Alltagsstreß zu reduzieren, an. Danach machen die Paare einen Spaziergang am Fluß, der hinter dem Krankenhaus verläuft. Sie tun dies achtsam und bewußt, gehen wortlos nebeneinander, füttern die Enten. Wenn die Paare etwas so Einfaches gemeinsam tun und dabei ganz im gegenwärtigen Augenblick bleiben können, ist das wie eine Rückkehr zum Abc der Verbundenheit.

Bei einer Übung, die ich von Steven Maurer, M. A., gelernt

habe, schicke ich jedes Paar nacheinander in einen separaten Raum, wo die Partner einander abwechselnd zuhören sollen. Wie bereits in Kapitel 7 beschrieben, sprechen die Paare über drei Themen. Erstens darüber, was ihnen an ihrem Partner gefällt, das sie ihm/ihr noch nie gesagt haben. Zweitens, was ihnen an sich selbst gefällt, das sie ihm/ihr noch nie gesagt haben, und drittens, was ihnen an ihrer Beziehung gefällt, das sie ihm/ihr noch nie gesagt haben. Wenn die Partner in die Gruppe zurückkehren, haben sie strahlende Gesichter. Nach all den Jahren, in denen Kampf und Mißerfolg im Vordergrund standen – oft gekoppelt mit zunehmendem Groll –, erinnert diese Übung die Partner daran, was sie an dem anderen und sich selbst lieben und bewundern.

»Mein Mann Sam steht Gruppen ziemlich ablehnend gegenüber«, sagte Gail, die vor kurzem mit unserem Programm begann. »Er ist Computeranalytiker, ich bin Sozialarbeiterin. Ich finde Gruppen gut, ich bin überzeugt davon, daß sie helfen können, und ich bin überzeugt, daß Therapie positive Veränderungen bewirken kann. Seine Haltung ist eher: ›Nein, ich möchte nicht auf dem Boden liegen und Yoga machen. Und ich mag keine Gruppen!‹ Aber er kam und fand Gefallen am Yoga. Es gefiel ihm sogar, sich mit den anderen Männern zu treffen. Ihm gefiel der ganze Tag, und es wurde ein wunderschöner Tag für uns beide.«

Gail und Sam gingen spazieren und fütterten die Enten am Fluß, ohne ein Wort miteinander zu sprechen, und doch wuchs ein neues Verstehen zwischen ihnen. Wenn einer von ihnen während der Kommunikationsübung sprach, sagte der andere kein Wort. »Das half uns nicht nur zu sagen: ›Ich liebe dich‹, sondern auch zu erklären, weshalb wir uns nach wie vor gegenseitig bewundern«, sagte sie. »Das brachte uns einander tatsächlich wieder näher.«

Solche Kommunikationsübungen sind besonders hilfreich, um jene Risse zu kitten, die im Laufe der Jahre des Kampfes gegen die Unfruchtbarkeit entstanden sind. Meiner Erfahrung nach ist es selten, daß Frauen und ihre Partner gemeinsam eine genaue Vorstellung davon haben, in welche Richtung sie gehen wollen: Der eine Partner möchte vielleicht zur nächsten Ebene hochtechnisierter Behandlungen übergehen, während der andere womöglich noch nicht soweit ist oder die Bemühungen um ein biologisches Kind ganz aufgeben möchte. Der eine Partner hat sich vielleicht für eine Adoption entschieden, der andere aber nicht. Nur durch das gemeinschaftliche Bemühen, zu einem gegenseitigen Verständnis zu gelangen, kann die Nähe zwischen dem Paar aufrechterhalten werden.

Sie müssen aber nicht unbedingt an unserem Programm teilnehmen, um diese Übungen zu praktizieren. Um achtsam einen Spaziergang mit ihrem Partner zu machen, brauchen sie nur ihre Beine und ihren Partner. Um sich hinzusetzen und zu sagen, was Ihnen an sich selbst und Ihrem Partner gefällt, brauchen Sie nur sich selbst, Ihren Partner und die Bereitschaft, offen zu sein. Zwar ist die Struktur unseres Programms hilfreich, aber Sie können auch Ihre eigene Struktur entwickeln und sich selbst Unterstützung geben. Wenn Ihre Ehe durch Unfruchtbarkeit belastet ist, schlage ich folgende Schritte vor:

- Nutzen Sie die Geist-Körper-Medizin (einschließlich Entspannungstechniken), um für Ihr eigenes Wohlergehen zu sorgen.

- Beziehen Sie Ihren Partner in Ihre Bemühungen, gut für sich selbst zu sorgen, ein, aber vermeiden Sie Vorwürfe und Rechtfertigungen.

- Ermutigen Sie Ihren Partner dazu, das gleiche für sich zu tun (z. B. Entspannungsübungen, kognitive Restrukturierung, sich Gutes tun) – aber nur, wenn er interessiert ist.

- Wenden Sie konstruktive Kommunikationsstrategien an (einschließlich der oben genannten Übungen) und erwecken Sie das Positive in Ihrer Partnerschaft wieder zum Leben (siehe Kapitel 7).

- Holen Sie sich Unterstützung von anderen ungewollt kinderlosen Frauen sowie von Angehörigen und Freunden. Erwägen Sie die Teilnahme an einer Selbsthilfegruppe.

- Falls die Unfruchtbarkeit schwere Ängste oder Depressionen verursacht, sollten Sie sich professionelle psychologische Hilfe holen.
- Verursacht die Unfruchtbarkeit permanente schwerwiegende Probleme in ihrer Ehe oder Partnerschaft, sollten Sie eine Paartherapie mit einem Berater oder Therapeuten in Erwägung ziehen, der auf die Behandlung ungewollt kinderloser Paare spezialisiert ist.

Eines der Themen, die Sie bei einer Paarberatung ansprechen können, ist der Verlust der Spontaneität in ihrem Sexualleben. Aber es kann auch hilfreich sein, sich bei manchen Dingen einfach auf den gesunden Menschenverstand zu verlassen. Versuchen Sie, sich nicht durch geplanten Sex tyrannisieren zu lassen. Falls notwendig, machen Sie ein paar Monate Pause, und haben Sie nur dann Sex, wenn Sie Lust dazu verspüren. Eine Möglichkeit für Paare, die noch nicht mit High-Tech-Behandlungen begonnen haben, sind intrauterine Inseminationen, die keine Medikamente erfordern und exakt so geplant sind, daß das Sperma Ihres Mannes genau während der fruchtbaren Tage injiziert wird.

Bei all diesen Empfehlungen liegt das Schwergewicht auf der Rückkehr zur Normalität. Unfruchtbarkeit kann Sie als Paar aus der Bahn werfen. Faith brachte es folgendermaßen auf den Punkt: »Wir waren sechs Jahre verheiratet gewesen, bevor das Drama begann. Wir hatten eine Menge Spaß miteinander, bis die Unfruchtbarkeit tonnenschwer über uns hereinbrach.«

Mit Hilfe des Programms gelang es ihnen, ihre Fähigkeit zur Freude zurückzugewinnen und sich klarzumachen, wodurch sie sie verloren hatten. »Nachdem das Programm abgeschlossen war, sagten wir uns: ›Wenn wir die Sterilität bewältigen konnten, können wir auch alles andere bewältigen.‹«

Unterstützung durch die Gruppe

Wie wichtig ist die Unterstützung durch andere Frauen in der Gruppe? Rena meinte hierzu: »Ich suchte nach Unterstützung, aber ich fand keine. Meine Familie hatte keine Ahnung. Ich erinnere mich an Besuche zu Hause; ich hatte Artikel und Informationsblätter über Sterilität mitgenommen. Ich hoffte, irgend jemand aus meiner Familie würde einen Blick darauf werfen oder Fragen stellen, aber niemand tat es. Es fiel mir schwer, darüber zu reden, und ihnen fiel es schwer, sich vorzustellen, was ich durchmachte.«

»Ich fühlte mich vollkommen allein, bis ich in die Gruppe kam«, fügte Rena hinzu. »Diese Frauen öffneten für mich das Tor zu einer vollkommen neuen Welt, einer Welt, die soviel Trost spendete und Mut machte. Jetzt habe ich 16 neue Freundinnen.«

Es stellte sich nie die Frage, ob man verstanden wurde. Die Gespräche während der vorbereitenden Treffen halfen den Frauen, Gefühle der Isolation, Einsamkeit und Frustration herauszulassen. Renas Erfahrung ist exemplarisch für die der meisten unserer Teilnehmerinnen.

Humor läßt die Gruppe ebenfalls zusammenwachsen. Für Rena beinhalteten die ersten Treffen Ausbrüche von Heiterkeit wie auch Tränen. »Einmal sprachen wir über die absurden Dinge, die bei ungewollt kinderlosen Paaren passieren«, sagte sie. »Beispielsweise über Frauen, die nach dem Geschlechtsverkehr Kopfstand machen, damit das Sperma besser eindringen kann. Oder über Männer, die lächerliche halblange Boxershorts tragen, weil ihnen jemand erzählt hat, kurze Slips beeinträchtigten die Spermienzahl. Manchmal brachen wir in lautes Gelächter aus. Dann wieder war es ein heiteres Schmunzeln – oder ein nach innen gerichtetes Lächeln.«

Die meisten Gruppen setzen ihre Treffen nach Abschluß des zehnwöchigen Programms fort. Sie treffen sich alle vier bis sechs

Wochen, um sich auszutauschen, sich über Sterilitätsbehandlungen oder Adoptionen zu unterhalten und sich weiterhin die Unterstützung zu geben, die jede von ihnen braucht, um weiterzumachen.

Auch Rena trifft sich weiterhin mit den Teilnehmerinnen ihrer Gruppe, und es sind ganz besonders enge Bindungen zwischen den Frauen entstanden. Kürzlich erzählte sie mir, daß eine der Frauen aus ihrer Gruppe, Jenna, einen Traum hatte, der ihre eigenen Gefühle über die Gruppe auf den Punkt bringe. Jenna war ein paar Monate nach Abschluß unseres Programms schwanger geworden. Aber ihre Schwangerschaft war komplikationsreich, und in der Nacht, als die Fruchtblase platzte, hatte sie panische Angst. Als sie an jenem Abend einschlief, hatte sie einen Traum, in dem die Frauen nacheinander ihr Zimmer betraten und um ihr Bett herum einen Kreis bildeten. Sie fühlte sofort ihre Angst weichen, weil diese Frauen – die sie so gut kannten – sie mit Wärme und Fürsorge umgaben. Jenna wachte mit diesem Gefühl auf, das ihr zwei Tage später durch eine schwere Geburt hindurchhalf.

Wie bei allen Gruppen, »klickt« es bei einigen besser als bei anderen, aber die überwiegende Mehrheit der Frauen fühlen sich durch ihre Mitgefährtinnen gewärmt und angenommen. Die Teilnehmerinnen einer Gruppe, bei der es ganz besonders »klickte«, treffen sich noch heute, drei Jahre später.

Zwischen den 13 Frauen dieser Gruppe, die sich alle aufgrund eines Fernsehberichts über unser Programm zur Teilnahme entschlossen hatten, entstanden ungewöhnlich enge Bindungen. Auch was ihre Mutterschaft anbelangt, waren sie innerhalb einer kurzen Zeitspanne außergewöhnlich erfolgreich. Von den 13 Frauen sind heute zwölf Mütter: sieben mit biologischen Kindern und fünf mit adoptierten Kindern. Mit Zweitgeburten und Adoptionen haben diese 13 Frauen heute insgesamt 17 Kinder!

Kann man die benötigte Unterstützung auch ohne Gruppe bekommen? Ja, indem man sich ein Netzwerk mit anderen Frauen aufbaut, die ebenfalls gegen ihre Unfruchtbarkeit ankämpfen. Sie können sich aber auch mitfühlende Unterstützung von Freunden und Angehörigen holen, indem Sie diese Menschen wissen lassen, was Sie durchmachen. In einer Gruppe bekommt man aber schon etwas Besonderes. Wenn Sie sich einer Selbsthilfegruppe für ungewollt kinderlose Paare anschließen und dem von mir hier empfohlenen Geist-Körper-Ansatz folgen, können Sie ihr eigenes ganzheitliches Programm für Ihre Sterilität entwickeln.

High-Tech – Fester Stand und Blick nach vorne

Ungewollte Kinderlosigkeit zu bewältigen bedeutet in der heutigen Welt oft mehr, als nur mit der eigenen Unfruchtbarkeit fertig zu werden. Es kann bedeuten, mit hochtechnisierten Behandlungsmethoden zurechtkommen zu müssen, die ihre eigenen Streßfaktoren mit sich bringen. Da es sich hier nicht um ein Buch über Reproduktionsmedizin handelt, empfehle ich Ihnen andere Bücher zur Information über die bestehenden Möglichkeiten und komplexen Verfahren. (Empfehlenswert ist z. B. »Endlich schwanger« von S. J. Silber.) Aus meiner Erfahrung kann ich Ihnen sagen, daß Hormonbehandlungen mit Clomid, Pergonal und Humegon, intrauterine Inseminationen mit oder ohne medikamentöse Behandlung sowie andere Techniken der Reproduktionsmedizin wie IVF, GIFT und TET allesamt mittlerweile landesweit zum Standardprogramm von Instituten für künstliche Befruchtung gehören. Diese Methoden können die Injektion von Medikamenten bei Ihnen oder Ihrem Partner, kleinere chirurgische Eingriffe, wiederholte Bluttests und Ultraschalluntersuchungen sowie fortlaufende Arzt- oder Krankenhausbesuche erfordern.

Ich will Ihnen keine angst machen, da viele Frauen diese Umstände gut bewältigen und gute Zentren so ausgestattet sind, daß Streß und Unbehagen auf ein Minimum reduziert werden. Wenn Sie dazu noch Glück haben und innerhalb einer angemessenen Zeitspanne schwanger werden, stellen Ihre Erfahrungen vielleicht keine übermäßigen Belastungen dar. Wenn sich die Behandlungen aber über mehrere Jahre hinziehen, können sich die Auswirkungen potenzieren und dazu führen, daß sie sich chronisch gestreßt und niedergeschlagen fühlen.

Wenden Sie die Techniken zur Auslösung der Entspannungsreaktion sowie die Minis an, um den durch ärztliche Behandlungen und Eingriffe verursachten Streß besser zu bewältigen. Lösen Sie die Entspannungsreaktion täglich aus, um wachsende Spannungen abzubauen und jedem Tag mit größerer Gelassenheit zu begegnen. Sie können die Entspannungstechniken auch in folgenden Situationen einsetzen:

- Im Wartezimmer des Arztes oder des Krankenhauses.
- Vor und nach chirurgischen Eingriffen. Vor dem Eingriff helfen sie, die Angst abzubauen; danach reduzieren sie Muskelverspannungen und Schmerzen.
- Während medizinischer Prozeduren wie intrauteriner Insemination und Eileitersondierung, bei der Kontrastmittel in den Eileiter injiziert wird. Führen Sie eventuell die *Body Scan*-Technik oder eine andere Methode zur Entspannung der Bauch- und Unterleibsmuskeln durch. So sind die medizinischen Prozeduren weniger unangenehm und machen Ihnen nicht soviel angst.

Sie werden in diesen Situationen nicht immer die 15 Minuten zur Verfügung haben, die Sie benötigen, um die Entspannungsreaktion auszulösen. In diesen Fällen versuchen Sie es einfach mit den Minis, die auch in folgenden Situationen hilfreich sind:

- Vor und nach einem Bluttest.
- Vor und nach Injektionen, ganz gleich, ob sie von Ihrem Arzt, Ihrem Mann oder Ihnen selbst vorgenommen werden.

431

- Vor und während Ultraschalluntersuchungen.
- Vor und während dem Einführen einer intravenösen Nadel (Kanüle) vor einem Eingriff.
- Vor und während der Eizellgewinnung für eine In-vitro-Fertilisation.
- Vor und während der Transferphase der In-vitro-Fertilisation.
- Vor und nach der Laparoskopie für GIFT oder TET.
- Bevor sie am 28. Tag Ihres Monatszyklus die Toilette benutzen.
- Während sie auf die Ergebnisse eines Schwangerschaftstests warten.

Für die meisten meiner Patientinnen gehören diese Minis zu dem wichtigsten Handwerkszeug, das sie erworben haben, um mit der High-Tech-Reproduktionsmedizin zurechtzukommen.

Wenn Sie sich einer Hormonbehandlung unterziehen, sollten Sie Ihren Arzt auf alle möglichen Nebenwirkungen ansprechen. Hormonpräparate können sich auf die Psyche auswirken und Stimmungsschwankungen verursachen. Wenn Sie sich permanent über sich selbst, Ihren Partner oder Ihre Kollegen und Kolleginnen aufregen, kann dies mit den Präparaten zusammenhängen, die sie einnehmen. Dadurch, daß Sie sich diese Nebenwirkungen bewußt machen, nimmt das Gefühl ab, vollkommen die Kontrolle verloren zu haben. Sie können dann auch die Menschen, die Ihnen nahestehen, um mehr Verständnis bitten und sie wissen lassen, daß Sie »unter dem Einfluß« von Hormonpräparaten stehen.

Wenn Streß und Depressionen die Fruchtbarkeit beeinflussen, können sie dann auch den Erfolg von hochtechnisierten Behandlungsmethoden wie In-vitro-Fertilisation beeinflussen? Zwei kürzlich durchgeführte Studien kommen zu dem Schluß, daß diese Frage mit Ja zu beantworten ist. Eine Gruppe von Wissenschaftlern beobachtete 330 IVF-Patientinnen, von denen ein Drittel sich ihrem ersten IVF-Zyklus unterzogen und zwei Drittel bereits seit längerem Erfahrung mit dieser Behandlung hatten. Patientinnen, die vor ihrer IVF-Behandlung depressiv waren, hatten signifikant geringere Erfolgsraten zu verzeichnen. Dies war insbesondere unter den »erfahrenen« Patientinnen der Fall: Nur 13 Prozent der depressiven Patientinnen wurden schwanger, während es unter den nicht depressiven Patientinnen bei 29 Prozent zu einer Schwangerschaft kam – mehr als doppelt so vielen wie bei den depressiven Patientinnen. In einer jüngsten kanadischen Studie an vierzig Frauen, die sich der In-vitro-Fertilisationsmethode unterzogen, erlebten die 23 Frauen, die nicht schwanger wurden, nach eigenen Angaben erheblich mehr Streß während der verschiedenen Phasen des IVF-Prozesses. Sie zeigten auch eine schwächere biologische Reaktion auf die Behandlung wie eine geringere Anzahl an Eizellen und Embryos.

Solche Ergebnisse führen unweigerlich zu folgender Frage: Könnte mit Hilfe der Geist-Körper-Medizin die Erfolgsrate für Frauen, die sich High-Tech-Methoden wie IVF unterziehen, gesteigert werden? Die vorläufigen Daten weisen darauf hin. In einer an IVF-Patientinnen unseres Geist-Körper-Programms für Unfruchtbarkeitspatientinnen durchgeführten Pilotstudie stellten wir fest, daß 37 Prozent dieser Patientinnen während ihres ersten IVF- oder GIFT-Versuchs nach Beendigung unseres Programms schwanger wurden. (Viele von ihnen hatten mehrere erfolglose In-vitro-Fertilisationen oder GIFT-Versuche hinter sich, *bevor* sie sich zur Teilnahme an unserem Programm entschlossen.) Im Vergleich dazu liegt die landesweite durchschnittliche Erfolgsrate für Frauen, die sich zu irgendeinem Zeitpunkt einer In-vitro-Fertilisation unterziehen, zwischen 15 und 20 Prozent. Unsere gegenwärtig laufende klinische Studie wird präzisere Antworten liefern, aber es deutet alles darauf hin, daß die Geist-Körper-Medizin die Ergebnisse für Frauen, die sich einer In-vitro-Fertilisation unterziehen, positiv beeinflußt.

Dennoch ist es Realität, daß viele Frauen sich – mit oder ohne Geist-Körper-Medizin – erfolglos zahlreichen IVF-, GIFT- oder

TET-Versuchen unterziehen. Diese Frauen stellen sich permanent die Frage: »Wann höre ich auf?«

Wenn Sie zu diesen Frauen gehören, dann wissen Sie, daß
diese Frage ständig wie ein Pingpongball zwischen Ihrem Verstand und Ihrem Herzen hin- und herfliegen wird. Ihr Verstand
sagt: »Aufhören.« Ihr Herz sagt: »Weitermachen.« Es gibt keine
Regel, die vorschreibt, wann man aufhören soll: Sie müssen das
»Pingpong« selbst beenden. Achten Sie aber auf Anzeichen
emotionaler Erschöpfung. Lassen Sie Ihr Herz nicht bis zum
Punkt des Zusammenbruchs über Ihren Verstand regieren. Lassen Sie aber ebensowenig zu, daß Ihr Verstand Ihr Herz überrollt und bei Ihnen das Gefühl zurückbleibt, voreilig gehandelt
zu haben. Bleiben Sie mit Ihrem Partner und Ihrem Arzt im Gespräch; sie werden Ihnen helfen, zu einer fundierten Entscheidung zu gelangen, die sowohl Ihrem Verstand wie auch Ihrem
Herzen Rechnung trägt.

Für viele Frauen hält die Möglichkeit der Adoption die Hoffnung am Leben. Sie können sich mehreren Zyklen von High-
Tech-Behandlungen unterziehen – in dem Bewußtsein, daß auch
ein ausbleibender Erfolg sie an einer Mutterschaft nicht hindern
kann. Falls sie sich gegen ein Fortsetzen der Behandlung entscheiden, so profitieren sie davon, daß sie den Schmerz über den
Verlust der Möglichkeit, Mutter eines biologischen Kindes zu
werden, bewußt erleben und teilen, ein Prozeß, der ihnen ermöglicht weiterzugehen.

Wurde der Verlust betrauert, so wird der Weg zur Adoption
zu einem freudigeren Prozeß. Die Frauen tragen nicht mehr ein
derart tiefes Gefühl der Enttäuschung in sich, das sie daran hindert, sich ganz auf die Adoption und das Kind, das sie adoptieren dürfen, einzulassen.

Hillarys Geschichte verdeutlicht, wie man zur Entscheidung
für eine Adoption gelangen kann. Hillary war 40 Jahre alt, als
sie in unsere Gruppe kam. Sie und ihr Mann Max hatten sich
bis dahin vier Jahre lang auf der Achterbahn der Sterilität bewegt. Sie fühlte sich isoliert, verwirrt und verletzt. »Mein Leben

hatte sich um Regelzyklen herum abgespielt«, sagte sie. »Ich mußte das Gefühl für die richtige Relation zurückgewinnen.«

Hillarys Realitätssinn begann zurückzukehren, als sie sich mit 14 anderen Frauen zusammentat, »die die gleiche Sprache sprachen«. Hilfreich war auch das bewußte Praktizieren von *Body Scan* und Yoga. Das Verarbeiten der in Zusammenhang mit Sterilität stehenden Gefühle war hart, aber ergebnisreich. »Ich fühlte mich manchmal so verletzlich«, sagte sie, »so, als sei ich bis auf meine Seele bloßgelegt worden.«

Hillary wurde aber in einer warmen und fürsorglichen Atmosphäre empfangen, und die Konfrontation mit verletzten Gefühlen ermöglichte es ihr, kraftvoll und selbstbewußt weiterzugehen. Sie schrieb sich ihre Wut auf die Ärzte von der Seele, die sie enttäuscht hatten. »Sie haben in unserem Fall keine gute Arbeit geleistet«, sagte sie. »Sie nahmen bei mir zehn intrauterine Inseminationen vor, aber ich hätte aufgrund meines Alters bereits zu einem früheren Zeitpunkt aggressivere Behandlungsmethoden gebraucht. Ich war so wütend. Das Schreiben half mir, alles herauszulassen und meinen Groll hinter mir zu lassen.«

Bevor Hillary in unsere Gruppe kam, hatte sie begonnen, den Verlust ihrer Fähigkeit, ein eigenes Kind zu haben, zu betrauern. Sowohl sie als auch ihr Mann hatten die Möglichkeit einer Adoption stets im Hinterkopf gehabt, aber Hillary wußte, daß sie sich erst dann mit ganzem Herzen dafür entscheiden konnte, wenn sie ihren Verlust akzeptiert hatte. Ihr Trauerprozeß entwickelte sich mit der liebevollen Unterstützung durch die Gruppe von selbst.

Gegen Ende unseres Programms begannen Hillary und ihr Mann mit den schriftlichen Vorbereitungen für die Adoption eines Kindes aus China. Sie bereiteten sich auch auf eine In-vitro-Fertilisation einen Monat später vor. An dem Tag, an dem sie zur Klinik fuhren, um sich ihre Medikamente abzuholen, fanden sie bei Ihrer Rückkehr eine telefonische Nachricht vor: Sie hatten die Adoptionszusage für ein chinesisches Baby. Hillary und Max sagten den Termin für die In-vitro-Fertilisation ab und entschieden sich für die Adoption. Angesichts Hillarys Alter und all dessen, was sie durchgemacht hatten, sagten ihnen ihr Herz und ihr Verstand, daß es die richtige Entscheidung zum richtigen Zeitpunkt war.

Seit sie nach China gereist waren, um ihre Tochter Lola zu adoptieren, haben sie nie mehr zurückgeschaut. »Ich weiß, es klingt seltsam«, sagt Hillary. »Aber ich bin so froh, daß ich kein eigenes Kind bekam, denn ich habe jetzt das Kind, das für mich bestimmt war. Lola ist die Person, die in unserem Haus sein sollte.«

Nicht wenige meiner Patientinnen, die nach wie vor kinderlos bleiben, entscheiden sich gegen eine Adoption. Oft handelt es sich dabei um Frauen, die an Selbstachtung gewonnen und die Fähigkeit erworben haben, im Moment zu leben. Sie haben, zusammen mit ihren Partnern, das Gefühl, daß sie das Leben augenblicklich zu sehr genießen, um sich sofort, wenn überhaupt, für die Elternschaft zu entscheiden. Mit ihrer neuen Perspektive haben sie die Entscheidung für eine Adoption zu den Akten gelegt. Andere überdenken ihre gesamte Vorstellung von Elternschaft, während für wieder andere eine Adoption aus unterschiedlichsten Gründen nicht in Frage kommt. Das ist natürlich eine ganz und gar persönliche Entscheidung einer jeden Frau und eines jeden Paares. Aber die Entscheidung, keine Kinder zu haben, kann meiner Erfahrung nach bewußt getroffen werden. Sie muß nicht als Mangel oder Niederlage erlebt werden, sondern kann vielmehr eine Bestätigung dessen sein, was sich für jedes Paar zu einem bestimmten Zeitpunkt als richtig anfühlt.

Maggies sechsjähriger Kampf gegen die Sterilität war aufreibend, und durch die Teilnahme an unserem Programm wurde ein emotionaler Heilungsprozeß in Gang gesetzt, der darin mündete, daß sie den Wunsch nach Elternschaft aufgab. Maggie hatte sich aufgrund ihrer Eileiterverwachsungen die Schuld für das Problem gegeben. (Die Verwachsungen waren erfolgreich entfernt worden, und die Ärzte wußten nicht sicher, weshalb sie nicht schwanger werden konnte.) Durch die Arbeit in unserer Gruppe wurde Maggie klar, wieviel Schuld sie auf sich geladen hatte.

»Während der Yoga-Sitzung mußte ich unentwegt weinen«, erinnert sie sich. »Ich weinte um meiner selbst willen, denn ich hatte mich so mißhandelt. Dann weinte ich, weil ich des Herummanipulierens an meinem Körper so überdrüssig geworden war.«

Sich selbst Gutes tun war die wichtigste Lektion, die Maggie lernte. Sie fing an, sich »triviale Filmkomödien« auszuleihen, und gab sich die Erlaubnis, angenehme Dinge zu tun – und sie schützte sich vor der Unsensibilität anderer Leute, einschließlich der ihrer eigenen Familie.

Auf einem Nachbarschaftstreffen unterhielten sich einige schwangere Frauen aufgeregt über ihre Schwangerschaft. Maggie fühlte sich schlecht, aber sie konnte diesmal viel besser damit umgehen, so daß sie nicht am Boden zerstört war. »Mir ging es einen Tag lang schlecht«, sagte sie. »Aber immer noch besser als ein ganzes Jahr.«

Maggie war in der Lage, den Verlust der biologischen Elternschaft zu betrauern, *nachdem sie sich selbst für das Problem vergeben hatte.* Das Mitgefühl der Gruppe half Maggie dabei, ebenso wie ihr Mut, mit dem sie sich mit ihrem Schmerz konfrontierte und nach Selbstvergebung suchte. »Ich lernte, daß es authentischer Schmerz war, den ich mir zu eigen machen mußte«, sagte sie. »Danach konnte ich weitergehen und mir selbst vergeben. Aber ein Teil des Vergebens besteht darin, sich bewußt zu machen, daß man mit seinem Leid nicht allein dasteht. Man ist eine von vielen.«

Sie nahm die Haltung an, »einen Tag nach dem anderen zu leben«, was mehr Freude in ihr Leben brachte. Maggie konnte allmählich akzeptieren, daß sie wahrscheinlich niemals eigene Kinder haben würde, und mit der Trauer stellte sich ein Gefühl von Befriedigung ein. »Die Entspannung und die Unterstützung der Gruppe halfen mir, den Weg, auf dem ich mich befand, zu akzeptieren. Ich lernte, mich in meiner Haut wohl zu fühlen, was auch immer geschah. Ich begann, diesen Prozeß als eine Entwicklung hin zu spirituellem Wachstum zu sehen.« Maggie und ihr Mann Michael nutzten die Meditation und das Gebet, um diesen Wachstumsprozeß zu fördern. Ihre gemeinsame Arbeit des Annehmens und Vergebens brachte sie einander näher, als sie sich je gewesen waren, seit ihr Kampf gegen die Unfruchtbarkeit begonnen hatte.

Maggie und Michael beschlossen, zunächst alle Sterilitätsbehandlungen einzustellen und eine Adoption aufzuschieben. Sie lassen für die nächsten paar Jahre die Tür zur Möglichkeit einer Adoption oder eines Eizellenspender-Verfahrens offen. Für heute aber sind ihre neu gefundene Spiritualität und ihre wiederbelebte Ehe mehr als genug.

Für jede Frau, die mit dem Problem der Sterilität konfrontiert ist, gibt es positive Möglichkeiten. Wenn wir auch jede Schwangerschaft in unserer Gruppe feiern, so erheben wir sie doch nicht über andere positive Ergebnisse. Wir feiern Adoptionen genauso begeistert, und wir feiern auch die Frauen, die beschließen, kinderlos zu bleiben. Ich hoffe, Sie finden den Sinn und den Grund zum Feiern ihres persönlichen Ergebnisses, was immer es auch sein mag.

Mollys Geschichte

Molly, eine erfolgreiche Fachärztin für Kinderonkologie an einem größeren Krankenhaus, beschrieb sich selbst als »einen von Natur aus recht optimistischen Menschen«. Aber nun, mit 37 Jahren, hatten drei Jahre Unfruchtbarkeit einen Schatten geworfen, der ihre sonnige Seite mehr und mehr verdunkelte. Nach fünf intrauterinen Inseminationen mit Pergonal, zwei erfolglosen In-vitro-Fertilisationen und einer komplizierten

Bauchhöhlenschwangerschaft schienen Molly und ihr Mann Peter die Dinge selbstsicher zu handhaben. Erst als Molly an unserem Programm teilnahm, wurde ihr bewußt, wie zerstört sie war.

»Nach drei Jahren des Kampfes dachte ich, ich bin so stark, ich bin so großartig. Aber ich war bereits zusammengebrochen,« erzählte sie mir. »Als ich Dr. Domars Test zur Feststellung einer klinisch manifesten Depression machte, lagen meine Werte weit im oberen Bereich. Ich sagte zu mir, du bist nicht depressiv, nein, das bist du nicht. Ich hatte nicht bemerkt, daß ich wie ein Zombie herumlief. Was mir half, war, daß Dr. Domar sagte, es sei in meiner Situation völlig normal, so depressiv zu sein. Plötzlich war es nicht mehr meine Schuld. Es war nicht mehr meine Schuld, daß ich Staubwolken unter dem Bett hatte, daß ich nicht mehr lächeln konnte, daß ich nicht mit meinem Mann reden wollte.«

Nachdem Molly realisiert hatte, daß ihr zombiehafter Zustand normal und nicht ihr Fehler war, konnte sie sich endlich eingestehen, wie schlecht es ihr ging. Sie erkannte auch, daß der Streß an ihrem Arbeitsplatz die Dinge verschlimmerte (was ich als »Sterilität plus eins« bezeichne). Der Leiter ihrer Abteilung war ein konkurrierender, hinterhältiger Mensch, mit dem die Zusammenarbeit ausgesprochen schwierig war. Er fühlte sich durch Molly, eine fähige Ärztin mit starker Präsenz in der Abteilung, bedroht. Mit der Zeit wurde Molly klar, daß ihr Vorgesetzter sie aus dem Krankenhaus treiben wollte.

Dieser Druck am Arbeitsplatz und ihr Kummer über ihre Unfruchtbarkeit überwältigten Molly. Bei unserem ersten Gespräch fragte ich sie nach ihren Gewohnheiten bezüglich Ernährung, Schlaf und Bewegung. Sie nahm zuviel Zucker zu sich, schlief zuwenig und machte zuviel Gerätetraining. Ich erklärte ihr, daß manche Frauen, die exzessiv an Geräten trainieren, schwanger würden, wenn sie das Training einstellten. Sie stellte ihr tägliches einstündiges Training am *StairMaster* (Treppensteiggerät) mit zusätzlich zwölf Kilogramm Gewicht sofort ein. Wir sprachen über ihre Depression, und ich schlug ihr vor, etwas ganz Besonderes für sich selbst zu tun. Sie kaufte sich einen jungen Hund.

Durch die Gruppe inspiriert, beschloß Molly, ihre früher praktizierte tibetische Meditation wiederaufzunehmen, eine Disziplin der geistigen Reinigung durch Kontemplation und Visualisierung. Vor Jahren hatte sie auf einer Trekkingtour im Himalaja Mönche getroffen und sich daraufhin mit tibetischem Buddhismus beschäftigt. (Einer der Gründe für Mollys Entscheidung, an unserem Programm teilzunehmen, war die Tatsache, daß Dr. Benson mit dem tibetischen Dalai Lama in Workshops und wissenschaftlichen Projekten zusammengearbeitet hatte.) Zwar war die von ihr praktizierte Meditation strenger als die Mehrzahl der Praktiken, die ich lehre, aber in der Auslösung der Entspannungsreaktion war sie im Grunde ähnlich.

»Meditation war für meinen Geist das, was Bewegung für meinen Körper war«, sagte Molly und bezog sich dabei auf die Disziplin und das daraus folgende Wohlgefühl. Sie genoß auch die achtsamen Waldspaziergänge mit ihrem neuen Hund. Das Zusammenleben mit dieser lebendigen kleinen Kreatur wirkte Wunder. »Zehn Wochen alte Hunde folgen einem überallhin. Man braucht sich keinerlei Gedanken um sie zu machen. Alles ist eine neue Entdeckung für sie.«

Auch Molly machte neue Entdeckungen. Als ich die Gruppe aufforderte, ihre Gefühle über das traumatischste Erlebnis in Verbindung mit ihrer Unfruchtbarkeit niederzuschreiben, wählte Molly die langwierige Operation, der sie sich wegen ihrer Bauchhöhlenschwangerschaft unterziehen mußte. Es folgt die Beschreibung ihrer Erfahrung und die Katharsis, die sie während des Schreibens durchlebte:

Ich bin ziemlich mutig, ich bin Bergsteigerin, ich habe eine Menge körperlicher Schmerzen ertragen. Ich bin bei minus fünfzig Grad im Himalajagebirge gewandert. Aber als ich während meiner Bauchhöhlenschwangerschaft in den Operationssaal geschoben wurde, war ich voller Angst. Der Horror der Unfruchtbarkeit kristallisierte sich in gewisser Weise in dem Bild, wie ich auf der Bahre lag, meinem Mann noch einmal zuwinkte und überzeugt war, daß ich sterben würde. Ich war sechs Stunden im OP – eine lange Zeit –, und es ging mir ziemlich schlecht, als ich herauskam. Ich hatte jahrelang wiederkehrende Alpträume über diese ganze Erfahrung. Für mich wurde sie zum Inbegriff der Depression, des Schrekkens, der Wut und der Trauer. Ich setzte mich also hin und begann zu schreiben und zu weinen. Eine meiner Gefährtinnen saß direkt neben mir, und jede von uns begann zu weinen und zu schluchzen, zu schreiben und wieder zu weinen und zu schluchzen. Mir wurde klar, daß ich mitten in einem wichtigen Prozeß war. Am Ende der Sitzung ähnelten wir alle Bombenopfern; wir schafften es kaum, aus dem Zimmer zu gehen. Ein paar von uns schrien Ali [Domar] an, sie meinten, es wäre der falsche Zeitpunkt gewesen, die Sitzung zu beenden. Sie fühlte sich unbehaglich, aber sie sagte, wir sollten auch an den nächsten beiden Tagen weiterschreiben. Es scheint, daß man drei Tage lang schreiben muß, um die Gefühle herauszulassen.

Das tat ich, und ich ließ alles heraus. Die Operation war ein inneres Bild, das all die negativen Gefühle in sich vereinigte. Ich beschrieb, wie ich Peter zum Abschied winkte, als man mich in den OP schob, und wie danach alles zu einem Bewußtseinsstrom verschmolz – ähnlich wie bei James Joyce. Ich schrieb mir meine Gefühle über dieses Ergebnis von der Seele, schrieb über meine Angst zu sterben, meine Trauer über die Unfruchtbarkeit. Es war, als würde sich ein Knoten lösen.

Mit der Unterstützung der Gruppenteilnehmerinnen gelang es Molly, ihre Trauer zu verarbeiten. Sie halfen ihr auch mit gesundem Menschenverstand weiter, als sie aufgewühlt zu einer Sitzung kam, verärgert über sich selbst wegen eines heftigen

Streits mit ihrem Mann. »In all den Jahren meiner Ehe hatten wir nur zweimal einen solchen Streit«, sagte Molly. Die anderen Frauen in der Gruppe fragten sofort: »Welche Hormone bekommst du?« Molly bekam Pergonalinjektionen als Vorbereitung auf eine weitere In-vitro-Fertilisation, und in der Tat können diese Hormone emotionale Nebenwirkungen haben. Es war für Molly wieder einmal an der Zeit, loszulassen.

Ihre Ehe, die immer »ausgezeichnet« gewesen war, wurde durch die Unfruchtbarkeit auf die Probe gestellt. Molly war der Ansicht, man könne nicht an der Beziehung arbeiten, solange man nicht an sich selbst arbeite. Tue man das, gingen die positiven Veränderungen auf die Beziehung über.

Die Auseinandersetzung mit sich selbst wirkte sich sowohl auf ihre Ehe als auch auf ihre Arbeit positiv aus. Molly nutzte die kognitive Restrukturierung, um die Konflikte mit ihrem Vorgesetzten zu erforschen, und ihr wurde klar, daß ihre hilflosen Reaktionen auf sein verbissenes Konkurrenzverhalten alte Verhaltensmuster waren. »Ich erkannte in meinen Schwierigkeiten mit ihm Aspekte meiner Beziehung zu meinem Vater wieder.« Ihr negativer Gedanke war: »Ich bin machtlos.« Um diesen Gedanken und den damit verbundenen Schmerz neu zu strukturieren, stellte Molly sich eindeutige Fragen. »*Fühlte* ich mich machtlos? Ja. War ich *tatsächlich* machtlos? Nein.«

Molly wurde klar, daß sie gegenüber ihrem Vorgesetzten ihre persönliche Macht nicht würde behaupten können, da es keinen Raum für Kommunikation gab. Ihre persönliche Macht zu behaupten bedeutete, sich aus diesem feindlichen Arbeitsumfeld zu entfernen. Noch während unseres Programms fand Molly eine Stelle als Leiterin der Kinderonkologieabteilung eines anderen Krankenhauses. Sie ergriff die Gelegenheit, die mehr Prestige, ein höheres Einkommen und mehr Autonomie bot.

All diese Veränderungen wirkten sich heilend auf Mollys psychische Verfassung aus. »Es war faszinierend für mich, denn eines Sonntagmorgens, in der Mitte des Programms, wachte ich auf, und die Veränderung war nicht zu leugnen. Erinnert ihr euch an die Szene in »Der Zauberer von Oz«, als Dorothy aus dem schwarzweißen Haus heraustritt in eine Welt voller Farben? Nun, genau das ist mir passiert. Ich wachte auf, und meine Depression war verschwunden. Einfach so. Mein ganzes Leben war nicht mehr grau, sondern so gut, wie es nur sein kann.«

Molly kam zu unserer letzten Gruppensitzung und ließ mit ihrer Ankündigung die Welt noch farbenfroher werden: Ihre dritte In-vitro-Fertilisation, die gegen Ende des Programms durchgeführt worden war, war erfolgreich gewesen. Molly war schwanger, und obwohl sie später eine schwierige Geburt hatte, war ihr Sohn, Greg, vollkommen gesund. Greg ist heute zwei Jahre alt und ein glückliches, aufgewecktes Kind; seine Eltern könnten für seine Geburt kaum dankbarer sein.

Half das Programm Molly, schwanger zu werden? Als Ärztin kann sie diese Frage nicht beantworten. Aber ihr Gefühl sagt ihr, daß ihr Körper sich mit ihrer emotionalen Verfassung veränderte. War es die Meditation? Der Hund? Das Schreiben? Sie kann es nicht mit Gewißheit sagen, aber sie vermutet, daß all diese Faktoren zusammen ihre Depression linderten. Molly ist der Überzeugung, daß die Verbesserung ihres emotionalen Zustands tatsächlich eine Veränderung der chemischen Prozesse in ihrem Körper zur Folge hatte. Ob diese Veränderung ihr half, schwanger zu werden, bleibt für Molly eine verlockende Möglichkeit. Einer Sache ist sie sich aber ganz sicher: Sie wachte eines Sonntagmorgens auf, und ihre Welt war voller Farben.

12
Fehlgeburt und Risikoschwangerschaft

Die Frau, deren Schwangerschaft ohne besondere Vorkommnisse verläuft, die die Zeit vom ersten Anzeichen bis zum ersten Schrei ihres neugeborenen Kindes problemlos übersteht, kann sich glücklich schätzen. Sie ist darüber hinaus eine Art Rarität. Ob es sich nun um morgendliche Übelkeit oder Heißhunger handelt oder um die gravierendere Möglichkeit einer Fehl- oder Frühgeburt, die Schwangerschaft kann eine Zeit voller Ängste oder eine Zeit tiefempfundener Freude sein. Schwangere Frauen können die Angst reduzieren und die Freude vergrößern, indem sie nach innen gehen und Geist-Körper-Methoden anwenden, die die Psyche wie auch den Leib beruhigen.

Mehrfache Fehlgeburten sind häufig, und Frauen, die davon betroffen sind, erleben ähnliche Gefühle von Verlust und Frustration wie unfruchtbare Frauen; sie müssen aber noch eine weitere Schicht von Angst und Trauer verarbeiten. Eine meiner Patientinnen, Leah, war nach drei Fehlgeburten am Ende ihrer Kraft. Ihr ständig sich wiederholender negativer Gedanke war: »Ich kann das nicht noch einmal durchstehen. Ich werde damit einfach nicht fertig.« Obgleich sie kinderlos war und sich unbedingt Kinder wünschte, war sie an einem Punkt angelangt, wo sie fürchtete, wieder schwanger zu werden.

Bei Leah und Patientinnen wie ihr wende ich die kognitive Restrukturierung an, um die Logik, die ihren Gedanken zugrunde liegt, einem harten Test zu unterziehen. »Glaubst du wirklich, daß eine weitere Fehlgeburt dein Ende bedeuten würde?« Mit der Frage beabsichtige ich nicht, die Ängste der Frauen abzubauen, sondern versuche vielmehr, sie dazu zu bringen, genauer hinzusehen. Sie entdecken dann, daß sie stärker sind, als sie glauben. Oft können sie eine weitere Fehlgeburt verarbeiten, wenn sie sich die Zeit nehmen zu trauern, auszuruhen und sich Unterstützung von ihnen nahestehenden Menschen holen. Natürlich hat jede Frau ihre Grenzen, und ich respektiere und unterstütze es, wenn eine Patientin an irgendeinem Punkt beschließt, keinen weiteren Versuch zu unternehmen. Ich ermutige die Frauen aber, nach reiflicher Überlegung zu einer solchen Entscheidung zu gelangen und nicht aus einer spontanen Reaktion heraus.

Leah gelangte zu der Überzeugung, daß sie an einer weiteren Fehlgeburt nicht zerbrechen würde. Ich half ihr, drei Möglichkeiten zu erwägen. Sie könnte ihre Bemühungen, schwanger zu werden, einstellen; sie könnte sofort wieder versuchen, schwanger zu werden, und sie könnte mit einem neuen Versuch sechs Monate warten. Leah entschied sich für die letzte der drei Möglichkeiten. Sie war noch nicht bereit, den Wunsch nach biologischer Elternschaft aufzugeben, aber sie war ebensowenig bereit, sich der Möglichkeit einer weiteren Fehlgeburt so früh auszusetzen. Ich hätte jede Entscheidung von ihr unterstützt, zu warten war aber für sie am sinnvollsten.

Leah machte sich aber nach wie vor Sorgen darüber, wie sie sich fühlen würde, wenn sie es wieder versuchte. Ich bat sie, folgendes zu bedenken: »Was würde dich eher zermürben – dir sechs Monate lang Sorgen zu machen oder es dir sechs Monate lang gutgehen zu lassen?« Leah wurde klar, daß sie sich sechs Monate lang um ihr eigenes Wohlergehen kümmern könne und daß eine weitere Fehlgeburt, sollte sie eintreten, sie nicht völlig aus der Bahn werfen würde. Es wäre sehr schmerzlich, aber sie wußte jetzt, daß sie die Kraft haben würde, sie zu verarbeiten.

Leah wurde stärker, während sie wartete. Sechs Monate später, kurze Zeit nachdem sie begonnen hatte, es wieder zu versuchen, wurde sie schwanger. Ihre Angst vor einer Fehlgeburt war ebenfalls wieder da, und sie praktizierte intensiv die *Body Scan*-Technik und andere Entspannungsübungen sowie Mini-Entspannungen. Sie wendete auch kognitive Restrukturierung an, um sich daran zu erinnern, daß sie aushalten könne, was immer auch geschehen würde. Sie nahm jeden Tag der ersten drei Monate, wie er kam, mit soviel Ruhe und Gleichmut, wie ihr möglich war. Heute ist Leah Mutter von Elizabeth, einer aufgeweckten dreijährigen Tochter.

Ich begegne vielen Frauen mit komplizierten Schwangerschaften und Frauen mit mehrfachen Fehlgeburten. In meiner Klinikerfahrung hat sich gezeigt, daß sich bei Frauen wie Leah das Risiko einer wiederholten Fehlgeburt verringert, wenn sie Geist-Körper-Medizin praktizieren. Und Frauen mit komplizierten oder sehr gefährdeten Schwangerschaften sind viel eher in der Lage, mit ihrer Situation zurechtzukommen.

Wieso sollten die Methoden der Geist-Körper-Medizin Frauen mit gefährdeten Schwangerschaften helfen können? Wir wissen eine Menge über bestimmte Risikofaktoren für den sich entwickelnden Fetus, wie Koffein, Medikamente, Rauchen, Alkohol und eine übermäßige Einnahme von Vitamin A. Eine Vermeidung dieser Risiken ist Voraussetzung für eine gesunde Entwicklung des Ungeborenen. Ebenso wichtig für eine gesunde Schwangerschaft ist aber auch ein gesundes Denkmuster. In einer Reihe von Tier- und Humanstudien wurden *extremer* Streß und Aufregung mit Fehlgeburten in Verbindung gebracht. Hier einige der Ergebnisse:

- Da die Streßhormone Adrenalin und Noradrenalin die Durchblutung der Gebärmutter beeinträchtigen können, kann die fetale Blutversorgung gefährdet sein, wenn die Mutter übermäßig gestreßt ist.
- Bei Tierversuchen stellte man ein plötzliches Absinken von Blutdruck und Herzschlag fest, wenn die Muttertiere experimentellen Streßfaktoren wie lauten Geräuschen oder irritierenden Eindringlingen in den Käfigen ausgesetzt wurden.

- Verschiedene Studien, die in den späten sechziger und siebziger Jahren durchgeführt wurden, weisen darauf hin, daß Frauen mit mehrfachen Fehlgeburten häufig ein hohes Maß an emotionalem Leiden oder bestimmte Persönlichkeitsmerkmale aufweisen.

- In einem Vergleich von 61 Frauen mit wiederholten Fehlgeburten und 35 Kontrollpersonen zeigten erstere Anzeichen von »indirekter Feindseligkeit« und »Anspannung bezüglich des Ausdrucks dieser Gefühle«. Sie zeigten auch Tendenzen zu »selbstschädigender Unterwerfung« und Abhängigkeit und wiesen eine »Helfer- und Schuldproblematik« auf.

Es ist wichtig, darauf hinzuweisen, daß die Aussagen der Humanstudien nicht definitiv sind, da wir nicht sicher sein können, ob die festgestellten psychischen Faktoren und Merkmale Ursachen mehrfacher Fehlgeburten oder Nachwirkungen dieser wiederholten Traumata waren. Dennoch liegt der Schluß nahe, daß extremer Streß und Schwierigkeiten bei seiner Bewältigung zumindest bei einem kleinen Prozentsatz von Frauen zu einer Fehlgeburt beitragen können. Es ist auch möglich, daß Streß in Verbindung mit anderen Faktoren Fehlgeburten verursacht.

Angesichts dieser Tatsachen können diejenigen von Ihnen, für die Fehlgeburt ein leidvolles Thema ist, durch die Reduzierung von Streß profitieren, aber es gibt keinen Grund für Selbstvorwürfe wegen sogenannter reproduktiver Fehlschläge (ein weiterer Begriff, der aus dem medizinischen Sprachgebrauch gestrichen werden sollte). Auch wenn Streß bei einer Fehlgeburt eine Rolle spielt, so erfolgt dies nie vorsätzlich, und die Umstände sind immer unbeabsichtigt. Ich möchte Ihnen hier vorschlagen, Streß zusammen mit anderen physischen Risikofaktoren wie Rauchen oder Alkohol als ein Problem zu betrachten, das während der Schwangerschaft bewältigt werden muß. Tun Sie dies nicht aus Schuldgefühlen heraus, sondern aus einem erweiterten Bewußtsein und dem Wunsch, alles für Ihre eigene Gesundheit und die Ihres Kindes zu tun.

Eine Schwangerschaft eignet sich ebensogut wie irgendeine andere Lebensphase, um die eigenen Strategien zur Streßbewältigung zu verbessern. Momente der Angst sind während einer Schwangerschaft normal, so wie Momente der Angst während der verschiedenen Entwicklungsphasen Ihres Kindes normal sind. Das gilt auch für Wut, Trauer, Begeisterung, Freude und eine ganze Reihe weiterer Gefühle, die mit den massiven Veränderungen auf dem Weg zur Mutterschaft einhergehen. Einige werdende Mütter erleben aber außergewöhnlich starke Ängste und damit einen Kontrollverlust, der zu emotionalem und physischem Leid führen kann. Denken Sie einmal darüber nach: Wenn Sie schon mit Ihren Ängsten während der Schwangerschaft nicht fertig werden, wie wollen Sie dann Ihre Ängste in bezug auf Ihren Sohn oder Ihre Tochter bewältigen, bis zu dem Tag, an dem er oder sie zur Universität geht?

Aus diesem und vielen anderen Gründen ist die Schwangerschaft eine wunderbare Zeit, um dem Ruf des Geistes und des Körpers nach mehr Ruhe, Einstimmung, Harmonie und Selbstfürsorge zu folgen. Sie können für die Ankunft und die Präsenz Ihres Kindes in Ihrer Welt eine warme, liebevolle Atmosphäre schaffen, indem Sie so gut wie irgend möglich für sich selbst sorgen. Und das bedeutet zu lernen, Streß konstruktiv zu bewältigen – Ihren eigenen Ängsten mitfühlend zu begegnen, die Höhen und Tiefen der hormonellen und emotionalen Veränderung mit Gleichmut zu akzeptieren und die negativen Denkmuster und Selbstvorwürfe umzukehren.

Eine Möglichkeit, das in Ihnen heranwachsende Kind zu nähren, besteht darin, sich selbst auf der körperlichen, der psychischen und der geistigen Ebene zu nähren. Ihr Selbstwertgefühl als Elternteil und somit das Gefühl von Sicherheit in Ihrem Kind wird mit jedem Schritt, den Sie zur Stabilisierung Ihrer geistigen und körperlichen Gesundheit tun, gestärkt.

Im folgenden Kapitel konzentriere ich mich auf die Geist-Körper-Medizin für Frauen mit mehrfachen Fehlgeburten und komplizierten oder Hochrisikoschwangerschaften. Die meisten meiner Vorschläge sind auch für jede andere schwangere Frau nützlich, die das Auf und Ab der biologischen und emotionalen Veränderungen harmonischer erleben möchte.

Fehlgeburt

Fehlgeburten kommen überraschenderweise recht häufig vor. Einer Schätzung zufolge enden 23 Prozent aller von ärztlicher Seite festgestellten Schwangerschaften mit einem »spontanen Abort« (der Fachausdruck für eine Fehlgeburt). Die Mehrzahl ereignet sich während der ersten drei Monate, einige aber auch später. Eines der Probleme von Frauen, die eine Fehlgeburt erleiden, ist die Tatsache, daß ihr Schmerz von seiten ihrer Mitmenschen kaum ernst genommen wird und sie somit nicht ausreichend Unterstützung erhalten. Oft erfahren Frauen, die ihre erste Fehlgeburt erleiden, daß ihr Leid als unerheblich abgetan wird (»Das hat doch jede schon mal erlebt«). Aber auch Frauen mit mehrfachen Fehlgeburten erhalten keine ausreichende Unterstützung, weil es zuwenig Frauen in ihrer unmittelbaren Umgebung gibt, die aus eigener Erfahrung verstehen können, wie ihnen zumute ist.

Doch es gibt in diesem Zusammenhang noch ein weiteres Problem: Unsere Kultur und sozialen Einrichtungen tun wenig, um Menschen in ihrem Trauerprozeß um geliebte Personen zu würdigen und zu unterstützen, und für Frauen, die ein während der Schwangerschaft verlorenes Kind betrauern, wird noch weniger getan. Für die werdenden Eltern bedeutet eine Fehlgeburt den Verlust eines Kindes, das mit ihnen leben sollte; es ist nicht nur der Verlust eines Fetus, es ist das Ende eines weit vorangeschrittenen Traums. Der Frau, die das Kind verloren hat, raubt ein Leugnen dieser Trauer, ganz gleich, ob es durch die Kultur, die Familie, Freunde oder die Frau selbst geschieht, die Möglichkeit, mit Hoffnung und Vertrauen weiterzugehen.

Ich möchte betonen, daß eine erste Fehlgeburt oder sogar mehrere Fehlgeburten kein Grund zur Verzweiflung sind. *Die meisten Frauen mit Fehlgeburten haben danach normal verlaufende Schwangerschaften.* Aber ihr emotionales Wohlergehen wird gefördert, wenn sie die Trauer, die mit einer Fehlgeburt unausweichlich einhergeht, durchleben können. (Ich trenne klar zwischen durchlebter Trauer und chronischer Verzweiflung. Erstere ist dynamisch und gesund; letztere ist statisch und schwächend.) Sie fühlen sich anfangs vielleicht wie betäubt; das ist eine natürliche Abwehrreaktion unseres Körpers, um uns in der Zeit nach dem Verlust zu schützen. Aber mit der Zeit können Sie die Trauer akzeptieren und durchleben. Natürlich verstärkt sich der Schmerz, wenn es zu einer weiteren Fehlgeburt kommt. Und mehrfache Fehlgeburten können Sie in der Tat bis an die Grenze Ihrer Fähigkeit zu trauern bringen. Mit Hilfe von Geist-Körper-Methoden können Sie aber verborgene innere Stärken entdecken, die Ihnen helfen, Situationen zu bewältigen, die Sie nie glaubten ertragen zu können.

Frauen, die mehrere Fehlgeburten haben, leben mit Angst und Trauer. Es ist offensichtlich, daß es für das psychische Wohlergehen wichtig ist, gesunde, lebensbejahende Strategien zur Bewältigung dieser Angst und Trauer zu entwickeln. Eine effektive Bewältigungsstrategie verringert möglicherweise auch das Risiko weiterer Fehlgeburten bei Frauen, bei denen kein medizinisches Hindernis für das Gebären eines Kindes vorliegt. Zwar habe ich zu dieser Frage keine formalen Untersuchungen durchgeführt, ich stelle aber fest, daß sich für die Mehrzahl der Patientinnen mit Fehlgeburten, die an meinem Geist-Körper-Programm teilnehmen, das Problem gelöst hat. Dazu gehören auch Patientinnen, die mehr als vier Fehlgeburten hatten.

Frauen, die eine oder mehrere Fehlgeburten hatten, schlage ich die Teilnahme am Geist-Körper-Programm vor, das ich in Kürze beschreiben werde. Gleichzeitig ist es in Fällen wiederholter Fehlgeburten wichtig, sich einer eingehenden medizinischen Diagnose und nachfolgenden Behandlung durch einen auf das Gebiet des spontanen Aborts spezialisierten Gynäkologen zu unterziehen. Bei wiederholten Fehlgeburten können eine Reihe von biologischen Problemen – von denen viele behoben werden können – vorliegen. Hierzu gehören hormonelle Störungen, Funktionsstörungen des Immunsystems, Gebärmutteranomalien oder Zervixinsuffizienz; viele dieser Probleme können medikamentös und/oder operativ behoben werden.

Zur Bewältigung von Fehlgeburten ist ein gezielter Geist-Körper-Ansatz erforderlich, bei dem der Schwerpunkt auf der Restrukturierung angst- und schuldbesetzter Denkmuster sowie auf der Trauerarbeit, der Unterstützung durch Freunde oder Angehörige, der Selbstfürsorge und Entspannung liegen sollte. Sie werden sehen, daß die Ansätze sich in einigen Punkten unterscheiden, je nachdem, ob Sie eine oder mehrere Fehlgeburten hatten und ob Sie zwischen den Fehlgeburten Schwierigkeiten haben, schwanger zu werden.

Bewältigung von Angst und Schuld

Angst ist die emotionale Währung im Alltag von Frauen mit mehrfachen Fehlgeburten. Anzeichen von Blutungen oder »Flecken« sind die Hauptursache von Furcht, und selbst Frauen, die erst eine Fehlgeburt hatten, neigen dazu, jeden Gang zur Toilette mit einer gewissen Unruhe anzutreten. Es ist hilfreich zu wissen, daß während einer Schwangerschaft häufig Blutungen auftreten. Viele Frauen haben während der ersten Monate leichte Blutungen und manche während der gesamten Schwangerschaft. Doch Frauen, die Fehlgeburten erlitten haben, brauchen mehr Hilfe als nur den Hinweis, daß Blutungen oft harmlos sind, denn sie müssen diesen Anzeichen Beachtung schenken. Für sie stellt sich die Frage, wie sie ihren Körper beobachten können, ohne emotional aus dem Gleichgewicht zu geraten.

Wenn Sie zu diesen Frauen gehören, ist das regelmäßige Auslösen der Entspannungsreaktion während der gesamten Schwangerschaft eine Möglichkeit, die Angst im Keim zu ersticken. Hilfreich sind auch Minis für unmittelbar angstbesetzte Situationen, zum Beispiel, wenn Sie beim Gang zur Toilette befürchten, einen vielsagenden roten Fleck zu entdecken. Die Mini-Entspannungen helfen Ihnen auch durch den Tag, wenn Ihre Aktivitäten anstrengend oder stressig sind und Sie sich über ihre Schwangerschaft Sorgen machen.

Kognitive Restrukturierung ist notwendig, denn sie hilft Ihnen, sich wiederholende angst- oder schuldbesetzte Gedankenmuster zu transformieren. Wie Leah, deren Geschichte ich zu Beginn dieses Kapitels geschildert habe, können Sie solche Gedanken durch ein Bewußtmachen vergangener Umstände ersetzen – seien es nun Fehlgeburten oder andere Traumata –, die Sie mit Kraft und Durchhaltevermögen bewältigt haben. Sie können Ihre Ressourcen einteilen, so daß Sie nahezu jedes Ereignis, das Ihnen begegnet, bewältigen können.

Viele Frauen, die mehrere Fehlgeburten durchgemacht haben, haben ein Problem, das bei unfruchtbaren Frauen Erstaunen hervorruft: Sie haben in der Tat *Angst*, schwanger zu werden. Einige Frauen haben beide Probleme – nach einer oder mehreren Fehlgeburten warten sie endlos darauf, wieder schwanger zu werden. Diese »Fehlgeburt-/Unfruchtbarkeits«-Patientinnen leiden unter dem doppelten Fluch, wie es eine von ihnen, Suzanne, treffend formulierte: »Ich fürchte mich vor einem positiven Schwangerschaftstest ebensosehr wie vor dem Ausbleiben der Schwangerschaft.« Gestützt durch kognitive Arbeit und Achtsamkeit, im Hier und Jetzt zu leben, ist das beste Rezept für diese Frauen. Ich helfe ihnen dabei, sich auf jeweils ein Ziel zu konzentrieren: zuerst die Schwangerschaft, dann das Austragen des Kindes.

Ausschlaggebend für eine gesunde Bewältigung des Traumas ist das Konzentrieren auf verborgene Stärken, ganz gleich, ob es sich um wiederholte Fehlgeburten oder um Unfruchtbarkeit handelt. Eine Möglichkeit besteht darin, nach diesen Stärken in anderen Lebensbereichen zu suchen. Ich sage meinen Patientinnen zum Beispiel: »Sieh mal, wie gut du über den Tod deiner Großmutter hinweggekommen bist.« – »Erinnerst du dich, wie du jene fürchterliche Situation mit deinem Vorgesetzten gemeistert hast?« – »Eigentlich hast du die letzte Fehlgeburt sehr gut bewältigt.«

Verborgene Stärken entdecken ist ein Weg, das eigene Gefühl von Kontrolle zu stärken, wenn Sie den Eindruck haben, ihr Körper betrüge Sie. Auch ist es sehr wichtig, jeglicher Schuld, die Sie sich oder Ihrem Körper aufladen, entgegenzuwirken. Wenn Ihr Arzt eine medizinische Ursache für Ihre Fehlgeburten diagnostiziert hat, gibt es oft die Möglichkeit, das Problem durch entsprechende Behandlung zu beheben, und es ist sicherlich nicht Ihre Schuld, ganz gleich, ob das Problem anatomischer, hormoneller oder immunologischer Art ist. Wenn Ihr Arzt keine Erklärung für Ihre Fehlgeburten finden kann, ist es für Sie ebenso wichtig, jede Selbstanklage zurückzuweisen.

Einer meiner Patientinnen mit mehreren Fehlgeburten, Eleanor, wurde von ihrem Arzt mitgeteilt, daß er keine spezifische medizinische Ursache feststellen könne. Ihr negatives Gedankenmuster war: »Aber irgend etwas muß mit mir nicht in Ordnung sein.« Ich half ihr, diesen Gedanken mittels Tatsachen zu restrukturieren: Wenn bei einer Frau kein medizinisches Problem vorliegt, ist der wahrscheinliche Grund für eine Fehlgeburt eine chromosomale Abnormalität des Fetus. Mit anderen Worten, nicht mit Eleanors Körper, sondern mit ihrem Fetus war etwas nicht in Ordnung. Ich erinnerte sie daran, daß die Natur eine Schwangerschaft oft durch eine Fehlgeburt beendet, wenn ein Embryo sich nicht zu einem gesunden Baby entwickelt.

Andere Frauen suchen die Schuld für eine Fehlgeburt in ihrem eigenen Verhalten. Sie denken: »Ich hätte nicht den ganzen Tag auf den Beinen sein sollen.« – »Ich hätte mich nicht mit meiner Schwiegermutter streiten sollen.« – »Warum mußte ich auch am 29. Tag meines Zyklus ein Glas Wein trinken?« – »Ich hätte keinen Sex mehr haben sollen, nachdem ich wußte, daß ich schwanger war.« Wenn Sie eine Fehlgeburt hatten und von solchen Gedanken gequält werden, gibt es zwei Möglichkeiten der Restrukturierung. Zum einen lösen oben genannte Faktoren selten, wenn überhaupt, eine Fehlgeburt aus. Extremer, andauernder emotionaler oder körperlicher Streß kann ein Faktor bei einem spontanen Abort sein, wird aber gewöhnlich nicht als alleinige Ursache identifiziert. Frauen mit solchen Gedankenmustern überprüfen gewöhnlich ihre Aktivitäten in den Stunden oder Tagen vor der Fehlgeburt auf der Suche nach etwas, das sie falsch gemacht haben. Eine Patientin, die einen Tag vor ihrer Fehlgeburt Treppen gestiegen war, beschloß, darin den Grund zu sehen, und bestrafte sich dafür.

Wenngleich es unwahrscheinlich ist, daß geringere physische, emotionale oder chemische Streßfaktoren (zum Beispiel ein Glas Wein) eine Fehlgeburt verursachen, können wir den betroffenen Frauen dennoch nicht schriftlich versichern, daß nichts, was sie taten, irgendeinen Einfluß auf ihre Fehlgeburt gehabt hätte. Das führt uns zur zweiten Phase der Restrukturierung – zur Erkenntnis, daß sie mit dem ihnen zur Verfügung stehenden Wissen ihr Bestes getan haben. Ich kenne wenige schwangere Frauen, die Dinge tun, von denen ihnen ihr Arzt ausdrücklich abriet. Meistens quälen sich Frauen wegen Dingen, von denen ihnen niemand sagte, daß sie ihre Schwangerschaft gefährden könnten.

Zwar versichere ich diesen Frauen, daß ihr Verhalten wahrscheinlich nichts mit ihrer Fehlgeburt zu tun habe, ich ermutige sie aber auch loszulassen, ganz gleich, was die Ursache ist. Diese Frauen sind allesamt Opfer ihrer eigenen kognitiven Verzerrungen, was Dr. Burns als »Alles-oder-nichts-Denken« und »Gedankenfilter« bezeichnet. Sie suchen nach Situationen, in denen sie sich nicht perfekt verhielten, und benutzen diese, um sich für den Verlust eines Kindes zu bestrafen. Oder sie greifen sich ein ganz bestimmtes negatives Detail heraus und konzentrieren sich ausschließlich darauf. Wenn das oben Gesagte auf Sie zutrifft, müssen Sie die gedanklichen Verzerrungen benennen und ihnen entgegenwirken, denn sie verursachen nur unverdientes Leid.

Der Trauerprozeß

Nach vier Fehlgeburten hatte Suzanne eine Heidenangst. Sie war deprimiert, voller Angst, hin und her gerissen zwischen dem Wunsch aufzugeben und dem Drama, es weiter zu versuchen. Nachdem Suzanne zu einer meiner Geist-Körper-Gruppen gekommen war, wurde ihr bewußt, daß sie den Trauerprozeß übergangen hatte. »Ich hatte niemanden, mit dem ich hätte trauern können«, sagte sie. »Die Menschen, bei denen ich nach den ersten Fehlgeburten Unterstützung suchte, sagten: ›Oh, du wirst schon wieder schwanger werden.‹ Meine Tante hatte fünf Fehlgeburten, und sie hat heute sieben Kinder. Meine Schwestern und mein Bruder haben meinen Schmerz nie ernst genommen, und meine Eltern wußten einfach nicht, was sie sagen sollten.«

Suzanne war im nachhinein klar, was sie tun mußte. »Ich mußte atmen«, sagte sie. »Ich mußte weinen und meine Verletzung spüren. Ich wollte das Leid erleben – es fühlen und dann fertig damit sein.« Mit unserer Unterstützung konnte Suzanne ihre Trauer durchleben. Sie fühlte sich mit ihrem Schmerz weniger allein, denn wir gaben ihren Gefühlen Gültigkeit.

Suzannes Art der Bewältigung hatte sich insgesamt geändert. Wenig später, am Erntedanktag, hatte sie eine weitere Fehlgeburt. Es war ein sehr früher Abgang, und Suzanne eilte nicht gleich ins Krankenhaus. Sie erwarteten Gäste zum Abendessen, und ihr Mann Jack wollte sie anrufen und absagen.

»Ich sagte ihm, er solle es nicht tun«, erinnerte sich Suzanne. »Es sind gute Freunde, und ich wollte sie Anteil haben lassen. Ich meine, auf eine positive Weise. Sie wissen, was wir durchgemacht haben. Also trank ich etwas Wein, wozu mir mein Arzt geraten hatte, wenn es erneut passieren sollte. Ich entspannte mich, wir weinten, unsere Freunde kamen, und wir tranken auf unser verlorenes Kind.«

Suzanne öffnete sich mehr für ihren Mann, ihre Familie, ihre Freunde. Ihre Depression verschwand, und ihre Ehe mit Jack erlebte einen Aufschwung. Nach einigen weiteren Fehlgeburten beschlossen die beiden, ihre Bemühungen um biologische Elternschaft einzustellen. Sie wollten mehr Zeit haben, um sich zu erholen und wieder Spaß miteinander zu haben.

Frauen, die mehrere Fehlgeburten erleben, haben ein Bedürfnis zu trauern, und wenn andere ihre Gefühle nicht ernst nehmen, können sie dies zumindest selber tun. Von dem Augenblick an, in dem Paare entdecken, daß die Frau schwanger ist, stellen sie sich vor, wie das Kind wohl aussehen mag, sie malen sich das Zimmer des Kindes aus, sie überlegen sich Namen. Da unsere Gesellschaft eine Fehlgeburt in der sechsten oder achten Woche jedoch als »nichts Tragisches« erachtet, wird kaum anerkannt, daß man einen Verlust erlitten hat.

Ich hatte einige Patientinnen mit Fehlgeburten, die ihren ungeborenen Kindern, die sie verloren hatten, Briefe schrieben. Sie schrieben über ihre Hoffnungen und Träume für das Kind und über ihre Enttäuschung, nicht in der Lage zu sein, diese Träume zu erfüllen. Sie adressierten die Briefe mit den Namen, die sie für ihre Kinder ausgewählt hatten, und ließen ihren Verlust dadurch konkret werden. Sie fühlten sich dadurch auch mit dem Wesen verbunden, das es nicht in diese Welt geschafft hatte. Ich würde diesen Prozeß des Briefeschreibens nicht jeder Patientin empfehlen, diesen Frauen aber hat es geholfen. Wenn Sie meinen, daß dadurch eine tiefe Wunde verschlimmert würde, schreiben Sie auf keinen Fall einen solchen Brief. Wenn Sie aber das Gefühl haben, daß es Ihnen helfen wird, ihre Trauer zu bewältigen, gehen Sie sanft und behutsam vor.

Meiner Ansicht nach ist es bedenklich, wenn Geburtshelfer und Gynäkologen Patientinnen mit Fehlgeburten raten, sofort nach dem Einsetzen ihrer nächsten Periode einen erneuten Versuch zu starten. Ich habe viele Patientinnen gehabt, die innerhalb von zwei Monaten nach ihrer zweiten oder dritten Fehlgeburt wieder schwanger waren und nicht genügend Zeit zum Trauern und Erholen hatten. Die unbewältigte Trauer wird nur noch größer, wenn erneut eine Fehlgeburt eintritt.

Deshalb rate ich Patientinnen oft, länger zu warten. Die meisten dieser Frauen sind in den Dreißigern, und ein paar Monate mehr machen keinen Unterschied. Phyllis, eine sechsunddreißigjährige Frau, hatte vier Fehlgeburten hinter sich, und ihr negatives Gedankenmuster war: »Ich kann es nicht noch einmal durchstehen.« Dennoch verspürte sie unmittelbar nach ihrer letzten Fehlgeburt den Drang, einen erneuten Versuch zu unternehmen. Ich machte deutlich, daß es *ihre* Entscheidung sei, es erneut zu versuchen oder erst einmal abzuwarten. Phyllis war eine erfolgreiche Künstlerin und Mutter eines achtjährigen Sohnes aus einer früheren Ehe, und die Vorstellung, sich Zeit zu nehmen, um sich auf ihre Arbeit, ihre Ehe und ihr Kind zu konzentrieren – ohne sich ständig Gedanken über eine Schwangerschaft und alles, was danach kommt, zu machen –, war für sie eine Offenbarung. Während dieser Zeit konnte sie ihre angestauten Verlustgefühle bewältigen und sich den Freuden und Herausforderungen des Alltags widmen. Ihr angeborener Optimismus und ihre Energie kehrten zurück. Ein Jahr später wurde sie erneut schwanger, und diesmal konnte sie das Kind austragen.

Wenige von uns können Verluste allein betrauern. Wir brauchen Freunde und Angehörige, um den Schmerz der Isolation zu lindern, eine Isolation, welche das Trauern soviel schwerer macht. Ich will damit nicht sagen, daß Frauen, die eine Fehlgeburt erlitten haben, nie für sich allein trauern sollten. Aber der Trauerprozeß um eine Fehlgeburt unterscheidet sich nicht vom Trauerprozeß um irgendeinen anderen Verlust – er verläuft in seinem eigenen Rhythmus, der manchmal Alleinsein und manchmal Unterstützung durch Mitmenschen erfordert.

Den meisten Frauen tut es gut, wenn sie zumindest gelegentlich ihre Trauer mit Angehörigen oder Freunden teilen. Es tut ihnen auch oft gut, mit ihren (Ehe-)Partnern zu trauern; tun sie dies nicht, kann die Kommunikation und die Verbundenheit verlorengehen. Aber Paare können »die Last nicht immer allein tragen«; sie ist meist zu schwer und kann das Gefühl nähren, von aller Welt verlassen zu sein. Deshalb ermutige ich beide Partner, sich in angemessener Weise Unterstützung von anderen, von Freunden und Angehörigen zu holen.

Suzanne fand die Unterstützung, die sie brauchte. Suzanne war eine Teilnehmerin unseres Geist-Körper-Programms für Unfruchtbarkeitspatientinnen (sie hatte auch Schwierigkeiten, zwischen den Fehlgeburten schwanger zu werden), und an dem Sonntag, an dem die Partner einbezogen wurden, machten sie und Jack bei allen Aktivitäten für Paare mit: in Achtsamkeit spazierengehen und die Enten füttern und sich Zeit nehmen, dem anderen einfach zuzuhören. »Es ermöglichte Jack, endlich mit mir die Trauer zu teilen«, sagte sie. »Und mir wurde letztlich klar, daß er von all dem genauso betroffen war wie ich. Ich konnte mir auch vorstellen, wie es mir gehen würde, wenn *er* es wäre, der all diese Fehlgeburten gehabt hätte.«

An diesem Tag konnte Suzanne erneut entdecken, »was für ein tief mitfühlender Mann Jack ist. Er wollte mit der Pergonal-behandlung aufhören, weil er nicht mehr ertragen konnte, daß ich all das weiterhin aushielt. Zum erstenmal hörte ich ihn all diese Dinge nicht nur sagen. Ich hörte ihm zu.«

Suzanne wußte, daß die Fehlgeburten sie näher zusammen-bringen oder aber einen Keil zwischen sie treiben könnten. »Mir wurde klar, daß eine Ehe hierdurch sehr leicht in die Brüche gehen kann«, sagte sie. Aber dieser Tag wurde zu einem positiven Wendepunkt in ihrer Ehe. Das Kitten kleiner Risse in ihrer Beziehung machte es für Suzanne und Jack einfacher, ihre Unfähigkeit zu biologischer Elternschaft zu akzeptieren: Sie wußten, auf tiefere Weise als zuvor, daß sie wirklich zusammengehörten.

Suzanne kittete auch die subtilen Risse in ihrer Familie – Risse, die im Zusammenhang mit ihren Schwierigkeiten, ein Kind zu bekommen, entstanden oder bloßgelegt worden waren.

Ihren Schwestern, die sich »wie die Kaninchen vermehren«, tat Suzanne leid. Und es fiel ihr schwer, mit ihrer Mutter zu sprechen, die, so meinte sie, zutiefst von ihr enttäuscht sei. Suzanne beneidete ihre Schwestern um deren scheinbar besondere Beziehung zu ihrer Mutter. »Ich sah die Beziehung, die meine Mutter zu meinen Schwestern über deren Kinder hatte«, sagte sie. »Wenn ein Kind geboren wurde, zog meine Mutter für zwei Wochen zu ihnen, um sie zu unterstützen, und es war diese unglaublich starke Verbindung zwischen ihnen. Ich wünschte mir so sehr, das auch zu haben.«

Als Suzanne dieses Thema gegenüber ihrer Mutter schließlich zur Sprache brachte, wurde sie beruhigt. »Meine Mutter sagte, es sei unwichtig, denn es gäbe so viele andere Dinge, die uns beide verbinden würden.« Und die Schwestern schilderten die Situation mit ihrer Mutter ganz anders, als Suzanne es sich vorgestellt hatte. Ja, sie teilten schon etwas Besonderes miteinander, aber es gab auch die ganz gewöhnlichen Mutter-Tochter-Auseinandersetzungen über Kindererziehung. »Meine beiden Schwestern waren übereinstimmend der Meinung, daß Mutter ihnen sagen wolle, wie sie ihre Kinder erziehen sollten.« Suzanne fühlte sich nun wohl mit ihren familiären Beziehungen. »Meine Eltern und Geschwister gehen sehr fürsorglich mit mir um«, sagte sie. Weil sie ihre Bedürfnisse klar zum Ausdruck brachte, konnten diese potentiell trennenden Risse zu Quellen der Erneuerung werden.

Ihr Ehemann, Ihre Angehörigen und Freunde wissen vielleicht nicht, wie sie mit Ihrem Kummer umgehen sollen. Und Sie können auch nicht erwarten, daß sie es wissen. Sie möchten vielleicht über das Kind sprechen, das Sie verloren haben. Oder möchten Sie das Thema bei bestimmten Personen lieber meiden? Einige Frauen empfinden die Fragen von Angehörigen als aufdringlich. Andere deuten fehlendes Nachfragen als mangelnde Fürsorge. Es liegt an Ihnen, Ihre Verwandten und Freunde wissen zu lassen, welche Art von Unterstützung Sie brauchen und wann Sie sie brauchen.

Wie im Fall der Unfruchtbarkeit kommt auch für Paare mit mehreren Fehlgeburten der Zeitpunkt, wo sie beschließen, daß es genug ist. Für jede Frau und jedes Paar gibt es eine Grenze, über die hinaus man weitere Verluste nicht mehr ertragen kann. Einigen Frauen hilft es, die Möglichkeit einer Adoption im Hinterkopf zu behalten. Sie können in ihrem Herzen den Gedanken bewahren, daß eine Elternschaft möglich ist, daß sie die Liebe, die sie in ein erhofftes Kind investiert haben, einem adoptierten Kind schenken können, das mit ebenso großer Dankbarkeit und Freude in der Familie willkommen geheißen werden kann. Falls sie beschließen, den Versuchen ein Ende zu setzen, können sie diesen Traum Wirklichkeit werden lassen.

Es gibt auch Paare, die beschließen aufzuhören, ohne vorerst eine Adoption in Erwägung zu ziehen. Nach sieben Fehlgeburten und einer besonnenen Entscheidung, die Versuche einzustellen, haben Suzanne und Jack ihre Kinderlosigkeit akzeptiert.

Momentan sind Suzannes Prioritäten ihr eigenes körperliches und emotionales Wohlergehen, ihre Beziehung zu Jack und die Beziehungen zu ihren Angehörigen. Sie hat »erfahren, was es bedeutet, keine Kinder zu haben«, und gegenwärtig geht es ihr mit dieser Entscheidung gut. Sie liebt Kinder, und sie und Jack erfreuen sich an den Beziehungen, die sie zu anderen Kindern, einschließlich ihrer Nichten und Neffen, haben. »Es gibt so viele Möglichkeiten und Wege, sich um Kinder zu kümmern und für sie da zu sein, auch wenn man keine eigenen hat«, sagte sie. »Und man muß nicht jede Nacht um drei Uhr aufstehen.«

Für Patientinnen, die nach Fehlgeburten eigene Kinder bekommen, ist der Trauerprozeß kürzer. Andere, bei denen dies nicht der Fall ist, brauchen länger, aber die Wunde wird heilen. »Der Trauerprozeß hat lange angedauert«, sagt Suzanne. »Aber ich glaube an ein Leben nach dem Tod, und ich habe mich mit den Fehlgeburten abgefunden. Und ich brauche kein Begräbnis, um den Verlust eines Teils meines Lebens zu betrauern, denn mein Leben geht weiter. Ich wachse ständig. Für mich ist es wie

Klavierunterricht. Ich werde mich immer daran erinnern, was ich gelernt habe.«

Den Geist besänftigen und den Leib beruhigen

Frauen mit wiederholten Fehlgeburten leben in einem eigenartigen, permanenten Zustand von Angst. Viele Patientinnen beobachten jedes Schwangerschaftssymptom, und eine Frau, deren Übelkeit aufhört, mag in Angst und Sorge sein, das Kind zu verlieren. Diese Frauen können durch diese immer wieder aufflammenden Ängste die Schwangerschaft gar nicht richtig genießen.

Angesichts dieses Umstands praktizieren meine Patientinnen, die mehrere Fehlgeburten hinter sich haben, regelmäßig Techniken zum Auslösen der Entspannungsreaktion sowie Mini-Entspannungen. Wenn Sie eine oder mehrere Fehlgeburten hatten, empfehle ich Ihnen, die Minis anzuwenden, wann immer Sie angespannt oder ängstlich sind – ob beim Gang auf die Toilette, bei Untersuchungsterminen bei Ihrem Gynäkologen oder bei irgendeiner körperlichen Wahrnehmung, die Sie veranlaßt, sich um ihr ungeborenes Kind Sorgen zu machen. Ich empfehle Ihnen auch dringend eine regelmäßige Entspannungspraxis. Vielleicht versuchen Sie es mit Meditation oder dem Beobachten Ihres Atems, um zur Ruhe zu kommen.

Hilfreich sind auch Fokussätze. Iris, die fünf Fehlgeburten hinter sich hatte, war erneut schwanger und äußerst nervös. Sie und ihr Mann meditierten beide und sagten dabei den Satz »Wir werden« (beim Einatmen) »es schaffen« (beim Ausatmen). Iris visualisierte außerdem ihr Kind in einer Wiege in dem Zimmer liegend, das sie für seine Ankunft hergerichtet hatten, was diesen Fokussatz wunderbar ergänzte.

Sie müssen solche positiven Botschaften nicht auf ihre Meditationen beschränken, sondern können sich zu jeder Zeit besänftigende und beruhigende Sätze vorsagen: Man bezeichnet solche Sätze allgemein als Affirmationen. Hier einige Affirma-

tionen für Fehlgeburtpatientinnen: »Ich kann damit umgehen.«
– »Es wird mir gutgehen.« – »Ich tue, was ich kann.« – »Ich tue
mein Bestes für mein Kind.«

Wenn Sie so angespannt und unruhig sind, daß Sie nicht still
sitzen können, um zu meditieren, können Sie einen Achtsamkeitsspaziergang machen, sofern Bewegung von ärztlicher Seite
aus erlaubt ist. Ein achtsamer Spaziergang ist die beste Möglichkeit, wenn Sie vor Angst gelähmt sind, denn Sie konzentrieren sich dabei auf einfache Wahrnehmungen im gegenwärtigen
Augenblick – auf Ihre Füße am Boden, die frische Luft, die
durch Ihre Nase in Ihren Körper strömt, das Gefühl, wie sich
Ihre Lungen bewegen, den Anblick der Natur, der Häuser, der
Menschen. Ihre Gedanken sind nicht mit der Angst beschäftigt,
Ihr Körper bewegt sich, und Ihr Geist kann sich von Zukunfts-
ängsten freimachen.

Eine Fehlgeburtpatientin, Kelly, wählte einen ganz anderen
Weg, um sich in Achtsamkeit zu üben. Sie kaufte sich ein
Planschbecken für Kinder in Form eines Fisches, ähnlich dem,
das sie als Kind gehabt hatte. Sie stellte es in ihrem Garten auf,
füllte es mit Wasser und verbrachte einen ganzen Nachmittag
damit, darin zu liegen und den Wind und die Vögel in den Bäumen zu beobachten. Kelly beschrieb dieses Erlebnis als einen der
schönsten Nachmittage in ihrem Leben, und sie verbrachte viele
Sommernachmittage damit, achtsam in ihrem Kinderbecken zu
liegen.

Körperorientierte Entspannungstechniken wie progressive
Muskelentspannung und autogenes Training können den
Angstpegel bei Frauen, die sich um ihre Schwangerschaft sorgen, anheben, statt ihn zu senken, weil diese Frauen bereits derart auf ihren Körper fixiert sind, daß ein weiteres Konzentrieren
auf den Körper keine entspannende, sondern die gegenteilige
Wirkung haben kann. Die *Body Scan*-Technik ist auf eine sanftere Art körperorientiert: Probieren Sie sie aus, wenn Sie physische (aber auch mentale) Spannungen lösen wollen. Yoga kann
für manche schwangere Frauen ausgezeichnet sein; ich würde es

aber nicht schwangeren Frauen empfehlen, die mehrere Fehlgeburten hatten. Für die Zeit zwischen den Schwangerschaften ist Yoga jedoch auch für diese Frauen eine wirksame Form von sanfter Übung und Entspannung.

Phantasiereisen eignen sich sehr gut für Frauen, die ihren Sorgen innerlich eine Weile entfliehen wollen. Mit Hilfe von Audiokassetten können Sie sich in Ihrer Vorstellung auf einen Spaziergang am Strand oder entlang eines Bergbaches führen lassen, oder Sie entwickeln Ihre eigene Phantasiereise. Sie können sich auch vorstellen, wie das Kind in Ihrem Bauch von Ihnen genährt und mit Sauerstoff versorgt wird und sich prächtig entwickelt.

Zur Bekämpfung der alltäglichen Ängste, die durch physisches Unwohlsein oder sonstige scheinbare Anzeichen einer bevorstehenden Fehlgeburt hervorgerufen werden, können Sie auf die in Kapitel 5 beschriebene Übung »Gans in der Flasche« zurückgreifen, um sich klarzumachen, daß Sie sich bei normalen Symptomen oder Gefühlen schon gewohnheitsmäßig den schlimmsten Fall ausmalen, der eintreten könnte. Das heißt nicht, daß Sie reale Anzeichen wie Blutflecken ignorieren, sondern daß Sie vielmehr nach der Ursache für Ihre permanenten irrationalen Ängste fragen sollten.

Ein wenig Humor kann auch hilfreich sein. Eine Patientin, Tina, hatte nach Jahren intensiver Sterilitätsbehandlung vier Fehlgeburten erlitten. Kurz nachdem sie mit unserem Geist-Körper-Programm begonnen hatte, stellte sie fest, daß sie wieder schwanger war. Die ersten drei Monate ihrer Schwangerschaft waren schrecklich, denn sie hatte Krämpfe und entdeckte die gefürchteten Blutflecken. Tina praktizierte die Techniken zum Auslösen der Entspannungsreaktion und Minis, um ihren von Angst und Erschöpfung bestimmten Zustand zu transformieren. In unseren entspannten Gruppensitzungen entdeckte sie wieder ihren Sinn für Humor, und ihre Geschichten und Witze waren so köstlich und treffend, daß sie mit einem professionellen Komiker hätte konkurrieren können. Tina teilte vieles mit uns, einschließlich ihrer Strategie, mit der sie ihren wenig mitfühlenden Ehemann Harry dazu bringen wollte, seine Einstellung zu ändern. Sie ließ Harry erleben, was es hieß, In-vitro-Fertilisationszyklen über sich ergehen zu lassen, indem sie ihm – analog zu ihren Hormonspritzen – Injektionen mit destilliertem Wasser in die Pobacken verabreichte. Tinas Geschichten erheiterten uns. Ihre Schwangerschaft verlief ohne Zwischenfälle, und sechs Monate nach Abschluß unseres Programms brachte sie einen gesunden, strammen Jungen zur Welt.

Risikoschwangerschaft

Frauen, die nur im ersten Drittel ihrer Schwangerschaft Fehlgeburten hatten, fallen gewöhnlich nicht in die Kategorie »Risikoschwangerschaft«. Der Begriff ist verwirrend, denn für diese Patientinnen mit mehreren Fehlgeburten besteht ja zweifellos das Risiko, daß sie den Fetus erneut in den ersten drei Monaten nachfolgender Schwangerschaften verlieren. Dennoch ist der Begriff »Risiko« im allgemeinen jenen Frauen vorbehalten, die entweder gefährdete oder komplikationsreiche Schwangerschaften *nach* den ersten drei Monaten hatten, oder wo dies zu erwarten ist.

Aus medizinischer Sicht gibt es zahlreiche Gründe für diese Kategorisierung. Frauen, die im zweiten oder letzten Drittel ihrer Schwangerschaft eine Fehlgeburt hatten, werden bei späteren Schwangerschaften automatisch in die Risikogruppe eingestuft. Frauen über vierzig und jene mit einer Schwangerschaftsdiabetes, einer kleinen Gebärmutter oder sonstigen Anomalien im Bereich der Gebärmutter können als Risikoschwangere eingestuft werden. In vielen dieser Fälle lassen sich die Risikofaktoren durch ärztliche Behandlung und eine sorgfältige Nachsorge abmildern. (So kann z. B. mit bestimmten Medikamenten einer vorzeitigen Geburt vorgebeugt werden.)

Risikoschwangeren wird von ihrem Gynäkologen empfohlen, ihre Aktivitäten einzuschränken, je nachdem, welche medizinischen Gründe vorliegen. Die Einschränkungen reichen von einer einfachen Empfehlung, »es locker anzugehen«, bis hin zu strikter Bettruhe während mehrerer Monate.

Diese Frauen leben ihre gesamte Schwangerschaft hindurch mit einer gewissen Angst. Sie fürchten nicht nur Blutungen oder Blutflecken, sie fürchten auch Krämpfe oder sonstige Anzeichen, die auf vorzeitige Kontraktionen hindeuten könnten. Ärzte und medizinisches Personal verschärfen dieses Problem noch unbeabsichtigterweise, indem sie ihren Patientinnen raten, ständig auf derartige Anzeichen zu achten. Es ist sicher notwendig, seinen Körper zu beobachten, doch risikoschwangere Frauen können sich wegen dieser Anzeichen und Symptome verrückt machen. Da die Notwendigkeit einer gewissen Wachsamkeit besteht, rate ich den Frauen, häufig die Minis zu praktizieren, um die während ihrer Risikoschwangerschaft immer wieder auftretenden Spannungen zu lösen. Ich sage ihnen, daß sie ihren Körper zwar beobachten, aber vermeiden sollen, damit im Hinblick auf sich selbst und ihr Kind nur noch Negatives zu verbinden.

Wenn Sie gegenwärtig eine Risikoschwangerschaft durchleben oder dies künftig für Sie der Fall sein könnte, können Sie eine Visualisierungsübung machen, die einige meiner Patientinnen als äußerst hilfreich empfanden. Sie können die Übung in die Minis, in das Beobachten des Atems oder in eine Meditation integrieren, oder Sie können sie einfach während des Tages beim Atmen machen: Spüren Sie beim Einatmen, wie der Sauerstoff durch Ihre Nase in Ihre Lungen strömt. Spüren Sie nun, wie Ihr Herz schlägt und diesen Sauerstoff zu Ihrem Kind pumpt. Mit jedem Atemzug atmen Sie lebensspendenden Sauerstoff für Ihr Kind ein. Stellen Sie sich vor, wie Ihr Kind durch diesen Sauerstoff gedeiht. Beim Ausatmen stellen Sie sich vor, wie Ihr Kind und Ihr Körper von Kohlendioxyd und anderen Giftstoffen entlastet werden. Sie können diese Visualisierung bei jedem Ein-

und Ausatmen praktizieren, solange Sie wollen. Durch diese Übung stärken Sie Ihr Gefühl von Kontrolle, die Verbindung zu Ihrem Kind und das Gefühl, für es sorgen zu können.

Wenn Ihnen Bettruhe verordnet wurde, sollten Sie ruhige Meditationen wie Beobachten des Atems, Achtsamkeit und eventuell *Body Scan* in Erwägung ziehen. Audiokassetten können in dieser Zeit eine große Hilfe sein. Wie können Sie sich Unterstützung von Mitmenschen holen, wenn Sie im Bett liegen?

Fragen Sie Ihren Arzt oder Ihre Ärztin nach anderen Patientinnen in der gleichen Situation, die eventuell Lust zu Gesprächen per Telefon haben. Natürlich können Sie versuchen, Unterstützung von Ihrem Mann, Ihren Angehörigen oder Freunden zu erhalten. Im günstigsten Fall werden einige von ihnen nur allzugern praktische Hilfe und moralische Unterstützung anbieten. Falls Sie das aber nicht wollen oder können, ist es ganz wichtig, sich Unterstützung von jenen Personen zu holen, die genau wissen, was Sie durchmachen.

Wehren Sie sich gegen innere oder äußere Stimmen der Schuldzuweisung. Risikoschwangerschaften sind schwierig, und es ist nahezu unmöglich, sich perfekt zu verhalten. Eine Patientin, Emma, der Bettruhe verordnet worden war, trug ihren kleinen Neffen eine Treppe hinauf. Unmittelbar danach setzten bei ihr vorzeitige Kontraktionen ein. Sie eilte ins Krankenhaus, wo mit Medikamenten das Einsetzen verfrühter Wehen verhindert wurde. Da Emma an unserer Gruppe teilgenommen hatte, wußte sie, wie sie den Ansätzen von Selbstbeschuldigung begegnen mußte, was sie davor bewahrte, wegen dieses Vorfalls in eine Depression abzurutschen. Emma machte sich klar, daß sie nicht perfekt sein konnte, daß dieser Lapsus zwar Unannehmlichkeiten bereitete, daß sie aber nicht ihr Kind verloren hatte. Tun Sie Ihr Bestes, aber bestrafen Sie sich nicht für Ihre Unvollkommenheit.

Klagen Sie sich auch nicht für die medizinischen Ursachen Ihrer Risikoschwangerschaft an. Es ist nicht Ihre Schuld! In manchen Fällen fördern medizinische Ausdrücke diese Neigung zur Selbstanklage. So haben einige risikoschwangere Frauen einen Gebärmutterhals, der sich zu früh weitet, so daß die Gebärmutter den Fetus nicht halten kann. In der Medizin spricht man von einer »Zervixinsuffizienz«. Diese Art von Terminologie führt dazu, daß manche Frauen sich für ihr eigenes Leiden verantwortlich fühlen. Wenn bei Ihnen diese Diagnose gestellt wurde, sollten Sie versuchen, den Begriff abzuwandeln. Stellen Sie sich selbst eine ebenso wahrheitsgemäße, aber freundlichere Diagnose: »Ich habe eine übereifrige Zervix.« Wer könnte sich wegen einer Zervix schuldig fühlen, die nur allzu bereit ist, das geliebte und so heiß ersehnte Kind auf die Welt zu bringen?

Die Geist-Körper-Medizin hilft Ihnen bei der Bewältigung einer Risikoschwangerschaft. Aus meiner Erfahrung mit risikoschwangeren Frauen bin ich zu der Überzeugung gelangt, daß eine Beruhigung des Geistes in der Tat eine Besänftigung des Leibes bewirkt. Sie können folglich Ihre Chancen auf eine sichere und gesunde Schwangerschaft erhöhen. Bei Risikoschwangerschaften gibt es allerdings viele Unwägbarkeiten, und Sie können im Fall eines negativen Ausgangs einer Selbstanklage entgegenwirken, indem Sie sich klarmachen, daß nicht jeder medizinische Faktor geistig unter Kontrolle zu bringen ist. Übernehmen Sie eine aktive Rolle bei Ihrer Behandlung, in Ihrer Vertrauensbeziehung zu Ihrem Arzt. Auch das wird dazu beitragen, daß Sie auf eine harmonische, gesunde Weise das Gefühl haben, Herrin der Lage zu sein. Machen Sie folgende Affirmation zu Ihrem Mantra: »Ich tue, was ich kann, für mich selbst und für mein Kind.«

13

Menopause

Allmählich wandeln sich die Erfahrungen, die Frauen mit den Wechseljahren machen. Diese Zeit ist nicht länger ein stiller, tabuisierter Übergang, sondern wird offen diskutiert, analysiert – und entweder gefürchtet oder willkommen geheißen. Doch dieser kulturelle Wandel hat den bösen Märchen über die Wechseljahre noch lange kein Ende gesetzt. Immerhin hat die größere Offenheit aber Raum für gesündere Perspektiven geschaffen, und diese Entwicklung könnte positive medizinische Konsequenzen für Millionen von Frauen haben.

Wieso könnte eine gesündere Einstellung Frauen helfen, mit den medizinischen Aspekten der Wechseljahre besser zurechtzukommen? Weil unsere Gefühle und Wahrnehmungen das subtile Wechselspiel zwischen Hormonen und chemischen Prozessen im Gehirn beeinflussen – eine Wechselwirkung, die wahrscheinlich mitbestimmt, ob wir während dieser Zeit des Übergangs mit Symptomen zu kämpfen haben. Eine gesunde Einstellung zu dem »Wechsel des Lebens« kann den Übergang erleichtern und Frauen helfen, ihr großes Potential zur Freude und Sinnfindung zu entdecken, während sie »in die Jahre kommen«.

Es wurde schon viel über diese Übergangzeit geschrieben, und der positive Ton, den die Medien seit einiger Zeit anschlagen, hilft Frauen, die Wechseljahre eher als natürlichen Prozeß denn als Krankheitsgeschehen zu begreifen. Doch für diejenigen unter Ihnen, die weiterhin unter Ängsten oder Depressionen leiden oder die körperliche, die Lebensqualität beeinträchtigende Symptome haben, kann das Lesen hilfreicher Bücher und Zeitschriftenartikel nur ein erster Schritt sein. Um die positiven medizinischen Auswirkungen einer gesünderen Einstellung am eigenen Leib erfahren zu können, brauchen Sie gezieltere Hilfe. Hier kommt die Geist-Körper-Medizin ins Spiel.

Sie können enorm von den zielgerichteten Entspannungsmethoden, der kognitiven Restrukturierung und von konstruktivem emotionalen Ausdruck profitieren, denn diese Methoden verwandeln die Menopause von einer Zeit scheinbaren Niedergangs in eine Zeit ungeahnter Möglichkeiten zu mehr Freiheit, Kreativität und Vergnügen. Das vermittle ich meinen Wechseljahrespatientinnen, und das möchte ich Ihnen hier in diesem Kapitel vermitteln. Bei der Behandlung von Wechseljahressymptomen, ganz gleich, ob körperlicher oder psychischer Art, kann die Geist-Körper-Medizin die Schulmedizin auf höchst effektive Weise ergänzen.

Studien, die ich gemeinsam mit meinen Kollegen in der Abteilung für Verhaltensmedizin an der *Harvard Medical School* durchgeführt habe, belegen, daß das Auslösen der Entspannungsreaktion Ängste und Depressionen bei Frauen in den Wechseljahren deutlich reduzieren kann. Wir haben außerdem nachgewiesen, daß die Entspannungsreaktion die Intensität von Hitzewallungen erheblich mindern kann. Hitzewallungen sind das häufigste und oft störendste medizinische Symptom, von dem mindestens 75 Prozent aller Frauen in den Wechseljahren betroffen sind. Ob man die Hitzewallungen unter Kontrolle hat oder nicht, ist keine unbedeutende Angelegenheit, denn sie können die Lebensqualität einer Frau deutlich beeinträchtigen, und eine Linderung wirkt sich oft positiv auf alle anderen Lebensbereiche aus.

Denken wir an Jessica, eine Lehrerin, die Tag und Nacht alle paar Stunden von Hitzewallungen überrumpelt wurde. Die schlimmsten Situationen entstanden im Klassenzimmer, wenn ihre Schüler im Teenageralter über die Stränge schlugen. Wenn sie ihre Nervosität bemerkten – oft unmittelbar vor einer Hitzewallung –, wurden sie noch ungezogener. Das wiederum verstärkte sofort Jessicas Hitzewallung, so daß sie stets aus der Fassung geriet. Am Ende eines solchen Tages – und solche Tage waren nicht selten – war Jessica nur noch frustriert und erschöpft. Als sie dann in unsere Geist-Körper-Gruppe für Wechseljahrespatientinnen kam, lernte Jessica, regelmäßig Entspannungstechniken zu praktizieren. Nach einigen Wochen ließen die Häufigkeit und Intensität ihrer Hitzewallungen deutlich nach.

Ich brachte Jessica außerdem bei, bestimmte »Auslösefaktoren« zu erkennen – stressige Vorfälle oder Situationen, die ihren Hitzewallungen vorausgingen. Ihr wurde bewußt, daß das provozierende Verhalten ihrer Schüler der häufigste Auslösefaktor war. Von da an praktizierte Jessica jedesmal, wenn die Schüler außer Rand und Band gerieten, eine Mini-Entspannung. (Die Schüler merkten nicht einmal etwas davon.) Jessica stellte fest, daß die Minis, inmitten der stressigsten Situationen angewandt, die Hitzewallungen entweder verkürzten oder im Keim erstickten. Insgesamt verringerte sich sowohl die Häufigkeit als auch die Intensität ihrer Hitzewallungen um 70 Prozent. Die Verbindung von regelmäßiger Meditationspraxis und der Anwendung der Minis bei »Notfällen« half Jessica, sich selbst und ihre Schüler wieder in den Griff zu bekommen. Nach einigen Monaten hatte sich die Beziehung zu ihren Schülern und ihr Selbstbild als Lehrerin – und als Frau – deutlich verbessert.

Obwohl wir in wissenschaftlichen Studien nachgewiesen haben, daß die Entspannungsreaktion sowohl Hitzewallungen als auch psychische Wechseljahressymptome reduziert, habe ich in der klinischen Praxis die Erfahrung gemacht, daß eine Kombination von Entspannung mit anderen Geist-Körper-Techniken sogar noch wirkungsvoller ist. In unserer Geist-Körper-Gruppe für Wechseljahrespatientinnen nutzten die Frauen die kognitive Restrukturierung, um negative Gedankenmuster über die Menopause – von denen viele kulturelle »Prägungen« sind – in positive zu transformieren, die sie wirklich akzeptieren konnten. Sie fanden konstruktive neue Wege, um ihre Gefühle und ihre Kreativität auszudrücken. Für diese Patientinnen waren die Geist-Körper-Methoden der zündende Funke zu einer aufregenden Erkenntnis: daß die Zeit nach den Wechseljahren mit die beste ihres Lebens sein könnte.

Diese Frauen entdeckten für sich, was Margaret Mead einst als »postmenopausalen Enthusiasmus« bezeichnete – eine Zeit der Erneuerung und Sinnfindung. Darüber zu lesen ist eine Sache; es selbst zu spüren eine ganz andere. Viele Frauen benötigen effektive Bewältigungsstrategien, um diesen Lebensgenuß nach der Menopause kultivieren zu können. Sie brauchen insbesondere Strategien, um die Hindernisse – sowohl die inneren (psychischen) als auch die äußeren (kulturellen) – zu überwinden, die der Selbstachtung, der Kreativität und dem inneren Frieden im Wege stehen. Unsere Patientinnen haben im Rahmen unseres Programms die Möglichkeit, diese Bewältigungsstrategien zu erlernen, die ihnen in Verbindung mit einer gesunden Ernährung und körperlicher Bewegung zu größerem Lebensgenuß nach der Menopause verhelfen.

Auch die herkömmliche Schulmedizin kann dazu beitragen. Körperliche Symptome wie Hitzewallungen und vaginale Trockenheit sind die Folge des unvermeidbaren Östrogenmangels, der in der Übergangsphase zur Menopause auftritt. Dieser Mangel kann auch bei der Entstehung psychischer Symptome wie Depressionen eine gewisse Rolle spielen. Durch die Hormontherapie, bei der dem Körper Östrogene und Progesteron zugeführt werden, können die körperlichen und in einigen Fällen auch die psychischen Symptome deutlich gelindert werden. Wir wissen auch, daß der Östrogenmangel während der Menopause ein erhöhtes Herzerkrankungs- und Osteoporoserisiko in sich birgt und daß die Hormonersatztherapie dieses Risiko für Frauen in den Wechseljahren senken kann.

Die Hormontherapie ist aber kein Allheilmittel und birgt ebenfalls gewisse Risiken. Es hat sich gezeigt, daß durch die früher übliche Methode, bei der ausschließlich Östrogene verabreicht wurden, das Gebärmutterkrebs- und möglicherweise das Brustkrebsrisiko anstieg. Durch die heute übliche Kombination von Östrogenen und Progesteron erhöht sich das Gebärmutter- oder Gebärmutterhals-Krebsrisiko nicht, es sinkt sogar möglicherweise. Die Experten streiten sich aber nach wie vor darüber, welchen Einfluß die Hormontherapie auf die Entstehung von Brustkrebs hat. Es gibt wissenschaftliche Studien, die dieser Therapie Unbedenklichkeit bescheinigen, aber auch solche, die auf ein zumindest leicht erhöhtes Brustkrebsrisiko bei Frauen hinweisen. Die Ergebnisse der bisher umfangreichsten Studie über die Risiken der Hormontherapie wurden kürzlich im »New England Journal of Medicin« veröffentlicht. Gemäß dieser Studie hatten Frauen, die seit Beginn der Menopause fünf Jahre oder länger Hormone eingenommen hatten, ein 30 bis 40 Prozent höheres Brustkrebsrisiko als Frauen, die keine Hormone einnahmen.

Welchen Schluß können wir aus diesen Informationen ziehen? Unter den Ärzten besteht der allgemeine Konsens, daß Frauen, deren Angst vor Brustkrebs begründet ist – insbesondere, wenn es Brustkrebsfälle in der Familie gab oder gibt –, mit einer Hormontherapie vorsichtig sein sollten. Das Brustkrebsrisiko muß sorgfältig gegen potentielle Vorteile dieser Therapie, insbesondere Linderung der Wechseljahressymptome und ein vermindertes Herzerkrankungs- und Osteoporoserisiko, abgewogen werden.

Jede Frau in den Wechseljahren sollte mit ihrem Arzt oder ihrer Ärztin über die Risiken und Vorteile sprechen. Solange uns keine definitiven Aussagen über die Zusammenhänge zwischen Hormontherapien und Brustkrebs vorliegen, kann es jedoch schwierig sein, zu einer klaren Entscheidung zu kommen, insbesondere, wenn bereits bestimmte Risikofaktoren vorliegen.

Was können Sie also tun, wenn Sie an Wechseljahressymptomen leiden, Ihnen eine Hormontherapie aber als ein zu hohes Risiko erscheint? Gestützt auf unsere Forschungsdaten und die

Ergebnisse anderer Studien, können wir Ihnen nun einen Weg zeigen, der sich zur Linderung bei Hitzewallungen und anderen quälenden Symptomen bewährt hat und bei dem auf die Einnahme von Hormonen verzichtet werden kann. Sie gehen keinerlei Risiko ein, wenn Sie Techniken zur Auslösung der Entspannungsreaktion und andere Geist-Körper-Methoden anwenden, *bevor* Sie sich für zusätzliche Hormongaben entscheiden. Die Chancen, daß sich Ihre Symptome verringern, stehen gut. Sollten Sie mit den Ergebnissen nicht zufrieden sein, können Sie immer noch auf die Hormontherapie zurückgreifen.

Geist-Körper-Methoden können eine medikamentöse Behandlung aber auch hervorragend ergänzen. Einige meiner Wechseljahrespatientinnen haben sich für eine Hormonbehandlung entschieden, die ihnen bei unmittelbaren körperlichen Symptomen aber keine ausreichende Linderung verschafft. Dennoch halten sie an den Hormongaben fest, weil sich der Zustand zumindest teilweise gebessert hat oder weil sie Herzerkrankungen oder Osteoporose fürchten. Viele dieser Frauen kombinieren die Hormonbehandlung mit Geist-Körper-Techniken, die ihnen zuverlässig gegen Hitzewallungen helfen und ihren Allgemeinzustand verbessern. Wir erleben in der Medizin gerade einen Wandel. In Zukunft wird man immer öfter Geist-Körper-Ansätze mit Methoden der Schulmedizin *kombinieren*, um die bestmöglichen Ergebnisse für die Frauen zu erzielen.

Eines der Märchen über die Menopause ist die Annahme, die emotionalen Probleme von Frauen in dieser Übergangszeit seien allein dadurch bedingt, daß die Eierstöcke ihre Funktion einstellen und somit der Östrogenspiegel sinkt. Das ist nicht der Fall. Diesbezügliche Untersuchungen haben *keinen* eindeutigen Zusammenhang zwischen dem Absinken des Östrogenspiegels und psychischen Symptomen bei Frauen in den Wechseljahren ergeben. Viele der emotionalen Schwierigkeiten, die einem Östrogenmangel zugeschrieben werden, sind wahrscheinlich durch Ereignisse bedingt, die Wendepunkte im Leben von Frauen in den Vierzigern oder Fünfzigern darstellen. So zeichnen sich vielleicht für sie selbst oder für ihre Ehemänner berufliche Veränderungen ab, die Kinder gehen aus dem Haus, die Eltern werden pflegebedürftig. Körperliche Symptome wie Hitzewallungen können zu Schlaflosigkeit führen, und der daraus resultierende Schlafmangel kann ebenfalls Stimmungsschwankungen hervorrufen. All diese Dinge müssen zuerst abgeklärt werden, bevor man den Östrogenmangel für alles verantwortlich macht und die Hormontherapie als Allheilmittel anpreist.

Dr. Sadja Greenwood schreibt hierzu: »Während der Wechseljahre befindet sich der Körper in einer Übergangsphase, die von jeder Frau je nach ihrem allgemeinen Gesundheitszustand, ihrem Körperbewußtsein und dem Tempo der Hormonreduktion unterschiedlich erfahren wird. Wie eine Frau psychisch auf diese Übergangsphase reagiert, hängt sowohl von ihrer Biochemie als auch von ihren äußeren Lebensumständen ab. Diese beiden Faktoren bedingen sich gegenseitig – die innere und die äußere Welt sind untrennbar miteinander verbunden und stehen in permanenter Wechselbeziehung.«

In ihrem Buch »*Menopause Naturally*« hinterfragt Dr. Greenwood den alten wissenschaftlichen Grundsatz: »Biologie ist Schicksal«. Diese konventionelle Vorstellung impliziert, daß wir physiologischen Veränderungen hilflos ausgeliefert sind. »Man gelangt jedoch zu einer ausgewogeneren Sichtweise, wenn man davon ausgeht, daß die biologischen Vorgänge unser Schicksal nur zum Teil bestimmen und das soziale Umfeld, in dem wir leben, ebenfalls eine wichtige Rolle spielt. Je mehr uns diese Zusammenhänge bewußt werden, desto mehr können wir unser Schicksal durch die Förderung unserer Gesundheit und unseres Selbstwertgefühls beeinflussen.«

Die von mir vermittelten Geist-Körper-Techniken für Frauen in den Wechseljahren dienen genau diesem Zweck: Sie sollen die Frauen in die Lage versetzen, ihr Schicksal durch gesunde Lebensführung und Förderung der Selbstachtung positiv zu beeinflussen. Denn das Gefühl des Kontrollverlusts könnte einer der – allerdings am wenigsten beachteten – Risikofaktoren für eine ganze Reihe von Symptomen sein. Die Bemühungen um Wiedererlangung eines gesunden Kontrollvermögens können eine außergewöhnlich wirksame Medizin für Frauen in dieser manchmal turbulenten Übergangsphase sein.

Die Wechseljahre: Fakten, Märchen und Möglichkeiten

Obwohl »Menopause« wörtlich das »Ende der Menstruation« bedeutet, bezieht sich der Begriff auf die gesamte Phase im Leben einer Frau, in der die Funktion der Eierstöcke nachläßt. Bei den meisten Frauen beginnt diese Umstellung, die gewöhnlich im Alter zwischen 45 und 55 Jahren stattfindet, ein paar Jahre vor der letzten Periode und endet ein oder zwei Jahre danach. Während dieser Zeit sinkt der Östrogenspiegel, die Regelblutungen werden unregelmäßig, bis sie schließlich ganz aufhören. Etwa 80 Prozent aller Frauen leiden unter körperlichen Symptomen wie Hitzewallungen, nächtlichen Schweißausbrüchen und vaginaler Trockenheit. Weniger häufig sind Kopfschmerzen, Gewichtszunahme, Schwindelanfälle und Konzentrationsstörungen – ein vorübergehender Verlust an geistiger Klarheit –, doch auch von diesen Symptomen ist noch eine beträchtliche Anzahl von Frauen betroffen.

Einige Frauen leiden während der Wechseljahre unter Ängsten und Depressionen. Wie bereits erwähnt, ist ein Zusammenhang zwischen diesen Gemütszuständen und dem körperlichen Aspekt der Menopause, dem Östrogenmangel, keineswegs erwiesen.

Wissenschaftliche Untersuchungen zeigen keine Spitzenwerte psychischer Erkrankungen während der Wechseljahre. Gäbe es einen direkten kausalen Zusammenhang zwischen Östrogenmangel und emotionaler Instabilität, wären die Wartezimmer der Psychiater wohl überwiegend von Frauen in mittleren Jahren bevölkert, doch das ist nicht der Fall. Frauen, die zu Depressionen neigen (das heißt eine entsprechende Vorgeschichte haben), sind in dieser Phase der hormonellen Umstellung anfälliger, aber auch bei ihnen spielen die sich verändernden Lebensumstände und die Bewältigung neuer Herausforderungen die Hauptrolle bei der Entwicklung psychischer Symptome.

Bei all dem sollten wir aber nicht vergessen, daß die meisten Frauen *nicht* unter den Wechseljahren leiden. Unsere negativen Vorstellungen über die Wechseljahre sind teilweise auf die Aussagen von Ärzten und Wissenschaftlern zurückzuführen, die ja normalerweise nur die an Symptomen leidenden Frauen zu sehen bekommen. Die überwiegende Mehrheit der Frauen, denen es gutgeht, konsultiert keinen Arzt! In unserer vom Jugendlichkeitswahn besessenen Kultur hält sich hartnäckig das Märchen von der Menopause als einer Zeit unabwendbarer Verzweiflung, und deshalb *erwarten* die Frauen, in Depressionen zu verfallen. »Wenn man in den Wechseljahren Probleme erwartet, *führt* dies zu Problemen«, so Christiane Northrup, M. D., Expertin für Frauengesundheit. Zwar zeichnet sich in unserer Kultur eine Veränderung ab, aber die Auswirkungen der destruktiven Botschaften, die Frauen jahrzehntelang erhielten, sind noch nicht vollends beseitigt.

Obwohl die negativen Informationen über die Menopause bei Frauen mehr Schaden anrichten als irgendein anderer Faktor, sind die körperlichen Symptome dennoch real und können sehr unangenehm sein. Das gilt auch für die psychischen Symptome, selbst wenn sie nicht durch Östrogenmangel verursacht werden. Wir müssen die Probleme und das Leiden von Frauen in den Wechseljahren anerkennen und ernst nehmen, ohne falsche, schädliche Meinungen über ein unvermeidbares biologisches Schicksal und den Verlust von Attraktivität und Bedeutung in der Gesellschaft zu untermauern. Frauen werden von ihren Hormonen *beeinflußt*, aber sie sind ihnen dennoch nicht hilflos *ausgeliefert*.

Zum gegenwärtigen Zeitpunkt befinden sich etwa 40 Millionen amerikanischer Frauen in den Wechseljahren oder in der Vorphase der Menopause. Bis zum Jahr 2000 werden es etwa 50 Millionen sein. Etwa 35 Millionen dieser Frauen werden unter Hitzewallungen leiden, und es ist gewiß erforderlich, effektive Behandlungsmethoden anzubieten. Denn wenn diese Episoden schwerwiegend sind und unbehandelt bleiben, können sie zu Schlaflosigkeit, Erschöpfung und bis zu Depression führen.

Vaginale Austrocknung und dünner werdendes vaginales Gewebe kann das Sexualleben von Frauen beeinträchtigen, was an sich schon zu depressiven Verstimmungen führen kann. (Vaginale Atrophie ist der medizinische Ausdruck für den Umstand, daß das Vaginalgewebe dünner und spröder wird.) Dieser Begriff sollte Sie aber nicht zu der beängstigenden Vorstellung verleiten, daß der Prozeß unaufhaltsam ist. Durch eine Reihe medizinischer Behandlungen, einschließlich der Hormonersatztherapie, kann dieses Problem gelindert werden, und die Frauen können ihre sexuelle Vitalität wiedererlangen. Ich werde auf dieses Thema noch zurückkommen. Einige Frauen berichten von einem Libidoverlust, ohne daß eine vaginale Atrophie vorliegt, andere wiederum berichten von gesteigerter Lust und sexueller Aktivität. Natürlich ist jede Frau in dieser Hinsicht verschieden, aber bei manchen Patientinnen ist die mangelnde Lust eher auf Streß und Beziehungsschwierigkeiten zurückzuführen als auf Östrogenmangel oder vaginale Veränderungen.

Die Hormonbehandlung

Viele meiner Wechseljahrespatientinnen konsultieren mich aufgrund ihrer körperlichen Symptome und ihrer Ängste vor einer Hormonbehandlung. Aber meistens zeigt sich im Laufe unseres Gesprächs, daß die Ängste, die sie zu mir führen, viel tiefer liegen. Sie fürchten sich vor dem Altwerden. Sie haben Angst, daß sie von Familienmitgliedern und Freunden nicht mehr gebraucht werden. Sie halten sich für unattraktiv und fühlen sich zu dick. Einige bedauern, daß sie sich beruflich nicht verwirklicht haben. Andere trauern darum, keine eigene Familie gegründet zu haben. Wieder anderen fällt es schwer zu akzeptieren, daß ihre Kinder das Haus verlassen. Solche Wendepunkte können Frauen in ihren vierziger oder fünfziger Jahren aus dem Gleichgewicht bringen. Bei unserem ersten Gespräch sind sie meistens sehr angespannt und werden von dem Gefühl beherrscht, nichts mehr unter Kontrolle zu haben.

In meinen Gruppen und in Einzelsitzungen biete ich solchen Frauen Geist-Körper-Methoden an, mit deren Hilfe sie die Kontrolle über ihren Körper und ihr Leben wiedererlangen können. Das allein reicht aber nicht aus. Die Frauen sind – ganz gleich, ob sie sich für eine Hormonbehandlung entscheiden oder nicht – mit bestimmten gesundheitlichen Risiken konfrontiert. Eine gesunde Ernährung und regelmäßiges körperliches Training sind die wichtigsten Elemente eines ganzheitlichen Ansatzes zur Bewältigung der Wechseljahre.

Mit einer Kombination aus konventioneller Medizin, Geist-Körper-Methoden, gesunder Ernährung und regelmäßiger Bewegung lassen sich meiner Ansicht nach alle wesentlichen gesundheitlichen Probleme von Frauen in den mittleren Jahren in den Griff bekommen: Hitzewallungen, vaginale Atrophie, Konzentrationsstörungen und Stimmungsschwankungen ebenso wie das Risiko von Krebs und Herzerkrankungen oder auch Osteoporose.

Aufklärung ist Teil dieses ganzheitlichen Ansatzes, denn nur wenn wir verstehen, warum Veränderungen – insbesondere Entspannungsübungen, gesunde Ernährung und regelmäßige Bewegung – so notwendig sind, können wir sie konsequent durchführen. So ist es zum Beispiel wichtig zu wissen, daß Östrogen vor Herzerkrankungen schützt. Durch das Absinken des Östrogenspiegels während der Menopause steigen unsere Cholesterinwerte an – einschließlich des LDL genannten schädlichen

Cholesterins –, und wir werden anfälliger für Gefäßablagerungen. (Solche Ablagerungen führen zu Arteriosklerose, einer Verhärtung der Arterien, die die Hauptursache bei Herzinfarkten ist.) Aus diesen und anderen physiologischen Gründen steigt unser Herzerkrankungsrisiko während und nach dem Klimakterium an. Studien, in denen postmenopausale Frauen, die Östrogenpräparate einnahmen, mit Frauen verglichen wurden, denen keine Östrogene verabreicht wurden, ergaben, daß erstere ein 40 bis 50 Prozent geringeres Risiko hatten, einer Herzkrankheit zu erliegen. Werden die Östrogene mit Progesteron kombiniert, wie das bei der heute üblichen Hormontherapie der Fall ist, verringert sich das Herzerkrankungsrisiko nicht ganz so deutlich. Auch wenn die zur Senkung des Herzerkrankungsrisikos erforderliche Menge an Östrogenen und Progesteron noch nicht definitiv feststeht, sind doch die meisten Ärzte davon überzeugt, daß die Vorteile beachtlich sind.

Besteht aufgrund Ihrer Familiengeschichte und anderer Faktoren Anlaß zur Sorge wegen einer Herzerkrankung, aber kaum wegen Brustkrebs, kann die Hormontherapie eine gute Alternative für Sie sein. Ist das Gegenteil der Fall, das heißt, bestehen berechtigte Ängste wegen einer möglichen Krebserkrankung, aber nicht wegen einer Herzerkrankung, kann es ratsam sein, von einer Hormontherapie Abstand zu nehmen. Eine fettarme Ernährung und regelmäßige Bewegung sind in jedem Fall wichtig, da sie mit Sicherheit zur Verhütung von Herzerkrankungen und möglicherweise auch zur Verhütung von Brustkrebs beitragen! Da aber auch eine Hormontherapie nicht garantieren kann, daß man nicht an einem Herzleiden erkrankt, sollten jene Frauen, die sich hauptsächlich wegen ihres Herzens Sorgen machen und die sich deshalb einer Hormonbehandlung unterziehen, sich zusätzlich fettarm ernähren und regelmäßig bewegen.

Wir dürfen nicht vergessen, daß durch Streß, chronische Anspannung und Depressionen bei Frauen das Risiko von Herzerkrankungen, Störungen des Immunsystems und, wie einige

Studien zeigten, auch Krebs ansteigen kann. Hier leistet die Geist-Körper-Medizin einen wertvollen Beitrag zur Verhütung dieser gefürchteten Krankheiten, indem sie Ihnen hilft, Streß zu bewältigen, Ihr Kontrollvermögen wiederzuerlangen und Ihr Potential voll zu verwirklichen.

Eine weitere Sorge von Frauen in den Wechseljahren dreht sich um die Osteoporose, den fortschreitenden Abbau von Knochensubstanz, der in der Vorphase der Menopause auftritt, das heißt in den Jahren, in denen die Monatsblutungen unregelmäßig werden und schließlich ganz aufhören.

Östrogenmangel trägt zweifellos zu Osteoporose bei. Deshalb kann eine Hormonersatztherapie in der Vorphase der Wechseljahre diesen progressiven Abbau von Knochensubstanz verhindern. Aber auch hier ist zu beachten, daß ein Östrogenmangel keineswegs der einzige Faktor bei der Entstehung von Osteoporose ist und eine Östrogentherapie daher kein Allheilmittel darstellt. Faktoren wie mangelnde Bewegung, fettreiche Ernährung, Kalzium- und Magnesiummangel in der Nahrung, Rauchen, übermäßiger Alkohol- und Koffeingenuß können ebenfalls zum Abbau von Knochensubstanz beitragen und deren Dichte und Qualität beeinträchtigen. Wenn Osteoporose für Sie ein Risikofaktor ist, sollten Sie sich fettarm und kalziumreich ernähren und andere praktische Empfehlungen, die am Ende dieses Kapitels ausgeführt sind, befolgen, ob Sie nun Hormone einnehmen oder nicht.

Nicht alle Frauen in den Wechseljahren entscheiden sich für Östrogenpillen oder -pflaster. Und diejenigen, die es tun, müssen wissen, daß Pillen und Pflaster allein nicht ausreichen. So hilfreich diese Medikamente auch sein können, wir dürfen uns nicht ausschließlich auf sie verlassen, wenn wir das tiefere Bedürfnis des Geistes wie des Körpers nach Nahrung und Genährtwerden nicht ignorieren wollen.

Streß trägt eindeutig zu den Stimmungsschwankungen und Konzentrationsstörungen, unter denen einige Frauen in den Wechseljahren leiden, bei und verschlimmert körperliche Symptome wie Hitzewallungen. Bereits die Angst vor Hitzewallungen kann zum Streßfaktor werden: Ein sinnvolles medizinisches Programm muß daher Streßbewältigung miteinschließen. Für Frauen in den Wechseljahren bedeutet dies das Erlernen von Entspannungstechniken und eine neue Einstellung zu dieser Zeit des Übergangs, eine Einstellung, die neue Türen zu Kreativität und Freude öffnet, anstatt sie zu verschließen.

Geist-Körper-Medizin gegen Hitzewallungen

Eine meiner ersten Wechseljahrespatientinnen, Edith, kam zu unserem ersten Gespräch in meine Praxis. Sie setzte sich mir gegenüber in den Sessel und machte einen ziemlich erschöpften Eindruck. Ich bemerkte, daß sie eine riesige Handtasche bei sich hatte. Diese Handtasche war so groß, daß ich herausplatzte: »Meine Güte, Sie tragen wirklich eine große Handtasche mit sich herum!«

»Dafür gibt es einen Grund«, erwiderte sie prompt. Sie griff in die Tasche und zog eine riesige Rolle Papiertücher hervor. »Das muß ich immer bei mir haben«, sagte Edith. Ihre Hitzewallungen waren so intensiv, daß Papiertaschentücher etwa so nutzlos gewesen wären beim Eindämmen ihres Schweißes wie beim Aufwischen einer Wasserlache aus einem umgestoßenen Eimer.

Einer der irritierendsten Aspekte der Hitzewallungen ist das meistens damit einhergehende Gefühl der Peinlichkeit, wie Edith deutlich machte. Sie fürchtete sich in der Öffentlichkeit – besonders in warmen Räumen – vor der Beschämung, die sie fühlen würde, wenn die anderen Menschen bemerkten, wie ihr der Schweiß über das Gewicht lief. Wenn sie sich nicht sofort in ein Badezimmer oder einen Waschraum flüchten und ihre Papiertücher hervorholen konnte, fühlte sie sich in der Falle.

Hitzewallungen bringen natürlich noch viele andere Probleme

mit sich. Wenn sie länger anhalten, können sie ganz besonders nervenaufreibend sein, weil sie bei den betroffenen Frauen am Arbeitsplatz oder bei gesellschaftlichen Anlässen zu Konzentrationsstörungen führen können. Außerdem sind Hitzewallungen eine der Hauptursachen für Schlaflosigkeit, ein Problem, über das sich Frauen in der Menopause häufig beklagen. Sie werden nachts durch ein brennendes Hitzegefühl im Gesicht, auf der Brust und im Nacken wachgehalten. Wenn ich depressive Wechseljahrespatientinnen vorsichtig befrage, stellt sich oft heraus, daß Schlaflosigkeit die Hauptursache ihrer Depression ist. Weil sie die halbe Nacht wachliegen, sind sie am nächsten Tag völlig erschöpft und nicht mehr in der Lage, die zur Bewältigung des Alltags nötige Energie aufzubringen. Auf lange Sicht führt diese Erschöpfung zu einem Gefühl des Kontrollverlustes. Hitzewallungen können wie umkippende Dominosteine Erschöpfung, Hilflosigkeit und schließlich Depressionen nach sich ziehen.

Wie bereits erwähnt, können Entspannungs- und andere Geist-Körper-Techniken Hitzewallungen lindern und so diesen Teufelskreis durchbrechen. Vielleicht fragen Sie sich, wieso und auf welche Weise Entspannungsübungen den Verlauf von Hitzewallungen beeinflussen können? Nun, auch wenn Streß die Hitzewallungen vielleicht nicht hervorruft, kann er definitiv zu ihrer Verschlimmerung beitragen. Die Hitzewallungen gehen ja an sich bereits mit physiologischen Veränderungen einher, die jenen der Kampf-oder-Flucht-Reaktion ähneln, einschließlich eines Anstiegs an Streßhormonen. Wenn Sie dieser Gleichung noch aktuellen, durch äußere Einflüsse hervorgerufenen Streß hinzufügen, wird sich die Hitzewallung verstärken, weil das sympathische Nervensystem der betroffenen Frau dann viel aktiver ist. So scheint es logisch, daß das Auslösen der Entspannungsreaktion, das auf natürliche Weise der Kampf-oder-Flucht-Reaktion entgegenwirkt, auch hilft, Hitzewallungen zu lindern. Und genau das geschieht.

Ich arbeitete mit einer meiner promovierten ehemaligen Studentinnen, Judy Irvin, Ph. D., zusammen, um die Wirkung von

Entspannungsmethoden bei der Behandlung von Frauen, die in der Menopause an Hitzewallungen litten, nachzuweisen. Wir führten eine kontrollierte Studie an 33 Frauen durch, die zwischen 44 und 66 Jahre alt und bei guter Gesundheit waren und deren Monatsblutungen seit mindestens einem halben Jahr ausgeblieben waren. Jede dieser Frauen erlebte täglich mindestens fünf Hitzewallungen. Alle Teilnehmerinnen zeichneten sorgfältig die Häufigkeit und Intensität ihrer Hitzewallungen auf und wurden von uns zu Beginn und nach Abschluß der Studie mehreren psychologischen Tests zur Erfassung des emotionalen Zustands unterzogen. Dr. Irvin teilte die Frauen nach dem Zufallsprinzip in drei Gruppen ein. Die erste Gruppe wurde mit Techniken zur Auslösung der Entspannungsreaktion vertraut gemacht. Wir gaben ihnen ein zwanzigminütiges Übungsprogramm auf Kassetten mit nach Hause und baten sie, die Methode sieben Wochen lang täglich zu praktizieren und außerdem ihre Erfahrungen mit dieser Übungspraxis in einem Tagebuch festzuhalten. Die Frauen der zweiten Gruppe forderten wir auf, sieben Wochen lang täglich Unterhaltungsliteratur zu lesen und ihre Erfahrungen ebenfalls aufzuzeichnen. Die dritte Kontrollgruppe erhielt weder irgendeine Art von Training noch irgendwelche Anweisungen, außer der einen, die Häufigkeit ihrer Hitzewallungen aufzuzeichnen.

Unsere Studie brachte folgende Ergebnisse:

- Die Frauen, die regelmäßig die Entspannungsreaktion auslösten, erlebten einen statistisch signifikanten Rückgang der Intensität ihrer Hitzewallungen (eine 28prozentige Reduktion). Dieser Rückgang trat nicht bei Frauen auf, die einfach zwanzig Minuten pro Tag lasen oder der Kontrollgruppe angehörten.
- Die Frauen, die regelmäßig die Entspannungsreaktion auslösten, erlebten einen signifikanten Rückgang ihrer Ängste und Spannungen. Bei den Frauen der anderen beiden Gruppen war das nicht der Fall.

- Die Frauen, die regelmäßig die Entspannungsreaktion auslösten, erlebten einen signifikanten Rückgang depressiver Episoden und fühlten sich deutlich weniger niedergeschlagen. Auch diese Wirkung war bei den Teilnehmerinnen der beiden anderen Gruppen nicht zu verzeichnen. (Die Frauen der Lesegruppe zeigten dagegen sogar einen leichten Anstieg depressiver Phasen.)

Diese Ergebnisse zeigen, daß das tägliche Auslösen der Entspannungsreaktion die Intensität von Hitzewallungen deutlich reduziert und Angstgefühle sowie depressive Phasen bei Frauen in der Menopause abmildert.

Die Frauen, die die Entspannungsreaktion auslösten, hatten weniger Hitzewallungen, allerdings nicht bis zu dem statistischen Level, den Wissenschaftler zum Maßstab nehmen. (Dr. Irvin vermutet, daß sich bei einer größer angelegten Studie ein signifikanter Rückgang der oben genannten Symptome zeigen würde.) In meinen Gruppen und auch bei der Einzelarbeit nehmen die Hitzewallungen bei den Wechseljahrespatientinnen normalerweise sowohl an Intensität als auch an Häufigkeit ab. Meiner Ansicht nach bilden die Unterstützung durch andere Gruppenteilnehmerinnen oder durch meine Person, die regelmäßigen Nachsorgetreffen und die anderen Geist-Körper-Techniken (einschließlich der Mini-Entspannungen, der kognitiven Restrukturierung und des emotionalen Ausdrucks) zusammen mit der regelmäßigen Entspannungspraxis eine äußerst wirkungsvolle Geist-Körper-Behandlung gegen Hitzewallungen und nicht zuletzt gegen Angstzustände und Depressionen.

Nicht weniger als drei von anderen Wissenschaftlern durchgeführte Studien bestätigen unsere Schlußfolgerung, daß Entspannungstechniken ein effektives Mittel gegen Hitzewallungen sind:

- Wissenschaftler der *Wayne State University* teilten 14 unter Hitzewallungen leidende Wechseljahrespatientinnen in zwei

Gruppen ein. Die Teilnehmerinnen der einen Gruppe wurden mit der progressiven Muskelentspannung vertraut gemacht, die anderen nicht. Nach sechs Monaten hatte die Häufigkeit der Hitzewallungen bei den Frauen, die regelmäßig ihre Entspannungsübungen praktizierten, um 60 Prozent abgenommen, während die Situation bei den Probandinnen der Kontrollgruppe unverändert war.

• Psychologen der *Eastern Michigan State University* beobachteten vier Frauen, die unter regelmäßigen Hitzewallungen litten, über einen längeren Zeitraum. Sie verordneten ihnen ein zehnwöchiges Trainingsprogramm mit einer Sitzung pro Woche, bei dem die Frauen verschiedene Geist-Körper-Methoden wie Entspannungstechniken, Selbstsuggestion, Bewältigungsstrategien für Eheprobleme und Temperatur-Biofeedback erlernten. Nach diesem Training zeigte sich bei den Probandinnen ein siebzigprozentiger Rückgang in der Häufigkeit der Hitzewallungen – eine Verbesserung, die auch nach sechs Monaten noch anhielt.

• Robert R. Freedman und Suzanne Woodward von der *Lafayette Clinic* in Detroit teilten 33 unter Hitzewallungen leidende Frauen in drei Gruppen ein. Die erste Gruppe praktizierte eine entspannende Atemfokustechnik, die zweite praktizierte Muskelentspannung, und die dritte arbeitete mit Alphawellen-Biofeedback, von dem man nicht annahm, daß es sich für die Behandlung von Hitzewallungen eignete. Die Frauen, die die Atemfokustechnik praktizierten, erlebten einen vierzigprozentigen Rückgang der Hitzewallungen, ein statistisch signifikantes Ergebnis, das mit Hilfe ambulanter Monitore gemessen worden war.

Es fällt meinen Patientinnen nicht schwer zu glauben, daß Entspannung ihre Hitzewallungen lindern kann, weil sie sich der Tatsache, daß Streß diese Hitzewallungen verschlimmert, voll bewußt sind. Ursula, eine sechzigjährige Frau, hatte Hitzewallungen, die sie als »heiße Brandungswellen« beschrieb. Sie hatte ein hartes Leben hinter sich, denn ihr Mann war früh gestorben, und sie hatte ihre vier Töchter allein großziehen müssen. Als ich ihr begegnete, hatte sie gerade wieder geheiratet. Sie erzählte mir von einer Reihe turbulenter Veränderungen in ihrem Leben. »Es war stressig, so lange allein zu leben«, sagte sie, »aber es war genauso stressig, wieder zu heiraten, weil damit so große Veränderungen verbunden waren. Plötzlich war ich kein ›Single‹ mehr, sondern wieder eine verheiratete Frau, keine berufstätige Frau mehr, sondern Hausfrau, keine Mutter mehr, die Kinder zu versorgen hatte, sondern eine Mutter erwachsener Kinder und eine Großmutter. Und außerdem war ich von Missouri nach Boston gezogen. Diese Veränderungen summierten sich und verursachten eine Menge Streß.«

Ursula stellte fest, daß ihre Hitzewallungen sich durch streßauslösende Situationen verschlimmerten, und sie litt schließlich so stark darunter, daß sie sich für eine Hormontherapie entschied. Doch brachte ihr, wie es öfter der Fall ist, die Hormontherapie keine ausreichende Linderung. Sie kam in unsere Geist-Körper-Gruppe für Wechseljahrespatientinnen und begann, regelmäßig zu meditieren, zu beten und achtsame Spaziergänge zu machen. Sie lernte auch, auslösende Faktoren, einschließlich körperlicher Spannungen, zu identifizieren, die ihren »heißen Brandungswellen« vorangingen. »Ich konnte praktisch spüren, wie das Adrenalin in meinem Blut kreiste«, sagte sie. Sobald sie solche Empfindungen wahrnahm, setzte Ursula eine Mini-Entspannung dagegen. »Ich lernte, mich sehr schnell aus einer Hitzewallung herauszuholen.« Das Entwickeln der Fähigkeit, ihre Hitzewallungen zu kontrollieren, war für Ursula ein bedeutender Sieg. Es war für sie schwierig genug, sich an die neue Ehe, das neue Zuhause und ihre neue Familienrolle anpassen zu müssen. Die Linderung der Hitzewallungen erleichterte ihr diese Übergänge und erinnerte sie daran, daß sie mehr Kontrolle über ihren Körper und ihr Leben hatte, als sie je für möglich gehalten hätte.

Fast alle der beschriebenen Entspannungsmethoden eignen

sich zur Linderung von Hitzewallungen. Ich empfehle Ihnen, einige auszuprobieren, um dann selbst zu entscheiden, welche für Sie am besten funktionieren. Das autogene Training, bei dem bestimmte Selbstsuggestionen Wärmegefühle vermitteln sollen (wie beispielsweise »mein Arm ist warm«), ist jedoch sicher nicht so geeignet. Sie könnten damit sogar eventuell eine Hitzewallung auslösen. Es scheint mir auch ratsam, auf die von mir beschriebene Visualisierung eines wohltuenden heißen Bades zu verzichten. Es kann allerdings hilfreich sein, das Gegenteil zu visualisieren, wie sich bei einer an der *Eastern Michigan State University* durchgeführten Studie herausstellte. Dabei gelang es den Probandinnen, Hitzewallungen durch mit Kälte oder Kühle assoziierte Gedanken oder Bilder deutlich zu lindern. Denken Sie beispielsweise an die Visualisierung eines Bergbaches, bei der zur Auslösung der Entspannungsreaktion das Bild kühlen, erfrischenden Wassers eingesetzt wird. Sie können sich auch vorstellen, ein kühles Bad zu nehmen, kalt zu duschen oder in einem kristallklaren See zu schwimmen. Da körperliche Bewegung für Frauen in den Wechseljahren sehr wichtig ist, ist auch Yoga eine gute Alternative, denn es ist eine aktive Entspannungsmethode, die gleichzeitig den Körper geschmeidig erhält. Susan M. Lark, M. D., Autorin des Buches »Die Menopause«, weist darauf hin, daß Yoga sowohl Hitzewallungen als auch vaginale Austrocknung abmildern kann.

Die Mini-Entspannungen können Ihnen helfen, Hitzewallungen unmittelbar abzuwehren oder im Keim zu ersticken. Wie Jessica, die Lehrerin, deren Hitzewallungen sich stets verschlimmerten, wenn sie von ihren Schülern provoziert wurde, können Sie bestimmte äußere oder innere Auslöser identifizieren. Sobald Sie einen dieser Auslöser wahrnehmen, können Sie eine Mini-Entspannung praktizieren. Viele meiner Patientinnen stellten fest, daß Minis, auf diese Weise eingesetzt, die Hitzewallung entweder verhindern oder abmildern können.

Eine meiner Patientinnen, Rhonda, sagte zu mir: »Ich bin zu alt, um diese Entspannungstechniken zu praktizieren. Ich kann mich einfach nicht mehr so gut konzentrieren wie früher.« Ich erklärte Rhonda, daß ich der Meinung bin, daß wir nie zu alt sind, um etwas Neues zu lernen, daß wir aber unseren eigenen, ganz individuellen Weg des Lernens finden müssen. Um ihr dabei zu helfen, fragte ich sie: »Was ist für Sie die schönste aller Aktivitäten?« Rhonda antwortete sofort: die Zeit, die sie mit ihrer kleinen Enkelin Katya verbrachte. Ihre Miene hellte sich auf, als sie einen Tag beschrieb, den sie kürzlich mit Katya im Park verbracht hatte. »Und wissen Sie, was das Schönste an diesem Tag war?« fragte sie. »Das war, als Katya spontan auf mich zulief und mich umarmte.«

Ich bat Rhonda, sich in ihrem Sessel zurückzulehnen, die Augen zu schließen und sich vorzustellen, wie Katya auf sie zulief und sie umarmte. »Wie fühlt sich das an?« fragte ich kurze Zeit später. »So wunderbar, so entspannend«, erwiderte sie. »Warum machen Sie das nicht zu Ihrer Entspannungsübung?« fragte ich. »Nehmen Sie sich jeden Tag zehn Minuten Zeit, um sich zu entspannen, und stellen Sie sich dabei vor, wie Ihre Enkelin Sie umarmt.« Das wurde zu Rhondas täglichem Ritual, einem Ritual, auf das sie zurückgriff, um ihre Spannungen abzubauen und ein tiefes Gefühl des Wohlbehagens auszulösen.

Das Auslösen der Entspannungsreaktion kann auch zur Linderung anderer Symptome beitragen, die bei Frauen in der Menopause häufig auftreten, wie beispielsweise Kopfschmerzen, Herzjagen, Vergeßlichkeit, »vernebeltes Denken«, Erschöpfung, Schlaflosigkeit und Gewichtszunahme. Entspannungstechniken scheinen keinen Einfluß auf vaginale Austrocknung zu haben, aber glücklicherweise gibt es gegen dieses Symptom andere effektive Behandlungsmöglichkeiten. Es bieten sich eine Reihe von Gleitmitteln sowie Vitamin-E-Öl und kaltgepreßtes Rizinusöl an. Die Hormontherapie ist hier ebenfalls hilfreich, weil dem Körper dadurch die Östrogene zugeführt werden, die das Dünnerwerden des vaginalen Gewebes auf natürliche Weise verhindern. Frauen, die wegen der systemischen Wirkung auf eine orale Hormontherapie verzichten wollen, können auf

Östrogencremes ausweichen, die lokal angewendet werden und normalerweise gut wirken. Falls Sie jedoch Brustkrebs haben oder hatten, sollten Sie vor der Anwendung solcher Cremes unbedingt mit Ihrem Arzt sprechen, weil ein Teil des Östrogens über die Vaginalschleimhaut in den Körper gelangen kann.

Für manche an chronischer vaginaler Austrocknung leidende Frauen, die Schmerzen beim Sexualverkehr haben, wird die Sexualität schließlich zu einer angstbesetzten Angelegenheit. In einigen Fällen entwickeln Frauen das Krankheitsbild »Vaginismus« – schmerzhafte Verkrampfungen der Vaginalmuskeln, die den Geschlechtsverkehr unmöglich machen.

An Vaginismus leidende Frauen können von Entspannungstechniken – insbesondere *Body Scan* und gelenkte Phantasie – profitieren, die ihnen helfen, die gesamte Beckenregion zu entspannen. Ich kenne Patientinnen, denen es gelang, Vaginismus mit gezielten Entspannungsübungen zu überwinden.

Eine der effektivsten Behandlungen gegen vaginale Austrocknung kann in der Tat sehr vergnüglich sein: Sex. Wenn Sie in der Lage sind, mit Ihrem Ehemann oder Partner ein aktives Sexleben aufrechtzuerhalten, wird das zur Verlangsamung der vaginalen Atrophie führen oder sie ganz verhindern. Anfangs können Sie ein Gleitmittel oder eine Östrogencreme benutzen, aber vielleicht brauchen Sie diese Hilfsmittel nach einiger Zeit gar nicht mehr. Aber selbst wenn Sie weiterhin Gleitmittel benötigen, wird regelmäßiger Sex diese oft sehr störende körperliche Veränderung zum Stillstand bringen oder zumindest verzögern.

Eine neue Einstellung finden

Die Menopause ist nun aus der Versenkung unseres kollektiven Unbewußten aufgetaucht und scheut nicht länger die Öffentlichkeit. Doch es liegt immer noch ein weiter Weg vor uns, bis die große Mehrheit der Frauen die Wechseljahre als das akzeptiert, was sie sind: eine natürliche Übergangsphase des Lebens, die Verluste und Gewinne, Trauer und Freude, neue Grenzen und neue Freiheiten mit sich bringt.

In Amerika, wo Jugend und Schönheit einen so hohen Stellenwert besitzen, berichten Frauen über viele psychische und körperliche Symptome während der Wechseljahre. In Japan, wo die Menschen dem natürlichen Alterungsprozeß respektvoll begegnen und alte Menschen achten, treten Wechseljahressymptome viel seltener auf als bei uns. Dieser Unterschied beweist einmal mehr, daß die Art und Weise, auf welche Frauen die Menopause wahrnehmen, ihren Gesundheitszustand während dieses Übergangs beeinflußt.

Ich bin davon überzeugt, daß negative Botschaften, Vorstellungen und Bilder die Gesundheit von Frauen in den Wechseljahren ebenso beeinträchtigen können wie genetische Risiken oder hormonelle Veränderungen. Wenn wir kulturelle Vorstellungen übernehmen, denen zufolge unsere Attraktivität und unser Wert für unsere Familien und die Gesellschaft mit dem Alter rapide abnehmen, leiden wir an Körper und Seele. Solche Gedanken untergraben unsere Selbstachtung und erhöhen Tag für Tag unseren Streßpegel. Deshalb brauchen wir die kognitive Restrukturierung als Werkzeug zur persönlichen Befreiung *und* Gesunderhaltung des Körpers, weil diese Technik uns in die Lage versetzt, solche schädlichen Gedankenmuster zu hinterfragen und zu ersetzen.

Ich möchte an dieser Stelle noch einmal darauf hinweisen, daß ich die kognitive Therapie nicht dazu benutze, um den Frauen eine unrealistische Welt vorzugaukeln, in der der Alterungsprozeß eine ganz und gar wunderbare Sache ist. Für manche Frauen wird das Klimakterium auch *ohne* negative Gedanken und hartnäckige Symptome eine turbulente Zeit sein. Jede von uns muß sich mit dem auseinandersetzen, was die Autorin Judith Viorst als »notwendige Verluste« bezeichnete, und viele dieser Verluste treffen uns in unseren Vierzigern und Fünfzigern. Eltern sterben, erwachsene Kinder gehen aus dem Haus, bestimmte Lebensträume können nicht mehr verwirklicht werden. Und, ja, unsere Körper altern auf eine Weise, die uns nicht immer gefällt, selbst wenn wir die in den Medien verbreitete absurde Idealisierung jugendlicher Körper ablehnen. Aber wenn wir die Erfahrungen in der Mitte des Lebens nur noch durch eine dunkle Brille sehen, ist unsere Wahrnehmung genauso verzerrt wie beim Blick durch die rosarote Brille.

Ich ermutige meine Wechseljahrespatientinnen dazu, ihre negative Sichtweise durch eine nicht wertende zu ersetzen – die notwendigen Verluste zu akzeptieren und gleichzeitig die neuen Möglichkeiten, die sich auftun, willkommen zu heißen. Die Frauen nutzen die kognitive Restrukturierung, um äußere und innere, Scham und Niedergeschlagenheit auslösende Stimmen durch die Stimme der Selbstakzeptanz zu ersetzen. Hier eine Sammlung von negativen Gedanken, die ich wiederholt von meinen Wechseljahrespatientinnen hörte:

- Ich werde mich nie wieder attraktiv fühlen.
- Mein Mann will mich nicht mehr.
- Mit meiner Karriere geht es von jetzt an nur noch bergab.
- Es ist zu spät für mich, meine Kreativität zu leben.
- Mein sexuelles Verlangen hat nachgelassen, und es wird weiterhin kontinuierlich abnehmen.
- Meine Kinder brauchen mich nicht mehr.
- Ich habe zugenommen, und ich kann nicht mehr abnehmen.
- Ich bin für meine Familie und für die Gesellschaft nichts mehr wert.

Jede Frau, die sich solche destruktiven Gedanken zu Herzen nimmt, muß zwangsläufig depressiv werden! Jede einzelne dieser Aussagen hat ihre Wurzeln in unserer jugendbesessenen Kultur, in der man davon ausgeht, daß das Altern ein unaufhaltsames Abgleiten in die Unfähigkeit, Erschöpfung und Mutlosigkeit sein muß. Ja, in der Mitte des Lebens treten bestimmte Veränderungen auf: Es kann sein, daß es uns schwerer fällt abzunehmen, das sexuelle Verlangen unterliegt Schwankungen, und unsere gesellschaftlichen und familiären Rollen verändern sich. Doch wir sollten keinen dieser Übergänge jemals so interpretieren, daß wir glauben, Frauen in den Wechseljahren könnten sich nicht attraktiv fühlen, ein erfülltes Sexualleben genießen, ihre Kreativität leben, eine Karriere verfolgen oder Beziehungen zu nahestehenden Menschen auf positive und befriedigende Weise neu definieren.

Ich möchte Sie dazu ermutigen, mit Hilfe der vier Fragen der kognitiven Restrukturierung alle Ihre negativen Gedankenmuster über das Altern und die Wechseljahre unter die Lupe zu nehmen. Gehen Sie dabei systematisch vor, und bleiben Sie hartnäckig – lassen Sie nicht zu, daß falsche kulturelle und gesellschaftliche Vorstellungen Ihnen Leid verursachen, und akzeptieren Sie keine Standpunkte, die Hilflosigkeit und geringe Selbstachtung zementieren. Suchen Sie sich Vorbilder – Frauen in den Vierzigern, Fünfzigern, Sechzigern, Siebzigern, Achtzigern oder Neunzigern, die sich ihre Leidenschaft für das Leben, ihre Sexualität, Kreativität, ihren Mut und ihre scharfe Intelligenz bewahrt haben. Davon gibt es eine Menge: Elisabeth Kübler-Ross, Betty Friedan, Audrey Hepburn, July Andrews, Nancy Kassebaum, Gloria Steinem, Vanessa Redgrave, Margaret Thatcher, Coretta King, Elisabeth Taylor, Jessica Lange und Candice Bergen, um nur ein paar zu nennen. Vielleicht lebt oder lebte auch ihre Mutter, ihre Tante oder Großmutter auf diese Weise. Es ist nicht schwer, Frauen zu finden, die den üblichen Unsinn, der über postmenopausalen Verfall verbreitet wird, Lügen strafen.

Eine meiner Wechseljahrespatientinnen, Rose, war seit 32 Jahren verheiratet und hatte zwei Söhne und eine Tochter. Als ihre Kinder klein waren, investierte Rose all ihre Zeit und Energie in die Erziehung ihrer Kinder, während ihr Mann William seinen Versandhandel aufbaute. Als die Kinder größer wurden, begann Rose, mit William zusammenzuarbeiten, und später stiegen noch die beiden Söhne ins Geschäft ein.

»William war sehr erfolgreich«, sagte sie, »aber unser gesamtes Familienleben drehte sich nur noch ums Geschäft.« Im Alter von 52 Jahren begann Rose, unter intensivsten Hitzewallungen sowie unter vaginaler Austrocknung zu leiden, die dazu führte, daß sie keine Lust mehr auf Sex hatte. Ihr körperliches Unbehagen wurde durch eine Gewichtszunahme von 20 Pfund verstärkt, sie fühlte sich plump und unattraktiv. Roses geringe Selbstachtung als Frau und Sexualpartnerin führte dazu, daß sie ständig fürchtete, ihr Mann könne schließlich sich zu anderen Frauen hingezogen fühlen. Rose hatte Angst, daß ihr Mann sich mit einer anderen Frau einlassen würde, wenn sie ihrem geheimen Wunsch nachgäbe und aufhörte, in seinem Betrieb mitzuarbeiten.

Zu Roses Depression trug die Tatsache bei, daß sich in ihrem Leben alles nur noch um William und sein Geschäft drehte. Sie spürte, daß ihr die Zeit, die ihr blieb, um sich selbst auf kreative Weise zu verwirklichen, durch die Finger rann, und sie hatte das Gefühl, die Verbindung zu ihren Kindern zu verlieren, die sie ihrer Meinung nach nicht mehr brauchten. Sie war der Meinung, daß sie ihren Kindern und ihrem Mann 30 Jahre ihres Lebens gegeben hatte, indem sie sie versorgte und nährte, und daß für sie selbst nichts geblieben war.

Bei unserer gemeinsamen kognitiven Arbeit half ich Rose, ihre negativen Gedanken zu hinterfragen. War sie wirklich unattraktiv? Gab es für sie wirklich keine Möglichkeit, ihre Hitzewallungen zu lindern und ihre vaginale Austrocknung zu behandeln? Wurde sie von ihrem Mann und ihren Kindern wirklich nicht mehr gebraucht? Konnte sie sich aus dem Geschäft ihres Mannes wirklich nicht zurückziehen oder auf andere Weise mit ihm zusammenarbeiten?

Im Laufe dieses Prozesses tauchten überraschende neue Antworten auf Fragen auf, die sich Rose nie zuvor gestellt hatte. Sie könnte ihre Ernährung umstellen, um abzunehmen, und eine wirksame Behandlung für ihre vaginalen Symptome finden. Sie war ihrem Mann in seinem Versandhandel eine unschätzbare

Hilfe, und alle drei Kinder holten sich weiterhin emotionale Unterstützung bei ihr. Gerade kürzlich hatte sie allen dreien bei Problemen mit ihren Ehepartnern oder Lebensgefährten beigestanden. Wenn sie wollte, konnte Rose sich für eigene kreative Aktivitäten wie beispielsweise das Malen Zeit nehmen. Außerdem konnte sie mit ihrem Mann über ihren Wunsch sprechen, die Mitarbeit in seinem Geschäft aufzugeben, oder eine andere Alternative finden.

Es gelang Rose, jeden einzelnen dieser restrukturierten Gedanken umzusetzen. Sie nahm ab, ihr Sexualleben verbesserte sich wieder, sie begann, ihre Interessen innerhalb der Familie stärker durchzusetzen, sie fand Zeit zum Malen, und sie und ihr Mann starteten gemeinsam ein ganz neues Unternehmen, eines, das sie einander näherbrachte. Rose wäre allerdings niemals in der Lage gewesen, auch nur eine dieser schwierigen Veränderungen vorzunehmen, wenn nicht zuvor eine revolutionäre Veränderung in ihrem Innern stattgefunden hätte.

Frauen in den Wechseljahren sind nicht motiviert, »postmenopausalen Enthusiasmus« zu entwickeln, wie Rose es tat, bevor sie nicht tiefverwurzelte negative Gedankenmuster ausgraben und ans Tageslicht bringen, wo sie schließlich verblassen. Wenn das geschieht, ist der Weg frei, und das Problem besteht nicht mehr in einem Mangel an Motivation, sondern höchstens noch darin, sich zwischen vielen Wahlmöglichkeiten zu entscheiden: Berufliche Möglichkeiten verändern sich, Ehen entwickeln sich weiter, Kinder verlassen das Haus – es gibt unzählige neue Möglichkeiten, zu arbeiten, zu lieben und zu spielen.

Sie *können* Ihre Einstellung zum »Wechsel« ändern. Ja, die Wechseljahre sind ein tiefgreifender psychischer und körperlicher Übergang. Auf der biologischen Ebene haben Sie ganz offensichtlich keine Wahl, aber Sie haben die Wahl, wie Sie auf diese Veränderungen reagieren wollen. Sie können sich sagen: »Körperlich fühle ich mich schrecklich, psychisch fühle ich mich genauso schrecklich, und ich habe nichts mehr unter Kontrolle.« Oder Sie können sich sagen: »Das ist eine schwierige

Zeit für mich. Was kann ich tun, um mir diesen Übergang zu erleichtern? Was kann ich tun, um mich körperlich besser zu
fühlen? Was kann ich heute und morgen tun, um mein Unbehagen zu verringern? Was kann ich tun, um meinen Gesundheitszustand zu verbessern? Wie kann ich diesen Übergang gestalten,
um auf eine höhere Ebene zu gelangen, auf der ich mich vitaler,
hoffnungsvoller, verbundener und kreativer fühle?«

Gefühle und Kreativität nach der Menopause

Viele Frauen verglichen ihre Erfahrungen in den Wechseljahren
mit denen, die sie als Heranwachsende gemacht hatten. Beide
Lebensabschnitte können sehr stürmisch verlaufen, wenn
unsere Hormone, unsere Gefühle, Energien und sexuellen Impulse plötzlich starken Schwankungen unterliegen. Vielleicht
sind wir auf diese Veränderungen nicht vorbereitet und haben
daher das Gefühl, die Kontrolle zu verlieren – insbesondere über
unseren Körper. Doch wie die Zeit des Heranwachsens kann die
Menopause einen Wendepunkt markieren, eine Zeit, in der wir
uns eine gesunde Distanz zu jenen Menschen erkämpfen, von
denen wir abhängig waren. (Beim Heranwachsen geht es um die
Trennung von den Eltern, in der Menopause normalerweise um
die Trennung von den Kindern.) Wenn wir uns auf diesem
schmerzhaften Weg der Trennung zurechtgefunden haben, können wir diese Beziehungen neu definieren, um eine reifere Form
der Verbundenheit zu entwickeln, bei der unsere Autonomie respektiert wird. Auf diese Weise werden unsere Beziehungen zu
den Menschen, die uns wichtig sind, reifer. Wir finden mehr zu
uns selbst und erweitern unsere Fähigkeit, uns bei der Arbeit
und in der Freizeit kreativ auszudrücken.

Wenn wir die Wechseljahre aus dieser Perspektive sehen können, werden die notendigen Verluste leicht durch unerwartete
Gewinne wettgemacht. Ja, wir werden darüber trauern, daß

unsere Kinder das Haus verlassen haben, daß unsere Eltern krank oder bereits verstorben sind, daß unsere Partner nicht all unsere Bedürfnisse erfüllen konnten oder daß wir bestimmte Lebensträume nie verwirklicht haben.

Frauen, die keine Familie gegründet haben, bedauern das vielleicht während des Klimateriums besonders stark. Die Menopause kann eine Zeit sein, in der man über alle möglichen unvollendeten oder unerledigten Dinge trauert. Wenn wir mit der Unterstützung nahestehender Menschen diese Trauer aber zulassen und bearbeiten, wird es uns sehr viel leichter fallen, die aufregenden Möglichkeiten zu erkennen, die diese Zeit ebenfalls für uns bereithält.

Wie beim Heranwachsen öffnen Trauer und Kampf auch in den Wechseljahren oft Türen zu neuen Freiheiten. Die Kinder sind aus dem Haus, und wir haben viel Zeit für kreative Aktivitäten. Wir können uns auf eine angstfreiere Sexualität freuen, da wir keine Verhütungsmittel mehr brauchen. Wir können mehr reisen oder mehr ungestörte Freizeit mit unseren Ehemännern, Partnern oder Geliebten – oder allein – verbringen. Wir können uns Zeit nehmen, neue Prioritäten zu setzen, und neue Ebenen emotionalen und spirituellen Wachstums erreichen, über die wir früher nicht einmal *nachdenken* konnten, weil uns die Zeit dazu fehlte.

Lotte, eine 58jährige Patientin, hatte als Immobilienkauffrau gearbeitet, seit ihre beiden Kinder im Gymnasium waren. Später waren sowohl die Tochter als auch der Sohn in weit entfernte Städte gezogen, und als ihre Schwiegertochter ihr erstes Kind bekam, wollte Lotte in der Nähe ihres Enkels sein. Sie gab ihre Arbeit auf und zog mit ihrem Mann Carl, der gerade pensioniert worden war, nach Boston, fast zweitausend Kilometer von ihrem früheren Wohnort entfernt. Es war eine turbulente Zeit für Lotte. Sie fand es wunderbar, so nah bei ihrem Sohn, ihrer Schwiegertochter und ihrem Enkel zu sein, aber sie vermißte ihre Arbeit.

»Ich war eine erfolgreiche Frau gewesen, und als ich meine

Arbeit und mein Heim aufgab, um hierher zu ziehen, geriet alles außer Kontrolle«, sagte Lotte. »Ich fragte mich, ob ich überhaupt noch zu irgend etwas zu gebrauchen sei.« Gefühle der Entwurzelung führten bei Lotte zu einer schweren Depression und zu streßbedingten körperlichen Symptomen wie Kopfschmerzen und Schwindelanfälle, die nach der Menopause häufig auftreten.

Als ich mit Lotte zu arbeiten begann, empfahl ich ihr als erstes, sich mit Entspannungstechniken wie *Body Scan* bewußter auf ihre seelischen und körperlichen Bedürfnisse einzustimmen. Ihr wurde bald klar, daß sie neben ihrer Arbeit auch ihre gewohnte Rolle als »gute Fee« für Freunde und Kollegen vermißte. Ihr Selbstwertgefühl war ins Wanken geraten, weil sie zu abhängig von der Anerkennung anderer Menschen war. Nun begann Lotte, diese Übergangsphase zu nutzen, um verborgene Quellen der Selbstachtung im Innern und nicht im Äußeren zu suchen.

»Ich neige schon immer dazu, nicht auf meinen Körper zu hören, entweder weil ich zu beschäftigt bin oder nicht genug Zeit habe. Ich bin auch ein Mensch, der immer andere bemuttert, immer versucht, ›gut‹ zu sein. Viele Dinge tue ich einfach, weil es mir so schwerfällt, ›nein‹ zu sagen. Mir wird jetzt bewußt, daß Frauen meiner Generation und meines Alters einen Großteil ihrer Kraft für andere verbraucht haben und kaum an sich selbst und ihre eigenen Bedürfnisse denken.«

Das Gefühl der inneren Leere, unter dem Lotte litt, hatte viel mit dem Ausbleiben positiver Rückmeldungen zu tun, die sie früher immer erhalten hatte, wenn sie erfolgreich Häuser verkaufte oder Freunde einlud. Sie lernte, diese Leere zu füllen, indem sie aufhörte, sich um die Versorgung anderer zu kümmern, und ihre Energien dazu nutzte, sich um sich selbst zu kümmern. »Lesen ist für mich ganz wichtig geworden«, sagte sie. »Als meine Kinder klein waren, war es für mich wie die Möhre, die unerreichbar vor der Nase des Esels baumelt – ich dachte immer nur, wie schön es doch sein müßte, Zeit zum Lesen zu haben. Jetzt nehme ich mir diese Zeit – entweder zum Lesen, zum Töpfern oder für ›unproduktive‹ Aktivitäten. Ich lerne allmählich, für mich selbst zu sorgen, und das fühlt sich wunderbar an.«

Der Umzug nach Boston wurde zum Symbol für Lottes innere Veränderung: Sie ließ alte Muster und Verbindungen los und ersetzte sie durch neue, und die Veränderungen machten sich auch in ihrer Ehe bemerkbar. Während Lotte von anderen stets für ihre wunderbaren mütterlichen Fähigkeiten gelobt worden war, hatte sie von Carl niemals die offenen Liebesbezeugungen erhalten, nach denen sie sich sehnte. Die kognitive therapeutische Arbeit brachte sie dazu, nicht länger unterschwellig um Carls Zuneigung zu kämpfen. »Das war ein großer Sprung für mich, weil ich oft Angst hatte, daß er mich verlassen würde.« Aber anstatt sich selbst zu beruhigen und sich zu versichern, daß er sie nie verlassen würde, wagte Lotte einen mutigeren Schritt: »Ich ließ die Vorstellung zu, daß Carl mich verlassen könnte, und gelangte zu der Überzeugung, daß ich in der Lage wäre, meinen Weg allein weiterzugehen. Ich könnte ohne ihn leben.«

Es scheint paradox, aber Lottes Erkenntnis, daß sie ohne Carl leben könnte, brachte die beiden einander wieder näher. Als sie ihre starre Rolle der selbstlosen, hingebungsvollen, stets um seine Liebe bemühten Ehefrau aufgab, fand Lotte zu sich selbst. Jetzt, da sie sich nicht länger bemühte, ihm alles recht zu machen, wuchs ihre Liebe auf dem Boden von Lottes Selbstachtung anstatt auf dem Altar der Selbstopferung. Sie entwickelte auch genügend Schlagfertigkeit, um bei Carl für ihre Bedürfnisse einzustehen, denn sie wollte ihm »seine kontrollierenden Verhaltensweisen nicht mehr durchgehen lassen«. Sie sprach mit ihm über ihren Wunsch nach mehr Ebenbürtigkeit in der Beziehung, sie wollte eine gleichberechtigte Partnerschaft. Carl reagierte mit überraschender Offenheit und Gelassenheit. »Wir sind seit mehr als 33 Jahren verheiratet, und wir lieben einander immer noch«, sagte Lotte. »Aber jetzt ist unsere Beziehung zu einem Wachstumsprozeß geworden. Ich sehe andere verheiratete Paare, die ›es nie auf die Reihe zu kriegen scheinen‹. Gott sei Dank haben wir es geschafft.«

Im Laufe von zwei Jahren machte Lotte eine bemerkenswerte Wandlung durch. Sie veränderte die Basis ihrer Beziehungen zu ihrem Mann und ihren Kindern – statt von Unsicherheit wurden diese Verbindungen nun von Ehrlichkeit, Durchsetzungsfähigkeit und einem hart erarbeiteten Vertrauen bestimmt. Nachdem der Staub sich gesetzt hatte, wollte Lotte wieder arbeiten, aber diesmal versuchte sie nicht, eine quälende innere Leere damit zu füllen. Die Leere hatte sie bereits dadurch gefüllt, daß sie gut für sich selbst sorgte. Sie wollte arbeiten, weil es ihr Spaß machte und weil sie ihre Fähigkeiten als Kauffrau nicht brachliegen lassen wollte. Lotte fand eine Teilzeitstelle bei einer Immobilienfirma im Bostoner Raum, und ihre Arbeit ist für sie heute eine Quelle des Stolzes und der Freude. Freude und Stolz empfindet sie auch über ihren Enkelsohn, dessen Nähe sie nun an jedem Tag ihres erfüllten Lebens genießen kann.

Lottes Geschichte zeigt, auf welche Weise Geist-Körper-Methoden miteinander verwoben werden können, um Frauen die streßerzeugenden Aspekte der Menopause zu erleichtern. Entspannungstechniken halfen ihr, ihren Körper und ihre Bedürfnisse wahrzunehmen, kognitive Therapie transformierte ihre düsteren Vorstellungen über die mittleren Jahre. Emotionaler Ausdruck half ihr, ihren Panzer abzulegen, und eine neu erworbene Fähigkeit zur Selbstbehauptung machte positive Veränderungen in ihrer Ehe möglich. Innerhalb einiger Monate verschwanden ihre Depressionen und körperlichen Symptome.

Wut kann ein besonders befreiendes Gefühl für Frauen sein, die den größten Teil ihres Lebens damit verbracht haben, es anderen recht zu machen. Donna, eine sechzigjährige Patientin, beschrieb anschaulich ihre Neigung zur Verdrängung solcher Gefühle. »Ich zeige keine Wut. Ich lasse nichts heraus, verschließe meine Gefühle in meinem Innern. Wenn mein Mann und ich wütend aufeinander waren, schrien wir uns nicht an, sondern sprachen einfach nicht mehr miteinander. Aber das ändert sich gerade. Wenn ich jetzt wütend auf meinen Mann bin, lasse ich ihn das wissen. Wir lassen es heraus, und dann sind wir damit durch. Heraus damit und fertig.«

Donna machte die Visualisierungsübung (siehe Kapitel 8), bei der man mit der eigenen Wut, die die Gestalt eines Tieres annimmt, spricht. Sie nahm ihre Wut bei der Hand. »Am meisten überraschte mich das Gefühl, daß die Wut meine Freundin ist.« Diese Übung half Donna, ihre berechtigte Wut anzuerkennen, wenn sie in den Beziehungen zu nahestehenden Menschen hochkam.

Donnas Wandlung überraschte ihre Familie, aber sie wurde positiv aufgenommen. An einem Muttertag telefonierte Donna mit ihrer ältesten Tochter Kathy. Sie machte spontan eine kritische Bemerkung über Kathys Umgang mit deren kleinem Sohn, und Kathy explodierte. Obwohl Donna wußte, daß sie wahrscheinlich eine Grenze übertreten hatte, verletzte die wütende Attacke ihrer Tochter sie zutiefst. Sie brach in Tränen aus und machte ihrer Tochter direkt und unmittelbar klar, daß sie nicht wünschte, daß irgend jemand in einem so verletzenden Ton mit ihr sprach. Die Atmosphäre zwischen den beiden veränderte sich sofort. »Es gefiel ihr, daß ich für mich einstand«, erinnerte sich Donna. »Sie fand es großartig. Bevor wir das Gespräch beendeten, sagte jede von uns, wieviel Liebe sie für die andere empfand. Ich legte den Hörer auf, und die Tränen rannen mir übers Gesicht. Dann fing ich an zu lachen. Ich dachte, wenn mich jemand fragen würde, wie ich mich am Muttertag gefühlt hatte, würde ich antworten, daß ich den ersten großen Zusammenstoß mit meiner erwachsenen Tochter erlebt hatte und daß es für mich überaus befreiend gewesen war. Ich konnte all meine Gefühle äußern und mich immer noch geliebt fühlen, konnte immer noch spüren, daß sie immer für mich dasein würde.«

Der »postmenopausale Enthusiasmus« bringt oft eine Welle von Gefühlen und Kreativität mit sich. Für Frauen, die beides zugunsten ihrer Familie oder ihrer Karriere jahrzehntelang unter Verschluß gehalten haben, kann diese Zeit die Tür zu Freiheiten öffnen, die sie nie zuvor gekostet haben. Die Frauen können diese Möglichkeit entweder beim Schopf packen oder ungenutzt vorüberziehen lassen.

Versuchen Sie, sich während und nach der Menopause einen Raum zu schaffen – selbst wenn es nur ein innerer Raum ist –, an dem Ihre Kreativität aufblühen kann. In solchen Zeiten überbringt jedes Medium die Botschaft, daß diese Zeit Ihnen gehört. Es ist Ihre Zeit zum Aufblühen. Ganz gleich, ob Sie sich für Musik, Malerei, Bildhauerei, Film, Video, Töpferei, Korbflechten, Schauspielerei, Schreiben oder Tanzen entscheiden – was am meisten zählt, ist der kreative Prozeß an sich. Er kann Ihnen höchste Befriedigung schenken, und ich zweifle nicht im geringsten daran, daß kreativer Selbstausdruck eine Menge zur geistigen und körperlichen Gesundheit jeder Frau beitragen kann.

Die Lebensweise ändern: Ernährung und Bewegung

Es gibt vier gute Gründe, sich während der Wechseljahre und danach auf eine gesunde, fettarme Ernährung umzustellen und auf regelmäßige körperliche Bewegung zu achten: die Verhütung von Herzkrankheiten, die Verhütung von Osteoporose, die Reduzierung des Brust- und Darmkrebsrisikos und die Verbesserung des psychischen und körperlichen Allgemeinzustandes in dieser Zeit der psychobiologischen Veränderungen.

Herzkrankheiten

Es überrascht Sie vielleicht, zu erfahren, daß Herzkrankheiten die häufigste Todesursache bei Frauen über fünfzig darstellen. Tatsächlich sterben nach den Wechseljahren zehnmal mehr Frauen an Herzkrankheiten als an Brustkrebs. Einer der Gründe für dieses Phänomen ist uns inzwischen bekannt: Das Hormon Östrogen schützt wirksam vor Herzkrankheiten, und deshalb gilt der Mangel an diesem Hormon in den Wechseljahren als Risikofaktor. Östrogen senkt den Gesamtcholesterinspiegel, während es den HDL-Spiegel im Blut erhöht, das heißt, die Bildung des sogenannten »guten« Cholesterins fördert, das die Arterien zu schützen scheint.

Ob Sie sich nun für eine Hormontherapie entscheiden oder nicht, eine der wichtigsten Maßnahmen zur Senkung des Cholesterinspiegels und Anhebung des HDL-Spiegels – und somit zur Verhütung von Herzkrankheiten – ist die Umstellung auf eine fettarme Ernährung. Falls Sie sich für eine Hormonbehandlung entscheiden, verringern Sie zwar Ihr Risiko, an einem Herzleiden zu erkranken, aber das sollte Sie nicht zu der falschen Annahme verleiten, daß Ihre tägliche Hormondosis eine Garantie für Herzgesundheit ist. Bei der Entstehung einer Herzkrankheit sind immer mehrere Faktoren beteiligt, und Sie können Ihr Ziel, Ihr Herz gesund zu erhalten, nur dann erreichen, wenn Sie jedem einzelnen dieser Faktoren genügend Beachtung schenken.

Falls Sie sich nach der Betrachtung mit Ihrem Arzt *gegen* eine Hormontherapie entscheiden, ist eine fettarme Ernährung mit einem hohen Anteil an komplexen Kohlenhydraten besonders wichtig. Eine Ernährung, die wenig Fette (insbesondere gesättigte Fette) und statt dessen einen hohen Anteil an komplexen Kohlenhydraten – in Form von Getreide, Früchten und Gemüse – enthält, bietet Ihnen auf sichere und natürliche Weise die Möglichkeit, Ihren Cholesterinspiegel und somit Ihr Herzerkrankungsrisiko zu senken.

Ob Sie sich nun für eine Hormonbehandlung entscheiden oder nicht, Sie können Ihr Herzerkrankungsrisiko senken, wenn Sie folgende Punkte beachten.

- Stellen Sie sich auf die fettarme Ernährung mit hohem Anteil an komplexen Kohlenhydraten um, die in Kapitel 9 beschrieben wurde.

- Halten Sie Ihr Gewicht durch gesunde Ernährung, aber nicht durch exzessive Schlankheitskuren im Normalbereich. Fettleibigkeit ist ein Risikofaktor für viele Krankheiten, einschließlich Herzkrankheiten. Sie müssen aber keine Angst vor ein paar Pfunden zuviel haben.

- Mäßigen Sie Ihren Alkoholkonsum. Auch wenn einige Studien darauf hinweisen, daß mäßiger Alkoholgenuß, das heißt ein bis zwei Gläser Wein pro Tag, das Herzerkrankungsrisiko möglicherweise senken, weil dadurch der HDL-Spiegel erhöht wird, ergaben andere Studien, daß übermäßiger Alkoholgenuß zu einer Erhöhung des Blutdrucks führen kann (übermäßiger Alkoholgenuß begünstigt möglicherweise auch die Entstehung von Brustkrebs und Osteoporose). Wie bei anderen Veränderungen der Lebensweise lautet auch hier mein Motto für den Umgang mit den gegensätzlichen Ansichten der Fachleute: Lassen Sie sich nicht verwirren, benutzen Sie Ihren gesunden Menschenverstand. Wenn Sie gelegentlich ein Glas trinken oder sogar regelmäßig ein Glas Wein, Bier oder Schnaps zu sich nehmen, ist das kein Problem. Mehr als zwei Gläser pro Tag können aber schon als übermäßiger Alkoholgenuß gelten und möglicherweise das Herzerkrankungsrisiko, Brustkrebsrisiko und das Risiko der Abhängigkeit erhöhen.

- Hören Sie auf zu rauchen. Rauchen begünstigt die Entstehung eines hohen Blutdrucks und ist ein bekannter Risikofaktor für die Entstehung von Herzkrankheiten. Nutzen Sie Entspannungstechniken, Verhaltenstherapie oder andere Techniken, um die Entzugserscheinungen zu mildern. Hypnose und die Unterstützung durch eine Gruppe sind hier ebenfalls hilfreich.

- Reduzieren Sie Ihren Salzkonsum. Der übermäßige Verzehr von Salz trägt bei manchen Menschen zur Entstehung eines hohen Blutdrucks bei, der ein wichtiger Risikofaktor bei der Entstehung von Herzkrankheiten ist.
- Achten Sie auf regelmäßige körperliche Bewegung. Die Forschungsergebnisse in bezug auf regelmäßiges Körpertraining und Verhütung von Arteriosklerose und Herzkrankheiten sind eindeutig. Wie bereits in Kapitel 9 erwähnt, ist es nicht notwendig, sich einem anstrengenden Training zu unterziehen. Es genügt, wenn Sie täglich laufen oder spazierengehen, um Ihren Cholesterinspiegel und Ihr Herzerkrankungsrisiko zu senken.

Jede Frau sollte regelmäßig ein »Lipid-Profil« erstellen lassen, um den HDL-, den LDL- und Triglycerid-Spiegel zu bestimmen. Der Gesamtcholesterinspiegel sollte unter 200, der HDL-Spiegel über 35, der LDL-Spiegel unter 130 und der Triglyceridspiegel unter 250 liegen. Sie sollten aber nicht ausschließlich auf ihre Testwerte schauen, sondern auch andere Risikofaktoren in Betracht ziehen. Dazu gehören Fälle von Herzerkrankungen in der Familie, Rauchen (in der Gegenwart oder in der Vergangenheit), hoher Blutdruck, Fettleibigkeit und ein von Feindseligkeit oder Zynismus geprägtes Verhaltensmuster. (Die Geist-Körper-Medizin bietet viele Möglichkeiten zur Veränderung ungesunder Verhaltensmuster.) Veränderungen der Lebensweise brauchen Zeit, um das Risiko zu senken und die Herzgesundheit zu verbessern, aber Sie sollten regelmäßig Ihren Gesundheitszustand überprüfen und Ihre Möglichkeiten mit Ihrem Arzt besprechen. Diese Möglichkeiten schließen sowohl die Hormontherapie als auch cholesterinsenkende Medikamente ein.

Mit einer bahnbrechenden Studie wies Dean Ornish, M. D., ein bekannter Kardiologe, nach, daß eine extrem fettarme vegetarische Ernährung in Verbindung mit regelmäßigem Körpertraining, Streßbewältigung und der Unterstützung durch eine Gruppe bereits bestehende Herzerkrankungen tatsächlich *zurückbilden* kann. Falls Sie an einer Herzkrankheit leiden, möchten Sie vielleicht Dr. Ornishs Programm übernehmen, das kürzlich sogar von einer der großen Krankenversicherungsgesellschaften empfohlen wurde. (Besorgen Sie sich sein Buch »Revolution in der Herztherapie«.) Versuchen Sie, seinen Empfehlungen zu folgen, falls Sie bereits an einer Herzkrankheit leiden oder sich Sorgen wegen Ihres Herzerkrankungsrisikos machen und stark motiviert sind, Ihre Lebensweise zu ändern. Bestrafen Sie sich aber keinesfalls durch Schuldgefühle, wenn es Ihnen schwerfällt, eine so fettarme Ernährung durchzuhalten. Bescheidenere Veränderungen können ebenfalls hilfreich sein.

Osteoporose

Nach den Wechseljahren kommt es bei etwa der Hälfte aller Frauen zur Entstehung einer Osteoporose, eines progressiven Abbaus der Knochenmasse. Osteoporose führt zu Schmerzen im unteren Rücken, Verkrümmungen der Wirbelsäule, Körperschrumpfung und begünstigt die so häufig auftretenden Brüche der Hüfte, einiger Rückenwirbel und der Handgelenke. Wie bei den Herzkrankheiten spielt auch bei der Entstehung von Osteoporose das Östrogen eine wichtige Rolle: Es scheint die Knochen vor übermäßigem Kalziumverlust zu schützen, die Wiederanreicherung der Knochen mit Kalzium anzuregen und die Kalziumaufnahme zu fördern. Der in der Menopause auftretende Östrogenmangel trägt zusammen mit anderen altersbedingten Faktoren zu einem Absinken des Kalziumspiegels bei. Kalzium ist jedoch der Mineralstoff, der unser Knochensystem stark, gesund und geschmeidig erhält.

Deshalb müssen wir dafür sorgen, unsere Kalziumaufnahme zu optimieren, um einem Kalziummangel vorzubeugen, und auch hier ist die Hormonersatztherapie nicht die einzige Möglichkeit. Ganz gleich, ob wir Hormone einnehmen oder nicht, sollten wir auf eine ausreichende Kalziumversorgung durch die Ernährung und durch Nahrungsergänzungsmittel achten. Die empfohlene Tagesdosis wird mit 800 Milligramm angegeben, aber die meisten Ernährungswissenschaftler empfehlen eine tägliche Dosis zwischen 1000 und 1500 Milligramm, um einem Knochenabbau vorzubeugen. Um dieses Ziel zu erreichen, müssen Sie außer kalziumreichen Nahrungsmitteln wahrscheinlich auch noch ein Kalziumpräparat einnehmen.

Milchprodukte sind, entgegen einer weitverbreiteten Meinung, nicht die einzigen kalziumreichen Nahrungsquellen. Viele dunkelgrüne Blattgemüse enthalten ebenfalls viel Kalzium. Folgende kalziumreiche Nahrungsmittel sollten Sie regelmäßig zu sich nehmen:

- Fettarme Milchprodukte: Milchprodukte sind in der Tat eine ausgezeichnete Kalziumquelle, aber es ist trotzdem ratsam, vollfette Milchprodukte zu meiden. Nehmen Sie fettfreie oder fettarme Milch, Joghurtzubereitungen, Käsesorten und andere Nahrungsmittel auf der Basis von Milch.
- Fisch: Lachs (Lachs in Dosen enthält sogar noch etwas mehr Kalzium als frischer Lachs), Krabben und Ölsardinen.
- Früchte: Feigen, Rhabarber.
- Bohnen und andere Gemüse, Samen, Grünkohl, Brokkoli, Wirsing, Sojabohnen, Senfkraut, Rübenkraut, Tofu, Sesammus (Tahin).

Das Kalzium aus der Nahrung kann vom Körper wahrscheinlich besser absorbiert werden als die Kalziumpräparate, die aber zum Erreichen der empfohlenen Tagesdosis dennoch nützlich sind. Für manche Frauen erweist es sich einfach als zu schwierig, die oben genannten Nahrungsmittel in einer Menge zu sich zu nehmen, die eine optimale Kalziumzufuhr garantiert. Kalziumpräparate können in Form von 500-Milligramm-Tabletten eingenommen werden, so daß zwei davon pro Tag ausreichend sind, um die empfohlene Dosis von 1000 Milligramm zuzuführen. Es gibt durchaus Unterschiede in der Qualität von Kalziumpräparaten. Manche Kalziumverbindungen werden vom Körper leichter absorbiert als andere. Viele Ernährungsexperten empfehlen als beste Alternative die Einnahme von Kalziumcarbonat oder Kalziumcitrat. Um die Kalziumaufnahme zu optimieren, sollten solche Präparate während einer Mahlzeit eingenommen werden. Auch säurebindende Mittel sind gute Kalziumquellen. Vermeiden Sie jedoch solche, die Aluminium enthalten, weil das in ihnen enthaltene Kalzium nicht so gut absorbiert wird.

Damit der Körper Kalzium über den Verdauungstrakt aufnehmen kann, muß er ausreichend mit Vitamin D versorgt werden. Sonnenlicht regt die Bildung von Vitamin D an, aber nicht immer haben wir die Möglichkeit, uns genügend in der Sonne aufzuhalten. Außerdem ist übermäßiges Sonnenbaden wegen des Hautkrebsrisikos und der Beschleunigung der Hautalterung nicht zu empfehlen. Es ist daher völlig ausreichend, mit Vitamin D angereicherte Milchprodukte oder ein Multivitaminpräparat mit Vitamin D einzunehmen. Vitamin-D-Dosen über 400 i. E. pro Tag sollten vermieden werden, weil sie zu unerwünschten Nebenwirkungen führen können.

Magnesium, ein wichtiger Bestandteil des Knochengewebes, kann ebenfalls zur Osteoporoseverhütung beitragen. (Wie in einigen Studien nachgewiesen wurde, spielte es auch für die Gesunderhaltung des Herzens eine wichtige Rolle.) Darüber hinaus beeinflußt es die Kalziumaufnahme im Körper. Deshalb empfehlen viele Ernährungsexperten die Einnahme von Magnesiumpräparaten, insbesondere wenn man Kalziumpräparate einnimmt. Die Dosen sollten im Verhältnis eins zu zwei stehen, das heißt, wenn man 1000 Milligramm Kalzium pro Tag zuführt, sollte man gleichzeitig eine tägliche Dosis von 400 bis 500 Milligramm Magnesium einnehmen. Nahrungsquellen für Magnesium sind Vollgetreide und grüne Gemüse, die ebenfalls in ausreichender Menge verzehrt werden sollten, weil sie noch eine Reihe anderer lebenswichtiger Nährstoffe enthalten.

Körperliche Bewegung ist ein äußerst wichtiger Bestandteil eines jeden Programms zur Verhütung von Osteoporose. Der Schwerpunkt liegt hier auf gewichttragenden Übungen, das heißt auf Aktivitäten, bei denen die Knochen Gewicht tragen müssen. Dazu zählen Übungen, bei denen Sie Ihr eigenes Körpergewicht tragen, wie beispielsweise Gehen und Joggen. Milde aerobe Aktivitäten wie schnelles Gehen oder Tanzen sind ebenfalls hervorragend geeignet. Sie können auch Fahrradfahren, erzielen aber damit nicht die gleiche Wirkung wie mit gewichttragenden Aktivitäten. Schwimmen ist für diesen Zweck nicht geeignet. Gewichtheben ist eine sehr effiziente Möglichkeit, um die Knochendichte zu erhalten.

Falls Sie aber vor dem Gerätepark eines Fitneßclubs zurückschrecken oder keine Lust haben, Gewichte zu stemmen, muß Sie das nicht entmutigen. Gehen oder leichtes Joggen sind ebenfalls wunderbare und natürliche gewichttragende Übungen für den unteren Teil des Körpers. Die obere Körperhälfte – besonders die Ellbogen, Schultern und Handgelenke – können Sie beim Gehen mit kleinen Gewichten belasten oder mit kleinen Bällen, die Sie zusammendrücken, trainieren.

Ernährung und Körperübungen bei bestimmten Symptomen

Gesunde Ernährung und ausreichende körperliche Bewegung können auch zur Bewältigung und Verhütung von häufigen Wechseljahressymptomen, einschließlich Hitzewallungen, Schlaflosigkeit, Stimmungsschwankungen und Depressionen beitragen.

Zu üppige Mahlzeiten, scharf gewürzte Speisen, Koffein und Alkohol können Hitzewallungen und nächtliche Schweißausbrüche verschlimmern oder sogar auslösen. Meiden Sie diese Dinge, wenn möglich, aber essen Sie nicht so wenig, daß Sie übermäßig abnehmen oder gar unterernährt werden. Eine normale Fettverteilung ist notwendig, weil das natürliche Östrogen im Körperfett gespeichert wird. Es gibt Nahrungsmittel, die die Wirkung von Östrogen in gewissem Maße simulieren und so zur Linderung von Wechseljahressymptomen beitragen können. Sojabohnen und Sojabohnenprodukte wie Tofu und Miso enthalten Phyto-Östrogene, schwache östrogenartige Wirkstoffe. Eine in der englischen medizinischen Zeitschrift »The Lancet« veröffentlichte Studie zeigte, daß japanische Frauen, die große Mengen von Sojaprodukten verzehren, weniger Hitzewallungen und andere Wechseljahressymptome hatten. Phyto-Östrogene sind außerdem in Erdnüssen, Cashewnüssen, Äpfeln, Mandeln, Haferflocken, Mais und Weizen enthalten. Und ob diese Nahrungsmittel Ihre Hitzewallungen reduzieren oder nicht – Sie sollten sie auf alle Fälle in Ihre Ernährung aufnehmen, da sie sehr nährstoffreich sind. Nüsse sollten Sie allerdings nur in mäßigen Mengen verzehren, weil sie sehr viel Fett enthalten. Sojaprodukte sind ausgezeichnete Eiweißquellen und enthalten darüber hinaus viele andere Vitalstoffe.

Eine beträchtliche Anzahl von Frauen berichtet, daß Vitamin E ihre Hitzewallungen lindert. Diese Behauptung wird bisher aber kaum von wissenschaftlichen Studien gestützt, so daß ich keine sichere Empfehlung geben kann. Vitamin E ist allerdings ein sehr wirkungsvolles Antioxidans, das zur Gesunderhaltung des Herzens und zur Stärkung der Abwehrkräfte beiträgt. Die zusätzliche Einnahme maßvoll dosierter Vitamin-E-Präparate birgt keine uns bekannten Risiken. 400 i. E. Vitamin E pro Tag werden als absolut sichere Dosis betrachtet. Wenn Sie möchten, können Sie es gegen Hitzewallungen ausprobieren, aber Sie sollten auf jeden Fall Dosen über 1000 i. E. vermeiden.

Manche Frauen finden körperliches Training hilfreich gegen Hitzewallungen, aber es gibt kaum Forschungsdaten, denen zu entnehmen ist, welche Art von Training sich am besten auswirkt. Ich möchte Ihnen vorschlagen, sich in bezug auf körperliche Bewegung an die Empfehlungen zur Verhütung von Herzkrankheiten und Osteoporose zu halten, denn es könnte sein, daß Sie auf diese Weise auch Ihre Hitzewallungen und andere Symptome reduzieren können.

Wie bereits in Kapitel 9 erwähnt, besteht kein Zweifel daran, daß regelmäßige körperliche Bewegung Frauen helfen kann, sowohl Angstzustände als auch Depressionen zu überwinden oder zu lindern. Je stärker Sie in der Übergangsphase der Menopause von Angstzuständen oder Depressionen heimgesucht werden, desto mehr sollten Sie sich darum bemühen, ein regelmäßiges körperliches Übungsprogramm mit leichtem Training wie Spazierengehen oder anderen vergnüglichen Formen physischer Aktivität durchzuhalten. Leichte aerobe Aktivität kann Ihren Endorphinspiegel anheben, was in den meisten Fällen zu einer Verbesserung der Stimmungslage und gesteigerter Vitalität führt.

Hier ein paar weitere einfache Tips, mit denen Sie lästige Symptome wie Hitzewallungen, nächtliche Schweißausbrüche und dadurch ausgelöste Schlaflosigkeit mildern können. Benutzen Sie Bettwäsche aus »atmenden« Materialien wie beispielsweise Baumwolle. Achten Sie darauf, daß Ihr Schlafzimmer kühl ist, schlafen Sie möglichst bei geöffnetem Fenster. Bei kühler Witterung sollten Sie mehrere Kleidungsschichten übereinander tragen, so daß Sie sich im Falle einer Hitzewallung je nach Bedarf entblättern können.

Der Geist-Körper-Ansatz

Frauen können während und nach der Menopause trotz aller Schwierigkeiten oder lästigen Symptome ihren eigenen Wachstumsprozeß fördern und einen Zustand erreichen, den wir als »postmenopausalen Enthusiasmus« bezeichnen. Ich möchte jedoch, obwohl ich Sie auf alle Wachstumsmöglichkeiten hingewiesen habe, nicht verleugnen, daß die Menopause eine stressige Zeit sein kann, und zwar hauptsächlich aufgrund der oft einschneidenden Veränderungen der gewohnten Lebensweise. Wenn Sie sich mit unvermeidlichen familiären Zwängen, Verantwortlichkeiten, finanziellen Härten oder Krankheitsfällen in der Familie konfrontiert sehen, wird es Ihnen sicher nicht leichtfallen, Ihre mittleren Jahre als wunderbare, chancenreiche Zeit zu betrachten. Um so wichtiger ist es, Geist-Körper-Techniken und Bewältigungsstrategien zu praktizieren, die Ihnen wieder das Gefühl geben können, die Dinge unter Kontrolle zu haben, und Ihr Unbehagen lindern. Schwierige Zeiten werden kommen und gehen, aber Sie können sich immer ein geeignetes Instrument aus Ihrer »Werkzeugtasche« holen, um zu innerem Frieden zu finden. Wenn sie ruhig und zuversichtlich sind, wird es Ihnen leichter fallen, in der realen Welt Lösungen für schwierige Probleme zu finden, als wenn Sie ängstlich oder depressiv sind.

Carrie hatte sich mit Ende Dreißig einer Totaloperation unterziehen müssen, die zu einer vorzeitigen, operativ ausgelösten Menopause führte. Sie brauchte Jahre, um mit den emotionalen und körperlichen Auswirkungen fertig zu werden. Die Hysterektomie, die Carries durch Endometriose verursachte Schmerzen endgültig zum Verschwinden bringen sollte, mag notwendig gewesen sein oder auch nicht. Der Arzt, der die Operation empfahl und dann auch durchführte, erschreckte Carrie mit der Aussage, daß eine Hormontherapie mit Sicherheit ein untragbares Krebsrisiko mit sich bringe. (Es gab in Carries Familie keinen einzigen Fall von Brustkrebs, und seine übertriebenen Warnungen beruhten auf Unwissenheit.)

So hatte Carrie keine Gelegenheit, die Vorteile der Hormontherapie zu genießen, die in Anbetracht ihrer besonderen körperlichen und emotionalen Symptome sehr hilfreich hätte sein können. (Carrie litt am stärksten unter Depressionen, Schlaflosigkeit und schwerer Vaginalatrophie.) Carrie ist außerdem davon überzeugt, daß ihre Probleme dadurch verstärkt wurden, daß sie jahrelang das Trauma der frühen Hysterektomie verleugnete, indem sie alle damit einhergehenden Gefühle verdrängte: die Wut auf ihren Arzt, die Trauer über den Verlust ihrer Fortpflanzungsorgane und ihrer Fähigkeit, ein Kind zu gebären, die Befürchtung, daß sie keine vollwertige Frau mehr sei.

Carrie weiß jetzt, daß ihre Verleugnungs- und Vermeidungsstrategie eine ganze Reihe zusätzlicher Symptome verursachte: Nahrungsmittelallergien, Panikattacken, phobische Reaktionen auf Medikamente, einschließlich Hormone, chronische Grippesymptome und Rückenschmerzen. Als sie mich aufsuchte, war sie Ende Fünfzig. Ich machte sie mit Entspannungstechniken und der kognitiven Restrukturierung vertraut und ermutigte sie, ihre Gefühle über die Totaloperation und die vorzeitige Menopause zu äußern. Mutig und engagiert fing Carrie den Ball auf und begann, damit loszurennen. Hier eine Liste jener Dinge, die Carrie halfen, ihr Leben zu verändern:

- Achtsame Spaziergänge am Strand.
- Atemfokus-Meditation.
- Phantasiereisen auf Kassette, die sie zu einem Bergbach führten.
- Selbtkreierte Phantasiereisen, die sich um schöne Erinnerungen an vergnügliche familiäre Ereignisse drehten.
- Das Kreieren eines »sicheren Raumes«, in den sie sich inmitten eines stressigen Ereignisses zurückziehen konnte.
- Die Identifizierung kognitiver Verzerrungen, die mit ihren Ängsten und Verzerrungen in Verbindung standen.
- Das Hinterfragen von Selbstvorwürfen, die sie sich machte, weil sie der Meinung war, ihren Mann und ihre Kinder zu vernachlässigen.
- Meditatives Gebet und Bibelstudium.
- Das Anerkennen und Ausdrücken ihrer Wut über vergangene (ihre Hysterektomie) und gegenwärtige Situationen (ihren Ehemann).
- Die Verbesserung der Kommunikation mit ihrem Mann und

ihren Kindern durch die Arbeit in Familiensitzungen in meiner Praxis.

- Die Überwindung von Ängsten, die es ihr zuvor schwergemacht hatten, Familienmitglieder oder Freunde und Freundinnen um Hilfe zu bitten.

Carries Bemühungen waren so umfassend, daß ihr emotionaler Zustand sich in kurzer Zeit deutlich verbesserte. Sie verlor ihre Angst vor Medikamenten so weit, daß sie eine Behandlung mit dem Hormonpflaster beginnen konnte. Das Östrogen linderte einige ihrer Symptome, so auch teilweise die vaginale Atrophie. Im Laufe einiger Monate überwand sie ihre Schlaflosigkeit, und ihre Schmerzen verschwanden. Sie kämpft zwar immer noch gegen Panikattacken an, doch sind diese heute nicht mehr so schwerwiegend wie zuvor.

Carrie mußte an vielen Geist-Körper-Fronten kämpfen, um Erleichterung zu finden, und sie hat heute das Gefühl, daß sich all ihre Bemühungen gelohnt haben. Sie hat die Dinge weitgehend wieder unter Kontrolle, und die Arbeit an sich selbst wirkte sich positiv auf ihre Ehe, ihre familiären Beziehungen, ihre Selbstachtung und ihre körperliche Gesundheit aus. Vielleicht wirkt die oben genannte Liste wegen ihres Umfangs ein wenig entmutigend auf Sie, aber jeder Schritt und jede neue Technik war Teil eines Prozesses der Selbstentdeckung, eines Prozesses, den Carrie letztendlich sehr erheiternd fand.

Für Frauen in den Wechseljahren (oder danach) hat sich nach meiner klinischen Erfahrung eine Kombination verschiedener Geist-Körper-Ansätze am besten bewährt. Im allgemeinen empfehle ich folgende Techniken:

1. ENTSPANNUNG: Lösen Sie die Entspannungsreaktion durch eine der in Kapitel 3 beschriebenen Methoden aus, wobei Sie allerdings auf autogenes Training oder die Visualisierung eines heißen Bades verzichten sollten. So können Sie den Streß reduzieren, ein Gefühl der Kontrolle zurückgewinnen, Schlaf-

losigkeit und leichte Depressionen mildern. Darüber hinaus stehen die Chancen sehr gut, daß diese Methoden, regelmäßig angewandt, zu einer deutlichen Reduzierung Ihrer Hitzewallungen führen. Wenn Sie eine Hitzewallung herannahen spüren, können Sie sofort eine Mini-Entspannung machen.

2. KOGNITIVE RESTRUKTURIERUNG: Wenden Sie die »Vierfragenmethode« der kognitiven Restrukturierung an, um unrichtige oder negative Gedanken über die Menopause, den Alterungsprozeß, Ihren eigenen Wert und Ihr eigenes Potential zu identifizieren und zu ersetzen.

3. SELBSTFÜRSORGE: Werden Sie sich neuer Freiräume bewußt, die sich Ihnen in dieser Lebensphase bieten, und ergreifen Sie diese Gelegenheiten, um sich ausschließlich vergnüglichen Aktivitäten und kreativen Impulsen zu widmen.

4. UM HILFE BITTEN: Unterstützende soziale Kontakte werden mit einer Verringerung gesundheitlicher Risiken und mit Langlebigkeit in Verbindung gebracht. Kommunizieren Sie offen mit Ihrem Ehemann oder Partner, Ihren Kindern, Familienangehörigen, Freunden und Freundinnen, oder stellen Sie eine solche Kommunikation wieder her. Machen Sie sich die in Kapitel 7 und 8 beschriebenen Kommunikations- und Selbstbehauptungstechniken zunutze. Übernehmen Sie ehrenamtliche Tätigkeiten, oder schließen Sie sich einer gemeinnützigen Organisation an, weil Sie dadurch Gelegenheit erhalten, mit anderen Menschen Spaß zu haben und etwas Sinnvolles zu tun. Außerdem können Sie auf diese Weise ein Gemeinschaftsgefühl erleben, das an sich schon emotional und körperlich heilend wirken kann.

5. EMOTIONALER AUSDRUCK: Untersuchen Sie Bereiche, in denen Sie aufgrund Ihrer Erziehung, familiärer Zwänge, ehelicher Spannungen oder reiner Gewohnheit Gefühle unterdrücken. Schaffen Sie sich für diese Gefühle positive Ventile durch Visualisierung, Tagebuchschreiben und, falls nötig, Einzel- oder Gruppentherapie.

6. FETTARME ERNÄHRUNG UND REGELMÄSSIGES KÖRPERTRAI-

NING: Nehmen Sie Kalziumpräparate und die anderen empfohlenen Nahrungsergänzungsmittel – insbesondere Magnesium und Vitamin D – ein, um der Entstehung von Osteoporose vorzubeugen. Ebenfalls wichtig ist gewichttragendes
Körpertraining, beispielsweise Gehen, Joggen und, wenn
möglich, Gewichtheben.

Wenn Sie sich für einen ganzheitlichen, einen Geist-Körper-Ansatz entscheiden, um sich den Übergang während der Wechseljahre zu erleichtern, ist es wichtig, daß Sie die wahren Ursachen
für Ihre Symptome oder Ihr Unbehagen identifizieren. Einige
sind vielleicht auf den zunehmenden Östrogenmangel zurückzuführen, andere nicht.

Stimmungsschwankungen sind beispielsweise häufiger auf
Schlaflosigkeit durch nächtliche Hitzewallungen als auf Hormonschwankungen zurückzuführen. Ihre Depressionen werden
vielleicht nicht von einem niedrigen Östrogenspiegel, sondern
durch erhöhten Streß im Umgang mit heranwachsenden Kindern oder kranken Eltern hervorgerufen. Wie bei der konventionellen Schulmedizin hängt auch bei der Geist-Körper-Medizin der Erfolg von einer richtigen Diagnose ab. Lernen Sie, die
Quellen Ihres Unbehagens zu identifizieren, und unternehmen
Sie aktive Schritte, um sich selbst zu heilen.

Vor allem aber sollten Sie Ihre Einstellung zur Menopause
ändern. Betrachten Sie diese Jahre nicht als eine Zeit des Niedergangs, sondern als einen Lebensabschnitt, der Ihnen neue
Möglichkeiten und Freiräume eröffnet. Die mit der Erziehung
und Versorgung von Kindern einhergehenden Pflichten werden
weniger, so daß Ihnen mehr Zeit für vergnügliche und entspannende Aktivitäten bleibt. Biologische Gegebenheiten, die
manchmal lästig sein können, wie Monatsblutungen und die
Notwendigkeit der Schwangerschaftsverhütung, entfallen, so
daß Sie Ihre Sexualität freier und unbelasteter leben können. Die
durch Selbsterkenntnis gewonnene Reife führt zu einer Vertie-
fung von Beziehungen und erweitert Ihr kreatives Potential.

Geist-Körper-Techniken erleichtern es Ihnen, sich diese Möglichkeiten zu erschließen. »Postmenopausaler Enthusiasmus« wird für jene Frauen zu einer Realität, die bereit sind, Verantwortung für ihr Wohlergehen zu übernehmen und ihr Leben in die eigene Hand zu nehmen.

14

Eßstörungen

Die Tyrannei des Schlankheitswahns begegnet uns überall: Die
Models in den Zeitschriften haben eingefallene Wangen, flache
Bäuche und spindeldürre Beine; in Filmen und Fernsehshows
haben alle Stars stets eine perfekte Figur (sind also ultra-
schlank); wir werden überschwemmt von Selbsthilfebüchern
und -artikeln, die uns jeweils eine neue Formel versprechen, mit
der wir den Geheimcode des Gewichtsabnahmemysteriums
knacken können. Jeden Monat lesen wir über eine neue
»Zone«, einen neuen »Faktor« oder ein neues Wundermittel,
das entweder unseren Appetit unterdrücken, unseren trägen
Stoffwechsel ankurbeln oder die überschüssigen Pfunde einfach
hinwegschmelzen wird. In einer solchen Atmosphäre kann
selbst körperliche Bewegung zur Sucht werden, so daß manche
Frauen in ihrem Fitneßclub so exzessiv trainieren, daß sie an den
Rand des physischen Zusammenbruchs geraten.

Unter dieser Tyrannei des Schlankheitswahns leiden vorwiegend junge Frauen, die diese Schönheitsnormen verinnerlichen
und sie selbst bis in ihre mittleren Jahre niemals in Frage stellen.
Diese Geisteshaltung kann bereits Kinder negativ beeinflussen.
Oft tragen wir das Bild eines unerreichbaren Ideals durch alle
Lebensstadien mit uns herum. Als Jugendliche und junge Erwachsene denken wir, wir seien nicht dünn oder wohlgeformt
genug oder unsere Brüste seien zu klein oder zu groß. Doch auch
in unseren späten Dreißigern und darüber hinaus fühlen wir uns
weiterhin unzulänglich, weil wir nun nicht mehr in den Zwan-

zigern sind – die einzigen Jahre, in denen wir nach den in unserer Kultur geltenden Richtlinien in der Lage sind, die Ideale jugendlicher Schönheit zu erfüllen.

Unsere Kultur konfrontiert uns mit Bildern, die es uns fast unmöglich machen, ein starkes Gefühl für unsere Attraktivität und unseren Wert aufrechtzuerhalten. Es ist wirklich ein Wunder, daß wir nicht alle an Eßstörungen leiden, und der einzige Grund dafür ist, daß vergiftende kulturelle Botschaften uns nicht unter die Haut gehen, wenn wir auf starke innere Quellen zurückgreifen können, einen familiären Hintergrund haben, in dem Selbstliebe und Selbstachtung gedeihen konnten, und wenn wir durch unsere sozialen Kontakte Bestätigung erfahren. Doch viele von uns haben einen solchen Hintergrund nicht oder tragen (manchmal extreme) Verletzungen mit sich herum und sind deshalb anfällig für Eßstörungen wie Freßsucht, Bulimie (Bulimia nervosa, Eß-Brech-Sucht) und Anorexie (Anorexia nervosa, Magersucht).

Diese Störungen sind nur die Zuspitzung einer langjährigen Problematik in bezug auf Nahrung und Gewicht. Ich möchte behaupten, daß die Mehrzahl aller Frauen Schwierigkeiten mit ihrem Eßverhalten und ihrem körperlichen Erscheinungsbild haben, Probleme, mit denen sie sich täglich herumschlagen. Doch nur einige von ihnen entwickeln voll ausgeprägte Eßstörungen, die nicht nur eine einzige Therapie, sondern eine Kombination verschiedener psychologischer und medizinischer Ansätze erfordern. In diesem Kapitel stelle ich ganzheitliche, also Geist-Körper-Behandlungsmethoden für diagnostizierte Eßstörungen vor. Diese Therapien können natürlich auch allen anderen Frauen helfen, die lediglich gewisse Probleme mit Essen und Gewicht haben.

Eine gute Neuigkeit ist, daß diese Behandlungen – insbesondere die kognitiven Therapien – inzwischen der effektivste Ansatz für Eßstörungen sind. Aufgrund meiner eigenen klinischen Erfahrung kann ich sagen, daß die Kombination dieser Techniken mit anderen Geist-Körper-Methoden die Erfolgsraten medizinischer Behandlungen, sollten solche erforderlich werden, erhöht.

Beeindruckende 90 Prozent aller diagnostizierten Eßstörungen betreffen Frauen. Angesichts der Tatsache, daß die gesellschaftlichen Maßstäbe im Hinblick auf Schlankheit und Schönheit vorwiegend für Frauen gelten, sollte diese Zahl allerdings nicht überraschen. Eßstörungen haben nicht nur einen biologischen und einen medizinischen Hintergrund, sondern auch einen psychologischen, sozialen und kulturellen.

Wie um die schleichenden Auswirkungen familiärer Zerrüttung und kultureller Fehlentwicklung auf das Eßverhalten der Menschen zu unterstreichen, stellte sich inzwischen heraus, daß die Rate medizinisch diagnostizierter Eßstörungen viel höher ist, als von den Experten lange Zeit angenommen wurde.

Daniel Goleman, Ph. D., ein Autor, der für die »New York Times« über soziologische Themen schreibt, beleuchtete kürzlich in einem Artikel einige Studien, die darauf hinweisen, daß Anorexia nervosa und Bulimie doppelt so häufig auftreten wie bisher angenommen, und daß die »Häufigkeit dieser Eßstörungen ständig zunimmt«. Was ist für diesen Anstieg verantwortlich? Die Verbreitung von Schlankheitskuren. Bei Frauen mit Anorexia nervosa können Schlankheitskuren den Grundstein zu extremer Selbstverleugnung legen. Bei zwanghaften Esserinnen kann eine unrealistisch restriktive Diät Gefühle des Mangels auslösen, die wiederum Freßanfälle nach sich ziehen. Das gleiche Phänomen tritt bei Bulimikerinnen auf, die sich so sehr vor einer Gewichtszunahme fürchten, daß sie die Nahrung, die sie gerade zu sich genommen haben, wieder herauswürgen.

Frauen, die die Gebote des Diätwahns verinnerlichen, leben permanent im Zustand der Scham: Sie sind in ihren eigenen Augen entweder »gut« oder »schlecht«, je nachdem, was sie gegessen haben. Diese Kategorisierung in »gut« und »schlecht« ist Teil unseres kulturellen Klimas, in dem Scham gedeiht, ein Klima, das viele Frauen in gestörten Familiensystemen bereits mit der Muttermilch in sich aufgesogen haben. In solchen Familien war jedes Verhalten und jedes physische Merkmal Gegenstand der Beurteilung und Kritik.

Ein weiterer Grund dafür, daß ich mich hier so ausführlich mit Eßstörungen beschäftige, ist die Tatsache, daß sie eine ernsthafte Bedrohung für die Gesundheit von Frauen darstellen. Frauen mit Anorexia nervosa tragen das größte Risiko. Wenn sie extrem viel Gewicht verlieren, kann jedes Organ und jedes Körpersystem in Mitleidenschaft gezogen werden, was bis zum Tod führen kann. Die Sterblichkeitsrate bei Frauen mit Anorexie beträgt fünf bis acht Prozent über einen Zeitraum von zehn Jahren. Die Todesursachen sind hier in den meisten Fällen die Auswirkungen des dramatischen Gewichtsverlustes oder auch Selbstmord. Bei Bulimikerinnen kann das ständige Erbrechen zu lebensbedrohlichen Störungen im Elektrolythaushalt, zu Austrocknung, Herzrhythmusstörungen und Verätzungen der Speiseröhre durch die Magensäure führen. Fettleibigkeit durch Freßsucht ist ein Risikofaktor für Diabetes, hohen Blutdruck, Herzkrankheiten und bestimmte Krebsformen.

Doch Eßstörungen bedrohen unsere Gesundheit noch auf eine andere Weise, die nicht so offensichtlich, aber nichtsdestoweniger heimtückisch ist. Streß und Selbsthaß im Zusammenhang mit Nahrungsaufnahme und Gewicht fordern ihren Tribut von Geist und Psyche und können ihrerseits wieder unsere körperliche Gesundheit beeinträchtigen, unser Energieniveau senken, unsere Widerstandskraft schwächen und uns anfälliger für Krankheiten machen.

Mit anderen Worten: Fett ist eine Angelegenheit, die Geist und Körper betrifft – ein Geist-Körper-Problem also. Die Selbstachtung einer Frau – die, wie wir inzwischen wissen, eine Schlüsselrolle bei der Aufrechterhaltung der körperlichen Gesundheit spielt – ist oft mit einem Körperbild verknüpft, das von Familie und Kultur geformt wurde. Die ständigen Schuldgefühle über eine Gewichtszunahme führen bei vielen Frauen zu einem Gefühl der Hilflosigkeit, der Wut und des Kontrollverlustes.

Diese psychischen Zustände können das Immunsystem schwächen und das Herz-Kreislauf-System überlasten.

Bei Frauen mit Eßstörungen werden häufig Depressionen, Angstzustände und andere psychiatrische Krankheitsbilder diagnostiziert. Ob diese hier Ursache oder Resultat sind, sei dahingestellt, aber viele Experten glauben, daß Depressionen wahrscheinlich Ursache *und* Wirkung einer Eßstörung sind. Frauen mit niedrigem Selbstwertgefühl und unverarbeiteten Gefühlen wie Schmerz, Wut oder Trauer – Faktoren, die typischerweise zu Depressionen führen – sind anfälliger für Eßstörungen. Und wenn diese Frauen erst einmal eine Eßstörung entwickelt haben, ist die Wahrscheinlichkeit sehr hoch, daß der schmerzhafte Teufelskreis von Suchtverhalten, Scham und Heimlichtuerei, ganz zu schweigen von den quälenden körperlichen Symptomen, zu einer Verschlimmerung der Depression führt.

Das Ergebnis sind extremes emotionales Leid und körperliche Zerrüttung. Fett ist ein Geist-Körper-Problem, Ernährung ist ein Gesundheitsproblem, und Eßstörungen sind Krankheitsbilder mit unter Umständen furchtbaren Folgen. Mit eindimensionalen Lösungsversuchen wird man Eßstörungen nicht in den Griff bekommen, weil diese sehr tiefgehende Ursachen haben.

Psychopharmaka können vorübergehend helfen, aber als ausschließliche Therapie sind sie gewöhnlich nicht ausreichend. Die Geist-Körper-Medizin bietet eine wirkungsvolle Zusatzbehandlung für Eßstörungen, weil sie sich mit den Ursachen auseinandersetzt: mit Ängsten und Anspannung, dem Gefühl, keine Kontrolle mehr über sich selbst zu haben, mit verinnerlichten negativen Schönheitsidealen, einem schmerzlichen Gefühl der inneren Leere und einem angeschlagenen Selbstwertgefühl.

Die Geist-Körper-Behandlung bei Eßstörungen

Sandra machte in ihrer Ehe eine schwierige Zeit durch. Ihr Mann, Gerald, mußte für seine Firma viele Überstunden machen, und so war Sandra abends sehr häufig allein. Selbst an den Wochenenden brachte Gerald noch Arbeit aus der Firma mit, so daß sie auch in diesen Zeiten allein zurechtkommen mußte. Sandras Ernährungsgewohnheiten waren ursprünglich recht gut gewesen, ihre Mahlzeiten hatten meistens einen geringen Fettanteil und einen hohen Anteil an komplexen Kohlenhydraten enthalten. Doch Geralds häufige Abwesenheit führte bei ihr zu Langeweile und Frustration, so daß sie in die alte Gewohnheit zurückfiel, sich vor dem Fernseher vollzustopfen. Sandra konnte an einem Abend einen ganzen Rührkuchen oder eine riesige Packung Kartoffelchips verschlingen. Da ihr Mann, wenn er zu Hause war, gerne naschte, waren immer genügend Knabbereien im Küchenschrank. In dieser Zeit verlor Sandra die Kontrolle über ihre Eßgewohnheiten, bis sie schließlich 80 Pfund über ihrem »Idealgewicht« lag.

Je mehr Sandra zunahm, desto mehr sank ihr Selbstwertgefühl, und sie begann, sich immer isolierter zu fühlen. Das Paar hatte keine Kinder, und viele von Sandras Freundinnen waren mit ihren Babys beschäftigt. Als sie mich das erstemal konsultierte, war Sandra ungeheuer frustriert. Sie war nicht in der Lage, abzunehmen oder die Entwicklung zu steuern.

Sandras eigentliches Problem war ihre schwindende Selbstachtung, die mit ihrem Körpergewicht verknüpft war. Die Situation wurde noch dadurch verschlimmert, daß sie sich jedesmal, nachdem sie sich vollgestopft hatte, mit Selbstvorwürfen überhäufte, was ihre Selbstachtung natürlich noch weiter untergrub. Ich brachte Sandra bei, die Entspannungsreaktion auszulösen, und sie praktizierte diese Methode, um ihre Ängste und ihre innere Anspannung zu lindern. Anstatt mich gnadenlos auf die Gewichtsabnahme zu konzentrieren, nahm ich Sandras Grundirrtum ins Visier: die Annahme, daß ihr Gewicht und ihre Figur das einzige Maß für ihren Wert als menschliches Wesen seien. Mit Hilfe der kognitiven Restrukturierung gelang es Sandra, ihre Fixierung auf ihr Körpergewicht loszulassen und ihren Blick auf andere Dinge zu richten. Was gab ihr das Gefühl, daß das Leben sich lohnte? Was erfüllte ihr Leben mit Sinn? Ging es bei ihrer Existenz nicht um mehr als um ihre Figur? Sandra erkannte, daß das Gefühl der inneren Leere, der Einsamkeit und die Ängste in bezug auf ihre Ehe die Ursache für ihre Freßanfälle waren, und sie begann, die Suchtstruktur in ihrem Eßverhalten zu erkennen und aufzulösen. Doch sie mußte bessere Möglichkeiten finden, ihre innere Leere zu füllen, als mit Kartoffelchips und Keksen.

Die Einsicht führte zum Handeln, und Sandra beschloß, etwas zu tun, das sie auf anderen Ebenen an ihren eigenen Wert erinnerte. Sie schloß sich einer lokalen Organisation an, die »große Schwestern« an Kinder ohne Geschwister vermittelte, und kam so mit einem zwölfjährigen Teenager, Felice, in Kontakt. Die beiden kamen wunderbar miteinander aus. Das junge Mädchen schaute zu Sandra auf, und die Beziehung half, Sandras Einsamkeit zu heilen. Es war eine Verbindung, die Sandras Mitgefühl, ihre Weisheit und ihren Humor hervorlockte – Eigenschaften, die sie während der vergangenen Monate der Langeweile und der Besessenheit von Ernährung und Gewicht praktisch vergessen hatte. Ihre Selbstachtung stieg, und ihre Ehe mit Gerald verbesserte sich. Er war zwar immer noch zu häufig abwesend, aber Sandra verbrachte diese Abende und Wochenendnachmittage nun nicht mehr allein. Sie hörte auf, sich elend zu fühlen und sich vollzustopfen.

Nachdem sie wieder ein Gefühl für sich selbst entwickelt hatte, gelang es Sandra allmählich, ihr Eßverhalten wieder unter Kontrolle zu bringen. Mit Hilfe der »Ernährungsübergänge«, die ich in Kapitel 9 beschrieben habe, begann sie abzunehmen. (Hin und wieder stopfte sie sich noch voll, doch die Häufigkeit dieser Episoden nahm deutlich ab.) Als wir die Therapie beendeten, hatte Sandra die Hälfte des Gewichts verloren, das sie verlieren wollte, und nahm weiter ab.

Sandras Geschichte zeigt beispielhaft die Herangehensweise der Geist-Körper-Medizin an eine Eßstörung – in diesem Fall Freßsucht (der gebräuchliche medizinische Begriff für schwere Formen des zwanghaften Essens). Entspannende und kognitive Techniken halfen Sandra, sich ihrer Verhaltensmuster und deren Ursachen bewußt zu werden und aktive Schritte zu unternehmen, um sie zu verändern.

Vielleicht hätten auch Antidepressiva geholfen, aber wie wäre die Sache ausgegangen, wenn man Sandra nur ein Rezept und keine weitere therapeutische Hilfe angeboten hätte? Wäre sie in der Lage gewesen, neue Bewältigungsstrategien zu entwickeln? Hätte sie herausgefunden, warum sie zwanghaft aß? Hätte sie sich der »Große Schwestern«-Organisation angeschlossen und eine Beziehung zu einem jungen Mädchen aufgenommen, das ihre Hilfe brauchte? Ich befürworte die medizinische Behandlung von Eßstörungen, wenn dies angezeigt scheint, aber einige kürzlich durchgeführte Studien bestätigen auch die Wirksamkeit verschiedener Formen der Psychotherapie – allein oder in Verbindung mit antidepressiven Medikamenten.

Kognitive Verhaltenstherapie und andere Psychotherapien

Kognitive Verhaltenstherapie wird inzwischen bei Eßstörungen, insbesondere Bulimie, als Behandlungsansatz erster Wahl betrachtet. Therapeuten, die Eßstörungen mit kognitiver Verhaltenstherapie behandeln, lehren ihre Patienten oder Patientinnen kognitive Restrukturierung, helfen ihnen, ein Bewußtsein für die »Auslöser« der Freßanfälle zu entwickeln, und vermitteln ihnen praktische Techniken zur wirksameren Streßbewältigung. Dr. Stewart Agras, Direktor des Programms gegen Eßstörungen an der *Stanford University Medical School*, fand heraus, daß kognitive Verhaltenstherapie etwa 65 Prozent der Bulimikerinnen hilft, ihr zerstörerisches Eßverhalten aufzugeben. Und diese Zahl bestätigte sich in einer Studie nach der anderen. Bei überwachten Untersuchungen stellte sich auch heraus, daß kognitive Verhaltenstherapie effektiver ist als die Behandlung mit Antidepressiva, obwohl neue Forschungsergebnisse darauf hinweisen, daß eine Kombination mit Medikamenten noch etwas wirksamer sein kann, als die kognitive Verhaltenstherapie allein.

Die Forschung hat aber auch den Nachweis dafür erbracht, daß andere Psychotherapien bei Bulimie ebenso wirksam sein können wie die kognitive Verhaltenstherapie. Die sogenannte interpersonale Therapie konzentriert sich auf die Beziehungen einer Patientin und hilft ihr, ihre Schwierigkeiten zu identifizieren – wie beispielsweise die Angst vor Zurückweisung, soziale Isolation und Beziehungskonflikte –, die den Eßstörungen zugrunde liegen. Anders als bei der kognitiven Verhaltenstherapie konzentriert man sich bei der interpersonalen Therapie nicht direkt auf Themen, die mit dem Eßverhalten und dem körperlichen Erscheinungsbild zu tun haben, sondern hilft den Frauen, jene Gefühle zu erforschen, die zu ihren Eßstörungen führen, und realistische Strategien zu entwickeln, mit denen sie in ihren Beziehungen positive Veränderungen bewirken können. Obwohl die Wirksamkeit dieser Therapieform bei Bulimie weniger gut dokumentiert ist, haben führende Experten festgestellt, daß sowohl die kognitive als auch die interpersonale Therapie dazu geeignet ist, zwanghaftes Essen und Anorexia nervosa wirkungsvoll zu behandeln.

Die kognitive Verhaltenstherapie gegen Eßstörungen umfaßt einige Schlüsselelemente:

• Die Selbstüberwachung hilft den Patientinnen, physische und emotionale Auslöser für zwanghaftes Essen oder Nahrungsverweigerung zu erkennen. Um diese Auslöser besser identifizieren zu können, führen die Patientinnen oft ein Tagebuch, in dem sie die Eßstörungsepisoden schriftlich festhalten.

- Durch das Entwickeln effektiver Bewältigungsstrategien lernen die Patientinnen, besser mit Frustrationen, Wut und Ohnmachtsgefühlen umzugehen.

- Selbstbehauptungstechniken helfen den Patientinnen, unglückliche Beziehungen zu verändern oder zu lösen.

- Kognitive Restrukturierung hilft den Patientinnen, ihre verzerrte Wahrnehmung in bezug auf Nahrung, Essen, Gewicht und körperliches Erscheinungsbild zurechtzurücken und mit anderen negativen »inneren Tonbändern«, die im täglichen Leben Gefühle von Streß und Hilflosigkeit erzeugen, umzugehen.

Eine kognitive Verhaltenstherapie umfaßt normalerweise 20 Sitzungen. Patientinnen, die an tiefsitzenden emotionalen Problemen oder einer klinisch manifesten Depression leiden, die aus gestörten Familienstrukturen stammen oder in Beziehungen Mißbrauch erlebt haben, benötigen möglicherweise eine länger dauernde Einzel- oder Gruppentherapie – vielleicht zusätzlich zur kognitiven Verhaltenstherapie.

Ein integrierter Geist-Körper-Ansatz

Bei meiner eigenen Arbeit mit an Eßstörungen leidenden Frauen wende ich Elemente der kognitiven Verhaltenstherapie und der interpersonalen Psychotherapie in Verbindung mit anderen Geist-Körper-Techniken an. Mit diesem Ansatz arbeitete ich erstmals während meiner Doktorandenzeit am *Children's Hospital* in Boston, wo ich junge Frauen behandelte, die mit der Diagnose Anorexia nervosa eingeliefert worden waren.

Aufgrund einer Vielzahl psychischer Faktoren fürchteten diese Patientinnen jede Mahlzeit. Oft bestand für sie die einzige Möglichkeit, ein gewisses Maß an Kontrolle aufrechtzuerhalten – wenn auch in ungesunder Form – darin, die Nahrung entweder teilweise oder ganz zu verweigern. Im Krankenhaus mußten sie sich an einen festen Essensplan halten. Da ihr Angstpegel jedesmal beträchtlich anstieg, wenn der Zeitpunkt für eine Mahlzeit näherrückte, brachte ich ihnen bei, etwa 20 Minuten vor jeder Mahlzeit die Entspannungsreaktion auszulösen. Oft beruhigte sie diese Übung so weit, daß das Essen nicht mehr eine so furchterregende Erfahrung war. Die auf diese Weise zeitlich geplant eingesetzte Entspannungsübung wurde zu einem äußerst nützlichen Teil ihrer Therapie.

Obwohl wissenschaftliche Untersuchungen hier größtenteils noch ausstehen, sagt mir der gesunde Menschenverstand, daß ein integrierter Geist-Körper-Ansatz gegen Eßstörungen wirkungsvoll sein muß, weil viele seiner Elemente von zwei Methoden stammen, die sich bereits als effektiv erwiesen *haben* – der kognitiven Verhaltenstherapie und der interpersonalen Therapie. Zusätzlich setze ich gezielt Entspannungsübungen ein, um den Frauen zu helfen, ein gesundes Kontrollvermögen zu entwickeln, weil Kontrollverlust eine Schlüsselrolle bei Eßstörungen spielt.

Diejenigen unter Ihnen, die an Eßstörungen leiden, können die meisten Entspannungstechniken anwenden, auch wenn körperorientierte Methoden wie die progressive Muskelentspannung, autogenes Training oder *Body Scan* für manche nicht so sinnvoll sind. Wenn Sie Ihre Aufmerksamkeit zu stark auf einzelne Körperteile richten, könnte das Ihre Neigung, sich selbst zu be- oder verurteilen, vertärken. Falls das zutrifft, sollten Sie sich eher für Meditation, Achtsamkeitsübungen oder gelenkte Phantasiereisen entscheiden. Vertrauen Sie Ihrer Intuition. Manche Frauen, die sich im Heilungsprozeß von ihrer Eßstörung befinden, könnten beispielsweise die *Body Scan*-Technik benutzen, um sich sanft und mitfühlend auf ihren Körper einzustimmen.

Eßstörungen gehen oft mit flacher Atmung einher. Die kulturelle Indoktrination in bezug auf Körpergewicht und Figur kann Frauen dazu bringen, permanent die Bauchmuskeln anzuspannen, was es ihnen nahezu unmöglich macht, richtig zu atmen!

Wenn Sie nicht atmen können, können Sie sich nicht entspannen – Ihr Gehirn empfängt die Botschaft, daß Sie an Sauerstoffmangel leiden, und Ihr Angstpegel steigt, selbst wenn Sie es nicht einmal bemerken. Die Lösung besteht darin, jedesmal, wenn Sie eine Entspannungsübung praktizieren, von der flachen Brustatmung auf die tiefe Bauchatmung umzuschalten. Praktizieren Sie regelmäßig die Atem-Fokus-Übung (Kapitel 3) und die Mini-Entspannungen (Kapitel 4). In der geschützten Atmosphäre Ihres eigenen Zimmers können Sie Ihrem Bauch erlauben, sich zu wölben und zu senken, und können dabei spüren, wie der lebensspendende Sauerstoff bis in Ihre Lungenspitzen gelangt.

Meine Philosophie ist recht einfach: Eßstörungen sind vielschichtige Probleme, die vielschichtige Lösungen erfordern. Jede der von mir angewendeten Methoden befaßt sich auf die eine oder andere Weise mit den üblichen auslösenden Faktoren: einer quälenden inneren Leere, den unerfüllten Bedürfnissen nach Liebe und Unterstützung und dem Gefühl des Kontrollverlustes, das die Patientinnen verzweifelt durch große Mengen von Nahrung oder gefährliche Formen der Selbstkasteiung zu kompensieren versuchen.

Die Bewußtmachung der emotionalen Auslöser für zwanghaftes Essen oder Selbstkasteiung ist der Dreh- und Angelpunkt meiner Arbeit mit diesen Frauen. Manchmal beobachte ich eingefahrene Muster, auf die ich meine Patientinnen hinweise. So ermutige ich sie, sich ihrer selbst bewußt zu werden.

Betrachten wir uns beispielsweise die Frau, die sich jedesmal vollstopft, wenn ihre Mutter anruft. Oder die, die nach Auseinandersetzungen mit ihrem Mann jedesmal zwanghaft ißt und dann erbricht. Oder eine andere, die jedesmal, wenn sie von ihrem unzuverlässigen, mißbrauchenden Partner vernachlässigt oder schlecht behandelt wird, die Nahrungsaufnahme einstellt. Die Bewußtmachung dieser Auslöser leitet oft die erste Phase eines Heilungsprozesses ein.

Die nächste, aktive Phase besteht darin, äußere Veränderungen in Beziehungen und innere Veränderungen in Richtung gesunder Kontrolle, Selbstakzeptanz und Seelenfrieden vorzunehmen. Die Frau, die schließlich erkennt, daß sie nach jedem Anruf ihrer Mutter zwanghaft zu essen beginnt, kann es das nächste Mal anders machen. Nach einem stressigen Telefongespräch kann sie innehalten, tief durchatmen und wahrnehmen, was in und mit ihr geschieht. Der Drang, zum Kühlschrank zu rennen, kann vorübergehen, wenn bewußte Wahrnehmung an seine Stelle tritt. Die Frau kann dann eine Mini-Entspannungsübung machen, um innerlich zur Ruhe zu kommen und ein Gefühl der Kontrolle zu erlangen. Als nächstes kann sie sich an ihren Partner wenden oder eine Freundin anrufen und erzählen, weshalb das Telefongespräch so unangenehm war. Schließlich kann sie aufgrund ihrer eigenen Einsichten oder mit der Hilfe eines Therapeuten herausfinden, ob ein anderer Umgang mit ihrer Mutter ihre eigenen Spannungen abbauen könnte. Ist es notwendig, daß sie im Gespräch mit der Mutter härter ist? Sich mehr durchsetzt? Weniger häufig wütend reagiert? Freundlicher ist? Positive Veränderungen in der Mutter-Tochter-Beziehung – die für Frauen mit Eßstörungen oft ein besonderes Problem darstellt – können vielleicht die Umstände beseitigen, die die Eßstörungsepisoden auslösen.

Es ist auch wichtig, einen geschützten Raum zu finden, in dem man positive und negative Gefühle ausdrücken kann, ganz gleich, ob es sich um ein Tagebuch, die Praxis eines Therapeuten oder beides handelt. Eine Frau kann aufhören, Essen zu benutzen, um Gefühle zu unterdrücken, wenn sie gesunde Ausdrucksmöglichkeiten hat. Dann kann sie Essen tatsächlich *genießen*, ohne sich vollstopfen zu müssen.

Ich ermutige an Eßstörungen leidende Frauen auch dazu, sich selbst auf jede erdenkliche Weise Gutes zu tun, weil ihr Eßverhalten ein erfolgloser Versuch ist, die eigene emotionale Leere zu füllen. Diese Frauen können für sich selbst sorgen und sich auf andere, befriedigendere Art und Weise Vergnügen verschaffen.

In den folgenden drei Abschnitten möchte ich Ihnen zeigen,

auf welche Weise man die Geist-Körper-Techniken zur Behandlung der drei häufigsten Eßstörungen – Freßsucht, Bulimie (Freß-Brech-Sucht) und Anorexie (Magersucht) – einsetzen kann. Was ist, wenn Sie nicht genau wissen, ob Sie bereits an einer voll ausgeprägten Eßstörung oder an einem weniger bedrohlichen Problem mit übermäßiger oder mangelhafter Nahrungsaufnahme leiden? In jedem der folgenden Abschnitte gebe ich bestimmte Richtlinien, anhand derer Sie erkennen können, ob Sie professionelle Hilfe benötigen. Im Zweifelsfall sollten Sie auf Nummer Sicher gehen und Ihren Arzt um einen Gesprächstermin – und eventuell um eine Überweisung zu einem Psychotherapeuten – bitten. Es kommt oft vor, daß Menschen, die an einer schwerwiegenden Erkrankung leiden, sich der Schwere ihres Zustandes gar nicht bewußt sind.

Zwanghaftes Essen und Freßsucht

Viele Frauen kämpfen gegen den Zwang zu essen und die daraus resultierende Fettleibigkeit an. Diejenigen, die regelmäßig und wiederholt große Mengen von Nahrung innerhalb kurzer Zeiträume zu sich nehmen (eine Stunde oder zwei) und die das Gefühl haben, während dieser Episoden die Kontrolle zu verlieren, leiden an einer Eßstörung, die als »zwanghaftes Essen« bezeichnet wird. Die Grenze zwischen weit verbreitetem sich Überessen und Freßsucht können fließend sein, aber bei der voll ausgeprägten Eßstörung kommen noch folgende Anzeichen oder Symptome hinzu:

- Man ißt viel schneller als normal.
- Man nimmt große Nahrungsmengen zu sich, selbst wenn man gar nicht hungrig ist.
- Man ißt, bis man ein unangenehmes Völlegefühl verspürt.
- Man ißt alleine, weil man sich seines Eßverhaltens schämt.

- Das eigene Eßverhalten ruft Ekel, Depressionen und Schuldgefühle hervor.
- Man stopft sich im Verlauf von sechs Monaten an mindestens zwei Tagen pro Woche voll.

Die oben genannten Anzeichen können Ihnen als Richtlinien bei der Bewertung Ihres Zustandes dienen, aber Sie müssen nicht all diese Kriterien erfüllen, um an einer Eßstörung zu leiden. Doch selbst, wenn Sie sich nicht für diese Diagnose »qualifizieren«, können Sie an einem Eßproblem leiden, dem Sie frühzeitig Aufmerkamkeit schenken sollten, damit es sich nicht verschlimmert und zu einer ausgeprägten Eßstörung entwickelt. Es folgt eine kurze Übersicht über ein Geist-Körper-Programm, das auf meiner eigenen Erfahrung mit Patientinnen basiert und das auch Ihnen helfen kann, wenn Sie regelmäßig zuviel essen oder an Freßanfällen leiden. In folgenden sieben Bereichen sollten Sie aktiv werden:

1. Identifizieren Sie emotionale Auslöser, die den Freßanfällen vorausgehen, wie beispielsweise Langeweile, Angst, Anspannung und andere emotionale Reaktionen auf Streß, Schmerz oder Beziehungsschwierigkeiten.
2. Identifizieren Sie kognitive Verzerrungen – automatisch auftauchende negative Gedankenmuster, die Sie aufregen, deprimieren oder herunterziehen. Diese Gedanken können sich ums Essen, um Ihr Gewicht oder andere Alltagsthemen drehen, einschließlich frustrierender Beziehungen, Probleme am Arbeitsplatz oder Kreativitätsblockaden.
3. Denken Sie sich selbstbewußte Schritte aus, die Sie unternehmen können, um die Umstände zu ändern, die Ihre Freßanfälle auslösen. Betrachten Sie sich ihre Beziehungen genauer, und versuchen Sie herauszufinden, ob Sie Ihre Bedürfnisse und Rechte klarer und nachdrücklicher vermitteln müssen.
4. Praktizieren Sie Techniken zur Auslösung der Entspannungsreaktion und die Mini-Entspannungen, um Gefühle der

Angst, Hilflosigkeit oder Feindseligkeit, die Sie zu zwanghaftem Essen verleiten, zu verändern.

5. Falls Trauer, Angst oder Wut hinter Ihrem zwanghaften Eßverhalten stecken, sollten Sie ein Tagebuch führen, um diese Gefühle zu untersuchen und auszudrücken.

6. Ersetzen Sie übermäßiges oder zwanghaftes Essen durch vergnügliche Aktivitäten, die Sie auf andere Weise nähren.

7. Praktizieren Sie die »Ernährungsübergänge« (Kapitel 9), um sich allmählich auf eine gesündere und ausgewogenere Ernährung umzustellen. Gehen Sie nicht in die Falle der Schuldgefühle über vermeintliche Übertretungen der Ernährungsgebote, weil solche Gefühle all Ihre Bemühungen, gesünder zu essen, untergraben. Denken Sie daran: Dies ist keine Schlankheitskur, und Sie befinden sich nicht im Ernährungsgefängnis! Ihr Ziel sollte nicht »Schlankheit« heißen, sondern gesunde Selbstfürsorge. Wenn Sie Ihr destruktives Eßverhalten (in diesem Fall zwanghaftes Essen) auf diese Weise angehen, entspringt Ihre Motivation zur Veränderung der Selbstliebe und nicht dem Selbsthaß. Die meisten Frauen, die diesen Ansatz übernehmen, profitieren allerdings noch von einem zufälligen Nebeneffekt: einer allmählichen Gewichtsabnahme, die dauerhaft ist.

Eine meiner Patientinnen, Paula, hatte aufgrund einer Fibromyalgie chronische Schmerzen. Außerdem litt sie unter ihrem zwanghaften Eßverhalten. Sie hatte schon früher Probleme damit gehabt, daß sie zuviel aß, doch das Problem hatte sich verschlimmert, weil sie sich durch ihre chronischen Schmerzen immer hilfloser und elender fühlte. Die kognitive Therapie half Paula, klar zu erkennen, daß ihr Eßverhalten ihre Situation noch verschlimmerte. »Ich erkannte, daß ich mich mit Essen verletzte«, sagte Paula. »Die chronischen Schmerzen waren schlimm genug. Doch daß ich deshalb zuviel aß und zunahm, verdoppelte mein Leiden.«

Übermäßiges Essen verschlimmert die Lage für Frauen in

jeder streßbeladenen Situation, ganz gleich, ob die Frau an chronischen Schmerzen oder anderen Beschwerden leidet, ob sie mit einer Scheidung, dem Verlust des Arbeitsplatzes, Eheproblemen, Schwierigkeiten mit ihren Kindern oder finanziellen Problemen konfrontiert ist. Paula war über dem Berg, als sie sich entschloß, ihr Eßverhalten zu ändern. »In bezug auf meine Schmerzen fühlte ich mich ziemlich machtlos«, sagte sie. »Aber wie ich mit Essen umging, *lag in meiner Hand.* Hier hatte ich viel mehr Möglichkeiten, etwas zu verändern.«

Paula gewöhnte sich an, die Entspannungsreaktion auszulösen, um innerlich zur Ruhe zu kommen, wenn die Schmerzen oder andere Streßfaktoren an ihren Nerven zerrten. Von den Strategien, die ich ihr beigebracht hatte, half ihr eine aber wohl am meisten: die Methode, zwanghaftes Essen immer dann durch Selbstfürsorge zu ersetzen, wenn die innere Spannung stieg. »Ich schrieb eine Liste der guten Dinge, die ich für mich selbst tun konnte, und klebte das Blatt an meinen Kühlschrank«, sagte Paula. »Und ich achtete darauf, daß ich jeden Tag irgend etwas aus dieser Liste auswählte und für mich tat.« Heute, ein Jahr später, hängt die Liste immer noch an Paulas Kühlschrank. Hier einige Beispiele aus der Liste:

- Ich koche zu Hause eine gesunde Mahlzeit, anstatt in die Pizzeria nebenan zu gehen.
- Ich kaufe mir Blumen.
- Ich gehe mit einer guten Freundin/einem guten Freund zum Essen aus.
- Ich kaufe mir im Naturkostladen ein paar gesunde Naschereien.
- Ich lasse mir in meinem Lieblingssalon eine Gesichtsmaske und eine Maniküre geben.
- Ich gehe in meinen Fitneßclub zum Training.
- Ich genieße ganz bewußt ein warmes Bad.
- Ich gönne mir entspannende Phantasiereisen auf Kassette.

Kürzlich erzählte mir Paula, daß sie und ihr Mann zu ihrem fünften Hochzeitstag eine Europareise planten. Nach mehreren Jahren chronischer Schmerzen hat Paula das Gefühl, daß sie diesen Urlaub verdient hat, selbst wenn er ziemlich teuer werden wird. Diese Reise ist Teil ihrer Strategie, gut zu sich selbst zu sein, sich selbst zu nähren – eine Strategie, die nicht nur ihre Stimmung hebt, sondern sie auch daran hindert, wieder in ihr altes, destruktives Eßmuster zurückzufallen.

Im Laufe mehrerer Monate nahm Paula fünfzehn Pfund ab, und der allmähliche Gewichtsverlust hält weiterhin an. Sie fühlt sich leichter, energiegeladener und hat ein höheres Selbstwertgefühl als früher. Auch ist sie heute in der Lage, besser mit ihren körperlichen Schmerzen umzugehen. Wie Paulas Fall zeigt, kann man die Strategie, sich auf verschiedenen Ebenen selbst zu nähren, als verhaltenstherapeutische Technik einsetzen. Warum sollte man für sich selbst nicht etwas Gutes tun, anstatt etwas Zerstörerisches – wie zwanghaftes Essen –, das nur Schamgefühl, Selbstzweifel und ein Gefühl der Ohnmacht nach sich zieht?

Falls Sie regelmäßig zuviel essen oder unter zwanghaftem Eßverhalten leiden, sollten Sie die sieben Empfehlungen auf Seite 531 f. befolgen. Wählen Sie die Entspannungstechnik, die für Sie am besten funktioniert. Stellen Sie sich eine eigene Liste von Dingen zusammen, mit denen Sie sich nähren können, und tun Sie diese Dinge. Versuchen Sie herauszufinden, welche vergangenen Ereignisse, Familienstrukturen und gegenwärtigen Beziehungen zu Ihrem Suchtverhalten beitragen oder dieses verursachen. Untersuchen Sie diese Gefühle, Ereignisse und Beziehungen mit Hilfe von Tagebuchaufzeichnungen, aber vergessen Sie nicht, daß das Schreiben im Falle von schwerwiegenden Eßstörungen nur ein zusätzliches Hilfsmittel zur Psychotherapie sein kann.

Verschiedene Studien haben gezeigt, daß Frauen, die an Eßstörungen leiden, tatsächlich in der Kindheit häufiger emotionalem, physischem oder sexuellem Mißbrauch ausgesetzt waren als andere. Im Falle von sexuellem Mißbrauch ist das zwanghafte Essen oft ein unbewußter Versuch, sich für Männer so unattraktiv wie möglich zu machen. Die Aversion dieser Frauen gegen das sexuelle Interesse von Männern ist leicht zu verstehen, wenn ihre wahre Geschichte ans Licht kommt. Dieses Muster wird sich nicht verändern, wenn nicht ein therapeutischer Prozeß in Gang gesetzt wird, der den Frauen hilft, ihre Vergangenheit zu erforschen und sich zu heilen. Wenn Sie glauben, daß Mißbrauch hinter Ihrer Neigung zu zwanghaftem Essen und Übergewicht steckt, sollten Sie einen Psychotherapeuten oder eine Therapeutin konsultieren, der/die Erfahrung mit der Behandlung von Eßstörungen hat.

Bulimie

Freß-Brech-Sucht oder Bulimia nervosa, wie diese Störung medizinisch genannt wird, ist ein Krankheitsbild, bei dem die betroffenen Frauen zunächst Essen in sich hineinschlingen, um es dann wieder zu erbrechen. Wie die zwanghaften Esserinnen nehmen die Bulimikerinnen innerhalb kürzester Zeit (ein bis zwei Stunden) große Nahrungsmengen zu sich und verlieren während dieser Episoden völlig die Kontrolle über ihr Eßverhalten. Auf solche Freßanfälle folgt bei Bulimikerinnen das (selbst ausgelöste) Erbrechen. Man kann davon ausgehen, daß eine Frau an diesem Krankheitsbild leidet, wenn sich dieses Muster über einen Zeitraum von mehreren Monaten mindestens zweimal wöchentlich wiederholt. Bei ihrem verzweifelten Versuch, selbst die geringste Gewichtszunahme zu verhindern, mißbrauchen Bulimikerinnen auch häufig Abführmittel, Entwässerungsmedikamente und/oder unterziehen sich extremem Fasten oder Körpertraining.

Seit den frühen achtziger Jahren wurde die Bulimie durch die Medien ins Blickfeld der Öffentlichkeit gerückt, und die Bekenntnisse von berühmten Menschen – insbesondere die von Prinzessin Diana – trugen weiterhin dazu bei, dieses Krankheitsbild ins öffentliche Bewußtsein zu bringen. In Dianas Fall liegen die Ursachen für ihr bulimisches Leiden auf der Hand: Wie sie selbst bestätigte, steckte hinter ihrem Zustand eine tiefe Verzweiflung über die Zerrüttung persönlicher Beziehungen, die mit einem Gefühl des Verratenseins und der Machtlosigkeit einhergehen. Ihr selbstzerstörerisches Verhalten, das sie zunächst schamvoll zu verbergen suchte, war dennoch ein kaum verhüllter Schrei nach Hilfe. Typischerweise bleibt das Leiden der Bulimikerinnen ihrer Umgebung oft verborgen, bis aus irgendeinem Grunde die schützende Hülle fällt. Obwohl einige Leute schockiert waren, scheint Prinzessin Diana mit ihren Bekenntnissen und ihren Erklärungen über die Entstehung von Bulimie vielen Frauen einen großen Dienst erwiesen zu haben. Vielleicht trägt ihre Offenheit dazu bei, daß an Eßstörungen leidenden Frauen mehr Sympathie und Unterstützung zuteil wird und daß mehr leicht zugängliche Behandlungsmöglichkeiten geschaffen werden.

Wie ich bereits betonte, haben sich die kognitiven Verhaltenstherapien sowie die interpersonalen Therapieformen bei der Behandlung der Bulimie als sehr erfolgreich erwiesen. Wie bei der Behandlung von zwanghaften Esserinnen setze ich auch bei bulimischen Patientinnen eine Kombination aus Elementen der kognitiven Verhaltenstherapie, der interpersonalen Therapie und Geist-Körper-Techniken, insbesondere Entspannungstechniken, ein.

Wenn eine Bulimikerin erst einmal aufhören kann, sich vollzustopfen, fühlt sie auch nicht mehr so häufig den Drang zu erbrechen, und die bulimischen Symptome schwinden. Falls Sie an Bulimie leiden, empfehle ich Ihnen dringend, die auf Seite 531 f. aufgeführten sieben Schritte zur Behandlung des zwanghaften Essens zu praktizieren. Zusammengenommen stellen diese Schritte einen umfassenden Geist-Körper-Ansatz zur Bekämpfung von Bulimie dar.

Bulimikerinnen leiden unter negativen Gedankenmustern in bezug auf ihr körperliches Erscheinungsbild. Der zwanghafte Drang sich vollzustopfen, um eine innere Leere zu füllen, trifft auf den gleichermaßen zwanghaften Drang, jegliche Gewichtszunahme zu vermeiden, so als sei jedes zusätzliche Pfund ein Symbol für ihre Wertlosigkeit. Die typische negative Bandschleife im Kopf »Ich bin fett« ist eine bei bulimischen Frauen häufig anzutreffende kognitive Verzerrung. Falls Sie solchen Zwangsgedanken ausgeliefert sind, kann man Ihnen helfen zu erkennen, daß Sie kein Übergewicht haben oder weit weniger, als Sie glauben. Hinter dem Gedanken »Ich bin fett« verbirgt sich jedoch im allgemeinen die Botschaft »Ich bin ekelhaft« oder »Ich bin wertlos«. Sie können diese Glaubensmuster restrukturieren, wenn Sie im tiefsten Innern erst einmal akzeptieren, daß die Form Ihres Körpers nicht die Summe und Substanz Ihres Selbstbildes sein kann oder sollte.

Wenn das Selbstwertgefühl eines jeden Menschen ausschließlich von seiner Figur oder Körperform abhängig wäre, müßten angesichts der heute geltenden kulturellen Normen mindestens 95 Prozent von uns sich selbst verabscheuen. Aus einer kognitiven Perspektive betrachtet, besteht die Lösung darin, sich bewußt auf alle eigenen Stärken als Frau zu besinnen. Wir können uns fragen: Sind wir gute Partnerinnen? Ehefrauen? Mütter? Freundinnen? Spezialistinnen? Arbeiterinnen? Künstlerinnen? Sind wir weise? Mitfühlend? Kreativ? Hilfreich? Entscheidungsfreudig? Mutig? Wir müssen Bereiche finden, in denen wir uns mit uns selbst gut fühlen, oder solche, in denen wir die Macht haben, Veränderungen vorzunehmen, welche es uns ermöglichen, uns gut mit uns selbst zu fühlen. Wenn wir das tun, wird das Thema »fett« wieder in die richtige Relation gebracht. Ja, unsere Figur ist uns wichtig. Aber sie ist als Aspekt unseres Selbst nur ein Teil eines viel größeren Ganzen. Wir vergessen oft, daß unsere Essenz mehr mit unserer Seele als mit Körpergröße oder -form zu tun hat.

In vielen Fällen gehört die innere Stimme der Bulimikerin –

jene Stimme, die nach immer mehr Essen schreit und gleichzeitig die zusätzlichen Pfunde fürchtet – einer anderen Person aus der Vergangenheit oder Gegenwart. Oft ist es die Mutter oder der Partner der Frau.

Eine meiner bulimischen Patientinnen, Cynthia, 32 Jahre alt, war eine attraktive, erfolgreiche berufstätige Frau. Und doch hatte sie seit ihrer Teenagerzeit immer wieder an Episoden mit Freß-Brech-Anfällen gelitten. Inzwischen hatte sich ihre Bulimie sehr verschlimmert, und das häufige Erbrechen von Magensäure begann, ihre Speiseröhre anzugreifen. Als Cynthia mich zum erstenmal konsultierte, war sie voller Angst und hatte die Dinge nicht mehr unter Kontrolle. Aber ich erkannte auch, daß sie mit ihrer radikal ehrlichen Persönlichkeit eine gute Chance hatte, den Kampf gegen die Bulimie zu gewinnen.

Ich brachte Cynthia verschiedene Entspannungstechniken bei, mit denen sie ihre Ängste lindern konnte, und schlug ihr einen Handel vor. Sie sollte sich jedesmal, wenn sie den Drang verspürte, sich vollzustopfen und zu erbrechen, zuerst 20 Minuten hinsetzen und eine Entspannungstechnik praktizieren. Danach könnte sie frei entscheiden, ob sie sich vollstopfen wollte oder nicht. Cynthia war einverstanden. Um den Vertrag zu besiegeln, setzten wir beide unsere Namen unter die schriftlich festgehaltenen Bedingungen. Ich heftete das Original des Vertrages ab, und sie nahm eine Kopie mit nach Hause.

Der Handel funktionierte. Meistens milderte die Entspannungstechnik Cynthias innere Unruhe so weit, daß sie dem Drang, sich vollzustopfen, widerstehen konnte. Die Tatsache, daß der Vertrag sie zu nichts zwang – daß sie in der Angelegenheit eine Wahl hatte –, verringerte stark die Gefühle von Schuld und Scham, die süchtiges Verhalten normalerweise nur verstärken. Hin und wieder konnte Cynthia nicht widerstehen und stopfte sich mit Essen voll. Doch ihre Entspannungspraxis machte es ihr wirklich leichter, sich dagegen zu entscheiden. Im Laufe der Zeit gelang es Cynthia, ihr Eßverhalten zu steuern. Als sie sich nicht mehr vollstopfte, hatte sie auch keinen Grund mehr zu erbrechen, und ihre Bulimie war endlich unter Kontrolle.

Doch die Behandlung begann und endete nicht mit unserem »Entspannungsvertrag«. Um das gewonnene Terrain zu verteidigen, mußte Cynthia Ursachenforschung betreiben. Bei unserer gemeinsamen (kognitiven) therapeutischen Arbeit stellte sich heraus, daß ihre Freßanfälle hauptsächlich durch die Konflikte ausgelöst wurden, die sie mit ihrer fünf Jahre alten Tochter hatte. Immer wenn die Tochter ungezogen oder wütend war, nahm Cynthia das als Beweis dafür, eine miserable Mutter zu sein. Ich half ihr zu erkennen, daß Kinder, die *niemals* ungezogen zu ihren Eltern sind, nie ihre Autonomie erlangen können. Ungezogenheit und Wutanfälle gehören in einem bestimmten Maß zu einem normalen Entwicklungsprozeß eines Kindes.

Die weitere therapeutische Arbeit brachte zutage, daß Cynthia sowohl in der Vergangenheit als auch in der Gegenwart ein sehr schwieriges Verhältnis zu ihrer Mutter hatte. Ihre Überzeugung, eine schreckliche Mutter zu sein, entsprang der ungeheuren Wut, die sie gegenüber ihrer eigenen Mutter empfand. Da sie diese Wut in ihrem Innern verschlossen hatte, nahm Cynthia unbewußt an, daß ihre eigene Tochter ihr gegenüber die gleichen Gefühle hegte. Von diesem Zeitpunkt an schrieb Cynthia ihre Gefühle nieder, die hauptsächlich mit der gestörten Beziehung zu ihrer Mutter in Verbindung standen. Ihr Tagebuch wurde zu einem Kessel, in den sie ihre lodernde Wut hineinwerfen konnte. Sie erinnerte sich an die Kommentare ihrer Mutter über ihre Figur, die sie als Kind immer als »plump« und »pummelig« bezeichnet hatte. Diese Bemerkungen hatten Cynthia tief verletzt und den Grundstein zu ihrer Bulimie gelegt.

An Cynthias Fall zeigt sich die Wirksamkeit einer umfassenden Geist-Körper-Behandlung für Bulimikerinnen. Die Entspannungstechniken lindern die Ängste, und die kognitive Restrukturierung öffnet die Tür zu tieferen Einsichten.

Therapie ist absolut notwendig, um den frühen oder gegenwärtigen familiären Ursachen der Bulimie auf den Grund zu gehen, doch Sie können auch selbst in diesem Augenblick damit beginnen, etwas für Ihren eigenen Heilungsprozeß zu tun.

Anorexie

Es gibt bestimmte Anzeichen und Symptome, die darauf hinweisen, daß Frauen – insbesondere Teenager und junge Frauen – an Anorexia nervosa (Magersucht) leiden.

- Die Weigerung, ein Körpergewicht aufrechtzuerhalten, das der unteren Grenze des Normalgewichts für Ihr Alter und Ihre Größe entspricht oder geringfügig darüberliegt.
- Gewichtsverlust, der zu einem Körpergewicht führt, das 85 Prozent oder weniger des minimalen Normalgewichts beträgt.
- Die Unfähigkeit, innerhalb einer bestimmten Wachstumsperiode die erwartete Gewichtszunahme zu erreichen, was wiederum zu einem Körpergewicht führt, das 85 Prozent oder weniger des Normalgewichts beträgt.
- Eine starke Angst vor Gewichtszunahme, selbst wenn bereits Untergewicht besteht.
- Eine Wahrnehmungsstörung in bezug auf das eigene Körpergewicht oder die eigene Figur (man glaubt beispielsweise, man sei fett, wenn man in Wirklichkeit zu dünn ist).
- Das Selbstbild und die Selbstbewertung wird zu stark vom Körpergewicht und von der Figur beeinflußt.

Frauen, die an Anorexia nervosa leiden, weisen bestimmte physische und psychische Merkmale auf: das Ausbleiben der Regel über mehrere Monate hinweg bei Frauen, die bereits seit einiger Zeit regelmäßig menstruierten, übermäßige Kälteempfindlichkeit, Klagen über ein Völlegefühl nach normalen Mahlzeiten, Reizbarkeit oder offensichtliche Depression, Erschöpfungszustände oder eine Neigung zu blauen Flecken und Blutergüssen. Das offensichtlichste körperliche Merkmal ist natürlich die immer deutlicher werdende Abmagerung, obwohl einige Frauen großes Geschick darin entwickeln, ihre steckendünne Figur unter bauschigen, weiten Kleidungsstücken zu verbergen.

Wie bereits erwähnt, kann Anorexie lebensbedrohliche medizinische Konsequenzen nach sich ziehen, einschließlich schwerer Störungen der Herzfunktionen. Frauen, bei denen die Behandlung nicht relativ früh einsetzt, müssen mit einem Krankenhausaufenthalt rechnen. Oft ist auch ein Wechsel zwischen stationärer und ambulanter Behandlung notwendig, um diese massive Eßstörung in den Griff zu bekommen. Im Krankenhaus können die Ärzte das Umfeld kontrollieren und die Nahrung und Unterstützung bieten, die für eine Gewichtszunahme nötig sind. Antidepressiva können bei der Behandlung der Anorexie eine wichtige Rolle spielen, weil viele Patientinnen an schweren Depressionen leiden. Die Frage, ob das Huhn oder das Ei zuerst da war, das heißt, ob die Depression eine Ursache oder ein Resultat der Anorexie ist, wird irrelevant, wenn das emotionale Leid einer Patientin zur Weigerung führt, sich selbst zu nähren. In diesen Fällen sind Psychotherapie, Medikation und liebevolle Fürsorge gleichermaßen wichtig.

Als ich im *Children's Hospital* mit jungen anorektischen Patientinnen arbeitete, zeigte die 17jährige Helene viele jener Verhaltensmuster, die man immer wieder bei Anorektikerinnen beobachtet. Sie war eine hochmotivierte, erfolgreiche Schülerin, gab die Schülerzeitung heraus und nahm an jeder zusätzlichen Arbeitsgemeinschaft teil, die angeboten wurde. Vor ein oder zwei Jahren war sie zu der Überzeugung gelangt, daß sie viel zu dick sei, und begann mit einer Schlankheitskur, die nie mehr endete. Sie war tatsächlich stolz darauf, daß sie nur 80 Pfund wog. Helene mußte schließlich ins Krankenhaus eingewiesen werden, weil sie ihren Zustand und die Bedrohung, die er für ihre Gesundheit und ihr Wohlergehen darstellte, verleugnete.

Als ich das erste Gespräch mit Helene führte, erkannte ich,

daß sie nicht sonderlich an ihrer Heilung interessiert war. Sie war von Ihrem Wunsch, ultradünn zu sein, und von ihrer verzerrten Körperwahrnehmung besessen. Wie bei den meisten Anorektikerinnen war die Weigerung zu essen ein fehlgeleiteter Versuch, Kontrolle auszuüben, und Helene wollte sich auf keinen Fall hilflos und ohnmächtig fühlen. Doch sie gab zu, daß die intensive Angst, die sie vor jeder Mahlzeit empfand, ihr *ebenfalls* das Gefühl gab, hilflos und ohnmächtig zu sein. Das wertete ich als positives Zeichen. Ich bot ihr verschiedene Entspannungskassetten an und erklärte ihr, daß sie ihre Angst reduzieren könne, wenn sie 20 Minuten vor jeder Mahlzeit eine dieser Entspannungstechniken anwandte.

Wir erreichten natürlich keine Sofortheilung, aber Helene wurde allmählich in die Lage versetzt zu essen, ohne Angstzustände erleiden zu müssen. Sie blieb einen Monat auf der Station und fuhr dann für eine Übergangszeit an den Wochenenden nach Hause, bevor sie endgültig entlassen wurde. Während dieser Übergangsphase nahm sie die Entspannungskassetten mit nach Hause und benutzte sie regelmäßig. Im Laufe des darauffolgenden Jahres gelang es Helene, genug zuzunehmen, um aus der Gefahrenzone herauszukommen. Ihr Eßverhalten und ihr Gewicht stabilisierten sich auf einem vernünftigen Niveau, während sie weiterhin ambulante Psychotherapie erhielt.

Bei Helene und anderen anorektischen Patientinnen setzte ich stets auch die kognitive Therapie ein, um die hinter ihrem Eßverhalten steckenden Gedanken und Gefühle zu bearbeiten. Typische Gedankenmuster bei Anorektikerinnen sind: »Fett macht mich häßlich.« – »Wenn ich dünn bin, habe ich die Dinge unter Kontrolle.« – »Die Jungens mögen mich nur, wenn ich dünn bin.« In der Therapie können wir gemeinsam herausfinden, woher diese Vorstellungen stammen. Normalerweise fließen hier die Botschaften von Familienmitgliedern, Altersgenossen und der Gesellschaft zusammen und erzeugen die Furcht vor jedem Extragramm Fett. Wir sprechen in der Therapie darüber, was »normal« und »gesund« ist und daß wir etwas Fett auf den Knochen brauchen, um zu überleben und gesund zu bleiben.

Auch in diesen Fällen kann die kognitive Erforschung der Hintergründe Türen zu tieferen Einsichten öffnen, da die Ursachen für Anorexie oft in bestimmten Familienstrukturen liegen. Manche Patientinnen bekommen von ihren Eltern direkt die Botschaft übermittelt, daß sie in jeder Hinsicht perfekt zu sein haben, einschließlich auf der körperlichen Ebene, so daß die jungen Mädchen sich genötigt fühlen, eine Mannequinfigur zu halten. Es ist kein Wunder, daß Fett für diese jungen Frauen zum Feind Nummer eins wird.

Viele Patientinnen wollen aber auch einen kindlichen Körper behalten. Oft fürchten sie das Wachstum der Brüste, das Erscheinen von Rundungen an ihrem Körper und das Einsetzen der Menstruation, also alle Anzeichen des sexuellen Reifungsprozesses – des Heranwachsens zur Frau.

Die Gründe für diese Ängste sind bei jedem verschieden, doch ein hoher Prozentsatz von anorektischen Frauen ist Opfer sexuellen Mißbrauchs. Diese Patientinnen bringen Sexualität mit Schmerzen und Leid in Zusammenhang und wollen unbewußt ihre sexuelle Entwicklung verhindern. Andere Mädchen fürchten sich davor, erwachsen zu werden und mehr Verantwortung übernehmen zu müssen, oder haben Angst, wie ihre Mütter zu werden, denen gegenüber sie ambivalente oder feindselige Gefühle haben. Wieder andere fürchten sich davor, die hohen Leistungsnormen ihrer Familien oder Schulen erfüllen zu müssen.

Angesichts der Komplexität der Ursachen brauchen anorektische Patientinnen eine Kombination aus Psychotherapie, Geist-Körper-Techniken, Bewältigungsstrategien und medikamentöser Behandlung. Bei vielen anorektischen Frauen ist auch Familientherapie angezeigt. Wenn ein Familienmitglied schwerwiegende Probleme hat, leidet oft die ganze Familie darunter, und so kann die Familienbehandlung einen positiven Lernprozeß sowohl für die Patientin als auch für ihre Eltern und Geschwister einleiten. Sie gibt den einzelnen Familienmitgliedern auch die Möglichkeit, Gefühle und Konflikte zu untersuchen und zu bearbeiten, die bisher im verborgenen schwelten. Anorexie und andere Eßstörungen können in der Tat manchmal als Katalysator dienen und Familien dazu bringen, sich mit ihren Verhaltensmustern zu konfrontieren, neue Kommunikationswege zu öffnen und Wunden zu heilen, die seit Jahren oder Jahrzehnten verdrängt wurden.

Man mag Eßstörungen als psychiatrische Krankheitsbilder bezeichnen, doch man sollte nicht vergessen, daß sie vor allem Hilfeschreie sind. Medikamente sollten daher nur Teil eines umfassenden Behandlungsplanes sein. Der erste Schritt zur Heilung besteht darin, sich selbst diese Störung einzugestehen, sich Hilfe zu holen und sich vor Augen zu halten, daß es Grund zur Hoffnung gibt: Verschiedene Therapieformen haben sich bei der Behandlung dieser Erkrankungen als wirksam erwiesen, und die Geist-Körper-Medizin bietet neue Wege an, die Ihnen helfen können, Ihr Leben wieder selbstbestimmt zu leben. Sie müssen nicht hungern, sich vollstopfen oder erbrechen, um ein Gefühl der Kontrolle zu haben. Vielleicht müssen Sie aber Ihre Art und Weise, mit Streß, mit (Familien-)Beziehungen, Schönheitsidealen und sexueller Identität umzugehen, verändern. Lassen Sie Ihre Erkrankung zu einer Fährte werden, die Sie auf den Weg zur Transformation führt und dadurch sogar zu einer Verbesserung Ihrer Lebensqualität und Gesundheit führen kann.

15

Brust- und
Unterleibskrebs

Michael Lerner, Leiter des *Commonwealth Cancer Help Program* in Nordkalifornien, vergleicht die Erfahrung einer Frau, die eine Krebsdiagnose erhält, mit der eines Soldaten, der über einem Guerillagebiet ohne Kompaß, ohne Waffen, ohne Landkarte und ohne Überlebenstraining aus einem Hubschrauber geworfen wird. Eine Frau, bei der die Diagnose Brust- oder Unterleibskrebs gestellt wird, ist kaum auf diese Odyssee vorbereitet. Bevor sie noch voll erfassen kann, was die Diagnose für sie bedeutet, bekommt sie schon ihre Termine für die Operation, für Chemotherapie, Bestrahlung oder nachfolgende Hormonbehandlungen. Normalerweise handelt es sich um aktive, gesunde Menschen, die plötzlich mit einer ganzen Palette von Nebenwirkungen fertig werden müssen. Ohne irgendeine Art von Überlebenstraining – in Form von persönlicher Unterweisung, Therapie, Bewältigungsstrategien oder eine Kombination dieser drei Faktoren – ist es für sie sehr schwer, sich auf diesem harten Terrain zurechtzufinden.

Eine Frau mit Brustkrebs beschrieb die Diagnose und alles, was darauf folgte, als emotionale Flutwelle, ein Bild, das die Erfahrung vieler Patientinnen widerspiegelt. Mit der ersten Welle kommt der Schock, auf den oft weitere Wellen von Angst und Trauer folgen. Es ist schwer, durch diese stürmische See zu navigieren, doch wie hoch die Wellen auch sein mögen, die Frau muß ihren Kopf oben behalten, daß sie klare Entscheidungen fällen kann. Sie muß sich Informationen von Ärzten beschaffen, komplexe medizinische Behandlungspläne verstehen lernen und die Meinung weiterer Spezialisten einholen. Es kann sein, daß sie unter verschiedenen Behandlungsvorschlägen wählen muß, wohlwissend, daß ihre Wahl auf lange Sicht ihren Gesundheitszustand beeinflussen kann. Ehe- oder Lebenspartner, Kinder und Eltern haben auch Angst, und die Frau muß eine Balance zwischen ihren eigenen Bedürfnissen und denen ihrer Familienmitglieder finden. Die in der medizinischen Welt herrschenden Strukturen sind kaum dazu geeignet, diesen ganzen Prozeß zu erleichtern, und die Frauen müssen oft um Informationen und Unterstützung kämpfen.

Wie kann eine Frau, die mit der Diagnose »Krebs« konfrontiert ist, angesichts dieser harten Realitäten überleben und optimistisch bleiben? Wie kann sie an ihrer eigenen Genesung mitwirken? Kann sie mit ihrem aktiven Engagement überhaupt etwas bewirken?

Innerhalb der vergangenen zehn Jahre haben wir gelernt, daß Frauen mit Krebserkrankungen tatsächlich aktiv zu ihrer eigenen Heilung beitragen können. Sie können angesichts ungeheuer schwieriger Umstände sogar noch aufblühen, und ihr aktives Engagement kann ein entscheidender Faktor bei ihrer Genesung sein. Wenn Frauen mit Brust- oder Unterleibskrebs in ihren Heilungsprozeß einbezogen werden, hilft ihnen das nicht nur, ihre Krankheit besser zu bewältigen, sondern stärkt auch ihre innere, biologische Abwehr gegen die Krebszellen.

Die Geist-Körper-Medizin ist kein Heilmittel für Krebs, aber sie ist ein stärkender Ansatz, der die Frauen auf jeder Ebene des Heilungsprozesses unterstützt: auf der physischen, emotionalen und spirituellen. Die Geist-Körper-Medizin bietet Instrumente und Strategien an, die es vielen Frauen möglich machen, jenes als »Krebs« bekannte, gefährliche Terrain zu durchqueren.

Am *Deaconess Hospital* sehe ich viele Frauen mit Brust- und Unterleibskrebs. Zur letzteren Kategorie zählen Eierstock-, Gebärmutter-, Vaginal- und Gebärmutterhalskrebs. Normalerweise behandle ich diese Frauen auf einer individuellen Basis, obwohl einige Krebspatientinnen auch an meinen allgemeinen Geist-Körper-Gruppen teilnahmen. (Meine Kollegin am *Deaconess Hospital*, Ann Webster, Ph. D., leitet Gruppen speziell für Krebs- und Aidspatientinnen.) Ich vermittle diesen Patientinnen alle in diesem Buch beschriebenen Geist-Körper-Methoden, aber ich schneide sie speziell auf die Realitäten der Krebserkrankung und -behandlung zu.

Joyce hatte gerade eine Scheidung hinter sich, als ihr Arzt ihr mitteilte: »Sie haben Brustkrebs, und er hat sich bereits auf die Lymphknoten ausgebreitet.« Als sie diese Diagnose hörte, fühlte sich Joyce zunächst hilflos, doch später begann sich alles in ihrem Kopf zu drehen. Überzeugt, daß sie sterben müsse, kam sie zu mir, um Einzelsitzungen zu nehmen. Ich brachte ihr als erstes die Entspannungstechniken und Mini-Entspannungen bei, damit sie besser mit den Ängsten und Nebenwirkungen umgehen konnte, die die Operation und die Chemotherapie zwangsläufig mit sich brachten. Dann betrachteten wir uns gemeinsam Joyce' Wunsch, umfassende Änderungen in ihrem Leben vorzunehmen. Sie war bereit, ihre unbefriedigenden Beziehungen und ihre überwiegend sitzende Lebensweise aufzugeben. Unter ihrer Verzweiflung spürte ich ein leidenschaftliches Verlangen zu leben. Ich ermutigte Joyce, ihre wilde Entschlossenheit und Energie in erreichbare Ziele zu kanalisieren.

Am allermeisten wünschte sich Joyce, mit dem Rauchen aufhören zu können. Es war ihre hartnäckigste Angewohnheit, die, wie ihr wohl bewußt war, ihren Versuch, sich zu heilen, untergraben konnte. Wenn sie jedoch bei dem Versuch, eine so bedeutsame Veränderung vorzunehmen, versagen würde, würde das vielleicht ihre Gefühle der Hilflosigkeit und Ohnmacht verstärken. Ich ermutigte sie, sich zuerst an einfachere Dinge heranzuwagen, wie beispielsweise täglich einen achtsamen Spaziergang zu machen. Dann nahm sie sich die nächste Herausforderung vor. Mit jeder gelungenen Veränderung wuchs Joyce' Selbstvertrauen, bis sie schließlich davon überzeugt war, ihre Heilung beeinflussen zu können. Sie begann, Freunde und Familienmitglieder um Unterstützung zu bitten, und war bereit, mehr Hilfe anzunehmen als früher. Sie suchte und fand Erfüllung und Freude in kurzen Augenblicken im Zusammensein mit Freunden, am Arbeitsplatz, in der Natur.

Wenn Joyce als erstes versucht hätte, mit dem Rauchen aufzuhören, hätte sie möglicherweise versagt und alle anderen Bemühungen um Veränderung aufgegeben. Doch all ihre kleinen Erfolge gaben ihr allmählich Selbstsicherheit, so daß sie nun die Herausforderung, das Rauchen aufzugeben, in Angriff nehmen konnte. (Langfristig betrachtet ist es unmöglich, Suchtverhalten zu ändern, wenn man nicht bessere Möglichkeiten findet, Streß zu bewältigen.) Schließlich gelang es Joyce tatsächlich, völlig auf das Rauchen zu verzichten. Ihr Triumph über den Tabak war ein Wendepunkt, aber Joyce stellte fest, daß ihre neugewonnene Fähigkeit, Freude und Sinn in ihrem Leben zu finden, sogar noch wichtiger für sie war. Diese Fähigkeit half ihr nun, die mit dem Krebs verbundenen Belastungen und die unsichere Zukunft zu ertragen. Heute, fünf Jahre nach der niederschmetternden Prognose ihres Arztes, ist Joyce eine Krebsüberlebende.

Die Methoden der Geist-Körper-Medizin können Frauen in jeder Phase einer Krebserkrankung helfen – angefangen vom Schock der Diagnose, den Entscheidungen bezüglich der Behandlung, der Operation und der Zusatzbehandlungen wie Chemotherapie und Bestrahlungen, bis hin zu den Nebenwirkungen und Folgeerscheinungen der Behandlung. Die Frage, ob Geist-Körper-Therapien bei Krebspatientinnen die Heilung fördern oder lebensverlängernd wirken können, ist umstritten, und ich werde weiter unten auf diese Kontroverse eingehen. Doch die medizinische Welt und die Öffentlichkeit nehmen kaum wahr, daß wissenschaftliche Studien bereits den Nachweis erbracht haben, daß die Geist-Körper-Medizin die *Lebensqualität* von Krebspatienten – insbesondere während der medizinischen Behandlung – verbessert.

Einige der eindrucksvollsten Forschungsdaten beziehen sich auf die Anwendung von Geist-Körper-Techniken zur Schmerzlinderung und zur Reduzierung der Nebenwirkungen bei Krebsbehandlungen. William Redd, Ph. D., vom *Memorial Sloan-Kettering Cancer Centre* in New York, ein führender Experte auf diesem Gebiet, weist darauf hin, daß 25 bis 65 Prozent der Patienten, die sich Chemotherapien unterziehen müssen, bereits vor der Behandlung aufgrund von Erwartungsängsten über Übelkeit klagen. Methoden wie progressive Entspannung, gelenkte Phantasie, Hypnose und kognitive Ansätze können diese antizipatorische (vorweggenommene) Übelkeit und damit verbundenes Erbrechen lindern. In seiner Auswertung neuerer Studien schrieb Dr. Redd: »Die durchgängig positiven Ergebnisse, die in der gerade ausgewerteten Gruppe von Studien erzielt wurden, sind bemerkenswert, weil ein klinisch signifikanter Rückgang der antizipatorischen Übelkeit und des Erbrechens trotz der Unterschiede der Krebserkrankungen, der Krankheitsstadien und des chemotherapeutischen Protokolls erreicht wurde.« Auch meine Kollegin Ann Webster hat nachgewiesen, daß Entspannungstechniken und andere Geist-Körper-Methoden antizipatorische Übelkeit und Erbrechen lindern können.

Obwohl weniger wissenschaftliche Studien über den Einsatz von Geist-Körper-Methoden bei nach der Behandlung auftretender Übelkeit (und Erbrechen) vorliegen, berichtet ein Forscherteam über positive Ergebnisse. T. G. Burnish und Kollegen fanden heraus, daß Patienten und Patientinnen, die Entspannungs- und Ablenkungstechniken anwendeten, signifikant weniger unter Übelkeit litten als andere. Verschiedene Studien haben darüber hinaus folgende Auswirkungen der Geist-Körper-Methoden festgestellt:

• Sie können mit Krebs und der Krebsbehandlung verbundene Schmerzen lindern.

• Sie können Krebspatienten zu einer normalen Nahrungsaufnahme und zur Gewichtszunahme verhelfen.

• Sie können das Auftreten von Schlaflosigkeit bei Krebspatienten reduzieren.

- Sie können Ängste bei Kindern lindern, die sich einer Krebstherapie unterziehen müssen.
- Sie können Furcht und Erwartungsängste bei Patienten verringern, die sich schmerzhaften diagnostischen und therapeutischen Prozeduren unterziehen müssen.

Für Frauen stellt die medizinische Krebsbehandlung oft einen besonders dramatischen Einschnitt dar. Manche Frauen mit Brustkrebs verlieren eine Brust, während andere, die an Unterleibskrebs leiden, sich mit dem Verlust der Eierstöcke, der Gebärmutter (oder von beidem) abfinden müssen.

Mastektomien und Gebärmutterentfernungen können von Frauen einen hohen Tribut in bezug auf ihre sexuelle Identität, Libido und Selbstachtung fordern. Bei Frauen, die die Wechseljahre noch nicht erreicht haben, führt die operative Entfernung der Eierstöcke oder der Verlust der Eierstockfunktionen durch Chemotherapie unmittelbar zum Einsetzen einer künstlichen Menopause. Diese Frauen sind plötzlich mit Hitzewallungen, nächtlichen Schweißausbrüchen, vaginaler Austrocknung und anderen streßverursachenden Symptomen konfrontiert. Bei vielen können die Symptome nicht durch Hormonpräparate gelindert werden, weil diese möglicherweise ein zusätzliches Krebsrisiko darstellen. Was können diese Frauen tun? Die Geist-Körper-Medizin bietet eine Vielfalt von Möglichkeiten.

Nehmen wir beispielsweise einmal den Fall der Tamoxifenbehandlung. Dieses Hormonpräparat wird zur Behandlung von Brustkrebs eingesetzt. Es ist ein Östrogenblocker, der sich bei der Behandlung postmenopausaler Patientinnen als wirksam erwiesen hat und nun auch bei prämenopausalen Patientinnen getestet wird. Etwa die Hälfte aller Frauen, die Tamoxifen einnehmen, leidet unter Hitzewallungen. Kürzlich wollten meine Kollegin und ich herausfinden, ob Frauen, die in diesem Teufelskreis gefangen waren, von der Entspannungsreaktion profitieren könnten.

Wir stellten eine Gruppe von Brustkrebspatientinnen zusammen, die alle Tamoxifen einnahmen und aufgrund dieser Behandlung unter starken Hitzewallungen litten. Wir brachten der Hälfte dieser Frauen eine Technik zur Auslösung der Entspannungsreaktion bei, während die andere Hälfte lediglich angewiesen wurde, ihre Hitzewallungen zu beobachten. Nach einem Monat stellten wir bei den Frauen, die regelmäßig die Entspannungsreaktion auslösten, einen 42prozentigen Rückgang der Tamoxifen-induzierten Hitzewallungen fest, während in der Kontrollgruppe keine signifikanten Veränderungen aufgetreten waren. Außerdem stellten wir fest, daß die Intensität der Hitzewallungen bei den Frauen, die die Entspannungstechnik anwandten, deutlich nachgelassen hatte, während sie bei den Frauen der Kontrollgruppe in der Tat noch angestiegen war.

Unsere Studie erbrachte den Beweis, daß die Geist-Körper-Medizin Brustkrebspatientinnen helfen kann, die Häufigkeit und Intensität von Hitzewallungen zu reduzieren und so ein Begleitsymptom der Hormonbehandlung zu lindern, das bei den meisten Patientinnen nicht auf andere Weise gelindert werden kann. Wir lernen gerade, daß die Geist-Körper-Medizin Krebspatienten und -patientinnen gegenwärtig die wirkungsvollsten Werkzeuge zur Linderung ihrer Symptome bietet – und zwar aller Symptome, einschließlich der Schmerzen, der Medikamentennebenwirkungen, der quälenden Ängste, der lähmenden Depressionen und des Gefühls, daß sie ihr Leben und ihren Körper nicht mehr unter Kontrolle haben.

In ihren Gruppen am *Deaconess Hospital* lehrt Ann Webster Krebspatienten und -patientinnen, durch aktives Engagement in jeder Phase der Behandlung und Genesung die Kontrolle über ihre Gesundheit zu übernehmen. Im Mittelpunkt ihrer Arbeit mit Krebspatienten stehen Geist-Körper-Techniken. Häufig kommen Patientinnen mit Brust- oder Unterleibskrebs zu mir, kurz nachdem sie ihre Diagnose erhalten haben, und ich versuche, ihnen über den ersten Schock hinwegzuhelfen und ihnen Möglichkeiten und Hilfen für die Bewältigung des vor ihnen liegenden Kampfes anzubieten. Kurze Zeit später nehmen viele von diesen Patientinnen an Dr. Websters Gruppen teil. Sie sind bereit, sich einem Lernprozeß zu unterziehen, der Krebs von einem Alptraum in eine Gelegenheit für persönliches Wachstum umwandeln kann. Es ist eine große Inspiration für mich, die Fortschritte von Krebspatientinnen in meiner Praxis und in Dr. Websters Geist-Körper-Gruppen zu beobachten.

Sowohl Dr. Webster als auch ich selbst arbeiteten stets eng mit Onkologen und Chirurgen am *New England Deaconess Hospital* und einigen anderen Bostoner Kliniken zusammen. Wir sind der Ansicht, daß Frauen, die gerade erfahren haben, daß sie Krebs haben, nicht nach einer Diskussion über die Behandlungspläne einfach nach Hause geschickt werden sollten. Die Ärzte brachten oder verwiesen ihre Patientinnen direkt zu bzw. an uns, und Dr. Webster oder ich setzten uns mit der Patientin zusammen und erklärten ihr, was sie selbst für sich tun könnte. Wir ließen sie wissen, daß Dr. Mills und andere Krebsspezialisten ihr die bestmögliche medizinische Behandlung angedeihen lassen würden und daß wir sie mit Geist-Körper-Techniken vertraut machen würden, die ihr helfen könnten, ihre Selbstheilungskräfte zu stärken. Dieses Gespräch – das normalerweise innerhalb der ersten Stunden nach der schockierenden Diagnose stattfand – legte das Fundament für Hoffnung und Selbstvertrauen.

Wir bieten der Patientin allerdings erst unser konkretes Programm an, nachdem wir ihr geduldig zugehört haben, ganz gleich, ob sie ihre Ängste und Gefühle ausdrücken oder mit uns über ihre Gedanken bezüglich der medizinischen Behandlung sprechen möchte. Wir lassen sie wissen, daß wir ihre individuellen Bedürfnisse und Reaktionen achten. Die überwältigende Mehrheit der Frauen reagiert sehr offen auf diesen Ansatz, weil die Frauen die von uns angebotene Unterstützung zu schätzen wissen, weil sie dankbar für das Anerkennen ihrer Einzigartigkeit sind und weil sie unbedingt in den eigenen Heilungsprozeß einbezogen werden möchten.

Was bedeutet es, in den Heilungsprozeß einbezogen zu sein? Es bedeutet, daß sich die Patientin über ihre Behandlungsalternativen informiert und gemeinsam mit ihrem Arzt und den Krebsspezialisten bewußte Entscheidungen fällt. Es bedeutet, daß sie ihren Ärzten vertraut und sich auf sie verläßt, daß sie aber *auch* auf ihre eigenen inneren Kräfte der emotionalen und körperlichen Heilung vertraut. Es bedeutet, daß sie trotz ihrer Ängste und Zweifel irgendeinen Sinn in der durch den Krebs und die Konfrontation mit der eigenen Sterblichkeit ausgelösten Krise entdecken kann. Sie macht sich emotional und vielleicht auch spirituell auf einen Weg der Selbsterkenntnis – sie entdeckt für sich selbst, was es bedeutet, aus dem vollen zu leben.

Es steht außer Frage, daß Frauen, die an ihrer eigenen Heilung mitwirken, ihre Lebensqualität verbessern können. Eine andere Frage ist allerdings nicht so leicht zu beantworten: Kann die Mitwirkung am eigenen Heilungsprozeß auch lebensverlängernd wirken?

Krebs und die Geist-Körper-Verbindung

Vor 15 Jahren hatte ein Psychiater an der *Stanford University School of Medicine*, David Spiegel, M. D., eine Mission. Dr. Spiegel war überzeugt, daß Gruppentherapie und andere Geist-Körper-Ansätze Krebspatienten definitiv helfen könnten, besser mit ihrer Krankheit umzugehen. Doch er war sich ebenso sicher, daß Gruppentherapie Krebspatienten *nicht* helfen könnte, körperlich zu heilen oder länger zu leben. Mit äußerster Skepsis betrachtete er die Behauptungen einiger ganzheitlicher Praktiker, die überzeugt waren, daß psychologische Behandlung in manchen Fällen die körperliche Heilung bei Krebspatienten fördern könne. Also beschloß Spiegel – ein äußerst korrekter und geachteter Forscher –, eine Studie durchzuführen, die einerseits die positiven Aspekte der Geist-Körper-Behandlung bei Krebs demonstrieren und gleichzeitig die Mythen über ihre Möglichkeiten ausräumen sollte.

Dr. Spiegel stellte eine Gruppe von 68 Frauen mit fortgeschrittenem, metastasierendem Brustkrebs zusammen, die alle eine ähnliche Behandlung erhielten. Die Hälfte dieser Frauen wurde nach dem Zufallsprinzip in Dr. Spiegels Gruppentherapieprogramm aufgenommen, während die andere Hälfte ausschließlich schulmedizinisch behandelt wurde. Nach zehn Jahren entdeckten Spiegel und seine Kollegen, daß die Frauen, die am Therapieprogramm teilgenommen hatten, ihre Krankheit nicht nur besser bewältigt, sondern tatsächlich *doppelt so lange überlebt hatten* wie die anderen.

Metastasierender Brustkrebs hat eine sehr schlechte Prognose, und nach zehn Jahren waren nur noch drei Frauen am Leben. Doch diese drei Frauen hatten alle am Gruppentherapieprogramm teilgenommen.

»Wir waren schockiert über die Bedeutung der Resultate«, sagte Dr. Spiegel, nachdem die Forschungsergebnisse veröffentlicht worden waren. »Wir hatten keine biologische Wirkung von der psychologischen Behandlung erwartet.« Die Ergebnisse veranlaßten Dr. Spiegel, seine Haltung zu ändern. Obwohl er es vermeidet, Geist-Körper-Behandlungen als potentielles Heilmittel für Krebs zu empfehlen, ist er dennoch überzeugt, daß er mit seiner Studie eine Geist-Körper-Verbindung bei Krebs nachweisen konnte. Wenn Krebspatienten sich einer Gruppe anschließen, in der sie Unterstützung erfahren und gesunde Bewältigungsstrategien vermittelt bekommen, können sich die positiven Auswirkungen auch auf den Körper erstrecken, die Widerstandsfähigkeit der Patienten erhöhen und ihre Genesung beschleunigen.

Im Jahre 1989 wurden Dr. Spiegels Forschungsergebnisse in der angesehenen englischen medizinischen Zeitschrift »The Lancet« veröffentlicht. Im Leitartikel derselben Ausgabe wurden Dr. Spiegels wissenschaftliche Methoden gelobt. Bald darauf räumten führende Kritiker aus dem schulmedizinischen Lager ein, daß Spiegels Studie so etwas wie einen Durchbruch darstellte.

Was geschah nun tatsächlich in Dr. Spiegels Gruppen, das Frauen mit fortgeschrittenem Brustkrebs eine höhere Überlebenschance gegeben haben könnte? Hier einige Aspekte:

- Die Patientinnen erhielten die Unterstützung anderer Frauen, die an der gleichen Krankheit litten – Frauen, die sie in ihrem Leid verstehen konnten.
- Die Gruppe bot einen geschützten Raum, in dem die Frauen Gefühle wie Trauer, Angst und Wut mit den anderen teilen konnten. In seinem Artikel im »Lancet« schrieb Spiegel: »Eine Funktion der Gruppe bestand wohl darin, den Frauen einen Ort zu bieten, an dem sie sich zugehörig fühlten und Gefühle ausdrücken konnten.«
- Allen Patientinnen wurden zur Schmerzkontrolle Selbsthypnose und andere Entspannungstechniken vermittelt.
- Die Frauen wurden vom Therapeuten (einem Psychiater oder Sozialpädagogen) ermutigt, sich bei Ärzten und Krebsspezialisten stärker zu behaupten.
- Der Therapeut gab den Frauen die Möglichkeit, ihre Ängste vor dem Sterben offen zu diskutieren und zu bewältigen. Die Frauen konnten existentielle und spirituelle Fragen bearbeiten, die sowohl mit dem Leben als auch mit dem Sterben zu tun hatten.
- Die Frauen wurden vom Therapeuten ermutigt, jeden Tag als kostbares Geschenk zu betrachten – gesellschaftliche Verpflichtungen zu reduzieren, wertvolle Beziehungen zu heilen und ihre eigene Kreativität zu entdecken.

Obwohl unsere Programme für Krebspatientinnen (und andere Patientinnen) am *Deaconess Hospital* sich im Stil und in den Schwerpunkten von Dr. Spiegels Ansatz vielleicht unterscheiden, vermitteln wir viele ähnliche Elemente: Entspannungstechniken, Bewältigungsstrategien, Selbstbehauptungstechniken, Gefühlsausdruck, Gruppenunterstützung, Unterstützung durch Freunde und Familie. Die Auswirkungen auf die Krebspatientinnen können nicht immer exakt gemessen werden, aber unsere klinische Erfahrung bestätigt, daß die Geist-Körper-Medizin bedeutsame positive Auswirkungen auf die Psyche und den Körper der Patientinnen hat.

War Dr. Spiegels Entdeckung ein Zufallstreffer? Das ist angesichts seiner methodisch exakten Arbeitsweise unwahrscheinlich. Aber er ist gerade dabei, seine Studie mit einer größeren Gruppe von Krebspatientinnen zu wiederholen, und will dabei untersuchen, auf welche Weise eine Geist-Körper-Behandlung das Leben von Brustkrebspatientinnen verlängern kann. In diese Studie hat er bestimmte ausgeklügelte Tests integriert, bei denen das Immunsystem der Probandinnen daraufhin untersucht wird, ob die Therapie ihre Abwehrzellen gegen die Krebszellen stärkt, was erklären würde, auf welche Weise Psychotherapie die körperliche Heilung der Patientinnen beeinflußt.

Im Jahre 1993 schien eine andere bemerkenswerte Entdeckung zu bestätigen, daß Spiegels Ergebnisse kein Zufallstreffer waren. Ein Psychiater an der *University of California* in Los Angeles, Fawzy I. Fawzy, M. D., hatte über einen längeren Zeitraum eine Gruppe von Patienten beobachtet – von denen die Hälfte Frauen waren –, die an einem Melanom, einer potentiell tödlichen Form des Hautkrebses, litten. Die Hälfte der Patienten erhielt Gruppentherapie, die drei Hauptelemente umfaßte: unterstützende Gruppeninteraktionen, kognitive Therapie zur Entwicklung aktiver Bewältigungsstrategien und Entspannungstechniken. Die andere Hälfte der Patientengruppe erhielt die gleiche medizinische Behandlung, aber keine Gruppentherapie. Nach sechs Jahren entdeckte Dr. Fawzy, daß die Patienten, die an seiner Therapiegruppe teilgenommen hatten, *ein dreifach geringeres Risiko hatten, einen Rückfall zu erleiden, und eine dreifach höhere Überlebenschance hatten.* Bei seiner Suche nach Gründen für die bessere Lebensqualität und die höhere Überlebenschance seiner Gruppentherapiepatienten fand Dr. Fawzy ein wichtiges Merkmal: Patienten, die anfangs am verzweifeltsten waren, aber im Laufe der Zeit *aktiv Bewäl-*

tigungsstrategien entwickelten, hatten eine deutlich höhere Chance, gesund zu werden und zu bleiben. Dies war ein wichtiger Beweis, der darauf hinwies, daß Krebskranke ihre Einstellung und ihr Verhalten ändern können und daß diese Änderungen sich positiv auf den Heilungsprozeß auswirken können.

In früheren an diesen Patienten durchgeführten Studien hatte Fawzy auch herausgefunden, daß die Personen, die an seinen Gruppen teilgenommen hatten, noch sechs Monate nach Beendigung des Programms einen signifikanten Anstieg an natürlichen Killerzellen aufwiesen. Da die natürlichen Killerzellen nachgewiesenermaßen metastasierende Krebszellen vernichten, ist es möglich, daß diese Patienten der Ausbreitung der Krankheit im Körper mehr Widerstand entgegensetzen konnten. Das würde erklären, wieso die Rückfall- und Sterberate unter ihnen viel niedriger war.

Diese Entdeckungen bewegen sich an der vordersten Front eines neuen Wissensgebietes – der Psychoneuroimmunologie –, auf dem nach Zusammenhang zwischen Geist, Nervensystem und Immunsystem geforscht wird. Obwohl definitive Aussagen noch verfrüht scheinen, hat die Krebsforschung auf diesem Gebiet bereits höchst interessante Daten hervorgebracht. Diese Forschungsergebnisse zeigen, daß unsere Art zu denken, zu fühlen und zu handeln unser Immunsystem beeinflussen kann – unser Verteidigungssystem gegen Viren, Bakterien, Pilze und Krebszellen. Auch wenn unsere Gedanken und Gefühle nicht einfache Determinanten für unser Krebsrisiko oder unsere Heilungschancen sind, scheinen sie doch bei manchen Individuen eine Rolle zu spielen – eine Rolle, die zu erforschen sich lohnt.

Frühere Studien aus den siebziger und achtziger Jahren ergeben zusammen mit den neuesten bahnbrechenden Arbeiten ein herausforderndes Puzzle über die Zusammenhänge zwischen Krebs und Psyche – ein Puzzle, in welchem zwar noch einige Teile fehlen, das aber nichtsdestoweniger bereits ein erkennbares Bild ergibt. So führte beispielsweise ein Pionier auf diesem Gebiet, der englische Forscher Steven Greer, M. D., zusammen mit seinen Kollegen Keith W. Pettingale und Tina Morris eine Langzeitstudie an 60 Frauen mit Brustkrebs im Frühstadium durch. Zu Beginn der Studie bewerteten sie, wie jede Frau ihre Krebsdiagnose aufgenommen hatte. Nach fünf Jahren stellten sie fest, daß Patientinnen, die von Anfang an Kampfgeist gezeigt hatten, eine zweifach höhere Chance hatten, am Leben zu bleiben, als die Patientinnen, die stoisch oder hoffnungslos auf ihre Krebsdiagnose reagiert hatten. Dieses bemerkenswerte Resultat bestätigte sich über einen Zeitraum von 15 Jahren.

Was ist Kampfgeist? Gemäß der Definition von Dr. Greer zeigen diejenigen Krebspatienten Kampfgeist, die die Kontrolle über ihre medizinische Behandlung übernehmen und entschlossen sind, ihre Krankheit zu besiegen. Dr. Greer räumt jedoch ein, daß möglicherweise auch noch andere Faktoren eine Rolle spielen, wie beispielsweise die Fähigkeit, intensive Gefühle wie Wut, Durchsetzungskraft, Optimismus und einen starken Lebenswillen auszudrücken. In seinem Buch »Freiheit und Schicksal« schrieb der verstorbene Psychiater Rollo May: »Geist ist das, was uns Temperament, Energie, Lebendigkeit, Mut und Enthusiasmus verleiht.« Seine Worte könnten sich ebensogut auf den »Kampfgeist« beziehen.

Eine meiner an Unterleibskrebs leidenden Patientinnen, Vera, schien ihren Kampfgeist zu verlieren. Vera stammte aus einer verarmten Südstaatenfamilie und hatte hart daran gearbeitet, ihre Ausbildung als Physiotherapeutin abschließen zu können. Sie war eine lebenssprühende, intelligente dreißigjährige Frau, das erste Mitglied ihrer Familie, das ein Universitätsstudium abgeschlossen hatte. Um ihr Ziel zu erreichen, mußte sie viele finanzielle und emotionale Hindernisse überwinden, wobei sie sehr wenig Unterstützung von ihrer Familie erhielt. Vera hatte erst ein paar Monate vor ihrer Krebsdiagnose geheiratet und eine glückliche Zukunft vor sich gesehen. Diese Hoffnungen hatte ihr Arzt nun mit einem Schlag zunichte gemacht, indem er ihr eine sehr schlechte Prognose stellte und ihr erklärte, daß nur eine Totaloperation ihr eine Überlebenschance böte. Obwohl das bedeutete, daß sie niemals eigene Kinder haben konnte, spürte Vera, daß sie in die Operation einwilligen mußte. Als ob das nicht schon genug wäre, hatte sie dann auch noch unter schmerzhaften Nebenwirkungen der Chemotherapie und Bestrahlungen zu leiden. Das war selbst für eine so mutige Person wie Vera zuviel. Sie wurde lustlos, depressiv, ja hoffnungslos. Ihr Tonband im Kopf spulte unablässig den einen negativen Satz ab: »Was soll's? Ich werde sowieso sterben.« Sie hatte kaum noch Energie oder Interesse daran, zu kämpfen.

Ich brachte Vera als erstes die Techniken zur Auslösung der Entspannungsreaktion sowie die Mini-Entspannungsübungen bei, die sie dann stets vor, während und nach den zermürbenden chemotherapeutischen Behandlungen anwandte. Mit Hilfe dieser Praxis gelang es ihr, ihre Übelkeit, die Schmerzen beim Legen der Kanülen und teilweise auch ihre Angst vor dem gesamten Prozeß zu verringern. Bei unserer kognitiven therapeutischen Arbeit half ich ihr, ihre destruktiven Annahmen in bezug auf ihre medizinische Behandlung zu hinterfragen. Ich erinnerte sie daran, daß ihr Onkologe überzeugt war, daß die Operation und die Zusatztherapien ihr eine realistische Überlebenschance gaben. Doch wenn sie ihre negativen Gedanken weiterhin pflegen würde, würden ihre Chancen schwinden. Diese Erkenntnis schien Veras Kampfgeist wieder hervorzulocken.

Wir sprachen auch lange darüber, wie weit sie es im Leben bereits gebracht hatte. Ich erinnerte sie daran, wieviel Energie, Erfindungsgabe und Engagement sie aufgebracht hatte, um ihren familiären Hintergrund hinter sich zu lassen, erfolgreich zu werden und außerdem noch einen wunderbaren Mann zum Heiraten zu finden. Unsere kognitive Arbeit machte Fortschritte, und schließlich nahm Vera eine radikal andere Haltung ein: »Wenn ich Armut und Unwissenheit überwinden konnte, kann ich mit Sicherheit auch den Krebs besiegen.«

Sowohl Vera als auch ich wußten, daß es keine Garantien gab, aber von diesem Zeitpunkt an begann Vera zu kämpfen und zeigte wieder ihren ursprünglichen Mut. Um dieses Gefühl aufrechtzuerhalten, mußte sie sich jedoch auch ihrem emotionalen Schmerz stellen, denn die Verleugnung kostete nur Kraft. Wir sprachen über die großen Verluste, die sie erlitten hatte – sie hatte ihre weiblichen Organe und ihre Fähigkeit, Kinder zu bekommen, verloren. Sie betrauerte diese Verluste. Später sprachen wir darüber, was es bedeutete, biologische Kinder zu haben. Allmählich begann sie, diesen Verlust zu akzeptieren. Sie begriff, daß sie durch eine Adoption immer noch Mutter werden konnte.

Glücklicherweise war Veras Ehemann Tony ihr in dieser schweren Zeit der Prüfung eine wunderbare, liebevolle Stütze. Mit seiner Hilfe gelang es ihr, optimistisch zu bleiben, und gemeinsam beschlossen sie, ein Kind zu adoptieren. Vera war in der Lage, ihre Berufstätigkeit als Physiotherapeutin weiterhin auszuüben, und sie trat sogar eine neue Arbeitsstelle in einer florierenden Gemeinschaftspraxis an, wo sie innerhalb eines Jahres zur teilhabenden Geschäftsführerin aufstieg.

Fünf Jahre nach dem Schock der Diagnose ist Vera am Leben, fühlt sich wohl und ist – wie die ärztlichen Nachuntersuchungen bestätigten – völlig frei von Krebs. Sie hat zwei adoptierte Kinder und führt nach wie vor eine sehr gute Ehe mit Tony. Veras Kampfgeist war nicht nur zurückgekehrt, er hatte ihr auch über die dunkelsten Zeiten ihres Lebens hinweggeholfen.

Wir erkennen Elemente von Veras Kampfgeist in wissenschaftlichen Studien wieder, die bestimmte positive Faktoren bei Krebspatienten identifizierten, deren Immunsystem stark bleibt und die entweder länger überleben oder schneller genesen. Die bedeutsamsten dieser Faktoren sind Bewältigungsstrategien, emotionaler Ausdruck, Selbstbehauptung und ein stark unterstützendes Umfeld. Es folgen einige der in diesem Zusammenhang aufschlußreichsten Forschungsergebnisse der jüngsten Zeit. Beachten Sie, daß die meisten im Rahmen dieser Studie untersuchten Patientinnen an Brustkrebs litten.

- Während ihrer Tätigkeit am *National Cancer Institute* (Nationales Institut für Krebsbekämpfung) führte Sandra M. Levy, Ph. D., gemeinsam mit Kollegen Studien an Patientinnen mit Brustkrebs im Frühstadium durch. Sie stellten fest, daß Frauen, die sich beklagten, die sich nicht abfinden wollten, die mehr Energie und mehr unterstützende soziale Kontakte hatten, auch stärkere natürliche Killerzellen aufwiesen, die die angreifenden Krebszellen zerstören können. Diese Frauen wiesen auch weniger kanzeröse Lymphknoten auf und hatten somit eine weit bessere Prognose. Dr. Levy wertete die Klagen und die Schwierigkeiten dieser Patientinnen, sich mit der Situation abzufinden, als Zeichen, daß sie in der Lage waren, ihre negativen Gefühle offener auszudrücken. In einer später durchgeführten Studie wies Dr. Levy nach, daß Frauen, die sich aktiv Hilfe und Unterstützung holten und die das Gefühl hatten, stark unterstützt zu werden, signifikant aktivere natürliche Killerzellen aufwiesen.
- An der *University of California* in San Francisco wertete Lydia Temoshok, Ph. D., psychologische und medizinische Faktoren in einer Gruppe von Patienten aus, die an Melanomen litten. Diejenigen, die ein Verhalten zeigten, das die Forscherin als »Typ-C-Verhaltensmuster« bezeichnet – die Neigung, negative Gefühle zu unterdrücken und es anderen um jeden Preis recht zu machen –, hatten dickere Verwachsungen, das heißt, eine schlechtere Prognose als die anderen. Mit Hilfe ausgeklügelter Testverfahren, bei denen die Fähigkeit zu emotionalem Ausdruck gemessen wurde, stellte sie fest, daß Patienten, die sowohl positive als auch negative Gefühle besser ausdrücken konnten, stärkere Immunreaktionen auf ihre Tumoren zeigten. (Sie wiesen tatsächlich mehr krebsbekämpfende weiße Blutkörperchen am Krebsherd auf.) Die Patienten, die dieses expressive Verhalten zeigten, litten auch an weniger aggressiven Krebsformen.
- Mogens R. Jensen, Ph. D., von der *Yale University* beobachtete eine Gruppe von Krebspatientinnen über zwei Jahre.

Frauen, die ihre Gefühle unterdrückten, sich hilflos fühlten und ihren Gedanken und Gefühlen durch Tagträumereien auswichen, litten an schneller wachsenden Tumoren als andere. Im Gegensatz dazu wiesen Frauen, die nicht in diese Kategorie fielen – die ihre Gefühle ausdrückten und keine Vermeidungsstrategien anwandten –, eine 46 Prozent höhere Remissionsrate auf.

- In Neuseeland beobachtete eine von Alan Coates, M. D., geleitete Gruppe von Onkologen 243 Frauen mit fortgeschrittenem Brustkrebs. Die Forscher untersuchten die allgemeine Lebensqualität dieser Patientinnen. Sie stellten fest, daß Frauen mit höherem physischen Wohlbefinden, weniger Schmerzen und besserer Stimmungslage – denen von ihren Ärzten eine höhere Lebensqualität bescheinigt worden war – den Krebs signifikant länger überlebten.

Diese Studien vertiefen und bereichern unser Verständnis jener Faktoren, die sich in der Tat günstig auf den Verlauf einer Krebserkrankung auswirken können. Kampfgeist umfaßt anscheinend mehrere Komponenten: das Ausdrücken sowohl positiver als auch negativer Gefühle, aktive Bewältigung, die Aufrechterhaltung einer guten Lebensqualität und das Knüpfen eines starken sozialen Netzes.

Der Wille zu leben, den der verstorbene Norman Cousins einst als »lodernde Entschlossenheit« beschrieb, zeigt Krebspatientinnen, daß jeder Tag für sie zählt. Wir müssen zwar noch mehr Forschungsdaten sammeln, bis wir beweisen können, daß diese Entschlossenheit Frauen hilft, ihre Überlebenschance zu erhöhen, aber wir wissen bereits, daß sie ihr Leben mit Sinn und Freude erfüllt, ganz gleich, ob diese verbleibende Lebensspanne in Wochen, Monaten, Jahren oder Jahrzehnten gemessen werden muß.

Geist-Körper-Medizin für Krebspatientinnen

Eine Brustkrebspatientin sagte einmal: »Wissen Sie, ich war eine außergewöhnlich aktive, gesunde Frau. Ich fühlte mich ausgezeichnet. Dann entdeckten sie einen Knoten in meiner Brust, und plötzlich wurde ich zur Patientin. Bevor ich noch wußte, was mit mir geschah, war ich schon operiert und erhielt Chemotherapie, durch die ich mich ganz elend fühlte. Diese Krankheit kann gesunde junge Frauen treffen, deren Leben von heute auf morgen aus den Fugen gerät. Nichts ist mehr normal.«

Die Geist-Körper-Medizin hilft Krebspatientinnen, sich ein Gefühl der Normalität zu bewahren. Obwohl es für die meisten von ihnen das beste ist, sich mit der Realität ihrer Krankheit zu konfrontieren, anstatt sie zu leugnen, ist es für sie allerdings auch das beste, weiterhin mitten im Lebensstrom zu schwimmen, damit sie nicht anfangen, sich ausschließlich als kranken Menschen oder, noch schlimmer, als »Krebsopfer« zu betrachten. Wenn ich Krebspatientinnen mit Geist-Körper-Techniken vertraut mache, habe ich folgendes Ziel vor Augen: Ich möchte ihnen helfen, angesichts von soviel Streß und Angst ihre inneren Kraftquellen anzuzapfen.

Der Psychotherapeut Lawrence LeShan, der mit Krebspatienten arbeitet, sagt, daß er den Patienten helfen will zu entdecken, was an ihnen in Ordnung ist – nicht, was nicht in Ordnung ist. Dem kann ich nur zustimmen. Krebs kann Frauen ihre Verletzbarkeit vor Augen führen, aber er kann ihnen auch ihre Stärken zeigen.

Bei Frauen mit Brust- und Unterleibskrebs wende ich die gleichen Methoden an, wie ich sie im ersten Teil dieses Buches beschrieben habe, doch ich schneide die Techniken speziell auf die Probleme zu, die für diese Frauen als Folge ihrer Diagnose auftreten. Falls bei Ihnen Krebs diagnostiziert wurde, lesen Sie bitte die Kapitel 1 bis 9, in denen alle Geist-Körper-Techniken detailliert erklärt werden, sorgfältig durch, beachten Sie aber auch die folgenden Erläuterungen, die Ihnen zeigen, wie Sie diese Methoden Ihren eigenen Bedürfnissen anpassen können.

Wenn Sie sich dazu entschließen, mit dem nun folgenden Programm zu arbeiten, sollten Sie allerdings nicht vergessen, daß die Geist-Körper-Medizin kein Heilmittel für Krebs ist, und Sie sollten Ihre Bemühungen auch nicht in bezug auf Ihren Krankheitsverlauf bewerten (indem Sie sich beispielsweise sagen: »Ich hatte einen Rückfall, also habe ich die Geist-Körper-Techniken nicht konsequent genug angewandt«). Keine Frau sollte die Geist-Körper-Methoden dazu benutzen, sich noch mehr Schuldgefühle zu machen. Es gibt im Hinblick auf die Ursachen und den Verlauf einer Krebserkrankung so viele unbekannte Faktoren, daß niemand behaupten kann, der geistige oder psychische Zustand einer Person sei die Hauptursache für ihre Erkrankung oder das Fortschreiten der Krankheit. Sie sollten wissen, daß Ihre Bemühungen sich für Sie auf jeden Fall lohnen – nicht nur, weil sie eventuell zu Ihrer körperlichen Genesung beitragen. Machen Sie sich voller Hoffnung, aber ohne Illusionen auf den Weg.

Entspannung und Minis

Sie können die Techniken zur Auslösung der Entspannungsreaktion erlernen, um die unmittelbar auftretenden, oft überwältigenden Ängste zu lindern, die mit Ihrer Krebsdiagnose und -behandlung verbunden sind. Eine kürzlich im »American Journal of Surgery« veröffentlichte Auswertung mehrerer Studien zeigte, daß Entspannungstechniken, gelenkte Phantasie, Hypnose und ähnliche Techniken nicht nur Ängste verringern können – sie stärken und harmonisieren tatsächlich verschiedene Funktionen des Immunsystems. Obwohl wir noch nicht sagen können, ob eine verbesserte Immunabwehr die physische Genesung direkt beschleunigt, weisen Forschungsergebnisse darauf hin, daß sie sich in der Tat signifikant positiv auswirken kann.

Wie bereits erwähnt, können Entspannungstechniken Ihnen helfen, antizipatorische Übelkeit und Erbrechen zu reduzieren und die durch die Operation, die Chemotherapie und die Bestrahlung oder den Tumor selbst hervorgerufenen Schmerzen zu lindern. Darüber hinaus können sie das Unbehagen und die Ängste mildern, die mit verschiedenen medizinischen Prozeduren wie Injektionen, intravenöser Verabreichung von Medikamenten, MR-Untersuchungen (die bei manchen Patienten Klaustrophobie auslösen) einhergehen. Ich empfehle den Patientinnen, ihre Entspannungskassetten mit in die Arztpraxis oder ins Krankenhaus zu bringen und sie, wenn möglich, vor oder während jeder medizinischen Prozedur zu hören. Die Mini-Entspannungen können ohne Kassetten überall und zu jeder Zeit praktiziert werden – man schaltet einfach von der Brustatmung auf die tiefe Bauchatmung um. Die meisten meiner Krebspatientinnen betrachten die Minis als ausgesprochen wertvolle Hilfsmittel, um ihre Ängste und ihr Unbehagen in den Griff zu bekommen.

Zumindest in einer Studie wurde nachgewiesen, daß das Auslösen der Entspannungsreaktion Übelkeit und Erbrechen nach Chemotherapiebehandlungen reduziert. Probieren Sie diese Methode aus. Falls sie nicht funktioniert, geben Sie sie wieder auf. Praktizieren Sie die Entspannungsübungen nicht im akuten Zustand von Übelkeit. In diesem Zustand ist es besser, sich auf Ablenkungsstrategien wie Fernsehen oder das Hören entspannender Musik zu verlassen. Wie bereits erwähnt, wissen wir aufgrund der am *Deaconess Hospital* gesammelten Forschungsdaten, daß Frauen, die Tamoxifen einnehmen, durch Auslösen der Entspannungsreaktion die von dieser Hormonbehandlung hervorgerufenen Hitzewallungen reduzieren können. Falls Sie Tamoxifen einnehmen müssen, empfehle ich Ihnen, täglich eine Entspannungsmethode zu praktizieren und immer, wenn Sie eine Hitzewallung »herannahen« spüren, eine Mini-Entspannung anzuwenden.

Unter diesen Umständen besteht die hilfreichste Methode

darin, regelmäßig jeden Tag etwa zur gleichen Zeit eine Technik Ihrer Wahl zu praktizieren. Jede Methode ist geeignet, es sei denn, Sie haben eine Mastektomie oder Hysterektomie hinter sich und wollen sich nicht auf bestimmte Körperteile konzentrieren (wie bei der progressiven Muskelentspannung, dem autogenen Training oder dem *Body Scan*). Manche Frauen möchten diese Methoden dennoch anwenden, um sich wieder mit ihrem Körper zu verbinden, bei anderen lösen sie zu viele Ängste aus. Vertrauen Sie hier absolut auf Ihre Intuition. Wenn Sie Entspannungskassetten in die Praxis Ihres Arztes oder ins Krankenhaus mitnehmen möchten, empfehle ich Ihnen besonders Atemfokus, Meditation und gelenkte Phantasie. Es wird Ihnen kaum möglich sein, im Wartezimmer Ihres Arztes Yoga-Stellungen zu praktizieren, und es könnte zu peinlichen Situationen führen, wenn Sie auf dem Untersuchungstisch Ihres Arztes liegen und alle Muskeln anspannen (wie bei der progressiven Muskelentspannung)!

Gelenkte Phantasie

Obwohl es sich bei dieser Methode grundsätzlich um eine Entspannungstechnik handelt, wirkt sich die gelenkte Phantasie möglicherweise auch bei bestimmten Krebserkrankungen positiv aus. Vielleicht haben Sie von der Methode gehört, die in den siebziger Jahren von dem Radiologen O. Carl Simonton, M. D., und seiner Frau Stephanie Simonton, Ph. D., entwickelt wurde. In ihrem Buch »Wieder gesund werden« beschreiben sie detailliert, wie Krebspatienten die chemotherapeutischen Medikamente oder ihre weißen Blutkörperchen als heroische Krieger visualisieren, die bösartige Zellen im Körper aufspüren und sie rasch vernichten. Die Simontons waren überzeugt, daß ihre Methoden in Verbindung mit Psychotherapie das Immunsystem stärken und zumindest bei manchen Patienten zur Heilung führen könnten.

Obwohl ihre damaligen Forschungsarbeiten diese Frage nicht hinreichend beantworteten, weisen kürzlich durchgeführte Studien auf die Richtigkeit zumindest einiger ihrer Annahmen hin, besonders was den Wert unterstützender Therapien betrifft. Wir wissen bis heute nicht, ob das Visualisieren der weißen Blutkörperchen als stark und schlagkräftig diese tatsächlich stark und schlagkräftig *macht*, obwohl Dr. Stephanie Simonton kürzlich die Ergebnisse einer an der *University of Arkansas* durchgeführten Studie veröffentlichte, die belegen, daß bei Krebspatienten, die gelenkte Phantasie praktizierten, die Aktivität der T-Lymphozyten (der krankheitsbekämpfenden weißen Blutkörperchen) um 47 Prozent angestiegen war.

Bis wir Genaueres über die Wirkungsweise dieser Methode wissen, empfehle und lehre ich gelenkte Phantasie als Mittel zur Entspannung und zur Verringerung von Symptomen und Nebenwirkungen. Ich weiß, daß gelenkte Phantasie in diesen Bereichen sehr wirksam ist. Ansonsten möchte ich Patienten nicht das Gefühl geben, wir hätten sie veranlaßt, Wunder zu erwarten, für deren Eintreten wir nicht garantieren können. (Stephanie Simonton war in dieser Hinsicht stets sehr vorsichtig und vermied es, in ihren Patienten unrealistische Erwartungen zu wecken, doch sie steht dafür ein, daß Visualisierung eine Methode ist, die in manchen Fällen die Abwehrkraft des Körpers gegen Krebszellen steigern kann.) Falls Sie gelenkte Phantasie zur Heilung einsetzen möchten, empfehle ich Ihnen »Wieder gesund werden« von den Simontons.

Welche Phantasieübungen funktionieren am besten? CDs oder Kassetten mit gelenkten Phantasiereisen wirken sehr entspannend und können Ihnen helfen, wenn Sie aufgrund von Chemotherapie, Bestrahlung, diagnostischen oder medizinischen Eingriffen oder nach einer Operation Ängste oder Schmerzen durchmachen. Solche Kassetten oder CDs erhalten Sie im Buchhandel. Sie können auch Ihre eigenen Phantasiereisen kreieren.

Erinnern Sie sich an einen Ort aus Ihrer Vergangenheit oder

Gegenwart, an dem Sie sich stets sicher fühlten oder fühlen, und versetzen Sie sich mit Hilfe Ihrer Vorstellungskraft an diesen Ort. Eine meiner Brustkrebspatientinnen, Victoria, erinnerte sich daran, daß sie sich als Kind immer im Landhaus ihrer Tante sicher gefühlt hatte. Von dem großen Garten des Hauses aus hatte man einen wunderbaren Blick über ein Tal. Auf der gegenüberliegenden Seite des Tales sah man auf einem Hügel eine stattliche weiße Villa. Als Victoria sich einigen anstrengenden Chemotherapiebehandlungen unterziehen mußte, schloß sie jedesmal die Augen, sah sich selbst im Liegestuhl auf der Terrasse des Hauses ihrer Tante liegen und zu dem weißen Haus auf dem Hügel hinüberschauen, das für sie irgendwie mit einer Verheißung von Glück verbunden war. Sie dachte auch an ihre Tante, die immer sehr warmherzig gewesen war.

Auch Sie können Bilder in sich wachrufen, die Ihnen helfen, das durch medizinische Behandlungen ausgelöste Unbehagen und die Nebenwirkungen zu reduzieren. Elisabeth Tyson, eine Brustkrebspatientin von Dixie Mills, M. D., mußte sich 33 Bestrahlungen unterziehen. Oft stellte sie sich dabei vor, daß warme Sonnenstrahlen in ihren Körper eindringen würden. Manchmal tröstete es sie, sich bei der Bestrahlung ein Szenario vorzustellen, in dem die Strahlen erfolgreich bei ihrer Aufgabe waren, die Krebszellen zu eliminieren. Sie stellte sich ein sanftes, heilendes Licht vor, das nur die Krebszellen, nicht aber die gesunden Zellen angriff. Als sie gefragt wurde, auf welche Weise das Licht dieses Ziel erreichen könnte, antwortete sie: »Durch Tiefgefrieren!«

Kognitive Restrukturierung

Als zuverlässige, erprobte Behandlung gegen Depressionen kann die kognitive Therapie – die die Restrukturierung negativer Gedankenmuster einschließt – für Krebspatientinnen und -patienten ein unschätzbar wertvolles Werkzeug sein. Als Teil eines umfassenderen Geist-Körper-Programms ist sie optimal, um Streß und Unbehagen zu reduzieren und den Kampfgeist der Patientinnen zu stärken.

Dr. Steven Greer, der das Phänomen »Kampfgeist« untersucht und definiert hat, entwickelte ein Geist-Körper-Programm für Krebspatienten (»Adjuvante Psychotherapie« genannt), dessen wichtigstes Element die kognitive Restrukturierung ist.

Krebs ist eine so furchterregende Krankheit, daß Patienten leicht in einen Zustand geraten, in dem sie vor Angst gelähmt sind. Selbst wenn ihre Prognose ausgezeichnet ist – wie beim Brustkrebs im Frühstadium –, werden viele Patientinnen von Ängsten gequält. In diesen Fällen kann man kognitive Restrukturierung einsetzen, um grundlose »Alles-oder-nichts-Gedanken« und »geistige Filter« aufzulösen, die den Patienten erlauben, alle guten Nachrichten in bezug auf ihre Heilungsaussichten zu ignorieren.

Doch alle Frauen mit Krebs, auch die mit einer weniger günstigen Prognose, können von der Restrukturierung ihrer gnadenlos negativen Gedanken über die Zukunft profitieren. Oft fragte ich Patientinnen: »Können Sie mit Ihren Ängsten und Sorgen das Eintreten Ihrer schlimmsten Befürchtungen verhindern?« Die logische Antwort lautet. »Nein.« Allein das klare, aktive Bemühen um die bestmögliche medizinische Versorgung könnte das Eintreten der schlimmsten Befürchtungen verhindern.

Doch wie können die Frauen den Teufelskreis aus sorgenvollen und angsterregenden Gedanken durchbrechen? Eine Möglichkeit besteht darin, sich auf das Heute zu konzentrieren, im gegenwärtigen Augenblick mit all seinen wunderbaren und vergnüglichen Möglichkeiten zu leben. Ich erinnere meine Patientinnen daran, daß wir alle nichts als diesen Augenblick haben, daß jede von uns sterblich und verletzbar ist, ganz gleich, ob wir an einer lebensbedrohlichen Krankheit leiden oder nicht. Anstatt zuzulassen, daß die Angst davor, was in fünf Jahren geschehen könnte, uns Tag für Tag mehr überwältigt, könnten wir diese Tage mit Sinn erfüllen und leidenschaftlich leben.

Ich setze diese Methode niemals ein, um die berechtigten Ängste von Frauen zu verleugnen oder um sie dazu zu bringen, ihre Ängste zu verleugnen. Sie können und sollten Ihre Ängste offen mit einem Therapeuten oder einer Therapeutin, einer Freundin, Familienmitgliedern oder ihrem Arzt besprechen. Wie Dr. David Spiegel zeigte, kann es außerordentlich heilsam sein, die eigenen Ängste vor dem Tod mit anderen zu teilen. Doch die kognitive Restrukturierung ist dann von Nutzen, wenn Sie in Ihren Ängsten »steckengeblieben« sind und Ihre Gedanken folglich nichts mehr mit der Realität zu tun haben. Diese Gedankenverzerrungen tragen dann zur Aufrechterhaltung eines Teufelskreises aus negativen Glaubenssätzen und Angstgefühlen bei. Dieser Teufelskreis muß durchbrochen werden, und ein guter Angriffspunkt ist der gnadenlos negative Gedanke: »Der Krebs wird mich umbringen.«

Christina wurde mit der Diagnose »Gebärmutterschleimhautkrebs« zu einem Zeitpunkt ihres Lebens konfrontiert, als eine langjährige Beziehung sich auflöste und der Druck an ihrem Arbeitsplatz unerträglich wurde. Nach der Operation begann sie sich Sorgen über alles mögliche zu machen, insbesondere darüber, daß der Krebs zurückkehren könnte. Christina war offensichtlich von den Ereignissen überwältigt, und ihr Urteilsvermögen war so beeinträchtigt, daß in ihrem Bewußtsein nur noch Raum für grundlose negative Gedanken war. Diesen Raum hätte sie nutzen können, um Lösungen für ihre Probleme zu finden und den Augenblick zu genießen. Nachdem ich begonnen hatte, mit ihr zu arbeiten, war sie in der Lage, ihre ängstliche Erwartung in bezug auf den Krebs zu restrukturieren.

»Wir einigten uns auf die einfache Vorstellung, daß ich für das Heute leben sollte«, erzählte sie. »Ich versuche, das Beste daraus zu machen. Mein Arzt sagte mir, daß mein Zustand nicht lebensbedrohlich sei. Ich werde sterben, wie jeder andere Mensch auch. Ich habe das Gefühl, daß ich im Alltag mit Streß jetzt sehr gut umgehen kann, und mein Beruf ist in der Tat stressig. Ich kann den Krebs jetzt in der richtigen Relation sehen.«

Unter Streß beginnen einige von uns, in negativen Gedanken zu schwelgen, andere versuchen, sie mit großer Anstrengung von sich fernzuhalten, während wieder andere sich weigern, einem einzigen negativen Gedanken Raum zu geben. Angesichts einer lebensbedrohlichen Diagnose kommen diese Muster mit Macht an die Oberfläche. Eine ausgewogene Herangehensweise könnte darin bestehen, die eigenen negativen Gedanken zunächst anzuerkennen, dann aber einer Prüfung zu unterziehen. Natürlich kann man viele negative Gedanken über Krebs nicht als Wahrnehmungsverzerrungen bezeichnen. Frauen mit fortgeschrittenem Brustkrebs machen sich beispielsweise nichts vor, wenn sie sich sagen: »Ich könnte an dieser Krankheit sterben.« Die Frage ist nur, wie eine Frau mit solchen Gedanken umgeht. Läßt Sie zu, daß sie ihre Hoffnung auf eine gute Lebensqualität zerstören? Oder erkennt sie sie an, arbeitet mit ihnen und läßt sich von ihnen dazu motivieren, um ihr Leben zu kämpfen – ganz gleich, ob das bedeutet, länger zu überleben oder ungeachtet der verbleibenden Zeit intensiver zu leben?

Frauen, die sich einer Mastektomie oder einer Hysterektomie unterziehen mußten, pflegen vielleicht das negative Gedankenmuster: »Ich bin beschädigte Ware.« Falls Sie zu diesen Frauen gehören, könnte Ihnen in einer Selbsthilfegruppe, deren Teilnehmerinnen das gleiche durchgemacht haben, geholfen werden, diese Wahrnehmungsverzerrung zu restrukturieren. Sie werden dort betroffenen Frauen begegnen, die sich ihrer körperlichen Veränderungen nicht schämen, die stark, vital und attraktiv sind. Auch wenn Sie sich selbst heute noch nicht so fühlen, könnte das bald der Fall sein. Sie haben vielleicht ein Sexualorgan oder mehrere Organe verloren, aber Ihr Frausein ist Ihnen geblieben.

Gefühle ausdrücken

Die Forschungsergebnisse, die auf einen Zusammenhang zwischen emotionalem Ausdruck und Krebsprognose hinweisen, häufen sich. Wie eine 1974 von Dr. Steven Greer durchgeführte Studie belegt und einige andere Forschungsergebnisse bestätigten, kann die Unterdrückung von Wut bei manchen Frauen das Brustkrebsrisiko in gewissem Maße erhöhen. (Eine endgültige wissenschaftliche Bestätigung dieser umstrittenen These steht allerdings noch aus.) Die Arbeiten von Sandra Levy und David Spiegel erbringen allerdings den Nachweis, daß das Ausdrücken von Gefühlen bei der Genesung von Brustkrebs eine positive Rolle spielen kann.

Das ständige Herunterschlucken von Wut scheint im Laufe der Jahre unsere Energie aufzuzehren, unser geistiges Wohlergehen zu untergraben und sogar möglicherweise unsere natürliche Krankheitsabwehr zu unterdrücken. Ich gehöre nicht zu denen, die behaupten, wir müßten jeden einzelnen unserer wütenden Impulse ausdrücken und unser Gift in alle Richtungen verspritzen. Es gibt viele Argumente, die dafür sprechen, mit Wut verantwortlich umzugehen und sie auf eine sozial verträgliche Weise auszudrücken. Doch wir alle kennen den Unterschied zwischen Menschen, die wirklich gelassen sind, und solchen, die ihren Ärger oder ihre Frustration nur mit einem Deckel dicht verschließen. Letztere scheinen weder psychisch noch physisch von ihrer Haltung zu profitieren; sie täten besser daran, ihre unterschwelligen Frustrationen auf konstruktive Weise zu äußern.

Wenn der konstruktive Ausdruck von Wut gut für den Körper sein kann, kann man sich vorstellen, wie wichtig er für Krebspatienten ist. Wie ich bei meinen Patientinnen beobachtete, neigt eine Frau mit Brustkrebs dazu, Wut auf verschiedene Umstände oder Personen mit sich herumzuschleppen. Sie ist vielleicht wütend auf ihren Körper, der sie anscheinend verraten hat, auf die Gesellschaft, weil sie keine Heilmethode findet, auf ihre Ärzte, weil diese keine garantiert wirksame Behandlung anbieten, auf die Industrie, die die Umwelt mit Giftstoffen verseucht, welche möglicherweise zu ihrem Krebs beigetragen haben, auf die Arzneimittelhersteller, deren Medikamente keine Heilung bewirken und doch so viele Nebenwirkungen haben, auf ihren Ehemann, weil er nicht durchmachen muß, was sie erleidet, oder auf Freundinnen, die keinen Brustkrebs haben und auch keinen »bekommen«.

Was tun die Frauen mit all dieser Wut? Die Methode von Dr. Pennebaker, bei der man seine Gefühle zu Papier bringt (siehe Seiten 281 bis 287), kann helfen, den »Gefühlsüberschuß« abzubauen – und zwar durch unzensiertes, ungehemmtes Schreiben. Sie können so oft wie nötig eine Katharsis erleben, wenn Sie Ihre tiefsten Gedanken und Gefühle über Ihre Krankheit und deren Auswirkungen niederschreiben. Wenn Sie wollen, können Sie Briefe an die Industriebosse, die Medikamentenhersteller, die Ärzte, Krankenschwestern, Ihren Ehemann, Ihren Körper, Ihre Freundinnen schreiben. Wenn Sie diese Briefe einige Zeit später mit Abstand betrachten, werden Sie wahrscheinlich nicht den Wunsch haben, sie abzuschicken – obwohl Sie sich vielleicht entschließen, auf einen oder zwei davon eine Briefmarke zu kleben.

Wut kann ein energetisierendes Gefühl sein, insbesondere für Krebspatienten, die von Angst und Trauer niedergedrückt werden. Wut ist ein Bestandteil des Treibstoffes, den wir zur Aufrechterhaltung unseres Kampfgeistes brauchen – das Gegenteil von Verzweiflung und Hoffnungslosigkeit. Ihre Wut kann Ihr Motor sein, die bestmögliche Behandlung zu erhalten, für Ihre Rechte als medizinischer Konsument und menschliches Wesen zu kämpfen und die Unterstützung zu bekommen, die Sie in dieser schwierigen Zeit brauchen und verdienen. (Siehe Kapitel 8, Seiten 301 bis 307 für mehr Informationen über Selbstbehauptungsstrategien.) Erinnern Sie sich daran, daß Ihre Wut normal und gesund ist. Es gibt keinen Grund, sich Vorwürfe zu machen, weil Sie wütend sind oder nach Ihrer Krebsdiagnose von Gefühlen überwältigt werden. (Sie sollten allerdings versuchen, sie nicht auf Menschen, die Sie lieben, oder auf argloses medizinisches Personal »abzuladen«.) Diese Gefühle sind völlig normal und ein Zeichen für Ihre Lebendigkeit.

Wenn Krebspatienten anfangen, mit Geist-Körper-Methoden zu arbeiten, beobachte ich oft, wie sich ihre Gefühlszustände nach und nach offenbaren, so als sei ich Zeuge beim sprichwörtlichen Abschälen der vielen Schichten einer Zwiebel. Wenn die Patienten oder Patientinnen zu mir kommen, befinden sie sich gewöhnlich zunächst in einem Zustand höchster Erregung und Anspannung. Ein Teil dieser Spannungen wird durch die Entspannungstechniken gelöst. Als nächstes kommt Wut an die Oberfläche, unter der dann die nächste Schicht, die Trauer, zum Vorschein kommt. Die Wut schützt sie vielleicht vor der Traurigkeit, aber wenn sie keinen Zugang zu ihrer Wut finden (oder sich darin festbeißen), sind sie oft unfähig, die Trauer zu erfahren. Sie bleiben dann auf einer relativ oberflächlichen Ebene der Hoffnungslosigkeit stehen, ein geistiger und emotionaler Zustand, der ihr Immunsystem schwächen kann. Geht man den Gefühlen aber in der oben beschriebenen Reihenfolge auf den Grund – ganz gleich, ob man sie niederschreibt oder in einer Psychotherapie durcharbeitet –, kann man Hoffnungslosigkeit oder Depression dadurch tatsächlich *überwinden*. Auch wenn es paradox erscheinen mag: Das Fühlen authentischer Wut und Trauer über eine Krebsdiagnose *verhindert* mit hoher Wahrscheinlichkeit den Absturz in die Verzweiflung.

Das Ziel des emotionalen Ausdrucks besteht letztlich nicht darin, sich von der Wut oder der Trauer beherrschen oder terrorisieren zu lassen, sondern eher darin, die Wut bei der Bewältigung der mit der Krebserkrankung und ihrer Behandlung verbundenen Schwierigkeiten als Selbstschutz zu nutzen. Ihre Trauer dagegen kann sie zu einem ehrlichen Annehmen ihrer Krankheit und schließlich zu der Erkenntnis führen, wofür es sich zu kämpfen und zu leben lohnt. Wenn Sie in Ihrer Wut steckenbleiben, kann das schließlich zu Raserei, Feindseligkeit oder Zynismus führen. Bleiben Sie in Ihrer Trauer stecken, kann das zu einer klinisch manifesten Depression oder zu scheinbar unstillbaren Weinkrämpfen führen. Weder im einen noch im anderen Fall sollten Sie sich dafür verurteilen, auf irgendeine Weise im Kampf gegen den Krebs versagt zu haben. Auch dieses »Steckenbleiben« ist völlig normal und sehr häufig. Es weist Sie lediglich auf eines hin: Sie brauchen wahrscheinlich besondere professionelle Hilfe, einschließlich der Unterstützung durch einen Therapeuten und/oder eine Gruppe, um diese schwierigen emotionalen Zustände zu verarbeiten. Wie Krebspatientinnen oder -patienten überall im Land inzwischen erfahren haben, ist das kein Grund, sich zu schämen.

Bewältigungsstrategien

Wenn Sie mit einer Krebserkrankung leben müssen, ist die wichtigste Bewältigungsstrategie vielleicht Ihre Fähigkeit, sich in dieser schweren Zeit Hilfe zu holen. Einigen von Ihnen mag es genügen, einen unterstützenden Partner, Ehemann, Familienangehörigen oder eine gute Freundin zu haben. Anderen dagegen hilft es, sich ein Netzwerk der Unterstützung aufzubauen, das viele Menschen einbezieht: Partner, Familienmitglieder, Freunde und Freundinnen sowie Reisegefährtinnen – andere Frauen mit Brust- oder Unterleibskrebs. Ich werde später noch einmal auf die große Bedeutung unterstützender sozialer Kontakte zurückkommen.

Auf einer praktischen Ebene können Ihnen bestimmte Strategien helfen, die notwendigen Behandlungsschritte durchzustehen. Eine Patientin mit Brustkrebs, Winona, hatte eine kräftezehrende sechswöchige Chemotherapie vor sich. Bei dem Gedanken an die vor ihr liegenden Wochen fühlte sie sich ängstlich und verloren, denn sie machte sich nicht nur Sorgen über die Nebenwirkungen, sondern auch darüber, ob sie noch in der Lage sein würde, ihre beruflichen und familiären Verpflichtungen zu erfüllen. Ich schlug ihr vor, ihre Aktivitäten für diese sechs Wochen im voraus so zu planen, daß sie mit ihren Kräften haushalten und sich schützen konnte. Für Winona bedeutete das vor allem, gut für sich selbst zu sorgen und um Hilfe zu bitten. Ich ermutigte sie, Aktivitäten zu planen, die ihr Freude bereiteten, und anstrengende oder unangenehme Verpflichtungen in dieser Zeit von sich zu schieben. Sie mußte keine Partys geben, die ihr die letzten Kräfte rauben würden. Aber sie konnte sich mit Freunden und Freundinnen oder Verwandten treffen, deren Gesellschaft sie am meisten genoß. Außerdem konnte sie im voraus festlegen, wer sie zu ihren Chemotherapiebehandlungen ins Krankenhaus begleiten sollte.

Der Plan half Winona, ein Gefühl persönlicher Kontrolle aufrechtzuerhalten. Sie wußte, daß sie Dinge tun konnte, die ihr halfen, sich besser zu fühlen, so daß der sechswöchige Behandlungszyklus ihr zwar immer noch schwierig, aber nicht mehr ganz so schrecklich und bedrohlich erschien wie zu Anfang. Ich ermutige all meine Krebspatientinnen, eine ähnliche Strategie anzuwenden. Auch empfehle ich ihnen, sich soviel Zeit wie möglich zu nehmen, um sich von der Operation, der Chemotherapie und der Bestrahlung zu erholen. Natürlich werden berufliche und familiäre Verpflichtungen immer zu erfüllen sein, aber Sie sollten einen Pakt mit sich selbst schließen, um Ihren Bedürfnissen nach Ruhe, Entspannung und gelegentlichem Rückzug in die Stille, der Ihre emotionale und körperliche Heilung fördert, gerecht zu werden.

Selbstfürsorge, das in Kapitel 6 behandelte Thema, sollte zu Ihren wichtigsten Bewältigungsstrategien gehören. Nähren Sie Ihre Sinne, Ihren Intellekt und Ihre Seele mit Kunst, Musik oder guten Filmen. Machen Sie, sofern es Ihnen möglich ist, Spaziergänge in der Natur, verbringen Sie Zeit am Meer oder an anderen Orten, die Sie inspirieren und Ihnen guttun. Kaufen Sie sich Blumen oder neue Kleider, gehen Sie zur Kosmetikerin, Maniküre oder Pediküre. All das sind Möglichkeiten, sich mit sich

selbst gut zu fühlen, wenn die Behandlungen und Krankenhausbesuche Sie deprimieren. Falls Sie durch die Chemotherapie
Ihr Haar verlieren, kaufen Sie sich den hübschesten Turban oder
Hut oder die schönste Perücke, die Sie finden können, es sei
denn, Sie sind eine dieser ungewöhnlichen Seelen, die aller Welt
einen wunderschönen Glatzkopf präsentieren möchten. Denken
Sie daran, daß Ihr Haar wieder nachwächst, wenn auch vielleicht seine Beschaffenheit oder Farbe dann ein wenig von der
früheren abweichen wird. Machen Sie einen Termin mit einem
Friseur aus, der Ihnen verspricht, bei eventuellen Veränderungen dafür zu sorgen, daß Sie wieder wie früher aussehen, oder
aber einen ganz neuen Stil zu kreieren, der eine andere Seite von
Ihnen zur Geltung bringt.

Ein gutes Beispiel dafür, wie man sich angesichts schwieriger
Zeiten selbst nähren kann, ist Peggy, eine Frau mit Gebärmutterhalskrebs, deren Kinder, zwei Teenager, gerne laute Rockmusik hörten. Peggy beklagte sich bei mir, daß sie nie Gelegenheit hätte, die Musik zu hören, die sie liebte – beispielsweise
Jazz von John Coltrane und Charlie Parker. Ich sagte ihr, daß
sie täglich mindestens eine halbe Stunde lang John Coltrane
und Charlie Parker hören sollte und daß das Teil ihrer Behandlung sei. Sie mußte bei ihren Kindern durchsetzen, daß sie ihr
für diese Zeit die Stereoanlage überließen, und sie setzte sich
durch. (Dabei half ihr der Gedanke, daß das Musikhören für sie
eine medizinische Notwendigkeit war!) So machte Peggy nicht
nur ihrer Familie ihren Standpunkt klar – daß ihre Priorität-
en wichtig waren –, sie bekam auch die Seelennahrung, die sie
brauchte.

Das Durchsetzen solcher Dinge mag in Anbetracht des Ge-
samtproblems unbedeutend erscheinen, aber es ist nicht unbedeutend – ganz besonders dann nicht, wenn Sie versuchen, die
mit einer Krebserkrankung einhergehenden Härten und Ängste
zu mildern. Wenn Ärzte und Therapeuten über Bewältigungsstrategien für Krebspatienten sprechen, meinen sie oft praktische Hilfe und Unterstützung durch andere – und das ist sehr

wichtig. Aber sie erwähnen kaum je mit einem Wort, daß auch der Hunger nach Sinn und Vergnügen und Freude gestillt werden muß – und das ist genauso wichtig.

Die Unterstützung bekommen, die man braucht

Obwohl ich sie bereits in Kapitel 7 erwähnte, muß ich noch einmal auf die Ergebnisse einer Studie zurückkommen, die im Jahre 1995 von kanadischen Forschern durchgeführt und in der renommierten medizinischen Fachzeitschrift »Cancer« veröffentlicht wurde. Unter der Leitung der Epidemiologin Elisabeth Maunsell, Ph. D., beobachtete das Forscherteam 224 Frauen mit Brustkrebs, der sich entweder auf die Brust selbst beschränkte oder sich nur auf die nahe gelegenen Lymphknoten ausgebreitet hatte. Um herauszufinden, in welchem Maße die Patientinnen Unterstützung durch soziale Kontakte erhielten, fragten sie sie, ob sie in den ersten drei Monaten nach der Operation eine oder mehrere Personen gehabt hätten, denen sie sich anvertrauen konnten. Bei den Frauen ohne Vertrauenspersonen lag die Sieben-Jahres-Überlebensrate bei 56 Prozent. Im Gegensatz dazu lag die Überlebensrate bei Frauen mit einer Vertrauensperson bei 66 Prozent, während von den Frauen, die zwei oder mehr Vertrauenspersonen hatten, 76 Prozent den Krebs länger als sieben Jahre überlebten. Die Forscher schlossen daraus, daß »unterstützende soziale Kontakte anscheinend ernsthaft als Faktor in Betracht gezogen werden müssen, der den Verlauf einer Brustkrebserkrankung günstig beeinflussen kann«.

Vergleichen Sie die Überlebensrate der Frauen, die keine Vertrauensperson hatten – 56 Prozent – mit der jener Frauen, die zwei oder mehr Vertrauenspersonen hatten – 76 Prozent.

Wenn eine Chemotherapiestudie darauf hinweisen würde, daß ein neues Medikament die Überlebensrate von Brustkrebspatientinnen um 20 Prozent steigern könnte, würden Sie davon erfahren, weil die Medien eine Menge Wind darum machen würden. Außerdem würden die Pharmakonzerne wahrscheinlich Millionen, wenn nicht Milliarden in die weitere Entwicklung dieses Medikaments stecken. Aber wir sprechen hier von unterstützenden sozialen Kontakten – von Menschen, auf die man sich in der durch eine Krebserkrankung ausgelösten Krise verlassen kann.

Formale Therapiegruppen für Krebspatienten können diese Unterstützung bieten, und die Forschungsergebnisse von Dr. David Spiegel und Dr. Fawzy I. Fawzy bestätigen, daß solche Gruppen für manche Patienten tatsächlich lebensverlängernd wirken können. Ich kann jedoch nicht genug betonen, daß die offensichtlichsten und dauerhaftesten positiven Auswirkungen solcher Gruppenprogramme die Verbesserung der Lebensqualität der Patientinnen betreffen. Diese Verbesserungen sind größtenteils auf die Wärme und Verbundenheit zurückzuführen, die so oft zwischen Frauen entsteht, die die gleiche, das ganze Leben verändernde Krankheit durchmachen.

Es gibt viele verschiedene Arten von Gruppen für Frauen mit Brust- oder Unterleibskrebs. Wenn Sie auf der Suche nach einer solchen Gruppe sind, sollten Sie sich darüber im klaren sein, daß die Gruppen verschiedene Schwerpunkte setzen. Die ersten von Dr. Spiegel initiierten Gruppen waren für Frauen mit metastasierendem Brustkrebs gedacht, und deshalb konzentrierte er sich in diesen Gruppen ziemlich stark auf die Themen »Tod« und »Sterben«. Seine Patientinnen, die keine günstigen Prognosen hatten, schienen bereit zu sein, sich mit diesen Realitäten zu konfrontieren, und indem sie das taten, stärkten sie ihre Verbundenheit, teilten ihre echten Gefühle miteinander und lernten, im Augenblick zu leben. Für Patientinnen in einem anderen Krankheitsstadium – beispielsweise solchen mit Brustkrebs im Frühstadium – kann ein solcher Ansatz jedoch völlig ungeeignet sein. Diese Frauen wollen sich vielleicht überhaupt nicht mit »Tod« und »Sterben« beschäftigen, weil es unwahrscheinlich ist, daß ihr Tod unmittelbar bevorsteht und die Beschäftigung mit diesen Themen sie eher zusätzlich belasten würde. Solche

Frauen sind wahrscheinlich besser in einer Gruppe aufgehoben, in der der Schwerpunkt auf Bewältigungsstrategien für das Hier und Jetzt liegt.

In manchen Therapiegruppen können Frauen ihren Gefühlen freien Lauf lassen und ihre Erfahrungen miteinander teilen. Mit einer guten Leiterin oder Therapeutin können diese Gruppen ausgezeichnet sein. Doch ich habe auch Klagen darüber gehört, daß in manchen dieser Gruppen das Negative zu sehr betont (»Jammer-und-Stöhn«-Sitzungen) oder versucht wird, nur das Positive zu sehen (man setzt die rosarote Brille auf und läßt keinen Raum für Trauer und Wut). Wenn die Gruppe von einer starken, gut ausgebildeten Therapeutin geleitet wird und die Chemie zwischen den Teilnehmerinnen stimmt, können diese Fallen vermieden werden, indem ein gutes Gleichgewicht zwischen dem Teilen leidvoller Erfahrungen und den Gelegenheiten, Kraft zu tanken und Optimismus zu entwickeln, hergestellt wird. Um diese Ausgewogenheit zu erreichen, müssen sowohl die Gruppenleiterin als auch die Teilnehmerinnen Sinn für Humor haben.

Meine Kollegin Ann Webster leitet separate Gruppen für Krebs- und Aidspatientinnen, in denen genau dieses Gleichgewicht erreicht wird, aber es handelt sich hierbei nicht um gewöhnliche Therapiegruppen. Obwohl die Teilnehmerinnen auch hier Gelegenheit haben, ihre Gefühle und Erfahrungen miteinander zu teilen, sind Anns Gruppen – wie meine eigenen – Geist-Körper-Gruppen, in denen die Teilnehmerinnen sich auf konstruktive Bewältigungsstrategien und Entspannungstechniken konzentrieren. Die Frauen werden nicht nur zusammengebracht, um etwas miteinander zu teilen, sondern um ihre Kontakte um ein gemeinsames Ziel herum zu knüpfen: das Ziel, Strategien zu entwickeln, die sie befähigen, innere Kräfte wachzurufen und ihr Leben in die eigene Hand zu nehmen.

Therapie- oder Selbsthilfegruppen sind allerdings bei weitem nicht der einzige Weg, auf dem Frauen mit Krebs die Unterstützung erhalten können, die sie brauchen. Ich ermutige meine

Krebspatientinnen stets, ein Netz der Unterstützung in ihrem täglichen Leben zu knüpfen. Wenn Sie in Ihrem persönlichen sozialen Umfeld zu wenig Unterstützung erhalten, können formale Gruppen allein diese Lücke kaum füllen. Die Frauen müssen sich darum bemühen, Unterstützung zu bekommen, indem sie lernen, um Hilfe zu bitten, ganz gleich, ob unterstützende Familienmitglieder oder Freundinnen bereits zur Verfügung stehen. In manchen Fällen bedeutet das, den Mut zu finden, um praktische Hilfe zu bitten. Wenn Sie um drei Uhr nachmittags von einer Chemotherapiesitzung nach Hause zurückkehren und sich so elend fühlen, daß Sie nicht wissen, wie Sie es schaffen sollen, das Abendessen zuzubereiten, können Sie einen Freund oder eine Freundin anrufen und ihn oder sie bitten, herüberzukommen und Ihnen beim Kochen zu helfen. Frauen mit Krebs sind sich nicht immer bewußt, daß echte Freunde und Freundinnen auf eine Gelegenheit warten, helfen zu können. Ja, es ist normalerweise sogar eine große Erleichterung für Freunde, wenn sie um Gefälligkeiten gebeten werden, weil sie auf diese Weise ihrer Anteilnahme und Sorge um Ihr Wohlergehen Ausdruck verleihen können.

Ich sage oft, daß Krebspatientinnen und -patienten zwei Dinge ganz schnell lernen müssen, die auf den ersten Blick gegensätzlich erscheinen: Sie müssen lernen, um Hilfe zu bitten, und sie müssen lernen, nein zu sagen. Wenn Sie voller Angst und Traurigkeit oder einfach erschöpft sind, ist es, wenn Sie gut für sich selbst sorgen wollen, notwendig, beides zu können. Es kann sein, daß insbesondere Ihre Familienangehörigen Forderungen an Sie stellen, die Sie nicht erfüllen können, und es liegt an Ihnen, Ihrer Familie so freundlich wie möglich Ihre eigenen Grenzen aufzuzeigen. Ihre Angehörigen haben das Recht, Sie um etwas zu bitten, und Sie haben das Recht, Ihre Familie daran zu erinnern, daß Sie zu erschöpft oder beschäftigt oder erholungsbedürftig sind (was immer der Grund für Ihre Ablehnung ist), um ihre Bedürfnisse auf die gleiche Weise zu erfüllen wie früher.

Aber Sie sind ebenso dafür verantwortlich, den anderen Ihre Bedürfnisse mitzuteilen. Vermeiden Sie die Falle des »Gedankenlesens«, das heißt, erwarten Sie von Freunden und Familienmitgliedern nicht, in bezug auf Ihre Bedürfnisse hellsichtige Fähigkeiten zu entwickeln. Ich erinnere meine Krebspatientinnen oft daran, daß ich eine Klinikerin bin, die Frauen mit medizinischen Problemen behandelt, daß ich aber – ebensowenig wie jemand anders – ihre Gedanken lesen kann, weil die Bedürfnisse jedes Menschen so verschieden und einzigartig sind. Ihr Mann, Ihre Kinder, Eltern und Freunde müssen wissen, was Sie sich wünschen – mehr oder weniger Kontakt, mehr oder weniger praktische Hilfe, Begleitung zu den Behandlungen, mehr oder weniger Treffen im Freundeskreis und so weiter.

Meine Krebspatientinnen beklagen sich oft darüber, daß ihre Ehemänner oder Partner nicht einfühlsam genug sind oder sie nicht genügend unterstützen. Das kann tatsächlich ein reales Problem sein, aber wenn zwischen den Partnern eine gute Vertrauensbasis besteht, kann es überwunden werden.

Patti, eine Brustkrebspatientin, die ich vor einigen Jahren behandelte, beklagte sich über die mangelnde Unterstützung ihres Mannes Lenny. Ich arbeitete mit dem Paar, und die anfänglich verletzende Diskussion wurde zu einer verständnisvollen Untersuchung der Fakten. Um dem Paar keine Gelegenheit zu geben, viel Zeit mit Vorwürfen und Gegenvorwürfen zu vergeuden, wandte ich mich an Lenny und bat ihn, über seinen familiären Hintergrund zu sprechen. Er erzählte, daß sein Vater völlig unfähig gewesen sei zu kommunizieren. In Krisensituationen verlor Lennys Mutter stets die Fassung, und sein Vater zog sich in sein Zimmer zurück. Er war kaum je in der Lage, Zuneigung zu zeigen, und ergriff vor allen Konflikten oder familiären Aufregungen die Flucht. Das Gespräch half Patti zu verstehen, daß Lenny eine bestimmte Form von Unterstützung deshalb nicht bieten konnte, weil er nie ein Vorbild für dieses Verhalten gehabt hatte – er hatte nie erlebt, daß sein Vater seine Mutter oder ihn selbst oder seine Geschwister auf solche Weise unterstützte.

Diese Erkenntnis war für Patti enorm wichtig, denn sie empfand jetzt Mitgefühl für Lenny. Als der starke Druck von ihm genommen war und er seine eigenen Schwierigkeiten besser verstand, fiel es Lenny leichter, seine Liebe und Fürsorge offen auszudrücken. Im Grunde ging es nicht darum, Pattis Empörung zu verleugnen oder beiseite zu schieben, sondern die Dynamik der Schuldzuweisung in andere Bahnen zu lenken und ein tieferes gegenseitiges Verstehen zu ermöglichen.

Frauen mit Krebs sind sich über das Ausmaß der Angst und Sorge ihres Partners oft nicht im klaren. Die Partner versuchen oft mit allen Mitteln, diese Angst zu verbergen, weil sie glauben, daß sie das Leiden ihrer Partnerin nur noch verschlimmern würde. Diese ehrenvolle Absicht kann jedoch unerwartete und unglückliche Konsequenzen nach sich ziehen – wenn sie dazu führt, daß die Patientinnen glauben, ihre Partner stünden ihrer Erkrankung gleichgültig gegenüber. Oft machen sich Ehemänner oder Lebensgefährten so große Sorgen, daß sie ihren Gefühlen und ihrer Liebe keinen Ausdruck mehr verleihen können. Sie haben einfach schreckliche Angst, ihre geliebte Frau oder Gefährtin zu verlieren. Das gleiche gilt für Eltern, Kinder und Freunde oder Freundinnen. Frauen, die an Krebs leiden, brauchen die Fähigkeit zur Kommunikation, um die Wahrheit herauszufinden, was zwar ein gewisses Risiko in sich birgt, sich aber dennoch lohnt. Ich habe bei vielen Paaren und Familien beobachtet, wie anfänglich unüberwindbar scheinende Gräben überbrückt wurden, indem man begann, offen miteinander zu sprechen und zu entdecken, was unter der Oberfläche lag. Es ist ein überraschend häufiges, wenn auch meistens unerwartetes Phänomen, daß sich im Schatten des Krebses für Paare und Familien eine emotionale Heilung anbahnt, die die Beteiligten niemals für möglich gehalten hätten.

Brustkrebs

Man kann den Eindruck bekommen, Brustkrebs sei zu einer Epidemie geworden, doch das entspricht nicht der Realität. Oft hören oder lesen wir in den Medien, daß jede neunte Frau im Verlauf ihres Lebens mit Brustkrebs konfrontiert wird, aber diese Statistik ist irreführend. Viele Brustkrebserkrankungen treten bei älteren Frauen auf, und die Wahrscheinlichkeit, daß ein Knoten, der zu irgendeinem Zeitpunkt ihres Lebens gefunden wird, sich als krebsartig erweist, ist weitaus geringer als eins zu neun. Das gilt ganz besonders für Frauen unter Vierzig, weshalb für diese Altersgruppe auch keine regelmäßigen Mammographien empfohlen werden. (Gegenwärtig wird im allgemeinen für Frauen um 35 eine Basismammographie empfohlen und für Frauen über Vierzig eine Mammographie alle ein bis zwei Jahre.) Brustkrebs ist die häufigste Krebserkrankung bei Frauen; in den Vereinigten Staaten treten jährlich 180 000 neue Fälle auf (obwohl Lungenkrebs unter jungen Frauen mehr Todesopfer fordert als Brustkrebs). Das erklärt sicherlich, warum die Furcht vor Brustkrebs bei vielen Frauen verbreitet ist, aber ich erkenne darin auch die Auswirkungen einer von den Medien geschürten Hysterie, die nur unnötigerweise zum Streß von Frauen beiträgt.

Aber es gibt auch eine gute Nachricht: Bei der frühen Erkennung einer Krebserkrankung, die noch auf die Brust beschränkt ist, besteht eine Heilungschance von 90 Prozent. Ich empfehle Ihnen, regelmäßige Selbstuntersuchungen der Brust vorzunehmen und sich an die Empfehlungen zur regelmäßigen Mammographie zu halten – es kann Ihr Leben retten. Großangelegte Studien haben belegt, daß die Krebssterblichkeitsrate bei Frauen über Fünfzig, die regelmäßig mammographiert wurden, um 30 Prozent zurückging. Die umfassende Darstellung eines Programms zur Früherkennung und Brustkrebsverhütung würde über den Rahmen dieses Buches hinausgehen. Zu diesem Zweck empfehle ich Ihnen die Lektüre von Susan Loves »Das Brustbuch«.

Ein ganzheitlicher Ansatz zur Behandlung von Brustkrebs

Dr. Dixie Mills, die Brustchirurgin, mit der ich am *Deaconess Hospital* zusammenarbeitete, stellt sich sehr auf ihre Brustkrebspatientinnen ein, indem sie ihnen hilft, hinsichtlich konventioneller medizinischer Behandlung, alternativer Heilmethoden, Geist-Körper-Medizin und unterstützender sozialer Kontakte ihre eigene Wahl zu treffen. Dr. Mills ausgewogenes Behandlungsprogramm für Brustkrebspatientinnen ist vorbildlich, denn es enthält Elemente, die neben der körperlichen auch die emotionale Heilung mit einbeziehen. Ich möchte diesen Ansatz hier beschreiben, weil Sie mit Engagement und der Bereitschaft, sich mit anderen zu verbinden, selbst ein Behandlungsprogramm entwickeln können, das die gleichen Elemente enthält.

Vom Augenblick der Diagnose an erhalten Dr. Mills' Patientinnen mehrere Geschenke: ihre Unterstützung, ihre Ermutigung zur Hoffnung und die Anerkennung ihrer Autonomie. »Gewöhnlich teile ich die Diagnose telefonisch mit«, bemerkte sie kürzlich bei einer Unterhaltung. »Aber ich lege nicht auf, bevor ich nicht wirklich das Gefühl habe, daß jemand bei ihnen ist, daß ihre wichtigsten Fragen beantwortet sind und daß sie Hoffnung haben.« Bei persönlichen Gesprächen mit den Patientinnen nimmt sie sich eine Stunde oder länger Zeit, um mit ihnen verschiedene Behandlungsmöglichkeiten durchzusprechen und um unterstützende soziale Kontakte ausfindig zu machen. Sie unterstützt die volle Einbeziehung von Ehemännern oder anderen wichtigen Angehörigen oder Freunden. Darüber hinaus bietet sie den Frauen an, den Kontakt zu anderen Patientinnen herzustellen, die ihnen von ihren Erfahrungen und ihrem Leben mit dem Brustkrebs berichten können.

Dr. Mills diskutiert mit den Patientinnen Behandlungsalternativen und erläutert die rationalen und medizinischen Gründe, die für eine bestimmte Wahl sprechen. In manchen Fällen, wie bei Brustkrebs im frühesten Stadium, beschränkt sich die Wahl auf zwei Alternativen: entweder die Entfernung des Knotens oder der Brust. In anderen Fällen sind die Wahlmöglichkeiten (adjuvante Chemotherapie, Hormontherapie, Bestrahlungstherapie oder eine Kombination dieser Therapien) wesentlich komplexer. Nachdem sie alle notwendigen Informationen geliefert hat, gibt Dr. Mills den Patientinnen Raum, um zu ihrer eigenen Entscheidung zu finden. Sie vertraut der Intelligenz und Intuition der Frauen.

Gleichzeitig empfiehlt Dr. Mills ergänzende alternative Ansätze wie gesunde Ernährung und Geist-Körper-Medizin. Sie macht die Patientinnen mit Streßmanagement, Entspannungstechniken und Bewältigungsstrategien vertraut. Sie spricht mit ihnen über verschiedene Formen gelenkter Phantasie und ihrer Einsatzmöglichkeiten während der Krebsbehandlung. Bei medizinischen Untersuchungen zeigt sie den Patientinnen, wie sie auf die tiefe Bauchatmung umschalten können, um den Streß unmittelbar zu verringern. Sie weist auf die Bedeutung einer gesunden, fettarmen Ernährung, regelmäßiger körperlicher Bewegung und die Einnahme von Vitamin- und Mineralstoffpräparaten hin.

Da sie sich darüber im klaren ist, wie wichtig der emotionale Ausdruck für die Gesundheit von Geist und Körper ist, hat Dr. Mills einen einzigartigen Weg gefunden, ihre Patientinnen zur Äußerung ihrer Gefühle zu ermutigen. Anstatt sie offen dazu aufzufordern, was zu Mißverständnissen führen könnte, ist sie ihren Patientinnen im Hinblick auf emotionalen Ausdruck ein Vorbild. Obwohl sie eine ruhige und rationale Ärztin ist, läßt sie ihre Patientinnen – in der entsprechenden Situation – auch wissen, daß Krebs sie wütend macht. Sie erzählt ihnen, daß sie nach Hause geht und auf Kissen einschlägt, um ihre Wut darüber loszuwerden, daß sie wiederum miterleben mußte, wie eine Frau – oft eine junge Frau – mit dieser Diagnose fertig werden muß.

Durch ihr Vorbild angeregt, scheinen sich manche Patientinnen die Erlaubnis zu geben, ihre eigene Wut anzuerkennen und auszudrücken. Dr. Mills' Patientinnen wissen, daß sie auf sie zählen können. Sie spüren, daß sie von ihr Unterstützung bekommen. Das läßt sie wieder optimistischer werden und gibt ihnen das Gefühl, ihre Gesundheit und ihr Schicksal bis zu einem gewissen Grad in der Hand zu haben.

Vor einiger Zeit erzählte mir Dr. Mills eher nebenbei, daß ein Harvard-Medizinstudent kürzlich ihre gesamten Brustkrebsfälle – etwa 260 Patientinnen innerhalb der vergangenen sieben Jahre – statistisch ausgewertet hatte. Nach dem gründlichen Studium aller Krankenakten stellte der Student verblüfft fest, daß nur sechs Patientinnen in diesem Zeitraum verstorben waren. Ich fragte Dr. Mills, ob sie nur Patientinnen mit Brustkrebs im Frühstadium behandelt habe, die ja alle eine gute Langzeitprognose haben. Ihre Krankheitsfälle stellten jedoch einen repräsentativen Querschnitt von Brustkrebspatientinnen dar, darunter Frauen mit Brustkrebs im Frühstadium, mit mäßig fortgeschrittenem und mit stark fortgeschrittenem, metastasierendem Krebs. Viele der 260 Patientinnen erhielten die Diagnose allerdings erst vor wenigen Jahren, und es bleibt abzuwarten, wie viele von ihnen nach weiteren fünf Jahren noch am Leben sind (nach fünf Jahren gelten Patientinnen als Langzeitüberlebende). Dennoch bleibt die Tatsache, daß im Verlauf von sieben Jahren nur sechs von Dr. Mills Patientinnen verstarben, eine bemerkenswerte Entdeckung.

Obwohl Dr. Mills keine diesbezügliche Äußerung machte, kann ich mir nicht verkneifen, mich zu fragen, ob ihr einzigartiges Behandlungsprogramm etwas mit ihren klinischen Resultaten zu tun hat. Ihre Patientinnen profitieren von ihrer mitfühlenden Persönlichkeit und davon, daß sie ihre Entscheidungen achtet. Außerdem übernehmen viele Patientinnen die Geist-Körper-Techniken, mit denen Dr. Mills sie vertraut macht, und praktizieren sie entweder allein zu Hause oder in unseren Gruppenprogrammen.

Es gibt sicher nur wenige Chirurginnen wie Dr. Mills, aber Sie können ihren Ansatz übernehmen, indem Sie diese Empfehlungen befolgen:

• Informieren Sie sich ausführlich über alle konventionellen und ergänzenden medizinischen Behandlungsmöglichkeiten.
• Übernehmen Sie Verantwortung für Ihre eigenen medizinischen Entscheidungen – natürlich mit Hilfe und Beratung Ihrer Ärzte.
• Suchen Sie sich medizinische Fachkräfte – Ärzte, Onkologen, Krankenschwestern, Psychiater, Sozialarbeiter oder Psychotherapeuten –, die entgegenkommend und unterstützend sind und die Ihren Kampfgeist stärken, anstatt ihn zu untergraben.
• Schließen Sie sich einer Therapie- oder Selbsthilfegruppe für Brustkrebspatientinnen an.
• Nehmen Sie an einer Geist-Körper-Gruppe oder Streßbewältigungsgruppe teil.
• Besorgen Sie sich Literatur über Geist-Körper-Medizin und praktizieren Sie solche Techniken allein.
• Informieren Sie sich über gesunde Ernährung und Ernährungsformen, die ihre Abwehrkräfte gegen den Krebs stärken können. Tun Sie Ihr Bestes, um die notwendigen Ernährungsumstellungen durchzuhalten.

Geist-Körper-Gruppen für Frauen mit Brustkrebs

Geist-Körper-Gruppen sind für Frauen mit Brustkrebs ideal, und es werden immer mehr solcher Gruppen gegründet, obwohl sie bei weitem noch nicht so verbreitet sind wie die üblichen Selbsthilfegruppen. Die positiven Auswirkungen sind einzigartig, denn in diesen Gruppen wird die gegenseitige Unterstützung durch eine Vielfalt von Bewältigungsstrategien und Geist-Körper-Techniken ergänzt, die bei den Patientinnen eine optimistische Grundstimmung und ein gesundes Kontrollverhalten fördern. Ann Websters Gruppen am *New England Deaconess Hospital* sind gute Beispiele dafür, wie diese Mischung Frauen mit Brustkrebs stärken kann.

Eine der Patientinnen von Ann Webster, Allison, ist eine 32jährige Frau, bei der vor zwei Jahren Brustkrebs diagnostiziert wurde. Kürzlich beschrieb Allison in einer Unterhaltung, wie der Krebs mit Unterstützung der Geist-Körper-Gruppe von Dr. Webster zu einem positiven Wendepunkt in ihrem Leben geworden war.

Nur wenige Monate, bevor bei ihr ein infiltrierendes duktales Karzinom der Brust festgestellt worden war, hatte Allison das schmerzhafte Zerbrechen einer fünfjährigen Beziehung erlebt. Die Diagnose war für sie ein besonders verwirrendes Déjàvu-Erlebnis, weil sie im Alter von 21 Jahren einen Ausbruch der Hodgkin-Krankheit überlebt hatte. Offensichtlich hatten die Strahlenbehandlungen, die ihr geholfen hatten, die Hodgkinsche Krankheit zu besiegen, neun Jahre später diesen Brusttumor verursacht. Die Ärzte nahmen eine Brustamputation vor, und Allison war über die Rückkehr des Krebses, die mit dem Verlust einer Brust verbunden war, schockiert, wütend und deprimiert. Während ihres ersten Telefongesprächs mit Dr. Webster weinte sie die ganze Zeit.

Als Allison in die Gruppe kam, erkannte sie sofort die Chance zur Transformation, die sich ihr hier bot – sie mußte nicht in ihrem Leid steckenbleiben. Sie konnte ihre Verluste betrauern (wozu auch der durch die Chemotherapie verursachte Verlust der Gebärfähigkeit gehörte) und konnte ihr Leben mit Hilfe der Entspannungsmethoden und einer völlig neuen Perspektive weiterführen. Obwohl sie noch traurig über die Trennung von ihrem Exfreund war, kam sie zu der Einsicht, daß er nicht der richtige Mann für sie gewesen war. »Ich wollte wachsen, er nicht«, sagte sie. Doch es gelang ihr, eine freundschaftliche Beziehung zu ihm aufrechtzuerhalten, die frei von Bitterkeit war. Allison und die anderen Patientinnen teilten natürlich ihre Gefühle miteinander, aber sie verwandten auch viel Energie darauf, neue Bewältigungsstrategien zu entwickeln. »Während wir klagten und stöhnten, suchten wir nach Lösungen«, sagte sie. Allison ist überzeugt davon, daß die Gruppe ihr Leben verändert hat, und sie erklärte das mit folgenden Worten:

> In der Vergangenheit war ich mir zwar meiner negativen Muster bewußt, aber wenn Sie mich damals getroffen hätten, hätten Sie eine Person gesehen, die immer lächelte, »immer gut drauf war«. Oberflächlich betrachtet wirke ich heute vielleicht genauso. Aber in meinem Innern hat eine Veränderung stattgefunden. Die negativen Gedanken und der ganze Ballast, der sich unter der Oberfläche befand, quält mich nicht mehr.
>
> Das heißt nicht, daß ich jetzt zu jeder Zeit 100 Prozent streßfrei bin. Aber wenn ich jetzt anfange, mich unruhig oder angespannt zu fühlen, frage ich mich, ob ich kürzlich meditiert oder das, was mich belastet, zu Papier gebracht habe. Wenn ich diese Dinge tue und wirklich dabei bleibe, kann ich definitiv den Zusammenhang sehen: äußerer Streß, der im großen und ganzen nicht viel bedeutet, bringt mich innerlich nicht mehr aus dem Gleichgewicht.

Die kognitive Arbeit war besonders wichtig für Allison, und sie befolgte einen guten Tip von Dr. Webster: Sie klebte blaue Aufkleber auf bestimmte Objekte, um sich an ihre Streßreaktionen zu erinnern. »Einen klebte ich im Auto mitten auf mein Lenkrad, einen anderen auf meinen Computer im Büro und einen auf mein Telefon. Das waren die Plätze, wo ich mich besonders daran erinnern mußte, daß ich in Streßsituationen innehalten, einen tiefen Atemzug nehmen und wählen kann, wie ich reagieren möchte.«

Allison gelang es auch, ihre negativen Gedanken über die Brustamputation zu restrukturieren. Da sie jetzt allein lebte, machte sie sich Gedanken darüber, wie Männer auf die von ihrer Brustplastik zurückgebliebenen Narben reagieren würden. »Ich fühlte mich wie beschädigte Ware«, sagte sie. Doch nach intensiver Selbsterforschung und mit viel Unterstützung durch andere war sie schließlich in der Lage, diese Gedanken zu transformieren. »Ich fühle mich jetzt innerlich ganz, und ich kenne viele Leute, die sich nicht so fühlen – Leute mit intakten Körpern.« Der Gedanke an eine neue Liebesbeziehung macht Allison immer noch etwas nervös, doch sie hat gar nicht genug Zeit, sich mit diesen Ängsten zu beschäftigen. Sie ist zu sehr damit beschäftigt, sich über ihre Beförderung zu freuen, ihrem spirituellen Weg zu folgen und darauf zu freuen, ihrem spirituellen Weg zu folgen und darauf zu achten, freudig im Hier und Jetzt zu leben.

Es gibt eine faszinierende, von einem Experten in Verhaltensmedizin für Krebspatienten durchgeführte Studie, die uns Einblicke in die Zusammenhänge zwischen Gesundheit und der Fähigkeit, freudig im Augenblick zu leben, gewährt. Während ihrer Tätigkeit am *Pittsburgh Cancer Institute* führten Sandra Levy, Ph. D., und ihre Kollegen, zu denen einer der führenden Brustkrebsspezialisten des Landes, Marc Lippman, M. D., gehörte, eine Langzeitstudie an 36 Frauen mit nach einer Heilung wieder aufgetretenem Brustkrebs durch. Die Forscher beobachteten die Frauen über einen Zeitraum von sieben Jahren. Die überlebenden Patientinnen hatten etwas gemeinsam: Sie hatten zu Beginn der Studie mehr Freude ausgedrückt. Dieser eine Faktor – Freude – war ein bedeutsamerer Prädiktor für das Überleben als mehrere medizinische Faktoren, auf die Ärzte gewöhnlich ihre Prognose stützen.

Dr. Levy ging nicht davon aus, daß diese Frauen Freude über ihre Krankheit empfanden, eine solche Reaktion hätte eher eine psychiatrische Untersuchung ratsam erscheinen lassen. Nein, diese Frauen waren in der Lage, sich ihre Fähigkeit zur Freude *trotz* ihrer Krankheit zu bewahren und so ein Gefühl von Optimismus und Hoffnung aufrechtzuerhalten – zwei oft genannte Faktoren in der Psychobiologie der Heilung.

Lebensgewohnheiten und Vorbeugung

Die beiden wichtigsten Faktoren im Hinblick auf die Behandlung und Verhütung von Brustkrebs sind eine fettarme Ernährung und ausreichende körperliche Bewegung, aber auch andere Ernährungs- und Umweltfaktoren können eine Rolle spielen.

FETTARME ERNÄHRUNG: Es besteht kein Zweifel daran, daß eine übermäßig fettreiche Ernährung zu einem erhöhten Östrogenspiegel führen kann, und Östrogen begünstigt, wie inzwischen allgemein bekannt ist, die Entstehung von Brustkrebs. Die Frage, ob eine fettreiche Ernährung tatsächlich zur Entstehung von Brustkrebs beiträgt, kann bis heute nicht definitiv beantwortet werden, obwohl viele Studien eine Korrelation zwischen dem Fettverzehr und der Häufigkeit von Brustkrebs aufzeigen. In diesem Zusammenhang wird, wie bereits erwähnt, am häufigsten auf japanische Frauen hingewiesen, bei denen Brustkrebs wesentlich seltener auftritt als bei amerikanischen Frauen und die gleichzeitig wesentlich weniger Fett verzehren. Wenn japanische Frauen in die Vereinigten Staaten auswandern und sich in ihren Ernährungsgewohnheiten an den westlichen Lebensstil anpassen – das heißt, mehr Fett zu sich nehmen –, steigt auch ihre Brustkrebsrate an. Der Fettanteil der Nahrung japanischer Frauen liegt bei circa zwölf bis 15 Prozent, während Frauen in den Vereinigten Staaten durchschnittlich 40 Prozent ihrer Nahrung in Form von Fetten aufnehmen.

Eine von Walter Willet, M. D., und Kollegen an der *Harvard School of Public Health* an 90 000 Krankenschwestern durchgeführte Langzeitstudie brachte die Fett-Brustkrebs-Hypothese jedoch ins Wanken. Die Wissenschaftler konnten keine signifikanten Unterschiede in den Brustkrebsraten zwischen Frauen, die sich fettreich ernährten, und Frauen, die sich fettarm ernährten, feststellen. Doch ein wesentlicher Punkt hierbei ist, wie auch Dr. Oullette einräumt, die Frage, wie sich eine fettarme Ernährung tatsächlich zusammensetzt. In der Tat ernährten sich nur wenige der an der Studie teilnehmenden Krankenschwestern wirklich fettarm – zumindest im Hinblick auf die Richtlinien vieler Ernährungsexperten. Die Probandinnen, die sich fettärmer ernährten, nahmen circa 32 Prozent ihrer Nahrung in Form von Fetten auf, was vielleicht nicht fettarm genug ist, um einen signifikanten Unterschied in den Brustkrebsraten zu bewirken. Bei Versuchen mit Ratten wurde ein Rückgang der Brustkrebshäufigkeit erst ab einem Fettverzehr von unter 20 Prozent der Gesamtnahrungsmenge beobachtet.

Bis weitere Forschungsdaten vorliegen, scheint es sinnvoll, den Fettverbrauch einzuschränken, unabhängig davon, ob Sie an Brustkrebs leiden oder dieser Krankheit vorbeugen möchten. Schlagen Sie Kapitel 9 bei den »Ernährungsübergängen« nach. Dort finden Sie praktische Empfehlungen für die Senkung des Fettverbrauchs.

VITAMINE: Einige Forschungsergebnisse weisen darauf hin, daß Frauen, die viel frisches Obst und Gemüse (reich an Betacarotin, Vitamin E und Vitamin C) zu sich nehmen, ein geringeres Krebsrisiko haben. Es gibt bisher jedoch kaum Hinweise darauf, daß die zusätzliche Einnahme von Vitaminpräparaten zur Vorbeugung von Brustkrebs geeignet ist. Eine Ausnahme machen hier Vitamin-A-Präparate, die bei der von Harvard-Forschern durchgeführten Studie an Krankenschwestern das Brustkrebsrisiko bei diesen Frauen, die wenig Vitamin A mit der Nahrung aufnahmen, senkten. Sie dürfen allerdings auf keinen Fall mehr als 10 000 i. E. Vitamin A einnehmen. Die Nahrungsquellen für die Vitamine A, C und E sind wichtiger Bestandteil einer gesunden Ernährung, die die Blutfette senken und Herzkrankheiten verhüten hilft. Es gibt also, wie Sie sehen, viele Gründe, viel frisches Obst und Gemüse zu essen. Einige Studien weisen auf eine niedrigere Brustkrebsrate bei Frauen hin, die den Mineralstoff Selen in ausreichender Menge zu sich nehmen. Selen ist in vielen Multivitamin- und Multimineralstoffpräparaten enthalten.

SOJABOHNENPRODUKTE: Asiatische Frauen, die viele auf Sojabasis hergestellte Lebensmittel verzehren – einschließlich Tofu, Miso und Tempeh –, scheiden mehr Östrogen aus. Sie haben auch ein niedrigeres Brustkrebsrisiko. Obwohl die Zusammenhänge noch nicht ausreichend erforscht sind, wurde bereits nachgewiesen, daß diese Sojabohnenprodukte Phyto-Östrogene enthalten, schwache pflanzliche Östrogene, die Frauen möglicherweise vor Brustkrebs schützen, indem sie die Östrogenrezeptoren der Zellen blockieren und so deren übermäßige Stimulation durch internes Östrogen verhindern. Sojaprodukte sind aber auch noch aus anderen Gründen gut für die Gesundheit, und deshalb ist es bestimmt keine schlechte Idee, mehr davon zu essen – sofern Sie sie mögen.

ALKOHOL: Dr. Willet von der *Harvard School of Public Health* führte eine Untersuchung durch, die von vielen Wissenschaftlern als *die Studie* über die Rolle von Alkohol bei der Entstehung von Brustkrebs betrachtet wird. Nachdem er die bereits erwähnten 90 000 Krankenschwestern über einen Zeitraum von vier Jahren beobachtet hatte, stellte er fest, daß Frauen, die beträchtliche Mengen an Bier, Wein oder Spirituosen konsumierten, ein erhöhtes Brustkrebsrisiko hatten. Frauen, die bis zu zwei Gläser Alkohol pro Woche tranken, hatten kein erhöhtes Brustkrebsrisiko. Drei bis neun Gläser Alkohol pro Woche trieben das Brustkrebsrisiko um 30 Prozent in die Höhe, und Frauen, die mehr als neun Gläser Alkohol pro Woche tranken, erhöhten ihr Risiko um 60 Prozent. Dabei scheinen jüngere Frauen am gefährdetsten zu sein. Wenn Sie sich Sorgen wegen Ihres Brustkrebsrisikos machen – insbesondere wenn in Ihrer Familie bereits Fälle von Brustkrebs auftraten –, sollten Sie versuchen, Ihren Alkoholkonsum auf wenige Gläser pro Woche zu beschränken.

BEWEGUNG: Leslie Bernstein und ihre Kollegen an der *University of Southern California* führten eine Studie an 1000 Frauen durch, bei der sie herausfanden, daß mäßige, aber regelmäßige körperliche Aktivität das Risiko einer Frau, prämenopausalen Brustkrebs zu entwickeln, um bis zu 60 Prozent senken kann. Am günstigsten fielen die Ergebnisse für Frauen aus, die Kinder geboren hatten und als Teenager und junge Erwachsene körperlich aktiv gewesen waren. Frauen, die pro Woche vier Stunden oder mehr trainierten, hatten ein verblüffend niedriges Brustkrebsrisiko. Aber auch bereits zwei bis drei Stunden wöchentlichen Trainings brachten positive Ergebnisse. Lesen Sie die in Kapitel 9 gegebenen Empfehlungen für ein bescheidenes Körpertraining noch einmal durch.

Risikofaktoren

In der folgenden Liste werden die Brustkrebs-Risikofaktoren im einzelnen aufgeführt, und zwar einschließlich der biologischen, ernährungsbedingten, verhaltensbedingten und umweltbedingten Risikofaktoren.

Nachgewiesene Risikofaktoren
- Familiengeschichte: Das Risiko ist geringer für Frauen, in deren Familiengeschichte keine Brustkrebsfälle unter nahen Angehörigen auftraten.
- Alter bei Einsetzen der Menstruation: Das Risiko ist am geringsten bei Frauen, deren Menstruation spät einsetzte.
- Alter bei der ersten Schwangerschaft: Das Risiko ist am geringsten bei Frauen, die ihr erstes Kind im Alter von 20 Jahren zur Welt brachten und mehrmals schwanger wurden.

Mögliche Risikofaktoren
- Stillen: Das Stillen hat möglicherweise eine Schutzwirkung.
- Ernährungsbedingte Faktoren: Eine sehr fettreiche Ernäh-

rung, hoher Alkoholkonsum oder ein Mangel an bestimmten Vitaminen oder Ballaststoffen kann das Risiko möglicherweise erhöhen.

- Umweltfaktoren: Umweltverschmutzung oder elektromagnetische Felder sind mögliche Risikofaktoren.

- Hormone: Hormonpräparate, die zur Schwangerschaftsverhütung oder zur Linderung von Wechseljahrsbeschwerden eingenommen werden, sind ein möglicher Risikofaktor.

Faktoren, die das Brustkrebsrisiko senken können
- Mäßige, aber regelmäßige körperliche Aktivität – selbst wenn sie sich auf zwei bis drei Stunden pro Woche beschränkt – wird mit einem signifikant geringeren Brustkrebsrisiko in Verbindung gebracht.

Unterleibskrebs

Jahr für Jahr wird bei über 120 000 amerikanischen Frauen eine Krebserkrankung der Fortpflanzungsorgane diagnostiziert. Dazu zählen Eierstockkrebs, Krebs des Endometriums (Gebärmutterschleimhaut), Vaginalkrebs und Gebärmutterhalskrebs. Bei diesen Krebsformen gibt es weniger Hinweise auf einen Zusammenhang zwischen Lebensstil und Krankheitsentstehung als beim Brustkrebs.

Einige Studien weisen jedoch darauf hin, daß sowohl eine fettarme Ernährung als auch ausreichende körperliche Bewegung eine positive Rolle bei der Verhütung und Behandlung gynäkologischer Krebsarten spielen können.

Anders als die Tumore anderer Organe, treffen die gynäkologischen Krebsarten die weibliche Seele bis ins Innerste. Oft schließt die Behandlung die vollständige oder nahezu vollständige Entfernung der inneren Fortpflanzungsorgane mit ein. Wenn die Eierstöcke einer Frau entfernt werden, setzt unmittelbar eine vorzeitige operationsbedingte Menopause ein. Manche Frauen nahmen Hormonpräparate ein, um die Hitzewallungen und andere Symptome zu lindern, doch anderen ist das nicht möglich, weil dadurch die Gefahr eines Wiederauftretens des Tumors erhöht werden könnte. Wie bei der altersbedingten Menopause oder den durch Tamoxifen ausgelösten Hitzewallungen empfehle ich auch bei den Hitzewallungen, die durch die operationsbedingte Menopause ausgelöst werden, die Techniken zur Auslösung der Entspannungsreaktion anzuwenden.

In vielen Fällen von Unterleibskrebs reichen die Komplikationen weit über die körperlichen Symptome hinaus: Die Patientin hat das Gefühl, einen Teil ihrer weiblichen Identität verloren zu haben. Doch bereits von dem Moment an, da eine Frau mit Unterleibskrebs sich einer Operation, einer Chemotherapie oder Bestrahlung unterziehen muß, kann sie den Heilungsprozeß für ihre Seele einleiten. Dieser Prozeß mag zu ihrer körperlichen Heilung beitragen oder nicht, er ist auf jeden Fall unschätzbar wertvoll.

Emotionale Belastungen können zu hormonellen und immunologischen Störungen führen, die wiederum das Wachstum von gynäkologischen Tumoren begünstigen können. Diese Hypothese wird von mehreren Studien über Gebärmutterhalskrebs gestützt. Die Pioniere auf dem Gebiet der Erforschung von Zusammenhängen zwischen Krebs und Psyche, Dr. A. H. Schmale und Dr. Howard Iker von der *University of Rochester*, untersuchten 68 Frauen, denen eine Biopsie bevorstand, mit der geklärt werden sollte, ob diese Frauen an Gebärmutterhalskrebs litten oder nicht. Die Forscher konnten mit 73prozentiger Genauigkeit voraussagen, welche der Patientinnen Krebs hatten, wobei sie sich auf einen einzigen Faktor stützten: ob die Patientin Gefühle von Hoffnungslosigkeit äußerte. Karl Goodkin, M. D., Michael Antony, Ph. D., und ihre Kollegen an der *University of Miami* werteten die Fälle von 73 Frauen aus, die wegen eines abnormen Pap-Tests Komplikationen erwarteten. Die

Wissenschaftler stellten fest, daß diejenigen Patientinnen, bei denen die Krankheit im fortgeschrittenen Stadium war, in ihrem Leben mehr unter Streß standen und auf diesen Streß mit Hoffnungslosigkeit reagiert hatten.

Ich möchte damit allerdings nicht den Anschein erwecken, als gäbe es eine simple Gleichung: Hoffnungslosigkeit ist gleich Unterleibskrebs. Krebsexperten sind eher davon überzeugt, daß chronische Hoffnungslosigkeit möglicherweise ein Faktor unter anderen ist, der vor und nach dem Auftreten eines Tumors malignes Wachstum begünstigen könnte. Während wir auf weitere Forschungsergebnisse warten, können wir doch schon mit Sicherheit sagen, daß jeder Ansatz, der zur Auflösung des Zustandes chronischer Hoffnungslosigkeit entwickelt wurde, wertvoll ist, weil chronische Hoffnungslosigkeit uns, wenn nicht physisch, dann auf jeden Fall psychisch schwer beeinträchtigt.

Eine meiner Patientinnen mit Eierstockkrebs, Samantha, hatte sich vor ihrer Diagnose tatsächlich hoffnungslos gefühlt. Sie war damals 35 Jahre alt, seit fünf Jahren mit ihrem Mann Kenneth verheiratet und hatte einen adoptierten Sohn. Wenige Tage vor der Adoption eines zweiten Kindes teilte ihr Mann ihr mit, daß er die Scheidung wünsche. Sie vermutete, daß er eine Affäre hatte, was er jedoch verneinte. (Später stellte sich heraus, daß sie recht gehabt hatte.) Samanthas Gefühle von Trauer und Wut waren so stark, daß sie sie kaum äußern konnte; sie befand sich in einer Art Schockzustand. Es hatte zwar einige Vorzeichen gegeben, die auf Schwierigkeiten hindeuteten, aber Samantha war nicht in der Lage gewesen, diese zu deuten. Fünf Monate nach der Scheidung wurde bei ihr ein bösartiger Tumor an einem der Eierstöcke entdeckt.

Eierstockkrebs kann schwer behandelbar sein, weil er in vielen Fällen erst sehr spät entdeckt wird und im Frühstadium oft symptomlos verläuft. Samanthas Tumor wurde allerdings so früh diagnostiziert, daß ihre Ärzte davon ausgehen konnten, daß sie wieder ganz gesund werden könnte. Aber es würde auf jeden Fall ein harter Kampf werden. Samantha mußte sich sofort einer Totaloperation unterziehen. Sie wurde direkt nach der Diagnose – noch vor der Operation – zu mir geschickt, und ich erkannte, daß sie außer sich vor Angst war. Ich konnte sie in den Operationssaal begleiten, um ihr moralische Unterstützung zu geben, und brachte ihr ein paar Techniken bei, mit denen sie vor und nach der Operation die Entspannungsreaktion auslösen konnte.

Nach der Operation setzten Samantha und ich die therapeutische Arbeit fort. Trotz ihrer äußerst harten Lebensumstände – sie war plötzlich alleinerziehende Mutter und Krebspatientin geworden – entdeckte ich Anzeichen für ihren Kampfgeist, und ich unterstützte jeden lebensbejahenden Impuls, der bei unserer gemeinsamen Arbeit zutage trat. Sie bekam viel Unterstützung von ihren Eltern, und sie konnte diese Hilfe annehmen. Wir sprachen oft über ihren Exmann und über den Schock und den Schmerz, den sein Verrat bei ihr ausgelöst hatte. Doch die meiste Zeit konzentrierten wir uns auf Samanthas Stärken. Ich ließ sie wissen, daß ich davon überzeugt war, daß sie die Kraft hätte weiterzuleben, wenn es ihr gelänge, sich von ihren Schuldgefühlen zu befreien. Ihre Wut war ihr therapeutischer Verbündeter, ohne den sie vielleicht in die Hoffnungslosigkeit abgestürzt wäre. Mit Hilfe ihrer emotionalen Reserven, ihres Sohnes und der Unterstützung durch ihre Eltern gelang es Samantha, sich wieder aufzurichten – ein Prozeß, der mit einem Umzug, dem Wechsel der Arbeitsstelle und der neu erworbenen Fähigkeit, im Hier und Jetzt zu leben, verbunden war.

Samantha profitierte auch von den Geist-Körper-Techniken, einschließlich einer von ihr selbst kreierten Visualisierungsübung, die sie immer dann praktizierte, wenn sie sich durch ihre Krankheit oder durch Schwierigkeiten im Alltag belastet fühlte. Direkt nach ihrer Scheidung, aber noch vor der Krebsdiagnose, hatte Samantha mit einer Freundin, einer ebenfalls geschiedenen Frau, eine Woche Urlaub auf Hawaii gemacht. Es war ein kurzes Ausbrechen gewesen, eine sorglose Zeit, in der sie ihren

Schmerz von sich schieben, sich entspannen und freuen konnte. Später, nach der Diagnose und während der vielen turbulenten Veränderungen, legte Samantha sich ab und zu still hin und reiste in ihrer Vorstellung zurück an den Strand in Hawaii und genoß die Sonne und das Gefühl der Freiheit.

In den vergangenen Jahren gab es viel Unruhe in Samanthas Leben, sie mußte sich von einer langjährigen Mitbewohnerin trennen und den Tod ihrer geliebten Mutter verkraften, die ebenfalls an Krebs erkrankt war. Samantha hatte ihre Mutter mehrere Jahre lang gepflegt. Heute hat sie das Gefühl, durchs Feuer gegangen und dadurch nur stärker geworden zu sein. Sie hat viel zu betrauern, aber sie stellt sich jeder neuen Herausforderung und bewahrt sich dabei ihre Kraft und ihren Humor. Natürlich wird sie auch durch ihre Aufgabe als alleinerziehende Mutter mit neuen Herausforderungen konfrontiert, aber es gelang ihr, im Fluß zu bleiben, und kürzlich bestätigte ihr eine Beförderung, daß sie eine Überlebenskünstlerin ist.

Und Samantha ist tatsächlich in jeder Hinsicht eine Überlebenskünstlerin. Ihr Eierstockkrebs kehrte nicht zurück, und kürzlich passierte sie die Fünfjahresgrenze, die von Fachleuten als Beweis für die Heilung betrachtet wird.

Manche Frauen mit Unterleibskrebs, insbesondere jene mit Eierstockkrebs, werden von ihren Ärzten mit einer ungünstigen Prognose konfrontiert. Und auch wenn die Geist-Körper-Medizin versucht, in den Frauen Kampfgeist, Optimismus und ein Gefühl der Selbstkontrolle zu erwecken, kann der Zeitpunkt kommen, wo eine Patientin aufhört zu kämpfen und sich in ihr Schicksal ergibt. Wenn das geschieht, so ist das eine absolut individuelle Entscheidung. Niemand – weder ein Arzt noch ein Therapeut noch ein Angehöriger – sollte einer Krebspatientin sagen, wann sie weiterkämpfen oder wann sie die Waffen strecken und die Unvermeidlichkeit des Todes akzeptieren sollte. Ich rate meinen Patientinnen, bei diesem Prozeß auf ihre innere Stimme zu hören. Es kommt auch vor, daß Patientinnen zwischen beiden Polen hin- und herpendeln. Der Therapeut Robert

Chernin Cantor nennt das den »Kämpfen-Aufgeben-Zyklus«. Auch das ist normal, und wenn Sie an Krebs im fortgeschrittenen Stadium leiden, kann sich auf diese Weise der natürliche Rhythmus entfalten.

Wenn Sie an den Punkt kommen, wo Sie den Tod akzeptieren und aufhören, um eine medizinische Heilung zu kämpfen, muß damit nicht das Gefühl für ganzheitliche Heilung verlorengehen.

Michael Lerner weist darauf hin, daß Heilung im weitesten Sinne nicht synonym mit körperlicher Heilung ist. Ich habe mit vielen Patientinnen gearbeitet, die sich weiterhin auf dem Weg der – emotionalen und spirituellen – Heilung befanden, lange nachdem sie aufgehört hatten, um die körperliche Heilung zu kämpfen.

Eine der wesentlichsten kognitiven und emotionalen Erfahrungen, zu denen ich Frauen mit Unterleibskrebs verhelfen möchte, ist das Erkennen ihrer emotionalen und – falls das für die Patientin von Bedeutung ist – spirituellen Ganzheit. Der Verlust der Fortpflanzungsorgane kann besonders für Frauen, die noch nicht in den Wechseljahren sind, aber auch für solche, die sie bereits hinter sich haben, eine enorme Belastung darstellen. Frauen, die diesen Verlust erlitten haben, können davon profitieren, ihre Trauer anzuerkennen und auszudrücken. Aber sie können auch erkennen, daß die weibliche Seele unzerstörbar ist – sie kann nicht herausgeschnitten oder verbrannt oder vergiftet werden. Mit den weiblichen Fortpflanzungsorganen wird nicht gleichzeitig die eigene Weiblichkeit herausoperiert. Das Erkennen dieser Realität setzt jedoch möglicherweise therapeutische Arbeit voraus – einschließlich der Arbeit mit Entspannungstechniken – sowie eine tiefe Einstimmung auf das Innere selbst. Einige Frauen (ich denke hier an Samantha) haben sich nicht nur ein Gefühl für ihre Weiblichkeit bewahrt, sie sind noch einen Schritt weiter gegangen: Sie sind als Frauen eigenständige Wesen geworden.

Ich würde nie behaupten, daß dieser Prozeß der Trauer und

positiven Transformation leicht ist, ich sage nur, daß er möglich ist. Ich hoffe, daß Sie, falls bei Ihnen Unterleibs- oder Brustkrebs diagnostiziert wurde, diese Chance ergreifen können und sich auf diesem Weg Ihre Hoffnung, Ihre Energie, Ihr kreatives Feuer und Ihren Kampfgeist bewahren können.

16

Endometriose und Unterleibsschmerzen

Endometriose, ein Krankheitsbild, bei dem Teile der Gebärmutterschleimhaut an andere Stellen des Unterleibs versprengt werden, ist recht häufig. Schätzungen zufolge sind etwa fünf Millionen Frauen davon betroffen. Diese Erkrankung, die bei Frauen im fortpflanzungsfähigen Alter auftritt und teilweise durch Östrogene begünstigt wird, ist die zweithäufigste Ursache für Unfruchtbarkeit und für viele Frauen die Ursache quälender Schmerzen. Noch vor einiger Zeit war die Gebärmutterentfernung die Behandlung der ersten Wahl, die inzwischen aber durch weniger radikale Behandlungsmöglichkeiten wie Laser, Chirurgie und Hormontherapie (die Nebenwirkungen haben kann) ersetzt wurde. Die Schulmedizin hilft vielen Endometriosepatientinnen, aber sie ist nicht in der Lage, dieses Krankheitsbild vollständig zu heilen. Endometriose ist eine der Hauptursachen für Unterleibsschmerzen, obwohl natürlich auch viele Frauen mit chronischen Unterleibsschmerzen *nicht* an Endometriose leiden.

Die Geist-Körper-Medizin kann helfen, die durch Endometriose (aber auch durch andere Faktoren) verursachten Unterleibsschmerzen zu lindern. In der Verhaltensmedizin wurden die Erfolge der Schmerzbehandlung solide dokumentiert, und das gilt auch für die Behandlung der durch Endometriose oder andere Faktoren verursachten Unterleibsschmerzen. Doch wieso kann die Geist-Körper-Medizin bei diesen Krankheitsbildern effektiv lindernd wirken? Emotionaler Streß kann zur Entstehung von Endometriose und Unterleibsschmerzen beitragen, und deshalb kann das Bewußtmachen und Beseitigen von Streßursachen die Heilung fördern. Einige neue Studien weisen darauf hin, daß Schmerzsignale in unser Zentralnervensystem einprogrammiert werden können, was zur Erklärung der klinischen Beobachtung beiträgt, daß Menschen, die ihre geistige Einstellung zum Schmerz verändern, in der Tat auch die Erfahrung des Schmerzes verändern können. Die Geist-Körper-Medizin kann wohl nur in den seltensten Fällen die durch Endometriose oder andere Faktoren bedingten Unterleibsschmerzen zum Verschwinden bringen, aber sie kann der Patientin helfen, ihre Schmerzwahrnehmung deutlich zu verändern, und so die Verzweiflung lindern.

Ursachen und Behandlungsmöglichkeiten der Endometriose

Das Endometrium, die die Gebärmutter auskleidende Schleimhaut, verbleibt normalerweise in der Uterushöhle. Aus unbekannten Gründen wandert dieses Gewebe manchmal und beginnt, außerhalb des Uterus auf anderen Unterleibsorganen zu wachsen, wodurch die schmerzverursachenden Verwachsungen entstehen. Obwohl die meisten endometrischen Verwachsungen an den Wänden der Unterleibsorgane entstehen, kann es manchmal vorkommen, daß Endometriosegewebe auch bis zu den anderen Bauchorganen wandert. In manchen Fällen entstehen Verwachsungen unterhalb sichtbarer Gewebe, so daß es den Ärzten fast unmöglich ist, die Schmerzursache zu lokalisieren.

Im allgemeinen kann Endometriose mit Hilfe der Laparoskopie sicher diagnostiziert werden. Bei diesem chirurgischen Eingriff wird unter Vollnarkose ein langes, dünnes, starres Rohr, das am unteren Ende mit einem Periskop versehen ist, durch einen kleinen Schnitt in die Bauchhöhle eingeführt. In seltenen

Fällen kann Endometriose durch eine Unterleibsuntersuchung festgestellt werden, beispielsweise, wenn Verwachsungen auf den Mutterbändern entstanden sind. Seit der Einführung der laparoskopischen Technik wurde bei einer großen Zahl von Frauen Endometriose festgestellt, so daß die Ärzte heute davon ausgehen, daß viel mehr Frauen als vermutet an diesem Krankheitsbild leiden, auch wenn oft keine Symptome auftreten.

Ein quälender Unterleibsschmerz ist das Hauptsymptom, obwohl Endometriose auch Unterleibskrämpfe, Menstruationsstörungen und Schmerzen während des Sexualverkehrs verursachen kann. Die durch Endometriose verursachten Schmerzen können so quälend sein, daß sie die Frauen ihrer Energie und Lebensfreude berauben, besonders dann, wenn sexuelle oder sportliche Aktivitäten dadurch erschwert oder ganz unmöglich gemacht werden. Bei etwa 30 Prozent der erkrankten Frauen führt Endometriose zu Unfruchtbarkeit.

Was sind die Ursachen von Endometriose? Es gibt viele Theorien. Eine davon ist, daß Endometriosegewebe zusammen mit Menstrualblut durch die Eileiter zurückfließt und an verschiedenen Stellen Verwachsungen verursacht. Eine andere Theorie besagt, daß Endometriose angeboren sei, ein Überbleibsel embryonalen genitalen Gewebes im Unterleib, das nie bis in den Uterus wanderte. Diese embryonalen Zellen werden stimuliert, wenn die Mädchen erstmals ihre Periode bekommen, so daß sich nun die Verwachsungen entwickeln und die Schmerzen einsetzen. Die letztgenannte Theorie wird durch die Tatsache gestützt, daß Endometriose familiär auftritt, so daß möglicherweise ein Vererbungsfaktor vorliegt.

Doch keine dieser Theorien wurde bisher nachgewiesen. Wir wissen zwar, daß Östrogen bei dazu prädestinierten Frauen ein übermäßiges Wachstum des Endometriums begünstigt, aber die Frage, wieso einige Frauen dazu prädestiniert sind, bleibt unbeantwortet. Das zunehmende Auftreten von Endometriose könnte allerdings vielleicht damit erklärt werden, daß viele Frauen heute erst spät gebären und mehr Menstruationszyklen haben, denn Frauen, die nicht schwanger werden und stillen, haben einen höheren Östrogenblutspiegel. Einige Experten sind der Ansicht, daß Streß zum Fortschreiten und zur Verstärkung der Symptome von Endometriose beitragen kann, obwohl diese Zusammenhänge noch nicht genügend erforscht sind. Das Krankheitsbild wird oft als »Krankheit der berufstätigen Frau« bezeichnet. Dafür gibt es zwei Gründe: Erstens tritt Endometriose häufiger bei Frauen auf, die das »Kinderkriegen« – oft zugunsten der Karriere – aufschieben; zweitens trägt möglicherweise der mit der Berufstätigkeit verbundene Streß zur Verstärkung der Endometriosesymptome bei. Nils H. Lauersen, M. D., Ph. D., Professor für Geburtshilfe und Frauenheilkunde am *New York Medical College*, ist Experte für die Behandlung von Endometriose. Er hatte folgendes über die Rolle von Streß bei diesem Krankheitsbild zu sagen:

Ich bin Gynäkologe, also Experte für Frauengesundheitsfragen, und ich bin ein Wissenschaftler, der sämtliche Forschungsdaten sorgfältig und gewissenhaft prüft, bevor er eine Schlußfolgerung zieht, aber ich bin auch Pragmatiker und Humanist. Ich sehe, wer an was leidet, und ich versuche, diesen Menschen auf effiziente und mitfühlende Weise zu helfen. Und ich stelle fest, daß nahezu 95 Prozent der Endometriosepatientinnen Frauen sind, die unter extremem Streß stehen und berufstätig sind oder berufstätig waren.

Um die ganze Person und nicht nur die Symptome zu behandeln, müssen wir auch die äußeren Einflüsse untersuchen – die physiologischen und die psychischen –, die ihren Gesundheitszustand beeinflussen.

Lauersen ist kein »New-age-Apostel«, der überzeugt ist, daß Streß die einzige Ursache von Endometriose darstellt, aber er ist auch kein »Neandertaler«, der glaubt, Endometriose sei eine Art von Bestrafung für Frauen, die besser zu Hause am Herd bleiben sollten. Er ist Schulmediziner und empfiehlt konventionelle Behandlung – einschließlich Hormontherapie und Operation – in Verbindung mit Streßbewältigung, Ernährungsumstellung und gesunder Lebensführung.

Noch wissen wir nicht, durch welche biologischen Mechanismen unser streßbeladener Alltag zum Krankheitsbild Endometriose beitragen kann, doch kürzlich durchgeführte Studien weisen auf einen interessanten Schlüsselfaktor hin. Bei einer Untersuchung zeigte sich, daß Frauen, die an symptomatischer Endometriose litten, Antikörper gegen ihre eigenen Gewebe im Blutstrom hatten. Darüber hinaus haben Wissenschaftler entdeckt, daß Makrophagen – Immunzellen, die fremde Eindringlinge verschlingen – auch Endometriosegewebe angreifen können. Das legt die Frage nahe, die bereits im Jahre 1987 in der medizinischen Zeitschrift »Obstetrics and Gynecology« gestellt wurde: »Ist Endometriose eine Autoimmunkrankheit?« Falls diese Frage mit Ja beantwortet werden muß, ist klar, daß Streß zur Entstehung von Endometriose beiträgt, indem er zu Störungen in unserem Immunsystem führt, das wiederum unsere eigenen Gewebe angreift und übermäßiges Wachstum von Endometriosegewebe auslöst.

Eine der verblüffendsten Hypothesen ist die, daß früher, emotionaler, sexueller und körperlicher Mißbrauch zu chronischen Unterleibsschmerzen führt. Die von Andrea J. Rapkin, M. D., einer der führenden Expertinnen auf dem Gebiet der Unterleibserkrankungen, gesammelten Forschungsdaten weisen in der Tat darauf hin, daß ein hoher Prozentsatz dieser Patientinnen frühen Mißbrauch erlebt hat. Zwar wurde bisher nicht geklärt, ob früher oder andauernder Mißbrauch speziell zum Krankheitsbild Endometriose beiträgt, daß er aber bei chronischen Unterleibsschmerzen eine Rolle spielt – die so häufig durch Endometriose verursacht werden –, wird von immer mehr Wissenschaftlern anerkannt.

Wenn Endometriose erst einmal chronische Schmerzen verursacht, werden natürlich diese Schmerzen selbst zu einem Streßfaktor. Frauen, die aufgrund von Endometriose an schweren Schmerzzuständen leiden, wandern auf ihrer Suche nach einer wirksamen Behandlung oft von Arzt zu Arzt und unterziehen sich manchmal mehreren Operationen, weil sie sich dadurch die Lösung für ihr Problem erhoffen. Die Schmerzen können so intensiv sein, daß die Frauen, wenn sie nicht ausreichend Linderung erfahren, leicht in einen Zustand der Depression oder gar Hoffnungslosigkeit geraten können. Dieser Teufelskreis, der bei allen Arten chronischer Schmerzen irgendwann beginnt, kann tatsächlich die dem Schmerz zugrundeliegenden körperlichen Faktoren – wie Entzündungen, Autoimmunstörungen, Behinderung des Blutflusses und Muskelspannungen – noch verschlimmern. Hier ein weiteres Mysterium dieses Krankheitsbildes: Der erkrankte Bereich oder die Ausdehnung der Endometriose scheint kaum in Verbindung mit dem Ausmaß des Schmerzes zu stehen oder damit, ob überhaupt Schmerzen auftreten. Manche Frauen haben ausgedehnte Gewebeherde und keine Schmerzen, andere minimale körperliche Veränderungen und intensivste, quälende Schmerzen. Obwohl wir die Zusammenhänge noch nicht verstehen, könnte es sein, daß Streß und Emotionen eine Schlüsselrolle bei der Wahrnehmung von und dem Umgang mit Schmerzen spielen. Wenn wir bedenken, welche Rolle Streß, Depressionen und psychische Traumata möglicherweise bei der Endometriose und bei chronischen Unterleibsschmerzen spielen, ist es kein Wunder, daß die Geist-Körper-Medizin den an diesen Krankheitsbildern leidenden Frauen viel zu bieten hat.

Die Schulmedizin kennt zwar kein Wundermittel, aber auch sie kann Frauen, die an Endometriose leiden, durchaus mit einigen effektiven Behandlungsmethoden helfen. Beispielsweise durch Hormonbehandlungen, die den Eisprung verhindern, indem sie die Ausschüttung der Luteinisierungshormone sowie die Rezeptoren in den endometrischen Verwachsungen blockieren. Das Hauptproblem bei der Behandlung mit solchen Hormonpräparaten, die oft zu einer deutlichen Linderung führen, sind die vermännlichenden Nebenwirkungen: zunehmende Körperbehaarung und eine tiefere Stimme. Die Gesundheitsbehörden haben kürzlich eine Gruppe von Wirkstoffen zugelassen, die als GNRH-Antagonisten bezeichnet werden. Diese Präparate rufen eine künstliche Menopause hervor; sie blockieren die hormonale Stimulation, die das Wachstum der endometrischen Verwachsungen begünstigt. Die Nebenwirkungen dieser teuren Medikamente bestehen darin, daß sie die natürliche Menopause simulieren – mit allen Symptomen wie Hitzewallungen, vaginaler Austrocknung und Knochenschwund. Nach Absetzen der Medikamente bilden sich diese Nebenwirkungen normalerweise zurück. Viele Frauen pendeln also zwischen der Einnahme und dem Absetzen dieser Präparate, die die Endometriosesymptome recht effektiv bekämpfen, hin und her. Bei manchen Patientinnen zeigt auch die empfängnisverhütende »Pille« gute Wirkungen.

Heutzutage ist es möglich, die endometrischen Verwachsungen operativ zu entfernen, so daß eine Hysterektomie vermieden werden kann. Solche Eingriffe werden mit Hilfe der Laparoskopie oder einer fortgeschritteneren Technik, genannt Pelviskopie, durchgeführt. Mit Hilfe dieser Operationstechniken können endometrische Veränderungen durch einen kleinen Schnitt in der Bauchdecke diagnostiziert und entfernt werden. Bei der Pelviskopie können die Gewebeveränderungen, Zysten und Verwachsungen elektrisch verödet oder mit einem Laserstrahl weggeschmolzen werden. Wenn diese konservativeren Methoden nicht den gewünschten Erfolg bringen und die Patientin weiterhin unter starken Schmerzen leidet, setzen die Chirurgen zunehmend invasive Methoden ein. Eine vollständige Hysterektomie, bei der auch die Eierstöcke entfernt werden, wird als letzte Möglichkeit betrachtet.

Unterleibsschmerzen – ein Mysterium und seine Folgen

Viele Frauen, die an chronischen Unterleibsschmerzen leiden, haben keine Endometriose. Bei anderen Frauen werden zwar endometrische Verwachsungen festgestellt, doch diese scheinen nicht die Hauptursache für ihre Schmerzen zu sein. Chronische Unterleibsschmerzen können in der Tat ein Mysterium sein, auch wenn neben der Endometriose eine Vielfalt anderer ursächlicher Faktoren identifiziert wurde, wie beispielsweise uterine Verwachsungen, Unterleibsentzündungen, Eierstockzysten oder durch Operationen hervorgerufene Verwachsungen. Doch nur allzuoft kann keine eindeutige Ursache festgestellt werden.

Andrea J. Rapkin schreibt: »Epidemiologische Studien haben ein Licht auf die Verbindung zwischen psychischen Faktoren wie Depressionen, Persönlichkeitsstörungen sowie physischem und sexuellem Mißbrauch und chronischen Schmerzzuständen geworfen.« Dr. Rapkin hat nachgewiesen, daß bei chronischen Unterleibsschmerzen in den meisten Fällen ein solcher Hintergrund besteht. Aufgrund meiner eigenen klinischen Erfahrung stimme ich dieser Aussage zu – Patientinnen mit chronischen Unterleibsschmerzen berichten oft von Mißbrauch in der Kindheit, andauerndem Mißbrauch in gegenwärtigen Beziehungen, extremem Streß und Gefühlen der Verzweiflung. Diese Patientinnen reagieren oft außergewöhnlich gut auf kognitive und verhaltenstherapeutische Ansätze.

Meine Kollegin am *Deaconess Hospital*, Margaret Caudill, M. D., Ph. D., leitet allgemeine und spezielle Behandlungsprogramme an der Abteilung für Verhaltensmedizin der *Harvard Medical School*. Dort bietet sie Geist-Körper-Gruppen für Menschen mit chronischen Schmerzzuständen an. Sie hat auch viele Frauen mit chronischen Unterleibsschmerzen behandelt, von denen die meisten bereits mehrere Operationen hinter sich hatten. Dr. Caudill ist zu der Überzeugung gelangt, daß im Fall der chronischen Unterleibsschmerzen des Rätsels Lösung nicht einmal im Unterleib liegt, sondern daß man eher im Zentralnervensystem – im Gehirn – danach suchen muß.

»Die meisten Leute erkennen nicht, daß in vielen Fällen die chronischen Unterleibsschmerzen zwar ursprünglich durch eine Abnormität – sei es eine Verwachsung oder Entzündung – verursacht werden«, sagte Dr. Caudill bei einer kürzlichen Unterhaltung, »daß das Problem dann aber durch irgendeinen Mechanismus, den wir noch nicht ganz verstehen, auf die Wirbelsäule und das Gehirn übertragen wird. Dann können Sie einen Eierstock entfernen, dann den anderen, dann den Uterus, dann den Gebärmutterhals – und die Patientin hat immer noch Schmerzen.« Dr. Caudill hat Patientinnen behandelt, die selbst nach der Entfernung sämtlicher Unterleibsorgane weiterhin an Unterleibsschmerzen litten. Das Problem wird anscheinend durch die Schmerzleitungen des Zentralnervensystems verursacht.

Auch wenn sich Dr. Caudills Erklärung ziemlich technisch anhört, kann sie leicht in einfachen Worten zusammengefaßt werden: Wenn aus irgendeinem Grund Gewebeveränderungen, Verwachsungen oder Entzündungen entstehen, können diese unsere Schmerznerven traumatisieren. Wird dann die ursprüngliche Schmerzursache nach einiger Zeit beseitigt, verhalten sich die Nerven weiterhin, als sei das Symptom noch präsent (selbst wenn beispielsweise Verwachsungen oder ganze Organe operativ entfernt wurden). Das Gehirn empfängt weiterhin eine Salve von Schmerzbotschaften, und die betreffende Person verspürt dadurch weiterhin Schmerzen. Es ist auch möglich, daß psychische Traumata (wie beispielsweise früher sexueller Mißbrauch) vom Nervensystem als Erinnerung gespeichert werden und so langfristig die Schmerzwahrnehmung und -erfahrung von Frauen verändern.

Die neuesten Forschungsergebnisse von Schmerzspezialisten stützen Dr. Caudills Theorie, die hauptsächlich auf Patientinnen und Patienten zutrifft, deren chronische Schmerzen auch nach Ausschöpfung aller verfügbaren Behandlungsmethoden nicht gelindert werden konnten. Diese Erkenntnisse können für Schmerzpatienten und ihre Ärzte von großer Bedeutung sein, denn wenn das Problem im Zentralnervensystem liegt, dann könnte auch die Lösung, oder zumindest eine Lösungsmöglichkeit, im Nervensystem zu finden sein. Wenn wir unsere Schmerzwahrnehmung und -erfahrung verändern können, können wir vielleicht einige der Schmerzbotschaften, die zu unserem Leiden beitragen, umprogrammieren. Darüber hinaus weisen die oben erwähnten Forschungsergebnisse darauf hin, daß zumindest einige operative Eingriffe unnötig, wenn nicht gar kontraproduktiv sind. Wir wissen, daß aufgrund chronischer Unterleibsschmerzen vorgenommene Gebärmutterentfernungen in 30 Prozent der Fälle nicht zum gewünschten Ergebnis führen, das heißt, die Frauen nicht von ihrem Leiden befreien.

Bei Frauen mit chronischen Unterleibsschmerzen sollten stets alle verfügbaren Diagnoseverfahren ausgeschöpft werden, damit die Ursachen sorgfältig abgeklärt werden können. Bevor man sich für eine Operation entscheidet, sollten andere Möglichkeiten in Betracht gezogen werden, einschließlich der Geist-Körper-Medizin, die keine Nebenwirkungen mit sich bringt. Ich spreche eine solche Empfehlung aufgrund meiner klinischen Erfahrungen mit (Unterleibs-)Schmerzpatientinnen aus, die durch diese Methoden eine deutliche Linderung erfuhren, ihren Schmerzmittelverbrauch senken und Unterleibsoperationen vermeiden konnten.

Die effektivsten Geist-Körper-Therapien für chronische Schmerzzustände sind für Frauen in verschiedenster Weise hilfreich.

- Sie können ein Gefühl der Kontrolle über ihren Schmerz und ihr Leben zurückgewinnen.
- Sie lernen, die Ursachen von Streß und Konflikten zu beseitigen oder deutlich abzumildern.

- Sie bekommen Hilfe dabei, nicht abgeschlossene emotionale Angelegenheiten abzuschließen.

- Sie entwickeln ein Repertoire an Bewältigungsstrategien, auf das sie zurückgreifen können, wenn sie durch Schmerzen in irgendeinem Bereich ihres Lebens eingeschränkt werden.

Linderung von Unterleibsschmerzen durch Geist-Körper-Methoden

Geist-Körper-Kliniker haben nachgewiesen, daß ihre Methoden bei der Behandlung chronischer Schmerzzustände außerordentlich wirksam sind. Dr. Caudill veröffentlichte die Ergebnisse einer Studie, die sie an 109 Patientinnen durchführte. Diese Patientinnen waren Teilnehmerinnen ihres zehn Sitzungen umfassenden Behandlungsprogramms, bei dem sie eine Kombination von Entspannungstechniken, geistiger Schmerzkontrolle, kognitiven Ansätzen sowie Ernährungs- und Trainingsberatung einsetzt. Ein Jahr nach Abschluß ihres Programms war die Häufigkeit der Arztbesuche ihrer Patientinnen um 36 Prozent zurückgegangen. Speziell bei Patientinnen mit chronischen Unterleibsschmerzen stellte Dr. Caudill fest, daß die Symptome zwar selten vollständig verschwanden, die Patientinnen aber wesentlich besser mit ihren Schmerzen umgehen konnten. Bei der Anwendung ähnlicher Methoden habe ich die gleiche Erfahrung gemacht. So habe ich bei Endometriosepatientinnen oft eine deutliche Linderung der Schmerzen beobachtet. Im folgenden habe ich die wichtigsten Elemente eines Programms zusammengestellt, das Ihnen bei der Bewältigung und Linderung chronischer Unterleibsschmerzen, ganz gleich, ob diese durch Endometriose oder andere Ursachen hervorgerufen werden, helfen kann. (Sie können viele dieser Methoden natürlich auch bei anderen chronischen Schmerzzuständen wie Kopfschmerzen, Rückenschmerzen, Arthritis, Fibromyalgie und anderen anwenden.)

Führen Sie ein Schmerztagebuch

Die »Schmerzüberwachung« ist eine effektive Methode, sich der Auslöser und Folgen der Schmerzen bewußter zu werden, und ein erster Schritt, die Schmerzen unter Kontrolle zu bringen. Ich empfehle Dr. Caudills »Schmerztagebuch«:

- Besorgen Sie sich ein Tagebuch oder Notizbuch, das ausschließlich diesem Zweck dient.
- Halten Sie in diesem Tagebuch in regelmäßigen Abständen dreimal täglich Ihren Schmerzpegel fest (beispielsweise morgens, mittags und abends vor dem Schlafengehen).
- Beschreiben Sie die Situation oder Aktivität, mit der Sie zum jeweiligen Zeitpunkt beschäftigt waren. Haben Sie beispielsweise gerade gearbeitet, ferngesehen oder mit einer Freundin gesprochen?
- Notieren Sie Ihre Schmerzempfindungen, also die körperlichen Aspekte Ihres Schmerzes, wie beispielsweise ein Gefühl des Wundseins, des Stechens, Brennens, des Drucks oder andere Empfindungen und benoten Sie die Schmerzen: 0 = kein Schmerz; 1 bis 9 = verschiedene Grade des Schmerzes; 10 = der intensivste, quälendste Schmerz.
- Benoten Sie auch das Unbehagen, das Ihnen der Schmerz bereitet, also Ihre Schmerzwahrnehmung, die ein Maß für Ihr emotionales Leiden ist, das sich als Frustration, Wut, Angst oder Traurigkeit äußern kann: 0 = kein Unbehagen; 1 bis 9 = verschiedene Grade des Unbehagens; 10 = intensivstes Unbehagen.

Führen Sie dieses Schmerztagebuch anfangs eine Woche lang und analysieren Sie dann die Ergebnisse. Suchen Sie nach Mustern, die mit Ihren Schmerzen in Verbindung stehen. Das können einfache körperliche Zusammenhänge sein, wie beispielsweise ein Anstieg des Schmerzes, wenn Sie morgens aufstehen, anfangen zu essen und so weiter. Halten Sie auch alle Zusammenhänge zwischen emotionalen Zuständen, stressigen Situationen oder Beziehungsinteraktionen und dem Einsetzen der Schmerzen schriftlich fest.

Schauen Sie, ob Sie Diskrepanzen in der Benotung Ihrer Schmerzempfindungen und des dadurch ausgelösten Unbehagens entdecken können. Vielleicht stellen Sie fest – wie viele Patientinnen –, daß die Noten für das Unbehagen oft viel höher ausfallen als die, die Sie der Schmerzempfindung selbst gaben.

Was hat das zu bedeuten? Es bedeutet, daß Ihre Schmerzwahrnehmung und Ihr emotionales Leiden weit über Ihre körperlichen Empfindungen hinausgehen. In diesen Fällen ist Ihr emotionales Leiden am Schmerz der vorherrschende Faktor Ihrer Schmerzerfahrung. Der Zweck dieser Übung besteht darin, Ihre Wahrnehmungen von Ihren tatsächlichen körperlichen Empfindungen zu trennen, bis Sie sich dieser Unterschiede voll bewußt sind. Wenn Sie einer Schmerzempfindung die Note 3 geben, Ihrem Unbehagen über den Schmerz aber die Note 7, wissen Sie, daß es Zeit ist, Ihren überängstlichen Geist zu beruhigen. Wenn Sie das tun, wird es Ihnen wahrscheinlich leichter fallen, folgende Einstellungen zu entwickeln: »Vielleicht kann ich mit diesem Schmerzpegel leben.« – »Vielleicht kann ich meinen Schmerz lindern, wenn ich mein Unbehagen darüber verringern kann.«

Das mit körperlichen Schmerzen verbundene emotionale Leiden kann sich den Schmerzzentren im Nervensystem mitteilen und so die physischen Schmerzempfindungen wiederum verstärken. Es ist deshalb hilfreich, sich daran zu erinnern, daß das Verändern negativer Gedanken- und Gefühlsmuster in bezug auf körperliche Schmerzen eine Strategie ist, den körperlichen Schmerz zu reduzieren!

Die Schmerzwahrnehmung verändern

Frauen mit chronischen Unterleibsschmerzen und Endometriose führen oft negative »Selbstgespräche«, mit denen sie ihre Hilflosigkeit und Hoffnungslosigkeit verstärken. »Ich werde diese Schmerzen niemals los.« – »Ich fühle mich elend, und das wird sich nie ändern.« – »Diese Schmerzen ruinieren mein Leben.« Wir können bei unseren negativen Selbstgesprächen so überzeugend sein, daß wir uns selbst in einen Zustand der Hysterie oder in absolute Verzweiflung treiben. Benutzen Sie Ihr Schmerztagebuch als Basis für die Veränderung Ihrer Schmerzwahrnehmung. Sie können diesen Prozeß noch weiterführen, indem Sie Ihre negativen Gedanken in bezug auf körperliche Schmerzen mit Hilfe der in Kapitel 5 beschriebenen kognitiven Restrukturierungstechnik einem Test unterziehen.

Frauen mit chronischen Schmerzen sind ganz gewiß unglücklich über ihren Zustand, und es gibt keinen Grund, diese Gefühle zu verleugnen. Aber die negativen Stimmen nähren die Verzweiflung genauso unweigerlich, wie Östrogen die Entstehung von Endometriose begünstigt. Das Elend wird zementiert, wenn Frauen sich resigniert in ein schreckliches Schicksal ergeben. Der Weg aus dieser Falle führt über eine vernünftige Konfrontation mit der Realität. In vielen Fällen kann die konventionelle oder ergänzende Medizin Möglichkeiten zur Linderung anbieten. Auch wenn die Schmerzen nicht vollständig zum Verschwinden gebracht werden können, gibt es für Frauen mit Unterleibsschmerzen immer irgendeine Form der Linderung, Lösung und Heilung. Hier einige Leitsätze, mit deren Hilfe man Gedanken der Hoffnungslosigkeit über Endometriose und Unterleibsschmerzen restrukturieren kann: »Ich fühle mich heute schlecht, aber es gibt viele Dinge, die ich tun kann, um mich morgen besser zu fühlen.« – »Ich bin durch diese Schmerzen innerlich so aufgewühlt, daß ich es nur noch schlimmer mache. Ich muß mir positive Ablenkungen verschaffen.« – »Es gibt viele

Strategien, die ich in diesem Augenblick einsetzen kann, um mich besser zu fühlen.«

Dr. Caudill empfiehlt den Frauen auch, auf körperliche Anzeichen zu achten, die ihnen Hinweise auf die Verbindung zwischen ihren Wahrnehmungen und ihren Schmerzen geben können. Mit anderen Worten, achten Sie auf Ihre Schmerzempfindungen, wenn Sie bemerken, daß Sie negative Selbstgespräche führen. Werden Ihre Schmerzen schlimmer, nachdem Sie sich mit einem Schwall negativer Gedanken über Ihre Schmerzen überschüttet haben? Bemerken Sie eine Veränderung, wenn Sie dann allmählich anfangen, die negativen Botschaften zu hinterfragen und zu ersetzen? Nehmen Sie weniger Schmerzempfindungen wahr, nachdem Sie sich selbst versichert haben, daß es reale Strategien oder hoffnungsvolle Anzeichen gibt?

Cecilia, eine meiner Patientinnen, die aufgrund von Endometriose an zermürbenden Schmerzen litt, hatte von ihrem Arzt ein narkotisierendes Schmerzmittel verschrieben bekommen. Nachdem es ihr gelungen war, ihre Schmerzwahrnehmung mit Hilfe der kognitiven Restrukturierung radikal zu transformieren, erfuhr sie eine erstaunliche Linderung ihrer Schmerzen. Innerhalb weniger Wochen konnte sie die hohen Dosen des schweren, rezeptpflichtigen Schmerzmittels durch eine geringe Dosis eines leichten, frei verkäuflichen Präparats ersetzen.

Wenn Sie daran arbeiten, Ihre Schmerzwahrnehmung zu verändern, sollten Sie jedoch nicht den Fehler machen, die negativen Selbstgespräche durch unrealistischen Positivismus zu ersetzen. Es geht nicht darum, sich selbst in positives Denken »hineinzupuschen«, sondern darum, den irrationalen Gedankenexzessen mit Vernunft und Mitgefühl für sich selbst entgegenzuwirken. Das hilft Ihnen auch, konstruktive Wege zu entdecken, die zur Linderung Ihres Unbehagens über den Schmerz und vielleicht sogar des Schmerzes selbst beitragen. Chronische Schmerzen sind ein chronischer Streßfaktor, und wenn sie sich verschlimmern, haben Sie vielleicht das Gefühl, daß Ihr Arbeitstag oder Ihr freier Abend ruiniert ist.

Jedesmal wenn es Ihnen gelingt, Ihre hilf- oder hoffnungslosen Reaktionen umzukehren, erringen Sie einen kleinen Sieg über Ihre chronischen Schmerzen. Versuchen Sie also, auf Ihrer Suche nach Linderungsmöglichkeiten systematisch vorzugehen. Möchten Sie eine Freundin anrufen? Oder ein wohltuendes warmes Bad nehmen? Würde es Ihnen helfen, jetzt ein entzündungshemmendes Mittel einzunehmen, eine gelenkte Phantasiereise zu machen oder Yoga zu praktizieren? Oder würde es Ihnen in diesem Augenblick mehr helfen, sich Ihre Frustration im Tagebuch von der Seele zu schreiben? Oder die eigenen kognitiven Verzerrungen über Schmerzen niederzuschreiben, damit Sie sie restrukturieren können? Im Laufe der Zeit werden diese spontanen Entscheidungen für bestimmte Strategien sich zu einem sinnvollen und oft effektiven Programm zur Schmerzbewältigung zusammenfügen – einem Programm, das tatsächlich Linderung verschafft, weil es eine grundlegende Veränderung bewirkt: Der Schmerz hat Sie nicht mehr unter Kontrolle, sondern Sie haben den Schmerz unter Kontrolle.

Mit Entspannungs- und Imaginationstechniken den Schmerz lindern

Das Auslösen der Entspannungsreaktion ist eine erprobte und wirksame Methode zur Schmerzbewältigung. Doch wie die kognitive Restrukturierung ist auch die regelmäßige Entspannungspraxis kein wunderbares Allheilmittel, sondern ein weiterer wichtiger Schritt auf dem Weg, chronische Unterleibsschmerzen – oder jede Form von chronischen Schmerzen – unter Kontrolle zu bringen. Ich empfehle Ihnen, die Entspannungstechniken regelmäßig, wenn möglich zweimal täglich, zu praktizieren. Doch auch die Minis können in allen Situationen, in denen chronische Schmerzen Ihr Bewußtsein vernebeln oder Ihre Lebensqualität beeinträchtigen, enorm hilfreich sein.

Innerhalb weniger Minuten können Sie ein gewisses Maß an

Kontrolle über den Schmerz und Ihre Schmerzwahrnehmung erlangen. Wenn die Schmerzen sehr stark sind und Sie die Möglichkeit haben, sich für 15 bis 20 Minuten allein in ein Zimmer zurückzuziehen, sollten Sie irgendeine Methode zur Auslösung der Entspannungsreaktion anwenden.

Frauen mit chronischen Unterleibsschmerzen profitieren oft von Methoden wie Atemfokus, Meditation oder autogenem Training. Auch sanfte Yoga-Übungen können sehr hilfreich sein, sofern sie nicht zusätzlich als unbequem empfunden werden. Bewegungs- und Dehnübungen, die den Energiefluß im Körper verbessern, können nach einiger Zeit ebenfalls schmerzlindernd wirken. Bei der Anwendung körperorientierter Meditationen, einschließlich der progressiven Muskelentspannung und der *Body Scan*-Technik, sollten Sie Ihrem eigenen Gefühl folgen. Probieren Sie sie aus. Wenn sie helfen, die Kluft zwischen Ihnen und Ihrem Körper zu überbrücken und Ihnen ein Gefühl inneren Friedens zu verschaffen, sollten Sie sie regelmäßig praktizieren. Falls diese Methoden Ihre Schmerzempfindungen aber zu stark in den Mittelpunkt rücken oder Ihre Angst oder Anspannung noch verstärken, hat es sicher keinen Sinn, mit ihnen zu arbeiten.

GELENKTE PHANTASIE: Ich habe festgestellt, daß gelenkte Phantasie für Frauen mit chronischen Unterleibsschmerzen ein außergewöhnlich hilfreiches Werkzeug sein kann. Kassetten mit den Phantasiereisen können Sie auf mentalen Exkursionen zu Orten und Szenerien führen, die bei den meisten von uns ein Gefühl innerer Ruhe und Sicherheit hervorrufen und unseren Geist und Körper vom eisernen Griff der Angst befreien. Sie können aber auch eigene Visualisierungen kreieren, die direkt auf Ihre Unterleibsschmerzen abzielen. Es folgt nun eine Phantasieübung, die ich von Margaret Ennis, M. A., gelernt habe. Diese Übung hat vielen meiner an chronischen Schmerzen leidenden Patientinnen geholfen.

Stellen Sie sich einen sanften, heilenden Strom blauen Lichtes vor. Stellen Sie sich vor, wie dieses Licht durch Ihre Schädeldecke in Ihren Kopf hineinströmt, sich im Innern Ihres Kopfes ausbreitet und dann langsam durch jeden Körperteil fließt – Ihren Nacken, die Schultern, den Brustkorb, die Arme, den Bauch, das Becken und die Beine. Lassen Sie zu, daß das Licht Ihren ganzen Körper mit seiner heilenden Energie erfüllt. Achten Sie darauf, ob irgendein Körperteil dem Eindringen des blauen Lichtes Widerstand entgegensetzt. Beobachten Sie diesen Prozeß einfach, forcieren Sie nichts. Achten Sie auf Ihre körperlichen Empfindungen, während das heilende blaue Licht Ihren Körper erfüllt.

Nach dieser Phantasieübung beschrieb Hope, die an chronischen Unterleibsschmerzen litt, die Bilder, die vor ihrem geistigen Auge aufgetaucht waren, als sie versuchte, das blaue Licht in ihren Unterleib fließen zu lassen. Sie sah ihren Unterleib plötzlich flammendrot, und er widerstand dem blauen Licht, so wie ein Feuer einem Windstoß widersteht. Hope war überrascht, wie klar, treffend und aufschlußreich ihr inneres Bild war, das ihr Einblick in ihre Schmerzerfahrung gab. Als sie diese Übung später mehrmals wiederholte, war sie in der Lage, ein wenig blaues Licht in ihren Unterleib hineinströmen zu lassen, und sie stellte fest, daß die Intensität ihrer Unterleibsschmerzen nachließ.

Betsy, eine Patientin, die aufgrund ihrer Endometriose die meiste Zeit an intensiven Unterleibsschmerzen litt, machte vielleicht die dramatischste (und kreativste) Erfahrung mit der gelenkten Phantasie. Untersuchungen hatten ergeben, daß Betsys Eileiter durch Verwachsungen blockiert waren. Betsy kam in eine meiner Geist-Körper-Gruppen, wo sie lernte, mit Hilfe verschiedener Techniken die Entspannungsreaktion auszulösen. Während einer Gruppensitzung praktizierten wir eine einfache Meditation, als Betsy, wie sie uns später erzählte, sich spontan auf eine selbst kreierte Phantasiereise begab, so als sei sie die Regisseurin eines Films, der in ihrem Kopf ablief. Sie hatte allerdings keine Ahnung, woher diese Inspiration gekommen war.

Betsy sah sich vor ihrem geistigen Auge vor dem Portal einer wunderschönen mittelalterlichen Kirche stehen. Ein winzigkleiner Mönch trat aus der Kirche heraus, nahm sie bei der Hand und führte sie hinein. Er begleitete sie durch die verwinkelten Korridore dieses mystischen Tempels, bis sie in einen Raum kamen, in dem er sie bat, sich auf einen Tisch zu legen. Sie sah eine Gruppe von winzigen Frauen – Gemeindemitgliedern –, die in kunstvolle goldfarbene und spitzenbesetzte Gewänder gekleidet waren. Die Frauen umringten sie und begannen, ihren Bauch mit duftenden aromatischen Ölen und Kräuteressenzen zu massieren. Sie massierten auch sanft ihre Gebärmutter und ihre Eileiter. Betsy ließ sich in die Empfindung der Wärme und des Behagens, die durch die liebevollen Hände der Frauen hervorgerufen wurde, hineinsinken. Als die Frauen ihre Arbeit beendet hatten, kehrte der Mönch zurück und führte sie wieder aus der Kirche hinaus.

Nachdem Betsy die Augen geöffnet hatte und wieder ins Hier und Jetzt zurückgekehrt war, teilte sie diese Erfahrung mit uns. Sie erzählte, daß sie sich wunderbar gefühlt hatte, und das war offensichtlich. Von diesem Tag an begab sich Betsy jedesmal während der Meditation ganz bewußt an diesen Ort, traf den Mönch und ließ zu, daß die Frauen sie sanft und geschickt massierten. Dabei empfand Betsy jedesmal Wärme und inneren Frieden.

Einige Wochen, nachdem sie mit dieser Visualisierung begonnen hatte, bemerkte Betsy, daß ihre Schmerzen weniger wurden. Sie ersetzte die rezeptpflichtigen narkotisierenden Schmerzmittel durch ein leichtes, frei verkäufliches Präparat. Einige Monate später stellte sich bei einer Untersuchung heraus, daß einer von Betsys Eileitern zum erstenmal seit zehn Jahren völlig durchlässig war.

Auch Margaret Caudill empfiehlt Frauen mit Endometriose und Unterleibsschmerzen die Visualisierung eines »sicheren Raumes«. Kreieren Sie zu diesem Zweck das innere Bild eines friedvollen, stillen Ortes, eines Ortes, an dem Sie sich sicher und frei fühlen. Greifen Sie auf Ihre Erinnerungen an einen solchen

Platz oder einfach auf Ihre Einbildungskraft zurück. Es spielt keine Rolle, auf welche Weise Sie dieses innere Bild wachrufen, solange es Ihnen ein Gefühl der Sicherheit vermittelt. Setzen Sie sich still hin und beginnen Sie mit einer »Induktion«, einer einfachen Atemfokus-Meditation oder Mini-Entspannung. Versetzen Sie sich im Geiste dann an diesen sicheren Ort und konzentrieren Sie sich auf ihre Sinneseindrücke. Was sehen, hören, fühlen, schmecken, riechen Sie? Wenn Sie sich an einer Küste befinden, riechen Sie das Meer und hören das Heranrollen der Wellen. Falls Sie in einem Wald sind, riechen Sie die Tannen, spüren, wie kleine Zweige unter Ihren Füßen knacken, sehen das Lichtspiel der Sonnenstrahlen auf grünen Blättern.

Bleiben Sie etwa 20 Minuten an Ihrem sicheren Ort, und nehmen Sie die Empfindungen und Gefühle ganz in sich auf. Nehmen Sie nach Beendigung der Phantasiereise Ihren körperlichen Zustand bewußt wahr. Achten Sie auch darauf, ob sich die Intensität oder Art Ihrer Schmerzen verändert hat.

ACHTSAMKEIT: Die Achtsamkeitsmeditation kann Frauen mit Unterleibsschmerzen ebenfalls helfen, aber sie erfordert konsequentes Praktizieren. Margaret Caudill und Jon Kabat-Zinn, Ph. D., einer der führenden Anwender dieser Methode, lehren eine Form der Achtsamkeitsmeditation, bei der der Schmerz von Augenblick zu Augenblick bewußt wahrgenommen wird. Auch wenn es paradox klingt, kann die Konzentration auf den Schmerz Ihnen enorm helfen. Dabei geht es nicht um eine besessene Fixierung auf den Schmerz, sondern um ein ruhiges, gleichmütiges Beobachten und sanftes, bewußtes Zulassen der Empfindungen. Viele Menschen mit chronischen Schmerzen wenden Strategien zur Schmerzvermeidung an. Das kann manchmal funktionieren, der Schuß kann aber auch nach hinten losgehen, denn die geistige Bemühung, die vonnöten ist, um die Schmerzerfahrung zu vermeiden oder zu unterdrücken, kann manchmal anstrengender oder lähmender sein als der Schmerz selbst.

Für einen achtsamen Umgang mit dem Schmerz empfiehlt Dr. Caudill, daß Sie »sich einfach erlauben, den Schmerz und die dadurch ausgelösten Gefühle wie Angst oder Wut zu beobachten, ohne vor diesen Gefühlen oder Empfindungen davonzulaufen«. Sagen Sie zu sich selbst: »Oh, ja, das ist mein Schmerz, und das ist meine Wut.« Während Sie still dasitzen und Achtsamkeit üben, sollen Sie sich auf Ihren Atem konzentrieren, während Sie Ihre Schmerzen und Ihre Gedanken über die Schmerzen in Ihrem Bewußtsein vorüberziehen lassen. Vielleicht stellen Sie fest, daß die Schmerzen intensiver werden. Das geschieht anfangs häufig, und es ist hilfreich, sich daran zu erinnern, daß Ihre bewußte Wahrnehmung der Schmerzen als solche Ihren tatsächlichen Schmerz nicht verstärken oder verschlimmern kann. Wenn Sie diese erhöhte Wahrnehmung durchhalten können, bemerken Sie bald häufige Fluktuationen in Ihrer Schmerzerfahrung, Sie nehmen wahr, wie der Schmerz zunimmt und abebbt und seine Qualität verändert.

Ich empfehle die Achtsamkeitsmeditation nicht allen Patientinnen mit Unterleibsschmerzen. Falls sie bei Ihnen Ängste oder Spannungen auslöst, sollten Sie auf eine andere Entspannungstechnik zurückgreifen. Jon Kabat-Zinn hat allerdings nachgewiesen, daß sehr viele Schmerzpatienten und -patientinnen in der Lage sind, die Achtsamkeitsmeditation durchzuhalten, und dadurch effektive Hilfe bei der Schmerzbewältigung erfahren.

Steven Levine nennt einen einleuchtenden Grund dafür, daß die Strategie der Achtsamkeit im Gegensatz zur Strategie der Vermeidung das Leiden von Menschen mit chronischen Schmerzen lindern kann. Was geschieht, wenn wir Haß in einen schmerzenden Körperteil schicken? Was geschieht, wenn wir diesen Körperteil ächten, ihn vom Rest unseres Organismus isolieren, weil wir die Botschaften, die er uns schickt, nicht mögen? Fördert das die Heilung? Lindert das unser Leiden? Dann fragen Sie sich einmal: Was geschieht, wenn ich aufhöre, diesen Teil meines Körpers zu ächten? Was ist, wenn ich Liebe und Mitgefühl in diesen Körperteil schicke? Was würde geschehen, wenn ich mir die Zeit nähme, die Liebesenergien meines Herzens in diesem Teil meines Körpers, der soviel Leid trägt, zu konzentrieren? Könnte das die Heilung fördern? Könnte es, selbst wenn es den körperlichen Schmerz nicht zum Verschwinden bringt, nicht den emotionalen Schmerz lindern, der zunimmt, wenn wir einen Teil unseres eigenen Wesens isolieren und fürchten?

Mißbrauch, Wut und emotionale Heilung

Wie ich bereits an anderer Stelle erwähnt habe, trugen Dr. Andrea Rapkin und andere Wissenschaftler mit ihrer Arbeit dazu bei, den Nachweis zu erbringen, daß Frauen mit chronischen Unterleibsschmerzen sehr häufig eine Vorgeschichte haben, die von emotionalem, physischem und sexuellem Mißbrauch geprägt ist. Die komplexen Zusammenhänge zwischen Erinnerungen, Gefühlen und körperlichen Schmerzsignalen sind noch nicht sehr gut erforscht, aber es scheint hier Verbindungen zu geben, die, so glauben wir, von Psychiatern, Neurologen und Schmerzspezialisten eines Tages aufgedeckt werden. Bis dahin können an chronischen Unterleibsschmerzen leidende Frauen davon profitieren, an diesen Themen zu arbeiten.

Wie Dr. Caudill habe auch ich festgestellt, daß viele Patientinnen, die in der Kindheit oder Jugend Mißbrauch erlebten, am posttraumatischen Streßsyndom (PTSS) leiden, einer psychischen Störung, die durch ein permanent im Unterbewußtsein weiterwirkendes Trauma verursacht wird. Dr. Caudill beobachtete bei ihren Patientinnen eine interessante Korrelation zwischen dem posttraumatischen Syndrom und ihren chronischen Schmerzen:»Ich habe oft ausführlich mit diesen Patientinnen gesprochen, und die Beschreibungen ihrer Schmerzen spiegeln die Auswirkungen des von ihnen erlebten psychischen Traumas wieder. Sie empfinden einen totalen Kontrollverlust. Sie haben die ganze Zeit Schmerzen, und Sie sagen, daß Ihnen niemand glaubt.«

Manchmal, so Dr. Caudill, gelingt es diesen Patientinnen, ihre Wahrnehmung der Schmerzsignale zu ändern, indem sie sich in einem therapeutischen Kontext direkt mit dem frühen Miß-brauch auseinandersetzen. Darüber hinaus wirkt es sich positiv aus, wenn diese Patientinnen verstärkt auf ihre unterstützenden sozialen Kontakte zurückgreifen können, um sich weniger iso-liert und verzweifelt zu fühlen. Die Linderung ihrer Verzweif-lung, um »das Problem loszuwerden«, kann unnötige Opera-tionen vermeiden helfen, welche die Situation in manchen Fällen noch verschlimmern.

Die Tatsache, daß viele an chronischen Unterleibsschmerzen leidende Frauen frühen Mißbrauch in ihrer Geschichte aufwei-sen, bedeutet nicht, daß das bei jeder dieser Patientinnen der Fall ist, und wir wissen, daß manche Frauen, die nach den Ursachen ihrer gegenwärtigen Symptome in der Vergangenheit suchen, in Schwierigkeiten geraten können, wenn sie an Erinnerungen glauben, die nicht real sind. Auch wenn das komplexe Thema der Aktivierung von Erinnerungen den Rahmen dieses Kapitels übersteigt, möchte ich doch an dieser Stelle darauf hinweisen, daß Sie sich in diesem Bereich mit Vorsicht bewegen sollten. Lassen Sie sich von niemandem – weder einer Freundin noch einer Schwester, einem Bruder oder einem Therapeuten – einre-den, daß Sie mißbraucht worden sein *müssen*. Falls Sie anderer-seits aber klare Erinnerungen haben oder falls Empfindungen oder Bilder auftauchen, die Sie nicht verstehen, sollten Sie die qualifizierte Hilfe eines Psychotherapeuten in Anspruch neh-men. Falls Sie Mißbrauch erlitten haben, kann die Aufarbeitung des Traumas und der mit diesem Trauma verbundenen Gefühle sich psychisch und physisch heilend auswirken.

Aber selbst ohne das Trauma des Mißbrauchs empfinden viele Frauen mit Endometriose und Unterleibsschmerzen Streß, Trauer und Wut in bezug auf vergangene oder gegenwärtige Umstände oder Situationen. Auch in diesen Fällen ist Psycho-therapie der beste Weg, diese Themen zu erforschen und zu be-arbeiten. Ebenso wichtig ist aber, daß die Frauen auch selbst etwas für sich tun. In diesem Zusammenhang möchte ich noch einmal auf die von Pennebaker entwickelte Methode des unzensierten Schreibens hinweisen, die ich in Kapitel 8 genau beschrieben habe. Bearbeiten Sie mit Hilfe dieser Methode Ihre Gefühle über Traumata oder streßerzeugende Ereignisse aus der Kindheit, der jüngeren Vergangenheit oder der Gegenwart. Schreiben Sie Ihre tiefsten Gedanken und Gefühle über Ihre Schmerzen nieder – wie sie Ihr Leben und Ihre Beziehungen beeinflußt haben. Bewegen Sie sich im Laufe des Schreibprozesses von der Katharsis zur Einsicht und von da zum Handeln. Suchen Sie nach Verbindungen zwischen Ihren Schmerzen und verschiedenen Lebensereignissen oder Streßfaktoren, und erarbeiten Sie sich dann Strategien, die Ihnen helfen, Ihre Schmerzen effektiv zu bewältigen.

Betrachten Sie sich Ihre Wut, die Sie im Zusammenhang mit Ihren Schmerzen verspüren. Jede meiner Endometriose- und Unterleibsschmerzpatientinnen ist wütend auf Chirurgen, Allgemeinärzte und Krankenhäuser wegen nicht ausreichender oder zu weitgehender Behandlung, insbesondere wenn Organe entfernt wurden, die vielleicht gar nicht hätten entfernt werden müssen. (Das Fortbestehen der Schmerzen nach Operationen ist häufig die Ursache für immense Wut.) Andere Frauen sind vielleicht wütend auf Menschen, die sie verletzt oder betrogen haben, und machen diese Menschen für ihr Leiden verantwortlich. Psychotherapie und unzensiertes Schreiben bieten sichere und gesunde Ventile für rohe, ungezügelte Wut sowie für die Frustration über das Schicksal, mit Schmerzen leben zu müssen. Margaret Caudill betont jedoch, daß Patienten, die im Hinblick auf Schuldzuweisungen eine starre Haltung einnehmen – die nicht aufhören können, wütend über Menschen oder Institutionen zu sein, die ihrer Ansicht nach ihre Schmerzen verursacht oder verschlimmert haben –, ihre Macht abgeben, selbst mit ihren Schmerzen fertig zu werden. »Es ist hilfreich, sich zu fragen, wo die eigene Verantwortung beim Umgang mit den eigenen Schmerzen liegt«, sagte sie.

Dr. Caudill ermutigt Frauen, die in Schuldzuweisungen und Wut über andere steckengeblieben sind, ihr Bestes zu tun, um diese Gefühle loszulassen. Sie vermutet, daß das vielen Frauen deshalb so schwerfällt, weil sie glauben, daß sich der anklagende Zeigefinger gegen sie selbst richtet, sobald sie aufhören, andere zu beschuldigen. Wenn niemand anders schuld ist, müssen sie ja selbst schuld sein. Ein solcher Schwarzweißdenken ist jedoch sowohl falsch als auch schädlich.

Falls Sie sich in dieser Falle wiederfinden, können Sie Ihr Denkmuster auf folgende Weise restrukturieren: *Die Tatsache, daß vielleicht niemand anders an meinen Schmerzen schuld ist, bedeutet nicht, daß ich daran schuld bin.*

Es wird Ihnen helfen, durch ihre Wut hindurchzugehen und schließlich zu einem Annehmen Ihrer Schmerzen und Ihrer persönlichen Verantwortung für deren Linderung zu gelangen. Dieser Prozeß führt nicht zur Selbstbezichtigung, sondern zum Erkennen Ihrer eigenen Wandlungs- und Heilungskräfte.

Über den Schmerz hinausgehen

Ich habe sehr häufig Beweise dafür gefunden, daß die Geist-Körper-Medizin Frauen helfen kann, Endometriose und Unterleibsschmerzen besser zu bewältigen und, in manchen Fällen, sogar zu heilen. Es kommt zwar auch vor, daß die körperlichen Schmerzen nicht deutlich zurückgehen, die betreffende Frau fühlt sich in der Regel dann aber nicht länger emotional oder spirituell blockiert. Das erinnert an einen Sketch aus den siebziger Jahren, bei dem ein bekannter Komiker sich über die erheiternden Absurditäten eines Zahnarztbesuchs ausließ. An einer Stelle beschrieb er, auf welche Weise das gegen die Schmerzen eingesetzte »Lachgas« wirkt. Seine Zauberwirkung besteht nicht darin, die physischen Schmerzen zu betäuben. »Sie spüren den Schmerz immer noch«, erklärte er, »aber es ist Ihnen sch…egal!«

Manche Frauen, die Geist-Körper-Methoden anwenden, machen vielleicht eine vergleichbare Erfahrung. Sie spüren die Schmerzen noch, aber ihr Leben wird dadurch nicht mehr besonders beeinträchtigt. Margaret Caudill sagte: »Es geschieht ziemlich selten, daß die Schmerzen einer Patientin auf wundersame Weise verschwinden. Doch die ersten Sitzungen meiner Gruppen sind oft ganz erstaunlich, weil man überhaupt nicht merkt, daß es sich hier um Schmerzpatientinnen handelt. Die Transformation findet erstaunlich schnell statt, und das ist eine ganz aufregende Sache. Die Frauen sitzen mit ihren Schmerzen da, aber sie lachen und machen Witze, so als hätten sie gar keine Schmerzen.«

Bei einer von Dr. Caudills Patientinnen mit Unterleibsschmerzen, Whitney, einer 34jährigen Frau, wurde zunächst eine entzündliche Erkrankung des Unterleibs diagnostiziert. Bei einer später durchgeführten Bauchspiegelung stellte sich jedoch heraus, daß sie Endometriose hatte. Sie suchte verzweifelt nach Linderung, und ihr Chirurg entfernte zuerst den einen Eierstock, dann den anderen und schließlich ihre gesamten Fortpflanzungsorgane. Doch die Schmerzen blieben. Whitney unterzog sich weiteren Untersuchungen, und die Ärzte boten eine neue Diagnose an: interstitielle Zystitis. Wie viele Patientinnen mit Unterleibsschmerzen hatte Whitney frühen Mißbrauch erlebt. Zusätzliche Streßfaktoren in der Gegenwart waren ihre finanziellen Probleme und die durch ihre körperliche Verfassung verursachten Schwierigkeiten in der Beziehung mit einem Mann. Der Sexualverkehr war für Whitney manchmal mit unerträglichen Schmerzen verbunden. Oft wollte sie ihren Liebhaber zurückweisen, brachte es aber nicht über sich, weil sie ihm gefällig sein wollte. Ihre Ärzte und Angehörigen nahmen ihre Schmerzen nicht ernst und drückten ihr das altbekannte Etikett »hysterisch« auf.

Whitney wurde an Dr. Caudill überwiesen und erlernte in einer ihrer Gruppen alle Methoden der Schmerzbewältigung, die ich in diesem Kapitel beschrieben habe. Das Auslösen der Entspannungsreaktion und achtsame Spaziergänge halfen Whitney, und sie begann, ihre Schmerzerfahrung zu kontrollieren. Dr. Caudill nahm Whitneys Schmerz ernst und brachte ihr Selbstbehauptungstechniken bei, die es ihr möglich machten, Sex abzulehnen, wenn ihr nicht danach zumute war. In Anbetracht ihrer von Mißbrauch geprägten Vorgeschichte hatte diese Fähigkeit, ihre Bedürfnisse und Rechte in gegenwärtigen Beziehungen durchzusetzen, anscheinend eine heilsame Wirkung.

Whitneys Unterleibsschmerzen sind zwar nicht völlig verschwunden, und sie empfindet auch noch Wut, wenn sie über die Operationen nachdenkt, die vielleicht nötig waren, vielleicht aber auch nicht. Aber sie kann ihr Leben wieder genießen und auf eine Weise bewältigen, die ihr Selbstwertgefühl hebt. Manchmal lacht sie mit Dr. Caudill über ihren chronischen Zustand und sagt: »Ich weiß, ich weiß, Dr. Caudill; ich leide an Schmerzüberempfindlichkeit im Unterleib!«

Wenn Sie sich entschließen, an einem Geist-Körper-Programm zur Bewältigung von Endometriose und/oder Unterleibsschmerzen teilzunehmen, sollten Sie voller Hoffnung, aber ohne Illusionen an die Sache herangehen. Erwarten Sie keine (unmittelbaren) Wunder, weil Enttäuschungen oder Selbstvorwürfe die Lage noch verschlimmern könnten. Gehen Sie so sanft, mitfühlend und geduldig vor, wie Sie können. Dann wird es Ihnen gelingen, das Kräfteverhältnis in Ihrem Kampf gegen den Schmerz zu verschieben.

17

Frauengesundheit und Selbstachtung

Themen, die sich mit der Gesundheit der Frauen befassen, sind wie nie zuvor im öffentlichen Bewußtsein präsent. Die Medien greifen sie in großem Stil auf – und das wurde auch Zeit. Aktivistinnen haben Druck ausgeübt, um zu erreichen, daß im Bereich Frauenheilkunde mehr geforscht wird, und ihre Bemühungen tragen sowohl bei der Bundesregierung als auch bei den Forschungsinstituten überall im Land Früchte. Eine wachsende Anzahl von Frauen befürwortet und praktiziert medizinische Selbstbestimmung und Selbsthilfe. Bücher über Frauengesundheit bieten Orientierung im medizinischen Labyrinth sowie eine Vielfalt alternativer Behandlungsmöglichkeiten für jede nur vorstellbare gesundheitliche Störung.

Doch lange Zeit fehlte in der gesellschaftlichen Gleichung im Hinblick auf Frauengesundheit ein wesentlicher Faktor. Man hat uns zu Recht aufgefordert, Verantwortung für unsere medizinische Versorgung zu übernehmen, und man hat uns ermutigt, unseren Beschwerden mit einer Reihe von Vitaminen, Kräutern und anderen Alternativen wie Akupunktur und Homöopathie zu Leibe zu rücken. Aber man hat uns *nicht* beigebracht, wie wir das subtilste und mächtigste – die Selbstbestimmung fördernde – Behandlungssystem anwenden können, das uns zur Verfügung steht: unser eigenes geistiges Potential.

Es hat lange gedauert, aber allmählich setzt sich die Ansicht durch, daß Geist-Körper-Methoden weit mehr sind als unwichtige Beigaben zum schulmedizinischen Instrumentarium. Die alten Vorurteile, mit denen ganzheitliche Medizin als New-age-Hokuspokus, als unwirksam, unwissenschaftlich oder sogar unseriös verunglimpft wird, sind schwer auszurotten – während wissenschaftliche Studien gleichzeitig den Nachweis dafür erbringen, wie effektiv *und* wie kostengünstig dieser Behandlungsansatz bei chronischen Schmerzzuständen, hohem Blutdruck, Arthritis, Herzkrankheiten, Störungen des Immunsystems und anderen Erkrankungen sein können. Wir wissen heute, daß die meisten Frauenkrankheiten mit Geist-Körper-Methoden erfolgreich behandelt werden können. Die Kluft zwischen der Schulmedizin und der Geist-Körper-Medizin wird endlich überbrückt, und die Frauen profitieren von der Kombination dieser beiden potenten und oft komplementären Heilweisen.

Herbert Benson, M. D., hat einen enormen Beitrag zur Integration der Geist-Körper-Medizin in die Schulmedizin geleistet. Ein Prozeß, der zwar nach wie vor langsam, aber doch stetig fortschreitet. Dr. Bensons Arbeit trug dazu bei, viele Wissenschaftler zu überzeugen, daß zwischen diesen beiden Ansätzen kein Widerspruch besteht: Eine friedvolle Psyche bereitet den Boden für die Heilung des Körpers. Niemand kann heute noch behaupten, die biochemischen Heilprozesse spielten sich ohne Orchestrierung des Gehirns ab. Das Gehirn produziert eine erstaunliche Vielfalt von Chemikalien, die jedes Organ und Körpersystem, einschließlich des Herzens, der Drüsen, Gewebe und Immunzellen beeinflußt. Unsere Arbeit in der Abteilung für Verhaltensmedizin am *Deaconess Hospital* der *Harvard Medical School* hat gezeigt, daß die Fortpflanzungsorgane von Frauen von dieser Geist-Körper-Verbindung nicht ausgenommen sind. Diese Verbindung ist in der Tat so eng, daß Geist-Körper-Techniken bei der Behandlung vieler frauenspezifischer Symptome oder Krankheiten ihre Feuerprobe längst bestanden haben.

Der medizinische Nutzen der Entspannungsreaktion ist inzwischen anerkannt, weil die positiven Auswirkungen einfach nicht geleugnet werden können. Heute wird sogar die Wirkung von Gebeten und anderen spirituellen Praktiken, die einst keinen Platz in der Medizin zu haben schienen, anerkannt, weil Dr. Benson und inspirierte Ärzte wie Larry Dossey nachwiesen, daß Meditation und Gebet signifikante positive physiologische Veränderungen bewirken. Es spielt keine Rolle, wie man sich dieses Phänomen erklärt, denn es ist nicht notwendig, irgendeine theologische Lehre zu übernehmen, um die auftretenden physischen Veränderungen bestätigen zu können.

Frauen profitieren enorm von den Techniken zur Auslösung der Entspannungsreaktion, die ihnen helfen, mit Symptomen und Erkrankungen – von PMS bis Brustkrebs – fertig zu werden. Darüber hinaus bereiten diese Techniken den Boden für eine tiefere Erforschung der Geist-Körper-Verbindung, die für Frauen besondere Bedeutung hat und ihnen neue Möglichkeiten eröffnet. Wenn wir erst einmal inneren Frieden gefunden haben, können wir unsere Bedürfnisse wahrnehmen, unsere Konflikte einschätzen und unseren Körper spüren – unser Denken und Fühlen gewinnt an Klarheit.

Viele Frauen entdecken, daß sie sich lange Zeit nicht berechtigt fühlten, sich selbst Gutes zu tun, weil sie zu lange ein Gefühl der Scham über ihren Körper oder ihre Person mit sich herumtrugen. Auch wenn wir heute noch nicht alle physiologischen Verbindungen zwischen Geist und Körper verstehen, wird allmählich klar, daß Schamgefühle und niedriges Selbstwertgefühl unsere Fähigkeit zur Selbstheilung untergraben können. Natürlich ist auch das Gegenteil wahr: Selbstachtung fördert Gesundheit und Heilung. Die hinter dieser Verbindung steckenden »Mechanismen« sind vielfältig: Frauen mit hohem Selbstwertgefühl sind eher in der Lage, die Verantwortung für ihre medizinische Versorgung zu übernehmen, fähige und verantwortliche Ärzte zu finden, Hinweisen auf effektive Behandlungsmöglichkeiten nachzugehen und ihr Recht auf Informationen und Einbeziehung in die Behandlung einzufordern. Wir beginnen aber auch zu erkennen, daß die Selbstachtung die inneren Heilprozesse des Körpers fördert. Solche Frauen profitieren nicht nur von ihrer inneren Ruhe und Gelassenheit, sondern auch von dem gesunden Kontrollvermögen, das ich inzwischen als Prüfstein für Geist-Körper-Gesundheit betrachte.

Und deshalb halte ich Selbstachtung für ein Gesundheitsthema, das genauso wichtig ist wie gesunde Ernährung, körperliche Bewegung und Krankheitsfrüherkennung. Geist-Körper-Techniken sind Pforten zum Wohlbefinden, aber nach meiner Erfahrung sind sie dann am wirksamsten, wenn sie die Türen zu Selbstannahme und Selbstwertgefühl öffnen. Wir wissen beispielsweise, daß unterstützende soziale Kontakte eine entscheidende Rolle bei der Verhütung und Heilung der meisten chronischen und lebenbedrohlichen Krankheiten spielen. Frauen, denen es an einem gesunden Selbstwertgefühl mangelt, sind vielleicht nicht in der Lage, sich die Art von Unterstützung zu holen, die sie brauchen, um gesund zu bleiben oder wieder gesund zu werden. Sie fühlen sich auch nicht berechtigt, ihre Gefühle auszudrücken und zu Hause, am Arbeitsplatz oder im Krankenhaus für ihre Rechte einzustehen. Die Forscher David Spiegel, Lydia Temoshok, Steven Greer und James Pennebaker erbrachten mit ihren Forschungsergebnissen auf verschiedene Arten den Nachweis, daß das Ausdrücken von Gefühlen Heilungsprozesse im Körper in Gang setzen kann.

Das heißt, anders ausgedrückt, daß unsere Bereitschaft, auf der Grundlage einer gesunden Selbstachtung für unsere Bedürfnisse zu sorgen, sich nicht nur den Menschen, die wir lieben und mit denen wir in Beziehung stehen, mitteilt – diese Botschaft wird auch von unserem eigenen Organismus empfangen, eine Botschaft, die unsere Widerstandsfähigkeit und unsere Abwehrkräfte zu stärken scheint. Wie die in diesem Buch wiedergegebenen Studien zeigen, ist inzwischen ziemlich offensichtlich, daß auch unsere Fortpflanzungsorgane diese Botschaft empfangen. Außerdem demonstrieren diese Studien die Vorteile der Geist-Körper-Medizin für Frauen mit PMS, Hitzewallungen (aufgrund natürlicher oder künstlich hervorgerufener Menopause), Brustkrebs und Unfruchtbarkeit, um nur einige zu nennen.

Doch die Geist-Körper-Medizin ist in der Tat für Frauen nur eine Pforte zur Selbstachtung. Wir müssen »noch ein Stück weitergehen« und darauf achten, daß wir diese Techniken nicht als isolierte Heilmittel betrachten – so als ob es sich dabei um Pillen handelte –, sondern müssen sie als ganzheitlichen Ansatz verstehen, als das Bemühen, unser wahres Selbst zu entdecken und unser Selbstwertgefühl aufzubauen. Als Therapeutin hüte ich mich davor, einer Frau vorzuschreiben, wie sie ihr Leben leben soll, um sich wohl in ihrer Haut zu fühlen. Es gibt keine Patentrezepte für Karriere und Familie oder für künstlerische Aktivitäten, die das Selbstwertgefühl aufpolieren.

Denken wir an Linda, die 45 Jahre alte Krankenschwester mit wachem Geist und schillernder Persönlichkeit, die Monat für Monat unter quälenden körperlichen PMS-Symptomen und schrecklichen Stimmungsschwankungen litt. Bereits in frühester Kindheit war Linda von ihren Eltern in die Rolle der Fürsorgerin gedrängt worden. Als ältestes von vier Geschwistern mußte Linda ihre jüngeren Brüder und Schwestern hüten, während ihre Eltern arbeiteten. Wie so viele andere Kinder machte sich Linda in ihrer Rolle als Elternersatz ausgezeichnet, und sie erhielt viel Lob dafür – Lob, das allmählich zu einem Etikett wurde: »Du bist eine so großartige Helferin!« und sich zu einem alles beherrschenden Lebensauftrag entwickelte: Ihre wunderbare Fähigkeit, für andere zu sorgen, sollte natürlich im Mittelpunkt ihrer Lebensaufgabe stehen. Die Eltern rieten ihr zur Ausbildung als Krankenschwester, und der Rest ist Geschichte. Nach ihrer Heirat und der Geburt zweier Kinder übernahm Linda in ihrer eigenen Familie die gleiche Rolle – sie war der Fels in der Brandung und stellte ihre anscheinend grenzenlose Energie für die Erfüllung der Bedürfnisse aller anderen zur Verfügung.

Es waren schließlich Lindas körperliche Symptome, die sie darauf hinwiesen, daß sie etwas ändern mußte. Als sie mit Hilfe von Geist-Körper-Techniken mehr in die Tiefe ging, erkannte Linda, daß sie zwar tatsächlich wunderbar für andere sorgen konnte, aber auch noch ganz andere Seiten hatte. Sie hatte schon immer gerne geschrieben, sich aber nie näher damit befaßt, weil ihr neben der Versorgung ihrer Patienten und ihrer eigenen Kinder kaum Zeit blieb. Nun begann sie also, Gedichte und Kurzgeschichten zu schreiben. Das erforderte von ihr zunächst einmal eine gewisse Beharrlichkeit, denn sie mußte Zeit für sich selbst erkämpfen. Das war nicht leicht – mit einem hart arbeitenden Mann und zwei kleinen Kindern. Aber sie nahm sich die Zeit und achtete darauf, daß sie beim Schreiben nicht gestört wurde. Eine ihrer Kurzgeschichten wurde in einer Literaturzeitschrift veröffentlicht. Im Laufe der Zeit gingen Lindas PMS-Symptome zurück, und ihre Stimmungsschwankungen waren nicht mehr so dramatisch. Sie arbeitete immer noch gerne als Krankenschwester und mußte nicht ihren Beruf aufgeben, um ihr Leben ausgewogener und harmonischer zu gestalten. Indem sie ihre kreativen Impulse anerkannte und sich Zeit für sich selbst nahm, stellte Linda dieses gesunde Gleichgewicht her, das sich sowohl auf ihre Arbeit, ihr Familienleben und, wie sie glaubt, auch auf ihren eigenen Organismus positiv auswirkte.

Lindas Geschichte zeigt, daß Selbstachtung einfach bedeutet, das Selbst zu würdigen. Wenn wir jede leuchtende Facette unseres Selbst zu ihrem Recht kommen lassen – die Berufstätige, die Mutter, die Geliebte, die Ehefrau, die Freundin, die Künstlerin und die Abenteurerin –, heben wir damit sowohl unser Selbstwertgefühl als auch unser körperliches Wohlbefinden an. Der erste Schritt zur Würdigung dieser »Selbste« ist die Entspannung, weil sie den Weg zu erhöhter Wahrnehmung ebnet. Doch dann müssen wir den festen Entschluß fassen, wirklich für uns selbst zu sorgen, unser Potential zu leben. In seinem Buch »*Honoring the Self*« schreibt der Psychologe Nathaniel Branden, Ph. D., daß wir mit uns selbst eine Art Pakt schließen können, damit wir unseren Entschluß auch in die Tat umsetzen:

Das Selbst würdigen heißt, bereit zu sein, unabhängig zu denken, der eigenen inneren Stimme zu folgen und den Mut zu haben, unserer eigenen Wahrnehmung und unserem eigenen Urteil zu vertrauen.

Das Selbst würdigen heißt, bereit zu sein, nicht nur das anzuerkennen, was wir denken, sondern auch, was wir fühlen, was wir wollen, brauchen, wünschen, was uns leiden läßt, uns erschreckt oder wütend macht – und uns das Recht zuzugestehen, solche Gefühle zu haben. Das Gegenteil dieser Haltung ist Verleugnung, Entfremdung, Unterdrückung – Selbstverachtung.

Das Selbst würdigen heißt, sich eine Haltung der Selbstakzeptanz zu bewahren – und das bedeutet zu akzeptieren, was man ist, ohne Selbstunterdrückung oder Selbstgeißelung, ohne etwas über die Wahrheit des eigenen Wesens vorzutäuschen, weder vor uns selbst noch vor anderen.

Das Selbst würdigen heißt, authentisch zu leben, aus tiefsten inneren Überzeugungen und Gefühlen heraus zu sprechen und zu handeln.

Das Selbst würdigen heißt, unberechtigte Schuldzuweisungen zurückzuweisen und schuldhaftes Verhalten nach bestem Wissen und Gewissen zu korrigieren.

Das Selbst würdigen heißt, die eigene Existenzberechtigung zu spüren, die aus dem Wissen erwächst, daß wir nicht hier sind, um den Erwartungen anderer zu entsprechen. Manche Leute betrachten das als eine schrecklich große Verantwortung.

Das Selbst würdigen heißt, unser Leben zu lieben, unsere Möglichkeiten zum Wachstum zu lieben, Freude zu erfahren und den mit der Entdeckung und Erforschung unseres ganz besonderen menschlichen Potentials verbundenen Prozeß zu lieben.

Mir gefällt Dr. Brandens Pakt, der ganz besonders an Frauen gerichtet zu sein scheint. Er betont auch die Qualitäten, die wir brauchen, wenn wir mit der Schulmedizin konfrontiert sind: ein starkes Gefühl der Existenzberechtigung, ein hohes Maß an

Selbstakzeptanz sowie die Fähigkeit und Bereitschaft, aus innersten Überzeugungen und Gefühlen heraus zu sprechen und zu handeln. Aufgrund der in diesem Buch präsentierten Forschungsergebnisse bin ich auch überzeugt davon, daß wir den Körper würdigen, wenn wir das Selbst würdigen, und damit unsere inneren Selbstheilungskräfte stärken. Frauen, die ihre wahre Identität leben – ohne sich dafür zu schämen und zu entschuldigen –, nähren ihren Geist und ihren Körper.

GOLDMANN

Licht-Arbeit

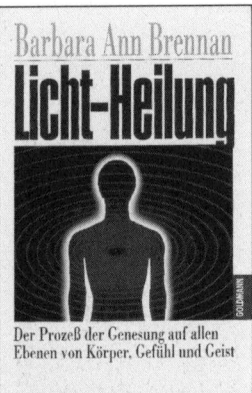

Barbara Ann Brennan,
Licht-Heilung   12222

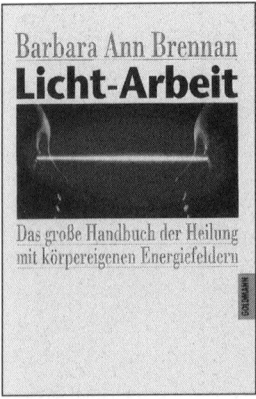

Barbara Ann Brennan,
Licht-Arbeit   12054

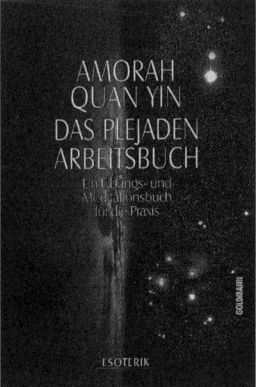

Amorah Quan Yin,
Das Plejaden-Arbeitsbuch   13243

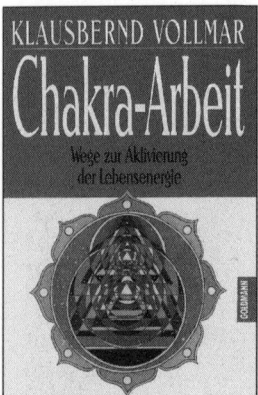

Klausbernd Vollmar,
Chakra-Arbeit   13763

Goldmann • Der Taschenbuch-Verlag

GOLDMANN

Hexen und Weise Frauen

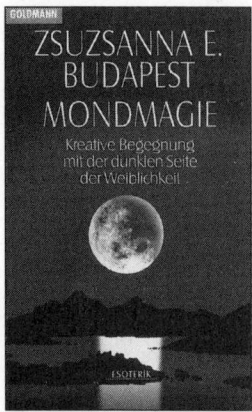

Zsuzsanna E. Budapest,
Mondmagie 13228

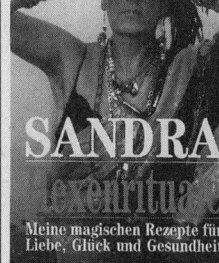

Sandra,
Hexenrituale 12193

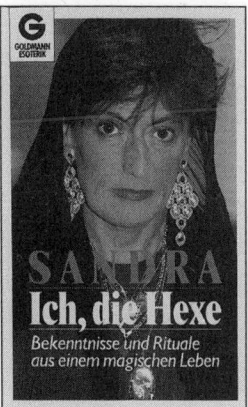

Sandra,
Ich, die Hexe 12134

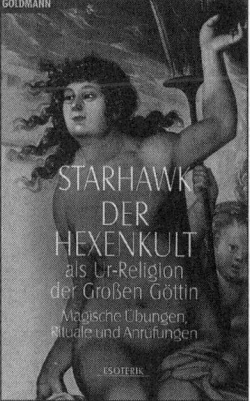

Starhawk, Der Hexenkult als Ur-
Religion der Großen Göttin 12170

Goldmann • Der Taschenbuch-Verlag

GOLDMANN

Alternative Therapien

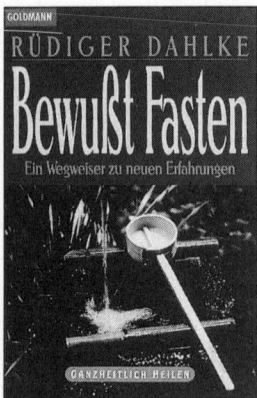

Rüdiger Dahlke,
Bewußt Fasten   13900

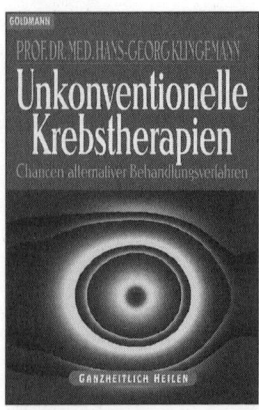

Hans-Georg Klingemann, Unkonven-
tionelle Krebstherapien   13958

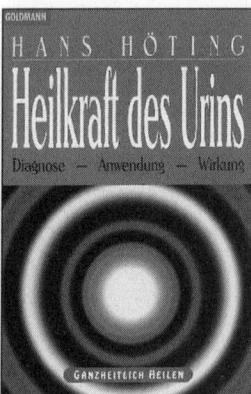

Hans Höting,
Heilkraft des Urins   13946

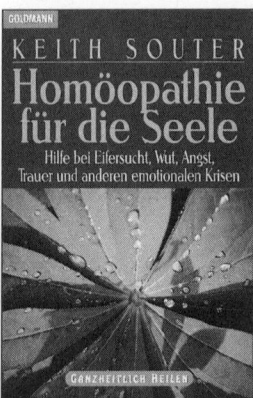

Keith Souter,
Homöopathie für die Seele   13829

Goldmann • Der Taschenbuch-Verlag